全国普通高等医学院校护理学专业规划教材

急危重症护理学

供护理学（专科起点升本科）及相关专业使用

主　编　张红英　陈元健

中国协和医科大学出版社

北　京

内容提要

本教材是"全国普通高等医学院校护理学专业规划教材"之一，系根据本套教材的编写指导思想和原则要求，结合专业培养目标和本课程要求的教学目标编写而成。内容涵盖了急危重症护理学概述、院前急救、医院急诊科救护、重症监护室等。此外，本教材还增加了教学课件、思维导图、能力测试等数字资源，丰富了教材内容，增强了线上和线下教学的联动性，以提升学生学习的主动性和积极性。

本教材主要供护理学（专科起点升本科）及相关专业使用，还可作为重症医学、急诊医学专业的参考教材。

图书在版编目（CIP）数据

急危重症护理学 / 张红英，陈元健主编. --北京：中国协和医科大学出版社，2024.8
全国普通高等医学院校护理学专业规划教材
ISBN 978-7-5679-2399-7

Ⅰ.①急… Ⅱ.①张… ②陈… Ⅲ.①急性病－护理学－医学院校－教材 ②险症－护理学－医学院校－教材 Ⅳ.①R472.2

中国国家版本馆CIP数据核字（2024）第092207号

主　　编	张红英　陈元健
策划编辑	张　晶
责任编辑	涂　敏
封面设计	邱晓俐
责任校对	张　麓
责任印制	黄艳霞
出版发行	中国协和医科大学出版社

（北京市东城区东单三条9号　邮编100730　电话010-65260431）

网　　址	www.pumcp.com
印　　刷	三河市龙大印装有限公司
开　　本	889mm×1194mm　　1/16
印　　张	25.25
字　　数	630千字
版　　次	2024年8月第1版
印　　次	2024年8月第1次印刷
定　　价	88.00元

全国普通高等医学院校护理学专业规划教材
建设指导委员会

周谊霞（贵州中医药大学）

郑琳琳（辽东学院）

孟红英（江苏大学）

赵　冰（沈阳医学院）

赵丽萍（中南大学）

姜兆权（锦州医科大学）

韩　琳（兰州大学）

裘秀月（浙江中医药大学）

臧　爽（中国医科大学）

编 者 名 单

主　　编　张红英　陈元健

副 主 编　胡　静　高　鸾　祝雪花　王雅宁

编　　者　（按姓氏笔画排序）

王雅宁（新疆科技学院）

冯会玲（河北中医药大学）

李　红（锦州医科大学）

李　魏（辽宁中医药大学）

李英华（天津中医药大学）

杨慧锋（天津中医药大学）

何　婧（遵义医科大学）

张红英（锦州医科大学）

陆　双（锦州医科大学附属第一医院）

陈元健（辽宁何氏医学院）

郝学斌（河北北方学院附属第一医院）

胡　静（沈阳医学院附属中心医院）

祝雪花（浙江中医药大学）

徐建宁（浙江中医药大学）

高　鸾（牡丹江医科大学）

程国辉（沈阳医学院附属中心医院）

党的二十大报告提出，"推进健康中国建设""把保障人民健康放在优先发展的战略位置"。在这一发展战略下，护理工作的范畴从个体向群体，从医院向家庭、社区、健康服务机构扩展，促进健康、预防疾病、协助康复、康养照护已成为护理专业实践的目标。专业实践领域的扩展和社会需求的源动力，驱动了人才培养的提速。20多年来，高等护理教育的规模迅速扩大，为了不断满足基层医疗卫生机构对高水平、高素质应用型人才的需求，我国大幅提升了护理学专业专升本招生规模。人才培养规模的快速提升，使得依托高质量、有权威的教材对教学活动进行规范，成为现阶段护理学专业专升本教育最为现实的需求。

教材是体现教学内容和方法的载体，在人才培养中起着至关重要的作用。加快推进护理学专业专升本教材体系建设，全面提升教材建设水平，是推动护理学专业建设、护理教育高质量发展的重要基础，是进一步深化护理教育教学改革、提高人才培养质量的重要环节。

为打造适应时代要求的精品教材，中国协和医科大学出版社联合全国40多所医学院校和医疗单位，开创性地组织了本套全国普通高等医学院校护理学专业规划教材（专科起点升本科）的编写工作。来自全国医学院校和医疗单位的300余名从事护理教育教学的教师、学者和临床一线护理工作者、管理者，秉承着护理学专业教材应体现终身教育的理念，在教材建设中对标一流，结合相关国家政策、行业标准，同时，立足当前国内护理学发展实际，紧密结合并充分体现当今护理事业及相关产业发展水平，融合思政内容，进行探索研究，悉心编撰。

本套教材涵盖护理学专业专升本课程共计24门，定位清晰、特色鲜明，具有如下特点。

一、全国首套成体系的护理学专业专升本教材

本套教材作为全国首套针对普通高等医学院校护理学专业（专科起点升本科）的规划教材，坚持"系统思维，明理致用"的编写理念，结合护理学专业专升本人才培养目标定位，找准教材重点、亮点和突破点，特色鲜明。

二、与时俱进，紧紧围绕需求导向

经过长期发展，高等护理学专业教材建设形成了鲜明的专业特色和质量品牌，在教材编写过程中，我们努力做到既遵循教学规律，又适应行业对人才的要求，主动对标健康中国战略需求，突出时代性与先进性，充分满足社会发展对护理学专业人才素质与能力的要求。

三、坚持立德树人，融入课程思政

把立德树人贯穿于教材编写的全过程、全方面，发挥中医药文化育人的优势，指导学生树立正确的世界观、人生观、价值观。

四、突出"三基五性"，注重内容严谨准确

遵循教材编写的"三基五性"原则。三基，即基本知识、基本理论、基本技能；五性，即思想性、科学性、先进性、启发性和实用性。教材编写充分考虑学科间的交叉与融合，注重理论与实践的结合，突出护理学专业专升本特点。

五、加强数字化建设，丰富拓展教材内容

发挥信息化技术的优势，数字赋能教材，以适应现代教育的需求。在纸质教材的基础上，强化数字化教材开发建设，融入更多实用的数字化教学素材，如教学课件、简述题、案例题及自测题等，丰富拓展教材内容。

在编写过程中，我们得到了教材建设指导委员会和教材评审委员会的大力支持和指导帮助，各位编者充分地展现了认真负责的精神，不辞辛劳，在宏大的护理学专业体系中梳理关键知识点，以帮助学生更快、更好地掌握护理学专业核心知识，在此，出版社深表谢忱！教材编写力求概念准确、内容新颖完整、理论联系实际，尽管力臻完善，但难免有不足与疏漏之处，请广大读者批评指正，使教材日臻完善。

前　言

　　随着医疗技术的不断发展，急危重症护理已成为护理学领域的重要分支，其对于提高患者生存率、改善医疗质量具有重要意义，同时要求护理人员在面对紧急突发状况时，能够迅速、准确地做出判断和处置，以确保患者得到积极救治与护理。本教材的编写，旨在为广大读者提供一本系统、全面的急危重症护理指南，以指导有一定医学基础并渴望继续深入学习的读者，在临床实践中更好地应对各种急危重症情况，提升护理质量和抢救成功率。

　　本教材在编写过程中，坚持以习近平新时代中国特色社会主义思想为指引，全面贯彻党的二十大教育方针，落实立德树人根本任务，培养德智体美劳全面发展的社会主义建设者和接班人。同时，本教材还注重理论与实践相结合，既详细介绍了急危重症护理的基本理论、基本知识，又结合临床实际，对各类急危重症的护理要点、护理操作进行了深入剖析和讲解。本教材还融入护理人文关怀，使读者在急危重症护理工作中具备良好的职业素养和人文关怀精神。

　　在内容编排上，本教材结构清晰、层次分明，共分为十三章，每章都有明确的主题和详细的讲解，便于读者系统地学习和掌握，每个章节都紧密联系临床实际，深入浅出地阐述相关知识点和护理技能，帮助读者快速掌握急危重症护理的精髓，而且本教材还配备了丰富的图表、案例分析、思维导图、教学课件和练习题等辅助材料，以增强读者的理解和记忆。同时，还将最新的临床研究指南和实践经验融入书中，使读者能够站在学科前沿，掌握最新的护理理念和技术。

　　本教材是全面、系统、实用的急危重症护理学教材，适合护理学专业（专科起点升本科）及相关专业使用，也可作为重症医学、急诊医学专业的参考教材。

　　本教材的编写得到了所有编者的大力支持，在此深表谢意！尽管力臻完善，但教材中难免有疏漏和不妥之处，真诚希望使用本教材的老师、学生及护理工作者及时给予批评指正。

编　者

2024年5月

目 录

第一章　急危重症护理学概述

教学课件

急危重症护理学（emergency and critical care nursing）是以挽救患者生命、提高抢救成功率、降低伤残率、促进患者康复、提高生命质量为目的，以现代医学科学、护理学专业理论为基础，研究急危重症患者抢救、护理和科学管理的一门综合性应用学科。

第一节　急危重症护理学的发展史

急危重症护理学是与急诊医学及危重症医学同步建立并成长起来的，在我国经历了急诊护理学、急救护理学、急危重症护理学等名称上的演变，含义也得到了极大拓展，目前主要研究急诊和危重症护理领域的理论知识和技术，已成为护理学科的一个重要专业。

一、国际急危重症护理学的发展历史

现代急危重症护理学的起源可追溯到19世纪弗洛伦斯·南丁格尔时代的急救护理实践。1854—1856年的克里米亚战争期间，前线的英国伤病员死亡率达42%以上，南丁格尔率领38名护士前往战地救护，在仅约半年的时间内使死亡率下降到2%，这充分说明了急救护理工

作在抢救危重伤病员中的重要作用。在救护伤病员的过程中，南丁格尔还首次阐述了在医院手术室旁设立术后患者恢复病房的优点。此后随着急诊医学和危重症医学日益受到重视，急救护理也得到了进一步发展，并出现了危重症护理的雏形。

急危重症护理学的发展与现代急诊医学的发展密不可分。急诊医学的发源地主要在美国，它的历史可以追述到美国南北战争时期，战争中对伤员有组织的战场救护和转运是急诊医学发展的源头。美国约翰·霍普金斯医院于1923年建立了神经外科术后病房。芝加哥第一个早产婴儿监护中心于1927年建立。第二次世界大战期间，为更好地救护在战争中受伤的战士，建立了休克病房。第二次世界大战结束后，因为护士的短缺，将术后患者集中在术后恢复病房救治。因救治效果明显，到1960年美国几乎每所医院都建立了术后恢复病房。

在20世纪50年代初期，脊髓灰质炎在北欧发生大流行，许多患者因呼吸肌麻痹不能自主呼吸，而将其集中起来辅以"铁肺"治疗，并配合相应的特殊护理技术效果良好，堪称是世界上最早的用于监护呼吸衰竭患者的"监护病房"。危重症护理在此时真正得到发展。美国巴尔的摩医院麻醉科医师彼得·萨法尔（Peter Safar）建立了一个专业性的监护单位，并正式命名为重症监护室（intensive care unit，ICU）。此后，各大医院开始建立类似的监护病房。到20世纪60年代末，美国大部分医院至少有一个ICU。

作为一门独立的学科，急危重症护理学是在近30多年，随着急诊医学和危重病医学的建立而发展起来的。1968年麻省理工学院提议在医学院内建立急症医疗系；1969年美国重症监护护士协会成立；1970年，美国急诊护士协会成立、美国危重病医学会组建；1972年，美国国会举行了建立急救医学体系的听证会，美国医学会正式承认急诊医学为一门独立的学科；1979年，国际上正式承认急诊医学为独立的学科，为医学科学的第23门专业学科；1983年，危重病医学成为美国医学界一门最新的学科。到20世纪90年代，急救医疗服务体系得到迅速发展，研究拓展至院前急救、院内急诊、危重病救治、灾害医学等多项内容。继而美国急诊护士（emergency nurse，EN）和危重症护士（critical care nurse，CCN）得到专业的培训。目前这些护士分布在医院的急诊科、重症监护室、心导管室、术后恢复室、门诊手术中心等岗位。

二、国内急危重症护理学的发展历史

我国现代急诊、急救事业起源于中华人民共和国成立初期，早在20世纪50年代即在若干大中等城市建立了急救站和救护站，直到1979年，随着急诊医学被承认和被广泛推崇，我国的急诊医学和急危重症护理学事业才开始逐步与国际接轨。1980年，卫生部颁布了《关于加强城市急救工作的意见》；1983年，卫生部颁布了《关于发布医院急诊科（室）建设方案（试行）的通知》；1986年卫生部通过了《中华人民共和国急救医疗法》；1986年中华医学会急诊医学分会成立，同时促进了急危重症护理学在国内的兴起和发展。

北京、上海等地相继成立了急诊室、急诊科和急救中心，促进了急诊医学与急诊护理学的发展，开始了我国急危重症护理学发展的初级阶段。同期，我国危重症护理也只是将危重症患者集中在靠近护士站的病房或急救室，以便护士密切观察与护理；将外科手术后患者先送到术后复苏室，清醒后再转入病房。直到20世纪80年代，各地才相继成立专科或综合监护病房。1982年，北京协和医院设立了第一张ICU病床，1984年正式成立了独立专科的综合性ICU。

1989年，卫生部将医院建立急诊科和ICU作为医院等级评定的条件之一，明确了急诊和危重症医学在医院建设中的重要地位，我国急危重症护理学随之进入了快速发展阶段。目前，全国各级医院普遍设立急诊科或急救科，开通"绿色生命通道"，坚持"以患者为中心"，以急救中心及急救站为主体，建立院前急救网络，试图以较短的反应时间，提供优质的院前急救服务。一些城市还积极探索海、陆、空立体救援新模式，全国整体急救医疗网络在不断完善中。此外，医护人员的专业救护水平、临床实践能力、精密监护治疗仪器的配置以及ICU的规模等已成为衡量一个国家、一所医院急救医疗水平的主要标准。

严重急性呼吸综合征和新型冠状病毒肺炎（corona virus disease 2019，COVID-19）发生后，国家从政策、人力、物力、资金等多个方面投入，建立健全突发公共卫生事件紧急医疗救治体系，急诊医学与急危重症护理学在应对大型灾害中的地位得到进一步提升。

与国外相比，我国急危重症医学及护理学成为独立学科较晚，但在院前急救、院内急诊、危重病救护乃至灾害救援等方面发挥着越来越重要的作用。1983年，急诊医学被卫生部和教育部正式承认为独立学科。1985年，国家学位评定委员会正式批准设置急诊医学研究生点。此后中华医学会急诊医学、重症医学及灾难医学分会相继成立，中华护理学会也分别成立了急诊护理和危重症护理专业委员会。1988年，第二军医大学（现海军军医大学）开设了国内第一门"急救护理学"课程。此后，教育部将"急救护理学"定为护理学科的必修课程，中华护理学会及护理教育中心设立了多个培训基地并多次举办了急危重症护理学学习班，培养了大批急危重症护士。

目前，具有院前急救、医院急诊科救护、重症监护室救治"三位一体"的急救模式在我国大城市已迅速展开，同时整体护理理念已逐步渗透入急危重症护理中，有理由相信，我国的急诊医学和急危重症护理学在快速发展和完善的同时，必将为我国人民的卫生健康水平和社会经济建设事业作出更大的贡献。

第二节　急救医疗服务体系

一、急救医疗服务体系的概念

急救医疗服务体系（emergency medical service system，EMSS）是集院前急救、医院急诊科救护、重症监护室救治和各专科的"生命绿色通道"为一体的急救网络。院前急救指现场急救和途中救护，医院急诊科救护和重症监护室（ICU）救治为院内急救。它们之间既有各自独立的工作职责和任务，又相互间紧密联系。

EMSS既适合于平时的急诊医疗救护工作，也适合于大型灾害或意外事故的急救。它已被实践证明是有效的、先进的急救医疗服务结构，在抢救伤病员的生命方面发挥着越来越大的作用，它把急救医疗措施迅速地送到危重患者身边、送到发病现场，经过初步诊治处理，维护其基本生命，然后将患者安全转送到医院，为抢救生命和改善预后争取了时间。

二、急救医疗服务体系的发展概况

随着医疗水平的不断发展，各国政府机构也逐渐认识到发展EMSS的迫切性和重要性，尤其是一些发达国家。法国最早组建了EMSS，美国、日本、德国等国家也先后完善了

EMSS体系。1968年美国麻省理工学院提议建立"急症医疗系"，1970年日本规定急救车标准，1973年美国颁布急救医疗服务体系法案，1980年德国运用直升机运送伤病员等。目前，EMSS已向国际化、全球化方向发展。国际SOS救援中心已在多个国家和地区设有办事机构和急救中心，其专业的工作方式、应对突发事件的快速反应能力、全球网络化的密切配合等优势对EMSS发挥了重要的支持作用。全球性的医疗服务网络已经形成。

我国于20世纪80年代初期，也建立起急救医疗服务体系。1980年10月，卫生部正式颁布《关于加强城市急救工作的意见》，提出了建立健全急救组织，加强急救工作的一系列意见，明确了急救网的性质和任务，要求县以上地区由当地卫生行政单位在政府领导下负责统一指挥本地区的急救工作，省（自治区、直辖市）必须实行三级急救医疗体制，组成本地区的急救医疗网。院前急救中心（站）、医院急诊科、重症或专科监护室三部分有机联系起来并组成一个完整的现代化医疗机构。目前，我国二级以上的医院设有急诊科，地市级城市设有急救中心或急救站，综合性大医院都建立了ICU，并配备一定的专业医护团队。

 知识拓展

急救医疗服务体系

急救医疗服务体系（emergency medical service system，EMSS）是必须具有较强的受理应答呼救能力的专业通讯指挥、承担院外急救的机构。可同时迅速地派出救护力量，到达现场处理急危重症患者。为了缩短救护时间，急救系统应该有一个统一的电话号码。如美国家喻户晓的"911"、法国的"15"、日本的"119"以及德国的"112"。1986年，我国将"120"定为医疗急救电话。

第三节　急危重症护理工作特点及能力素质要求

急危重症护理工作是临床护理工作的重要组成部分，与其他专科护理相比，具有其独特的工作视角及工作思维，具有强调时间窗、突出救命性、救护措施简捷性、关注整体性及跨专业综合救护等特点。从事急危重症护理工作要把握好这些特点才能更好的救护伤病员。它包含院前急救、院内急诊救护、危重症监护甚至灾害救援等诸多任务。

一、急危重症护理工作特点

（一）强调时间窗

急危重症患者病情发展变化快，短时间内易发生一个甚至多个脏器功能损害，严重威胁患者生命，若不能及时救护就会延误时机而影响患者的身体功能甚至危及生命。因此急危重症患者的抢救工作具有很强的时效性。强调"时间窗"的概念，工作人员一定要树立"时间就是生命"的急救意识，尽力缩短救治时间窗。在时间窗内尽可能早地采取有效的救护措施，从而阻止患者伤病情的恶化，减少功能伤残，提高抢救成功率，只有这样才能获得最佳的救护效果。

（二）突出救命性

急危重症护理工作将救护生命作为第一目标。"治病"意味着首先要明确疾病的临床诊断，再根据诊断采取相应的治疗和护理措施。但在急危重症护理工作中，患者的病情可能非常复杂，随时会危及生命，无法在短时间内收集到明确诊断所需要的病史，病情也常不容许进行充分的检查，或受到院前急救环境等限制无法进行有关的各项检查，因而一时很难明确临床诊断。此时救护的重点应放在立即抢救生命、稳定患者的生命体征方面。只有在管理制度和抢救流程上遵循救命优先而非把大量时间用于繁杂的检查和诊断的原则，保证伤病员生命体征的稳定，才能为他们赢得进一步明确诊断和针对病因有效治疗的机会。

（三）救护措施简捷性

急危重症患者病情危重，不立即处置可能存在危及生命或出现重要脏器功能严重损害，以及生命体征不稳定并有恶化倾向等情况。所以在对急危重症患者进行处置时，要求及时、有效地采取救护措施。对众多临床急危重症患者，特别是有可能迅速引起生命危险的急症，应该尽可能遵照循证医学和循证护理学的原则，制订相对固定的临床救护路径或简明好记的救护流程图，以便工作人员快速采取救护措施，有利于现场急救和早期救护的规范开展，取得最佳的救护效果。

（四）关注整体性

急危重症患者涉及的临床症状复杂多样，发病较急且多器官损害及功能障碍变化规律有别于单一器官的病理生理变化。抢救患者时，需要将急危重症患者的生命及机体的功能作为一个整体看待，避免只顾局部、忽视整体治疗和护理而影响抢救成功率。

（五）跨专业综合救护

急危重症患者伤病情复杂，可能涉及内、外、妇、儿等多个专科或者多个器官系统的病情变化，因而要综合多个专业的的理论知识对患者进行综合的分析判断，并采取有针对性的救护措施，提高抢救成功率，获得最佳的救护效果。

二、急危重症护理能力素质要求

急救护士是急救医疗的重要力量，也是救护急症患者和危重症患者的主要成员。急救护士与患者接触机会最多，是最直接的一线工作者，且急危重症救护工作千头万绪、复杂多变，突发的疾病或病情演变的急、危、重，使患者承受巨大的痛苦和精神压力，必须予以紧急或尽快处理，因此，从事急危重症救护的护理人员一定要具备良好的素质，才能保证这一特殊救护岗位的工作质量。

国内外均围绕急危重症护理核心能力标准开展了大量研究，构建了包含多个维度和具体条目的核心能力标准，普遍认为从事急危重症护理工作护士的基本素质包括良好的职业道德、健康的身体素质及良好的心理素质。其核心能力要有扎实的专业理论知识、娴熟的急危重症护理操作技术及较强的沟通协调能力等能力。

（一）扎实的专业理论知识

从事急危重症救护的护理人员在工作中，应具有扎实的基础医学理论和临床专业知识，尤其是急危重症医学和护理学相关知识。必须要有"时间就是生命"的意识，必须牢记"一定要遵循急救流程"。急救流程具体如下。

1. 评估　评估患者气道（airway）、呼吸（breathing）、循环（circulation）功能（根据首字母简记为A、B、C功能），据此判断患者有无生命危险；一旦存在生命危险，需要立即实施抢救。

2. 判断　无论是否能够立即作出患者病因的确切诊断，都要首先评估患者伤病情的严重程度。

3. 救护　根据对患者伤病情判断结果，采取有效的救护措施。

4. 再评估　在救护患者过程中要持续观察患者伤病情变化、不断对救护效果进行重复性评估，通过再评估发现存在生命危险的患者并及时采取有效的救护措施。

（二）娴熟的急危重症护理操作技术

护士必须通过单一或综合的训练手段，娴熟掌握各种监护和抢救仪器设备的连接和使用等操作方法，具有正确分析、判断常用的监护数据的能力，才能在开展急危重症护理工作的过程中独当一面或配合医师实施诸多急救和危重症监护技术，以保证对患者生命的抢救措施得以顺利实施。护士往往是患者的第一时间见证人，在很多情况下，护士还需要在医师未到达之前独立作出患者伤病情的评估和严重程度的判断，并给予最基本而又必要的救命性处置措施，为下一步的抢救治疗赢得时间。所以护士应掌握的急危重症护理操作技术应包括基础生命支持技术、高级生命支持技术、伤病情评估技术及各种监护技术等。

（三）较强的沟通协调能力

在很多时候、很多情况下，护士更多地承担了与医师、患者及患者家属之间的沟通、协调、联络等职责，有时还需要经常与其他临床科室或医疗辅助部门乃至院前急救机构、公安、交通等部门进行联系。因此，护士应具备良好的沟通和协调能力，以保证患者得到及时有效的救护。在急危重症患者的抢救工作中，护士还需要具备良好的团队合作精神，与其他科室或部门的同事积极配合、高效协作，才能最大程度上取得满意的救护效果。

第四节　急危重症护士培训及资质认证

学科是基础，人才是关键。为适应急救医学的发展，促进急诊急救护理专业化，培养相应专科护士投身于护理实践，并在专业领域发挥带头人作用，已成为新时期面临的新课题，总之急危重症护理学要深入发展，就要做好人才培训及其资质认证工作。这也是发展急危重症护理事业的一个重要方面。发达国家较早就重视急危重症护士的培训工作。近年来，我国对急危重症护士培训工作也日益重视，分层次开展急危重症护士培训工作探索。

一、国外急危重症护士培训及资质认证

（一）国外急危重症护士培训

发达国家十分重视对急诊护士和危重症护士的培训工作，认为急危重症护士除了需要正规教育外，还要经过若干年实践磨炼和一定时间的继续教育，才能逐渐成熟并成为技术骨干力量。美国急危重症专科护士的培训始于20世纪30年代至40年代，部分医院通过对护士进行短期培训，使之成为急危重症护理领域的专家。加拿大、英国等国家在20世纪60年代也开始实施专科护士培养制度，兼有专科证书课程和研究生学位课程两种形式。1981年，日本急救医学会护理分会制定急救护理专家的教育课程和实践技能标准，急救护理专家的教育主要在日本护理协会的研修学校中实施。

各国在培训内容上也不尽相同，如美国急诊专科护士证书课程一般包括急诊突发事件的评估及确定优先事项、对医疗和心理紧急情况的快速反应及救生干预、创伤护理核心课程、高级心脏生命支持技术、儿科急诊护理课程、急诊护理程序等。日本急救护理专家教育主要是进行能力的培养，包括抢救技术能力、准确地进行病情分类、调整治疗的顺序、把握患者及家属需求并给予援助。教育课程包括理论和专业技术课程，专业技术课程有抢救、分诊和应急沟通技能。

（二）国外急危重症护士资质认证

很多发达国家对急诊和危重症护士已实行资质认证（certification）制度，要求注册护士在经过专门培训获得证书后方可成为专科护士。例如，在美国成为急诊护士的条件包括：①具有护理学学士学位。②取得注册护士资格。③有急诊护理工作经历。④参加急诊护士学会举办的急救护理核心课程学习并通过急诊护士资格认证考试。日本在1995年正式开始进行急救护理专家的资质认证。英国、瑞典、奥地利、丹麦等国家对急救和危重症护士的资质认证也有各自的要求，待遇也优于普通护士。

为了保证护理工作质量，这些国家还对证书的有效期做了具体规定。例如，美国急诊和危重症护士执照有效期通常为5年，其间必须要争取继续教育学分来保持执照的有效性，否则执照会被取消或被迫重新参加资格考试。日本护理学会及临床护理专家、专科护士鉴定部门规定：临床护理专家、专科护士每5年必须重新进行一次资格审查。审查条件包括实践（工作）时间、科研成绩、专科新知识学习情况。这种非终身制的资格审查机制引发了高级护士的危机感，促进其自身知识的进一步更新完善，推动临床急危重症护理工作向更高方向发展。

二、我国急危重症护士培训及资质认证

（一）我国急危重症护士培训

专科护理在世界护理领域内蓬勃发展，高质量专科护理人才的涌现也推动了我国护理事业的发展。随着2005年《中国护理事业发展规划纲要（2005—2010年）》的颁布，各地医院和学术组织相继开展专科护士培训。但我国对急救专科护士培养尚在起步阶段，主要以在职

教育为主，培训基地为医院，安排急诊和危重症抢救临床经验较为丰富的教师授课。培训内容包括理论教学与临床实践，理论教学内容涉及急救监护的所有内容，学科发展与专科护士发展趋势、循证护理、护理科研、护理教育以及突发事件的应对等，专科理论包括与重症监护、急救创伤、危象、昏迷、中毒等相关的急救最新进展。采取理论讲座、病例分析、操作示范、临床实践等多种形式授课。在具体培训中，也十分重视对急救能力的培养。近年来，随着专业型研究生在我国的设立和发展，研究生教育形式也成为急危重症专科护士培训的另一种重要形式。

随着我国护理学科的飞速发展，专科护士培训又成为一种更高层次的培训形式。《中国护理事业发展规划纲要（2011—2015年）》指出："十一五""十二五"期间，各省（自治区、直辖市）按照国家要求，大力开展重症监护、急诊急救等领域的专科护士规范化培训，护士队伍专业技术水平不断提高。各地开展了不同层次急危重症护士的培训探索，形成了岗前培训、规范化护士培训和专科胜任能力培训等模式，并将其用于急危重症初级、中级、高级护士培训，培训内容逐步加深，能力水平也不断上升。近年来急救医学逐步受到重视的同时，"急救护理学"已是各高校护理学专业的必修课程，适合于在职护士的各类继续教育项目也较为丰富。

（二）我国急危重症护士资质认证

虽然我国的急危重症专科护士资质认证尚处在尝试阶段，没有统一的资质认证标准，但各地开展了诸多的资质认证探索。

2002年，中华护理学会与香港危重病学护士协会联合举办了第一届全国性的"危重症护理学文凭课程班"，为期3个月，成绩合格的护士颁发"危重症护理学业文凭证书"，这是全国范围内对危重症护士认证工作的初步尝试。2005年2月，南方医科大学与香港理工大学联合启动了ICU专科护士研究生课程班项目，使得急危重症专科护理人才培养目标和定位日趋明朗。此后，安徽、江苏、南京、上海等地相继开展急危重症专科护士培训并以卫生部《专科护理领域护士培训大纲》为准绳，根据本地区急危重症护理发展情况，进一步明确了急危重症专科护士的培训目标，即掌握急危重症医学基础知识及发展趋势；掌握急危重症的抢救和监护技能；熟悉各种抢救设备、物品及药品的管理；提升急危重症护理领域中的新技术、新技能；运用循证医学解决急危重症患者常见、疑难及突发的护理问题；掌握急危重症患者心理护理要点及沟通技巧。2006年，上海在市护理学会牵头下，开始进行急诊及危重症适任护士认证工作，对上海各级医院在急诊科或ICU工作2年以上的注册护士，分期分批进行包括最新专科理论学习、医院实训基地临床实践在内的培训，考核合格发放适任证书。安徽省立医院也在2006年建立了第一个急诊急救专科护士培训基地，培养了大量急救专科护士。

尽快将急危重症专科护理培养与使用列入中国护理人才资源研究范畴，建立其准入、资质认证制度，确定专科护士资格初审和复审的条件，制订专科护士认证资格审查和审批程序等一系列保障制度势在必行。但是，在没有完善的用人制度出台之前，各地区或医院内应参照已有的人事制度、晋升制度和继续教育制度等相关规定，制订符合本区域或本部门保障专科人才发挥作用的一套专科护士管理办法，为急危重症专科护理队伍的稳定和发展提供保障。

目前，在全国范围内各省市广泛开展了急诊急救和危重症专科护士的培训和认证工作，成效日益显著。

本章小结

思考题

1. 简述我国急危重症护理学的起源及发展。

2. 结合急救医疗服务体系概念，简述其具体组成及作用。

3. 结合急危重症护理工作特点，简述对从事该工作人员的能力要求。

4. 结合国情，简要分析我国开展急危重症护士资质认证的现况及趋势。

更多练习

（张红英）

第二章 院前急救

教学课件

学习目标

1. 素质目标

（1）具有从事院前急救工作所需要的心理、身体素质和职业认同。

（2）具有急救意识和团队协作的职业素质。

2. 知识目标

（1）掌握：院前急救的概念、特点、原则和工作流程，人工气道/呼吸管理技术和循环支持技术。

（2）熟悉：我国院前急救模式和院前急救质量标准。

（3）了解：院前急救质量管理要素及其提高措施。

3. 能力目标

（1）能基于院前急救工作流程开展急救工作。

（2）能根据院前急救质量标准进行院前急救质量控制工作。

（3）能运用急救护理技术为伤病员实施院前急救。

案例

【案例导入】

急救中心接到急救电话叙述：在道路上突发一起交通事故，一辆大客车与一辆货车相撞，现场有人员受伤。调度紧急派出救护车辆和急救人员，携带急救器材和药物赶往事故现场。

【请思考】

1. 急救人员及驾驶员接到出诊指令后多长时间出诊？

2. 在现场急救人员如何开展急救工作？

【案例分析】

院前急救是急救医疗服务体系（emergency medical service system，EMSS）的重要组成部分，也是EMSS的首要环节，对于急危重症伤病员是成功救治的基础，更是体现"时间就是生命"的关键一环。院前急救在医疗急救、重大活动保障、突发公共卫生事件紧急救援等方面发挥了重要作用。

第一节　概　　述

一、院前急救概念与特点

（一）概念

院前急救（prehospital emergency care），是由急救中心（站）和承担院前急救任务的网络医院按照统一指挥调度，在患者送达医疗机构救治前，在医疗机构外开展的以现场抢救、转运途中紧急救治及监护为主的医疗活动。在维持伤病员生命、防止二次损伤、减轻伤病员痛苦、提高抢救成功率、降低残疾率和死亡率上，院前急救起到极其重要的作用，院前急救也是反映一个地区急救工作能力与水平的标志。

（二）特点

1. **紧急性**　一旦接到急救呼叫，院前急救人员需立即出动，赶到现场对患者进行救治，强调"时间就是生命"。对于慢性病急性加重、急性心肌梗死、脑卒中等病情不稳定的伤病员，抢救的黄金时间只有数分钟，一旦救护人员抵达现场，应迅速进行评估，并采取止血、固定、建立静脉通路、给药等急救措施，然后根据病情立即转运至医院或就地监护治疗。

2. **多样性**　院前急救服务的区域广泛，不但涉及的病种和病情复杂多样，还涉及各种灾难。因此，要求院前急救人员要具备丰富的经验和全面的技能。

3. **范围广**　院前急救具有救治地点不确定性的特点，通常救护车会在指定范围内活动，但急救地点可在本区域的各个角落。伤病员可以被转送至区域内的每一家综合性医院。遇到突发事故及灾害时，也可能会跨越行政区域前往附近省、市、区、县等地参与救援。

4. **急救条件受限**　急救现场如狭窄、光线较暗、有围观人群拥挤、嘈杂等，容易干扰现场急救，院前急救人员均需克服困难，在短时间内进行初步诊断，并采取紧急处理措施，为伤病员后续治疗赢得时间。

5. **存在安全风险**　急救时，院前急救人员可能面临各类安全隐患，如部分伤病员患传染性疾病，部分伤病员涉及打架、斗殴、吸毒等事件。院前急救人员既要处理伤病问题，还要做好自身防护、协助处理相关法律事务等，因此要提高急救人员自我保护意识，提供应变能力和人际沟通能力。

6. **跨学科合作**　院前急救的伤病员病种多样、病情复杂多变，常常涉及多个学科领域，要求救护人员具备跨学科的知识和技能，能够与各类医疗机构进行有效沟通和协作。

7. **体力强度大**　救护人员在抵达现场前不但要承受道路崎岖、颠簸等带来的体能消耗，还要面对救护现场可能出现在高层建筑、陡峭斜坡或者远离交通路线，车辆无法到达的偏僻地方的情况，此时救护人员不但要携带医疗设备，还需要同时救治伤病员并引导他们转移至安全地带，转运途中还需密切观察其病情变化。因此，在救治过程中体力消耗较大，这就要求急救人员必须具备较高的体能。

二、院前急救任务与原则

（一）任务

院前急救作为EMSS的重要组成部分，提供急救医疗服务和公共卫生服务，其主要任务如下。

1. 为院外呼救伤病员提供院前急救　通常将呼救的伤病员分为三类：第一类伤病员短时间内有生命危险，如心脏压塞、大面积急性心肌梗死、急性脑卒中、严重创伤、主动脉夹层等，现场救治的目标为挽救生命和维持生命体征。第二类伤病员虽然处于危机状态，但暂时没有生命危险。如骨折、急腹症、哮喘急性发作等，此时现场救治的目的为维持生命体征平稳、减轻转运过程中伤病员的痛苦，防止并发症的发生。第三类慢性病的伤病员，不需要现场抢救，只需要安排车辆转运即可。

2. 发生灾害及突发公共卫生事件时的紧急救护　灾害及突发公共卫生事件发生时，由于伤病员比较多、伤情复杂，救护人员除了做好现场救护、指导伤病员自救外，还要与现场其他救援队伍如警察、消防、军队等部门密切配合，在保障自身安全的前提下，根据具体情况执行相关救援预案。

3. 执行特殊任务时的医疗保障　特殊任务是指在本地的重要会议、国际赛事、大型集会、外国领导人来访等情况下的医疗保障，执行该任务的医护人员要有较强的责任感和组织纪律性，并对可能出现的各种意外采取应急措施。若遇到意外伤病员可按上述1、2两条处理。

4. 急救技能和知识的普及　为了使现场的第一发现人（first responder）和伤病员能够立即采取必要的初步急救及自我保护，应对公众积极开展基本急救技能及知识的普及。可通过新闻媒体、社交网络等方式向大众传播心肺复苏、包扎、止血等急救知识和技术；此外，可针对特殊群体提供专项培训，如红十字会成员、学生、驾驶员、警务人员、旅游业从业者和志愿者等。

（二）原则

院前急救是救护人员在特定环境中用有限的医疗条件来解决不可预知的医疗问题，因此院前急救总的原则是"先救命后治病，先重后轻"。具体原则如下。

1. 呼救与急救并重　现场抢救伤病员时，呼救与急救需要同时进行，因此第一目击者应与其他目击人员做好分工合作，以便尽快争取到外援。如只有一名目击人员，应先立即呼叫援助，再判断伤病员病情并实施紧急处理。

2. 先排险再急救　院前急救人员到达现场时首先要快速评估环境，确认环境安全后再进行现场救护，如地震、火灾、毒气泄漏及刑事案件的现场，急救人员应与多部门协作采取防护措施，确保自身安全，先将伤病员转运至安全环境后再行急救。

3. 先救命后治病　对于心搏骤停的患者应先进行心肺复苏（cardiopulmonary resuscitation，CPR），再寻找病因进行治疗；伤病员如有大出血，应先立即止血包扎，并注意观察止血效果。

4. 先重症再轻症　如同时有轻症和危重症患者，院前急救人员应先抢救危重伤病员，后抢救轻症伤病员。如遇到大规模灾害事件时，要遵循"先急后缓、先重后轻、先近后远"的原则，重点抢救有生还希望的伤病员。

5. 先救护后转运　院前急救人员在现场应先抢救伤病员的生命，待病情稍平稳后再进行运送。如急性心肌梗死合并恶性心律失常或急性左心衰竭，应先救治危症再转运。在转运过程中，急救人员应持续监测伤病员的生命体征，密切观察病情变化，以保证将伤病员平安送达医院。

第二节　我国院前急救医疗服务体系

院前急救模式是建立与发展EMSS的基础，院前急救机构有两种模式：可以独立存在的机构即建立专门急救中心；依托在综合条件较好的医院内的机构。在借鉴国外经验的基础上，对国外的院前急救模式，即将伤病员转运至医院治疗的美英模式及将医院带到伤病员身边的欧陆模式，进行了改进和创新，根据各地经济实力、城市规模等因素形成具有我国特色的院前急救模式。

一、我国院前急救模式

目前，我国的院前急救模式并未达到统一，存在多种不同的模式。主要包括广州模式（指挥型）、重庆模式（依托型）、北京模式（独立型）、上海模式（指挥协作型）及香港模式（附属消防型）（表2-1）。

表2-1　我国院前急救模式

类型	组织形式	特点
广州模式（指挥型）	由急救指挥中心负责全市急救工作的总调度，以若干医院急诊科为区域，按医院专科性质分科负责急救的模式	急救指挥中心与各医院无行政上的隶属关系，但具有全市日常院前急救的调度指挥权及伤病员分配权
重庆模式（依托型）	附属于一家综合医院完成急救任务	拥有现代化的急救仪器、设备和救护车，经院前处理后可送到附近医院或收入自己的附属医院
北京模式（独立型）	拥有自己独立的急救中心，由院前急救科、急诊室、重症监护室构成	急救中心拥有现代化的调度通讯设备，部分患者经院前急救处理后可送至急救中心的急诊室、重症监护室继续治疗，多数患者则被送到其他医院
上海模式（指挥协作型）	由医疗救护中心站及其所属分站与该市若干医院紧密协作的急救模式	设有一个急救中心站，各县、区建有分站，有自己独立编制的院前急救医务人员及车管部门，院前救护系统和协作医院的关系主要是业务关系
香港模式（附属消防型）	附属于消防机构，与消防、司警统一的通信网络，总部下设多个救护站。急救人员训练有素、设备精良	香港特区的医疗急救采用与消防、司警统一的通信网络，报警电话为"999"，消防部门从就近的救护站派出救护人员赶赴现场，把患者送入医管局所辖的医院或患者指定的医院

二、我国院前急救工作流程

院前急救是一个连续性强、无缝衔接、高效运行的生命急救绿色通道，工作流程涵盖了急救准备、呼救受理、快速出诊、现场评估与救护、安全转运、病情交接、返站待命等，具体见图2-1。

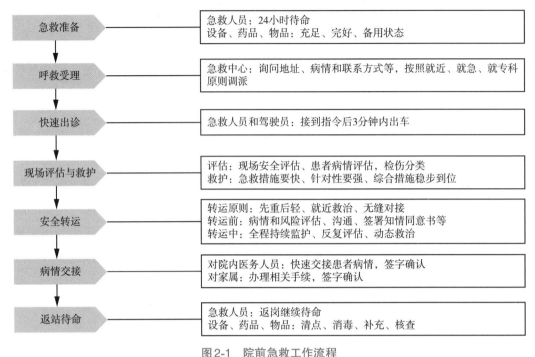

图2-1　院前急救工作流程

（一）急救准备

急救人员要按照工作流程和相关制度定期检查，保证急救设备、药品、物品等处于充足、完好、备用状态，并随时待命。急救通信绿色通道及应急运行机制保持通畅，各种应急预案齐全，做好调度、出车、出诊前各项准备工作和交接班。

（二）呼救受理

当发生意外或急症情况时，伤病员或第一目击者应立即拨打急救电话，值班调度应迅速接通电话，快速了解伤病员伤情、事发地点和联系方式等情况，下达出诊指令。如遇重大、突发事件，要及时向上级汇报，立即启动相应的应急预案。

（三）快速出诊

各急救单元接到出诊指令后，迅速响应，根据情况携带必要的抢救药品和医疗设备，3分钟内出车，尽快安全到达急救现场。

（四）现场评估与救护

1. **现场环境评估**　急救人员到达现场后先要进行环境的安全评估，评估现场有无危险因素，同时查询伤病员受伤的线索，这对判断伤情很重要。如现场存在危险因素，切不可盲目进行急救，要先去除危险因素，再进行救治，确保伤病员和救护人员的安全。

2. **伤病员病情评估**　无论现场伤病员的病情如何，评估过程和方法大致是相同的。但对于危重伤病员，通常病情评估、抢救和处理同时进行。首先要处理可能危及伤病员生命的情况，特别是心搏、呼吸骤停者。只有在危及伤病员生命的危险因素去除后，才能系统地进行评估、检查及处理其他情况。首先判断伤病员的意识（response）、脉搏（circulation）、气道（airway）和呼吸（breathing）情况，然后检查身体以明确受伤部位，并根据评估情况采取有效的急救措施。

3. 现场救护措施　根据病情评估，急救人员应立即实施心肺复苏、电除颤、心电监护、气管插管、气胸减压、止血、包扎、骨折固定等急救措施。这些急救措施可穿插在评估和查体过程中交替进行。

（1）维持呼吸功能：措施包括清理呼吸道分泌物、人工呼吸、吸入氧气、协助进行气管插管等，保持呼吸道通畅。

（2）维持循环功能：措施主要包括测量生命体征、心电监护、建立静脉通路，必要时进行电除颤及心肺复苏等。

（3）对症处理：措施包括止血、包扎、固定及搬运等。熟练掌握解痉、缓解疼痛及防止呕吐等对症救护措施。

（五）安全转运

由于救护现场条件有限，在病情允许的情况下，应尽快、安全地将患者转运到相关医院，以便进行进一步诊断和治疗，这样可提高伤病员抢救成功率。在转运的过程中要遵循"先重后轻、就近救治、无缝对接"的原则。搬运患者时，要根据伤病员的病情选择相应的搬运方法、转运工具，搬运的过程要遵循轻、稳、快及保证伤病员安全的原则。转运前要对伤病员进行病情和风险评估、沟通、签署知情同意书，转运过程中要观察伤病员意识、面色、出血等情况，并给予持续心电监护，转运途中做好抢救、观察、监护等有关医疗文件的详细记录。

（六）病情交接

到达医院后应与急诊科医护人员进行病情交接并做到"一快二确认"，即尽快将伤病员与急诊科医护人员进行交接，包括病情、诊断、处置情况等，双方签字确认。同时与伤病员家属办理相关手续，并签字确认。

（七）返站待命

在完成院前急救任务后，将所有设备、药品、物资等归还原位，并立即进行清点、消毒、补充和核查，以保证下一次快速出诊。

第三节　院前急救质量管理

院前急救质量管理指依据有关法律法规，运用科学的管理方法，对院前急救要素、过程和结果进行管理与控制，以实现院前急救质量持续改进的过程。

一、院前急救质量管理要素

院前急救质量管理贯穿于院前急救整体工作流程中，涉及的质量管理要素包括通信、现场评估、运输、医疗队伍、急救网络、急救装备等，而通信、运输和医疗队伍是院前急救的三大核心要素。

（一）通信指挥系统

通信指挥系统是EMSS的核心，是智慧急救平台建设的关键，其具体规划、布局及功能水平直接关系着院前急救服务的效率。在2020年，由中国国家发展和改革委员会及其他八个相关部门联合发布的《关于进一步完善院前医疗急救服务的指导意见》指出要加强院前医疗急救信息化建设，提升院前医疗急救服务能力。近年来，基于5G、移动互联网、视频技术的智慧急救及调度系统得到了进一步的研究和推广应用，极大推进了院前急救能力的提升。目前通信指挥系统具备了救护车定位追踪、呼叫号码及位置显示、计算机辅助指挥、移动数据传输等诸多信息化、智慧化功能。

完善的通信指挥系统一般由三方面组成：①居民与急救中心的联络。②急救医疗服务体系内部的联络，即急救中心与救护车、医院的联络。③急救中心与上级领导、卫生行政部门和其他救援系统的联络。院前急救的通信指挥系统在整个急救过程中起着承上启下、网络信息桥梁的作用，确保将现场伤病员的相关信息快速、准确地传递到指挥调度中心，并立即调配急救人员到达现场急救，然后将患者迅速转运到附近或适合的医院进行救治。

（二）运输工具

随着我国交通工具的数量、种类、性能的逐步提升，院前急救已由单一的陆地转运模式逐步向水陆空三位一体、转运兼救治一体的立体化转运模式转变。目前，院前急救的运输工具分为陆地、航空及水上救护三类。

1. 陆地救护工具　主要有救护车和火车。救护车是目前我国最为常用的院前急救专用救护运输工具，包括驾驶室、医疗舱、多向无线通信装置，以及必要的基本抢救、抢险、防疫或转运设备。根据转运伤病员的类型，救护车可分为以下几型。①普通型：处理、观察和转运轻症伤病员而设计和装备的救护车。②抢救监护型：救治、监护和转运急危重症伤病员而设计的装备救护车。③防护监护型：即负压救护车，为救治、监护和转运传染病伤病员装备的救护车。④特殊用途型：适用于特殊医疗用途如急救指挥车、移动手术车、医疗物资保障车等。现有的救护车已从简单的转运工具转变为在流动医疗的基础上的转运工具，具备调度方便、便捷、高效且成本低，并且不受天气条件的限制等优点，但也可能会因为震动过大、乘客晕车等问题，增加途中的转运困难度。同时城市交通拥堵、极端天气、自然灾害等情况也可能会制约救护车转运。相比之下，火车克服了救护车的以上缺点，但不适用于常规的院前急救，常用于成批伤病员转运。

2. 航空救护工具　是一种利用配备特殊医疗救治设施的飞机或者直升机来执行抢救伤病员生命及实施紧急治疗任务的服务模式。这种高效且迅速的方式能显著提升伤病员生存率，特别是在应对突发事件、长距离转移危重症伤病员、大型灾难现场的医疗援助等领域展现出其独特的优越性，已成为当前急救医疗体系至关重要的组成部分。航空救护转运常用的航空器主要包括固定翼飞机、直升机及无人机。依据飞机种类、装备和救援设备的差异，在各种灾难和环境下可以执行不同的救援任务。主要应用领域包括自然灾害、事故灾害、公共卫生事件及公共安全事件这四大类别。目前航空救护工具主要为救护直升机，该机具有机动固定翼飞机航空医疗救护飞行半径大，机身空间较大，可改装必要的医疗装备固定于机舱内部的特点。

3. 水上救护工具　最常用的是各类救援舰艇，包括巡逻船、破冰船、航标船、工程船等。它们具备转运平稳，广泛的活动水域，持久的搜救能力和承载能力强等优势。然而，它们的速度相对较慢，并且受到如水流状况等外部条件的制约，因此很难在第一时间到达。

（三）急救医疗队伍

急救医疗队伍是实施院前急救、提升院前急救质量的关键力量，我国的院前急救人员主要包括医师、护士、担架员、驾驶员等。院前急救模式和救护工具的不同，各地急救医疗队伍的组成均有一定的差异。例如，上海市医疗急救中心每辆救护车由急救执业医师及经过初级急救培训的驾驶员、急救员3人组成，共同开展院前急救医疗服务。鉴于院前急救伤病员病情的复杂性、紧迫性和意外事件频繁发生等特点，急救人员需要熟练掌握各种急救技能。

二、院前急救质量标准

一个高效且迅速的院前急救组织应具备以下标准：①能够在极短时间内到达伤病员身边，根据伤病员具体情况转运到合适医院。②为伤病员提供尽可能多的院前医疗救护。③不但要满足该地区院前急救需求，还需具备应对各种突发灾难的能力。④正确分配及有效利用急救资源，实现最佳的社会、经济效益。院前急救质量标准主要涉及院前医疗急救网络管理、调度指挥管理、救护车管理、急救医疗管理等内容。

（一）院前医疗急救网络管理

院前医疗急救网络由急救中心、急救网络医院及下设的急救医疗机构组成，各地要结合城乡功能布局、人口规模、服务需求，科学编制辖区院前医疗急救站点设置规划。城市地区不断完善以急救中心为主体，二级以上医院为支撑的城市院前医疗急救网络，有条件的大型城市可以在急救中心下设急救分中心或急救站，合理布局，满足群众院前医疗急救服务需求。根据中华人民共和国国家卫生健康委员会《关于进一步完善院前医疗急救服务的指导意见》提出的目标，到2025年，合理布局院前医疗急救网络，城市地区服务半径不超过5km，农村地区服务半径10～20km；全国120急救电话开通率达到100%。120呼救电话10秒内接听比例达到95%，3分钟出车率达到95%。院前医疗急救网络的运行还应满足以下要求。

1. 急救中心设置合法　全国各医疗机构急救中心、急救网络医院由当地卫生行政部门按照《医疗机构基本标准（试行）》和《急救中心建设标准》的相关要求，加强对急救中心（站）建设的投入和指导，确保急救中心（站）建设符合标准。有条件的市级急救中心建设急救培训基地，配备必要的培训设施，以满足院前医疗急救专业人员及社会公众急救技能培训需求。

2. 完善的组织管理架构　急救中心及急救网络医院应有健全的组织管理架构，各岗位人员职责明确。加强医教协同，加强急诊专业住院医师规范化培训力度，强化院前医疗急救能力培训。完善院前医疗急救医师继续医学教育制度，组织急救中心医师定期到二级以上医疗机构接受急诊、重症监护、麻醉等临床技能培训，并采取多种手段拓展院前医疗急救医师继续教育的形式和内涵。

3. 健全的院前急救制度　急救中心和急救网络医院需要制定符合国家法律、法规及行业内标准的院前急救核心制度，如调度制度、救护制度、救护车仪器设备管理制度、交接班制度、院前急救首诊负责制度等。

4. 急救医疗质量管理到位　加强院前医疗急救质量控制，完善院前医疗急救标准、流程和考核指标，不断提升院前医疗急救服务质量。急救中心要加强业务培训和管理，不断提高呼叫响应水平、全程转运速度和患者处置能力。

5. 突发事件应对有策　急救中心应有健全的突发事件紧急医疗救援应急预案，预案应包括汇报制度、评估分级、响应、人员职责等。同时应定期开展紧急医疗救援演练。

6. 科学的调度水平　"120"是院前紧急医疗救援电话号码。地市级以上急救中心建立院前医疗急救指挥调度信息化平台，遵循就近、就急、就专科的原则，实现急救呼叫统一受理、车辆人员统一调度。

7. 完善的院前院内急救衔接机制　推动院前医疗急救网络与院内急诊有效衔接，落实医院首诊负责制，规范院前院内工作交接程序，整合相关科室，建立院前院内一体化绿色通道，提高救治效率。

（二）调度指挥管理

1. 通信网络系统功能　急救中心通信网络系统应具备系统集成、追踪救护车位置、显示呼叫号码和位置、利用计算机辅助指挥以及传输移动数据等功能，并需要定期检测、维护，以保证急救信息系统的流畅性。

2. 调度值班与交班　调度员执行24小时值班制。交班内容应包括已发指令尚未完成的急救任务、待命急救单元、突发事件处置与投诉等。若有重大突发性事件、灾害信息与呼救时，应立即向中心领导汇报，并按重大事件等级制度做好登记。

3. 调度职责与规范　调度员工作时需使用标准化的问询程序，明确关键信息，尤其是地址、联系方式、病情三要素要准确无误，同时态度亲切、语言简练，判断病情，等级清楚，应对要有指导性。调派时，原则上遵循就近、就急、就专科原则，根据呼救地点安排就近网点医院派车。

4. 医疗急救人员要求　医疗急救人员在接到调度中心指令后，应穿工作服、戴工作帽，佩戴胸牌。

5. 调度指挥常用相关质量指标

（1）摘机时间：指呼救电话触发报警信号到调度员接通来电的时间。通常控制在10秒内，以来电铃声不超过三声为准。

（2）调度时间："调度1分钟"是行业快速反应最高标准，在调度受理过程中，受理时间包括摘机时间、问询时间和调派时间。

（3）呼达时间：包括调派时间、车辆出发时间和抵达时间，其中，调派时间取决于调度员，车辆出发时间取决于所有急救人员的配合，尤其是最后到达的人员，抵达时间取决于驾驶员，需要在遵守交通规则的基础上，熟悉当地的地理环境和道路状况，确保"安全、快速、平稳"到达急救现场。

（4）其他：派车合格率、就近派车率、空跑率等。

（三）救护车管理

1. **驾驶员**　急救中心和急救网络医院驾驶员必须遵守及执行国家相关法律法规、院前急救规章制度与规范。驾驶员除了取得相应车辆驾驶证外，还需符合各地卫生行政部门关于救护车驾驶员资质相关文件要求。

2. **救护车配置**　救护车内应配备基本数量的仪器设备、急救器械和急救药品，能够适用各类的急救患者。所有物品、药品应做到"五定"，即定数量、定品种、定点放置、定专人保管、定期消毒灭菌和检查维修，保证完好率达到100%，随时处于备用状态。同时，所有仪器设备需建立医疗设备档案。

（四）急救医疗管理

1. **医疗急救人员**　院前医疗急救的专业人员包括有执业资格证书的急救医师、护士和具备国家职业资格证书的医疗救护员。上岗前，应当经市级急救中心培训考核合格。医疗急救人员除了执行国家法律法规、医疗核心制度要求外，还需遵守本专业相关标准及规范，掌握院前急救基本知识和技能。医疗急救人员应有计划地参加进修和继续再教育培训。此外，还应积极开展新业务、新技术、科学研究，组织学术研讨会，促进同行间交流。

2. **医疗文书**　院前急救医疗文书包括院前急救病历、院前告知书、院前院内交接记录单等。

（1）院前急救病历：指急救人员在院前医疗过程中形成的文字、符号、图表等资料的记录。书写院前急救病历是院前急救医务人员在急救现场通过问诊、查体、辅助检查、初步诊断、现场救治及途中监护等医疗活动获得的有关资料，并进行归纳分析整理形成医疗活动记录的行为。院前急救病历书写应当客观、真实、准确、及时、规范且重点突出。院前急救病历包括患者基本信息，病史记录，急救措施，院前病情转归，出诊结果，医师、护士及司机信息，患者及家属意见等。

（2）院前院内交接记录单：是急救人员在院前急救过程中，对患者救治经过、处理措施、治疗反应、需注意事项等的文字记录。院前院内交接记录单的内容包括院前急救机构名称、患者基本信息和诊疗信息。患者基本信息包括患者姓名、性别、年龄、发病地点、转送医院、到达时间、救护车号。

书写要求：①交接单应至少一式三份，患者、院前急救机构、接收医院三方各执一份，可以使用复写纸。②交接单记录应使用黑色签字笔或黑蓝色钢笔，不应使用普通圆珠笔。③交接单中的各种记录应使用中文简体或通用的外文缩写，无正式中文译名的症状、体征、疾病名称等可以使用外文原文。④各种记录书写应规范使用医学术语、文字工整、字迹清晰、表述准确、语句通顺、标点正确。⑤交接单书写过程中出现错字时，应用双横线划在错字上，保留原记录清楚、可辨。修改人在修改处签名，并注明修改日期及具体时间（精确到分），不应采用刮、粘、涂等方法掩盖或去除原来的字迹。⑥上级医务人员有审查和修改下级医务人员书写的交接单的责任，但不应涂改已书写的交接单内容。交接单应由负主要责任的急救医师签名。实习医务人员、试用期医务人员书写的交接单，应经过本医疗机构注册的医务人员（带教医师）审阅、认定并签名。⑦打印的交接单应按照本标准的内容要求录入并及时打印，由相应医务人员手写签名。打印的交接单在编辑过程中应当按照权限要求进行修改，已完成录入打印并签名的交接单不得涂改，发现录入错误，参照⑤的要求进行修改。

三、提高院前急救质量的措施

为了更好地满足人民群众对院前医疗急救的需求，提高院前医疗急救质量势在必行，具体措施如下。

（一）加强院前医疗急救网络建设

1. 推进急救中心（站）建设　地市级以上城市和有条件的县及县级市设置急救中心（站），条件尚不完备的县及县级市依托区域内综合水平较高的医疗机构设置县级急救中心（站）。地市级以上急救中心设立统一指挥调度信息化平台，与本级区域健康信息平台、二级以上综合医院信息系统实现数据共享。

2. 加强急救车辆等急救运载工具和装备配置　以地级市为单位，按照每3万人口1辆救护车的标准配置，根据院前医疗急救服务需求合理配置救护车类型，其中至少40%为负压救护车。平均急救呼叫满足率达到95%。遵循合理、必须、均衡原则，完善不同用途和性能救护车的配备。救护车等急救运载工具及人员着装统一标识，统一标注急救中心（站）名称和院前医疗急救呼叫号码。

3. 规划院前医疗急救网络布局　城市地区不断完善以急救中心为主体，二级以上医院为支撑的城市院前医疗急救网络，农村地区建立县级急救中心—中心乡镇卫生院—乡镇卫生院三级急救网络，满足群众院前医疗急救服务需求。有条件的地区要积极开展航空医疗救护，在确保安全的前提下，探索、完善航空医疗救护管理标准和服务规范，构建陆空立体急救网络和空地协同机制。

（二）加强院前医疗急救人才培养和队伍建设

1. 加强院前医疗急救专业人才培养　完善院前医疗急救医师继续医学教育制度，组织急救中心医师定期到二级以上医疗机构接受急诊、重症监护、麻醉等临床技能培训，并采取多种手段拓展院前医疗急救医师继续教育形式和内涵。

2. 强化院前医疗急救队伍建设　合理配置院前医疗急救专业人员和其他工作人员，创新院前医疗急救医师和护士招聘引进举措，确保满足服务要求。规范开展院前医疗急救专业人员岗前培训和在岗培训，加强调度员、驾驶员、担架员业务培训，完善考核管理。

3. 加强院前医疗急救信息化建设　提高院前医疗急救信息化水平，推动院前医疗急救网络与医院信息系统连接贯通，推动急救调度信息与电信、公安、交通、应急管理等部门及消防救援机构的信息共享与联动，推广急救呼叫定位，探索居民健康档案与调度平台有效对接，提高指挥调度和信息分析处理能力。

（三）健全院前急救质量管理组织机构

各地急救中心及急救网络医院需积极组建院前急救质量管理部门，针对通信指挥调度、院前医疗急救、运输工具、急救仪器设备、急救药品等重点环节进行全方位管理，完善相应院前急救质量管理制度、检查标准和指引，拟定院前急救控制流程和工作计划，负责对院前急救质量进行监督、考核、反馈，并采用科学的管理方法进行持续质量改进，同时对工作中的薄弱环节组织相关内容再培训。

（四）提升公众急救技能

各地要建立辖区公众急救培训管理体系，制订培训计划，统一培训内容，整合急救中心、红十字会、公立医院及社会化培训机构等多方力量，开展针对社会公众的心肺复苏等基本急救技能培训。探索将急救常识和基本急救技能培训内容纳入公安民警、消防救援人员、公共交通工作人员等重点人群在岗培训。积极开展中小学急救常识普及，推广高中生、大学生基本急救技能培训，有效提升全人群自救互救能力。

第四节　院前急救护理技术

一、人工气道/呼吸管理技术

（一）人工气道技术

紧急人工气道技术大致可分为确定性和非确定性两种。常用的非确定性人工气道开放的技术包括：①徒手开放气道。②口咽/鼻咽通气管置入术。③球囊面罩通气术。④喉罩置入术。⑤食管-气管联合导气管置入术（esophageal-tracheal combitube，ETC）。确定性紧急人工气道开放技术包括：①气管内插管。②环甲膜穿刺术。

1. 徒手开放气道　指在紧急情况下没有辅助装置，经徒手的方法保持气道通畅，其目的是缓解由舌后坠或上呼吸道肌肉松弛引起的气道梗阻，以保持声门以上的上呼吸道通畅。

常用的徒手开放气道方法：①仰头抬颏法（head tilt-chin lift），适用于没有头和颈部损伤的伤病员。伤病员取仰卧位，施救者站在伤病员一侧，将一手掌小鱼际侧（小拇指侧）置于伤病员前额下压使其头部后仰，另一手示指和中指置于靠近颏部的下颌骨下方，将颏部向前抬起，使下颌角、耳垂连线与地面垂直（图2-2）。②双手托颌法（jaw-thrust），适用于疑似头、颈部损伤伤病员。伤病员平卧，施救者站在或跪在伤病员头部，两手拇指置于伤病员口角旁，其余四指托住伤病员下颌角处，在保证头部和颈部固定的前提下，将下颌向前上方托起，使头后仰，下颌骨前移（图2-3）。

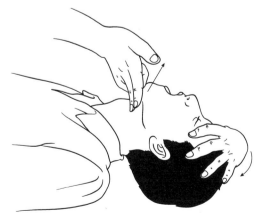

图2-2　仰头抬颏法

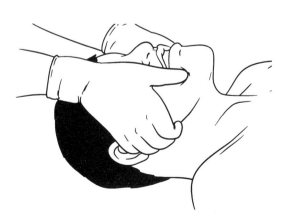

图2-3　双手托颌法

2. 口咽通气管置入术（oropharyngeal airway insertion）　指将口咽通气管（oropharyngeal airway，OPA）插入到口咽部，使其维持气道通畅的技术。口咽通气管是一种由硬橡胶或硬塑料制成的硬质呈"J"形、中空的人工气道，口咽通气管主要由翼缘、牙垫、咽弯曲度三部分构成，其弯曲度与舌及软腭相似。口咽通气管型号的不同，其形状和长度亦有相应变化，以适应不同年龄、不同体型的伤病员（图2-4）。

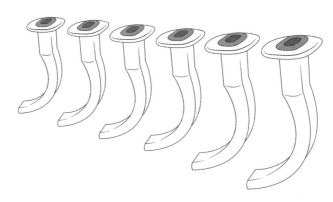

图2-4　不同型号的口咽通气管

（1）适应证：①咳嗽或咽反射降低或消失，存在自主呼吸的昏迷伤病员。②舌后坠致呼吸道梗阻、气道分泌物多需吸引、抽搐时防舌咬伤。③气管插管时，取代牙垫。

（2）禁忌证：绝对禁忌证为清醒伤病员，因其刺激可引起恶心、呕吐、呛咳、喉痉挛和支气管痉挛等反射，导管移位时还会阻塞气道。相对禁忌证：①口腔及上、下颌骨创伤。②咽部气道占位性病变。③呕吐频繁。④喉水肿、气管内异物、哮喘、咽反射亢进。⑤门齿有折断或脱落危险。

（3）操作前准备：①环境准备。若在医院内，环境应清洁、安静、光线适宜，必要时用屏风遮挡伤病员。②护士准备。衣帽整洁，修剪指甲，戴口罩。③物品准备。一次性口咽通气管、无菌生理盐水纱布、无菌手套、医用胶带、吸痰管、压舌板、手电筒、听诊器、负压吸引器、开口器（按需）、手消毒液、生活垃圾桶、医用垃圾桶。

（4）操作步骤：口咽通气管置入术操作步骤见表2-2。

表2-2　口咽通气管置入术操作步骤

步骤		要点与说明
1. 核对伤病员		—
2. 评估伤病员	（1）伤病员的年龄、病情、意识状态及合作程度	—
	（2）伤病员的口腔、黏膜、咽部及呼吸道分泌物情况，牙齿活动度、有无活动义齿	—
	（3）测量伤病员口角至耳垂或下颌角的距离	口咽通气管选择原则是宁长勿短、宁大勿小；口咽通气管应有足够宽度，以能接触上颌和下颌的2～3颗牙齿为最佳
3. 解释		向伤病员及家属解释口咽通气管置入的目的、操作流程、配合要点及注意事项

步骤			要点与说明
4. 洗手，戴手套，协助伤病员取平卧位，头后仰			使口、咽、喉三轴线尽量重叠于一条轴线
5. 清除口腔及咽部分泌物			保持呼吸道通畅、防止误吸
6. 置管	（1）取下活动义齿		防止义齿掉入气道
	（2）正向插入法	1）张开伤病员口腔，放置舌拉钩或压舌板于舌根部	防止舌堵塞气道
		2）将口咽通气管咽弯曲部分凹面沿舌面顺势快速送至上咽部，使舌根与咽后壁分开	应使口咽通气管位置末端位于伤病员的上咽部，其翼缘置于伤病员口唇，将舌根与口咽后壁分开，使下咽部到声门的气道通畅
	（3）横向插入法	1）将口咽通气管咽弯曲部分凹面朝向一侧的脸颊内部插入	—
		2）在插入过程中朝着咽后壁旋转90°向下翻转口咽通气管使口咽通气管咽弯曲部分凹面向下压住舌根进入	保证口腔通气管前端到达口咽部后壁
	（4）反向插入法	1）把口咽通气管的咽弯曲部分向腭部插入口腔	—
		2）当其内口接近口咽后壁时，即将其旋转180°，顺势向下推送，弯曲部分凹面下面压住舌根，上面抵住口咽后壁	—
	（5）放松下颌骨，使其退回颞颌关节		—
7. 检测人工气道是否通畅	（1）以手掌放于口咽通气管外口，感觉有无气流		确保气道开放
	（2）或以少许棉絮放于外口，观察有无随伤病员呼吸的运动		
	（3）还应观察胸壁运动幅度和听诊双肺呼吸音		
8. 使用手电筒检查口腔以防止舌或唇夹置于牙和口咽通气管之间			防止损伤口唇和舌
9. 固定			防止口咽通气管脱出
10. 操作后处理	（1）帮助伤病员摆放舒适卧位		—
	（2）整理用物		—
	（3）洗手，记录		记录置管时间，伤病员反应及效果

（5）注意事项：①保持管道通畅，及时清理呼吸道分泌物，防止痰液堵塞及误吸。注意密切观察有无导管脱出及阻塞气道的现象。②每2小时观察口咽通气管位置，检查口腔、唇和舌的状况。若留置口咽通气管时间超过48小时，应尽早建立人工气道。③监测生命体征，严密观察病情变化，监测血氧饱和度的变化并随时记录，备好各种抢救物品和器械，必要时配合医师行气管内插管术。

3. 鼻咽通气管置入术（nasopharyngeal airway insertion） 指将鼻咽通气管（nasopharyngeal airway，NPA）插入鼻咽部，使其维持气道通畅的技术。鼻咽通气管是由硅胶制成的软管道（图2-5），适用于舌后坠所致的上呼吸道梗阻的伤病员。由于其对患者咽喉部的刺激性较口咽通气管小，清醒或浅麻醉伤病员更易耐受。

（1）适应证：①各种原因引起的不完全呼吸道梗阻，不能使用或耐受口咽通气管及使用口

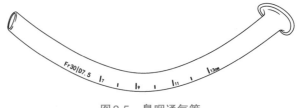

图2-5 鼻咽通气管

咽通气管效果不佳者。②牙关紧闭，不能经口吸痰，防止反复经鼻腔吸引引起鼻黏膜损伤者。

（2）禁忌证：①颅底骨折合并脑脊液耳鼻漏。②鼻腔各种疾患，如鼻息肉、鼻腔畸形、鼻外伤、鼻腔炎症。③鼻腔出血或有出血倾向。

（3）操作前准备：①环境准备。若在医院内，环境应清洁、安静、光线适宜，必要时用屏风遮挡伤病员。②护士准备。衣帽整洁，修剪指甲，戴口罩。③物品准备。一次性鼻咽通气管、无菌手套、医用胶带、吸痰管、压舌板、手电筒、听诊器、负压吸引器、手消毒液、生活垃圾桶、医用垃圾桶。

（4）操作步骤：鼻咽通气管置入术操作步骤见表2-3。

（5）注意事项：①保持鼻咽通气管通畅，做好鼻腔护理。鼻孔与鼻咽通气管间涂润滑

表2-3 鼻咽通气管置入术操作步骤

步骤		要点与说明
1. 核对伤病员		—
2. 评估	（1）伤病员的年龄、病情、意识状态及合作程度	—
	（2）伤病员的鼻腔、咽部及呼吸道分泌物情况	比较通气管的外径和伤病员鼻孔的内腔
	（3）测量伤病员鼻尖到耳垂的距离	使用尽可能大又易于通过鼻腔的导管
3. 解释		向伤病员及家属解释鼻咽通气管置入术的目的、操作程序、配合要点及注意事项
4. 洗手，戴手套，协助伤病员取仰卧位		—
5. 清除口腔及咽部分泌物		保持呼吸道通畅、防止误吸
6. 置管	（1）插入前可在鼻腔内滴入适量血管收缩药物，如麻黄碱等	以减少鼻腔出血的风险
	（2）通气管表面涂以含局部麻醉药的医用润滑剂	—
	（3）将鼻咽通气管弯度向下、弧度朝上、内缘口向下，垂直鼻面部方向缓缓插入鼻腔，直至通气管的尾部抵住鼻腔外口，插入深度13～15cm	插入动作应轻柔、缓慢
	（4）遇有阻力不应强行插入，可回撤1cm左右，稍稍旋转导管直至无阻力感再继续插入	—
7. 检测人工气道是否通畅	（1）以手掌放于鼻咽通气管外口，感觉有无气流	确保气道开放，以解除舌后坠、鼾声消失、呼吸通畅为标准
	（2）或以少许棉絮放于外口，观察有无随伤病员呼吸的运动	
	（3）还应观察胸壁运动幅度和听诊双肺呼吸音	
8. 固定		防止鼻咽通气管脱出
9. 操作后处理	（1）帮助伤病员摆放舒适卧位	—
	（2）整理用物	—
	（3）洗手，记录	记录置管时间，伤病员反应及效果

剂，及时清除鼻腔分泌物，每日做好鼻腔护理。②做好气道湿化，防止鼻黏膜干燥出血。③长期使用者可每1～2天更换鼻咽通气管1次，并从另一侧鼻孔插入，插入时手法要轻柔，以防止鼻黏膜因导管长期压迫而破溃。

4. **球囊面罩通气术** 球囊面罩（bag valve mask）又称简易呼吸器，由球囊、面罩、储氧袋、氧气连接管及阀门（单向阀、压力安全阀、呼气阀、进气阀、储气阀、储氧安全阀）组成，在球囊后面空气入口处有单向阀门，以确保球囊舒张时空气能单向流入防止逆流，其侧方有氧气入口，连接氧气后，使用储氧袋，可以提高给氧浓度，球囊面罩通气术具有供氧浓度高、操作简便等特点；在有无氧源的情况下均可使用，可在高级气道未建立前为伤病员提供手动正压通气支持。球囊面罩不建议在单人心肺复苏时使用。

（1）适应证：①各种原因所致的自主通气不足或呼吸骤停的急救。②机械通气伤病员的短时间转运。③临时替代呼吸机进行人工通气，如呼吸机故障、停电等情况。

（2）禁忌证：①中等以上活动性咯血。②颌面部外伤或严重骨折。③未经减压及引流的张力性气胸，纵隔气肿。④大量胸腔积液。⑤严重误吸引起的窒息性呼吸衰竭。⑥重度肺囊肿、肺大疱等。

（3）操作前准备：①环境准备。若在医院内，环境应清洁、安静、光线适宜，必要时用屏风遮挡伤病员。②护士准备。衣帽整洁，修剪指甲，戴口罩。③物品准备。简易呼吸器、大小合适的面罩、无菌手套、吸氧表、氧气连接管、吸痰管、开口器、口咽通气管、压舌板、手电筒、手消毒液、生活垃圾桶、医用垃圾桶。

（4）操作步骤：简易呼吸器通气术操作步骤见表2-4。

（5）注意事项：①选择适宜通气量，挤压呼吸囊时，压力适中，不可时快时慢，压力不可过大，挤压1L球囊的1/2～2/3或挤压2L球囊的1/3可获此通气量。②选择适当呼吸频率，如果伤病员尚有微弱呼吸，应注意挤压球囊的频次和伤病员呼吸的协调，尽量在伤病员吸气时挤压球囊。③使用时间不宜过长，如果长时间使用，易使通气量不足，必须行气管插管术。④监测病情变化，使用球囊面罩辅助通气时，应密切观察伤病员通气效果、胸腹起伏、

表2-4 球囊面罩通气术操作步骤

步骤		要点与说明
1. 核对伤病员		—
2. 评估	（1）评估伤病员的年龄、病情、意识状态及合作程度	—
	（2）伤病员的体位、呼吸道是否畅通、呼吸状况（频率、节律、深浅度）	是否符合使用简易呼吸器的指征和适应证，无自主呼吸或自主呼吸微弱
	（3）简易呼吸器性能	面罩完好无漏气，充气程度；单向阀安装正确，工作正常；压力安全阀是否开启；气囊及贮氧袋完好无损，无漏气；氧气连接管配套
3. 通知医师		—
4. 连接氧气，调节氧气流量，使储气袋充盈		氧流量10～12L/min
5. 洗手，戴手套，协助伤病员呈平卧位，去枕，头后仰，松解衣领，掀开被子，暴露胸廓，松开腰带		有利于观察通气情况
6. 清除口腔及咽喉部分泌物（吸痰），取下活动义齿		必要时使用口咽通气管，保持呼吸道通畅、防止误吸

续　表

步骤			要点与说明
7. 人工通气	（1）单人操作（EC手法）（图2-6）	1）操作者位于伤病员头部的后方，将头部向后仰，并托牢下颌使其朝上	开通气道的方法如下。成人：下颌角和耳垂连线与伤病员身体的长轴垂直。儿童（1～8岁）：下颌角和耳垂连线与身体长轴成60°。婴儿（1岁以内）：下颌角和耳垂连线与身体长轴成30°
		2）面罩扣住口鼻，左手拇指和示指呈"C"形紧紧按压面罩，中指和环指放在下颌下缘，小指放在下颌角后面，呈"E"形	—
		3）右手挤压球体，将气体送入肺中	—
	（2）双人操作法	1）操作者分别用双手的拇指和示指放在面罩的主体，中指和无名指放在下颌下缘，小指放在下颌角后面（双"EC"手法）	—
		2）另一个人挤压球囊	—
	（3）按要求送气	1）送气时间为1秒，将气体送入肺中	—
		2）成人送气量为400～600ml	—
		3）如果成人伤病员有脉搏，送气频率为10～12次/分，如果没有脉搏，使用30∶2的比例进行按压-通气，建立人工气道后送气频率为10次/分	—
		4）待球囊重新膨胀后再开始下一次挤压	保持适宜的吸气/呼气时间
8. 观察			观察伤病员面色、甲唇、甲床是否由发绀转为红润，观察血氧饱和度等情况
9. 操作后处理	（1）帮助伤病员摆放呈舒适卧位		—
	（2）整理用物，将简易呼吸器清洁、消毒、检测组装备用		—
	（3）洗手，记录		记录使用时间，伤病员反应及效果

皮肤颜色、听诊呼吸音、生命体征和血氧饱和度等。

5. **喉罩置入术**（laryngeal mask airway insertion）　指将喉罩（laryngeal mask airway，LMA）经口插入，置于声门上，覆盖于喉的入口，行短时机械通气的技术。喉罩是介于面罩和气管插管之间的一种维持呼吸道通畅的新型装置。喉罩由通气导管和通气罩两部分组成，通气导管类似气管导管，多由硅胶制成，包括多种型号（表2-5）。通气罩充气后呈椭圆形隆起，近端与注气管相连。喉罩便于操作，既可选择性地用于麻醉，也可用于急症困难气道。

表2-5　喉罩型号与适用对象

型号	适用对象	囊套容量/ml
1.0号	新生儿/婴儿＜5kg	4
1.5号	婴儿5～10kg	7
2.0号	婴儿/儿童10.1～20.0kg	10
2.5号	儿童20.1～30.0kg	14
3.0号	儿童＞30kg及体形较小的成人	20
4.0号	一般成人	30
5.0号	体形肥胖成人	40

（1）适应证：①短时的外科手术。②气道难以行气管插管。③颈椎活动度差等原因引起气道异常，不宜使用喉镜和气管插管。④紧急情况下需建立和维持人工气道。

（2）禁忌证：①张口困难，张口度小于2.5～3.0cm的伤病员。②咽喉部病变，如血管瘤、组织损伤、扁桃体重度肥大等。③喉部及喉以下气道梗阻。④肺顺应性下降或气道阻力增高。⑤有胃内容物反流和呼吸道误吸的危险，如未禁食、饱胃、怀孕超过14周、严重创伤、急性胸腹部外伤、禁食前使用过阿片类药物、肠梗阻、食管裂孔疝等。

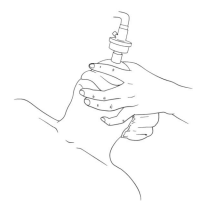

图2-6 球囊面罩通气术单人操作手法

（3）操作前准备：①环境准备。若在医院内，环境应清洁、安静、光线适宜，必要时用屏风遮挡伤病员。②护士准备。衣帽整洁，修剪指甲，戴口罩。③物品准备。喉罩、水溶性润滑剂、一次性20ml注射器、无菌手套、医用胶带、吸痰管、呼吸过滤器、牙垫、听诊器、吸氧装置、手消毒液、生活垃圾桶、医用垃圾桶。

（4）操作步骤：喉罩置入术操作步骤见表2-6。

表2-6 喉罩置入术操作步骤

步骤		要点与说明
1. 核对		—
2. 评估伤病员	（1）伤病员的年龄、体形、病情、意识状态及合作程度	—
	（2）评估伤病员的口腔、咽部及呼吸道分泌物情况	—
3. 解释		向伤病员及家属解释喉罩置入术的目的、操作程序、配合要点及注意事项。操作前伤病员禁食，插管前使用球囊面罩为伤病员进行通气，必要时给予伤病员镇静
4. 洗手，戴手套，取下活动义齿，清除口腔、气道分泌物		保持气道通畅
5. 协助伤病员取平卧位，口咽角成120°		有助于喉罩置入
6. 用一次性注射器排净喉罩内的气体		—
7. 在喉罩背顶尖部涂适量水溶性润滑剂		减少阻力
8. 置入	（1）左手推伤病员下颌或下唇使其张口，右手示指和拇指握住喉罩，罩口朝向伤病员下颌方向，沿舌正中线贴咽后壁向下置入	—
	（2）左手托住伤病员的头枕部，用示指保持对喉罩头侧的压力，送入喉罩至下咽基底部直至感到有明显阻力（图2-7）	—
	（3）当有明显阻力时，左手轻压气管导管，移出右手	—
9. 充气	（1）使用注射器向气囊内注气，首次注气注入最大注气量的一半，另一名护士将喉罩通气管与简易呼吸器相连，挤压送气	—

续　表

步骤		要点与说明
9. 充气	（2）听诊颈前区有无漏气杂音，若喉罩周围有漏气，再增加5ml空气，之后按每5ml递增，直至无漏气杂音	—
	（3）行正压通气进行初步判断，胸廓起伏良好，听诊咽喉部无明显的漏气，多提示喉罩位置良好	—
10. 确认喉罩位置		挤压简易呼吸器球囊送气，用听诊器听双肺呼吸音及胃部有无气过水声。确保喉罩位置正确
11. 使用医用胶带固定喉罩通气管与牙垫		防止喉罩移位、脱出
12. 连接吸氧装置		将吸氧装置与呼吸过滤器连接
13. 操作后处理	（1）帮助伤病员摆放舒适卧位	—
	（2）整理用物	—
	（3）洗手，记录	记录置管时间，伤病员反应及效果

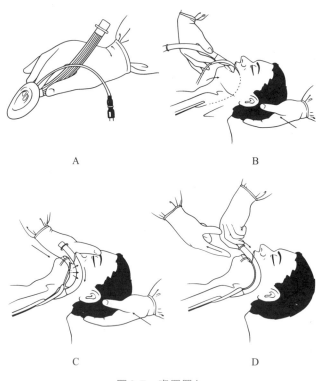

A　　　　　　　　　　　　　B

C　　　　　　　　　　　　　D

图2-7　喉罩置入

（5）注意事项：①使用喉罩前禁食。②操作过程中应密切监测伤病员血氧饱和度变化，下降至90%时及时给予简易呼吸器通气。③由于喉罩不能防止误吸，因此使用过程中要及时清除口腔、气道内分泌物。④长期机械通气者不适合使用喉罩。⑤定时观察喉罩使用后伤病员呼吸改善情况，听诊双肺呼吸音。⑥拔出喉罩前尽量避免刺激咽喉部。

6. 食管-气管联合导气管置入术　食管-气管联合导气管（esophageal-tracheal combitube，ETC）（图2-8），有两个腔（即食管腔和气管腔）及两个气囊，具有食管阻塞式通气管和常规气管插管的联合功能。食管腔的近端较长，在下咽部有数个侧孔进行通气，远端为封闭的盲端；气管腔的近端较短，远端开口类似气管导管。两管腔间有分隔板，每个管腔都有短管

与接头相连。食管－气管联合导气管的远端
和近端各有一个套囊，近端套囊为蓝色，位
于食管腔侧孔的上方，体积较大，可充气
100ml左右，充气后可封闭口、鼻呼吸并有
助于固定导管；远端套囊为白色，体积小，
可充气10～15ml，用于封闭食管或气管与
气管壁。因ETC无论插入气管或食管都可以
进行有效通气，插入时无须喉镜协助，具有
安全、有效、操作简单的特点。

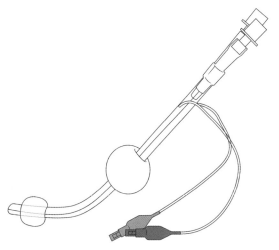

图2-8　食管－气管联合导气管

（1）适应证：主要适用于院前急救、心
肺复苏、困难气管插管伤病员，尤其适用于
困难气管插管伤病员。

（2）禁忌证：①咽反射存在。②有意识。③年龄≤16岁。④食管上段病变或食管静脉
曲张。⑤吞食腐蚀性食物或药物。⑥上呼吸道肿瘤，尤其是阻塞性肿瘤。⑦喉部以及气管狭
窄。⑧需频繁气管内吸痰者。⑨怀疑颈椎损伤或需要颈椎制动的伤病员。

（3）操作前准备：①环境准备。若在医院内，环境应清洁、安静、光线适宜，必要时用屏
风遮挡伤病员。②护士准备。衣帽整洁，修剪指甲，戴口罩。③物品准备。食管－气管联合导
气管、水溶性润滑剂、注射器、医用胶布或固定器、吸痰管无菌手套、听诊器、吸氧装置、手
消毒液、生活垃圾桶、医用垃圾桶。

（4）操作步骤：食管－气管联合导气管置入术操作步骤见表2-7。

表2-7　食管－气管联合导气管置入术操作步骤

步骤		要点与说明
1. 核对		—
2. 评估伤病员	（1）伤病员的年龄、体形、病情、意识状态及合作程度	—
	（2）评估伤病员的口腔、咽部及呼吸道分泌物情况	—
3. 解释		向伤病员及家属解释食管－气管联合导气管的目的、操作程序、配合要点及注意事项
4. 戴手套，取下活动义齿，清除口腔、气道分泌物		保持气道通畅
5. 协助伤病员取去枕仰卧位，头后仰		有助于食管－气管联合导气管置入
6. 洗手，戴手套，向食管－气管联合导气管套囊充气，检查性能，并尽快抽尽套囊内气体		蓝色端充气100ml，白色端充气15ml
7. 导管前端涂抹水溶性润滑剂		减少阻力
8. 置入（图2-9）	（1）操作者站在伤病员头端，左手提起下颌，右手像握铅笔一样持食管－气管联合导气管的中段	—
	（2）将食管－气管联合导气管弯曲朝上，沿咽腔自然弯曲度向下推送，直至环状标志线位于门齿之间	当插管有困难时，可在喉镜帮助下置入导气管

续　表

步骤		要点与说明
8. 置入（图2-9）	（3）先向近端气囊即蓝色气囊充入约100ml气体，再向远端气囊即白色气囊充入10～15ml气体	—
9. 充气	（1）先将简易呼吸器与食管腔相接，听双肺呼吸音，球囊按压频率12～20次/分	食管腔接头为蓝色；若呼吸音正常且无胃扩张，说明导气管插入食管且位置正确
	（2）食管-气管联合导气管退出2～3cm	若双肺无呼吸者且无胃扩张，说明导气管插入食管过深
	（3）连接呼吸囊于气管腔，听诊双肺呼吸音正常，此时等同于标准的气管导管	若双肺无呼吸音且胃扩张，说明插入食管过深
10. 使用医用胶带或固定器固定		防止食管-气管联合导气管移位、脱出
11. 连接吸氧装置		—
12. 操作后处理	（1）帮助伤病员摆放舒适卧位	—
	（2）整理用物	—
	（3）洗手，记录	记录置管时间，伤病员反应及效果

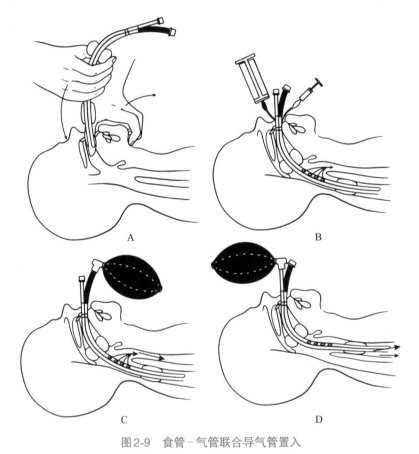

图2-9　食管-气管联合导气管置入

（5）注意事项：①食管-气管联合导气管位于食管内时，不能进行气管内吸引，所以食管-气管留置时间不宜过长，以不超过24小时为宜，应尽早换成气管插管。②咽部气囊压力较大，易导致咽喉水肿。③喉痉挛、喉部或气管内异物会影响置入食管内导气管的通气效果，应注意观察呼吸困难缓解状况。

7. 气管内插管（endotracheal intubation，ETI） 指将一特制的导管经口或经鼻通过声门置入气管内的技术。主要是清除呼吸道分泌物或异物，解除上呼吸道阻塞，防止分泌物反流引起误吸，进行有效人工或机械通气，增加肺泡有效通气量，减少气道阻力及死腔，为气道湿化提供条件。

根据喉镜下是否显露声门，分为明视插管术和盲探插管术。临床急救中最常用的是经口明视插管术。

 知识拓展

光导纤维喉镜

光导纤维喉镜（flexible fiberoptic laryngoscope）系利用光学玻璃纤维的可曲性和可向任何方向导光的特点，将光学玻璃纤维制成镜体细而软的喉镜。它应用光导纤维传递图像引导镜头由喉进入气管，是所有喉镜中最万能的喉镜。对于困难气道，其成功率高，并可降低插管损伤及术后上呼吸道水肿的发生率。经验丰富者可将其用于清醒气管插管，这是处理"无法通气，无法插管"的极度困难气道（critical airway）最安全的无创性方案。

（1）适应证：①心搏、呼吸骤停需行心脑肺复苏者。②呼吸衰竭需有创机械通气者。③呼吸道分泌物不能自行咳出者。④误吸伤病员行插管吸引，必要时行肺泡冲洗术者。⑤麻醉手术需要。

（2）禁忌证：气管插管没有绝对的禁忌证，当伤病员有下列情况时操作应慎重。①喉水肿或黏膜下血肿、急性喉炎、插管创伤引起的严重出血等。②颈椎骨折或脱位。③肿瘤压迫或侵犯气管壁，插管可导致肿瘤破裂。④面部骨折。⑤会厌炎。

（3）操作前准备：以经口明视插管术的操作为例。①环境准备。若在医院内，环境应清洁、安静、光线适宜，必要时用屏风遮挡伤病员。②护士准备。衣帽整洁，修剪指甲，戴口罩。③物品准备。备气管插管盘，内有喉镜、镜片（常用为弯形片）、气管插管及导管芯、牙垫、注射器、吸痰管、球囊面罩、听诊器、医用胶带或导管固定器、手消毒液、锐器盒、生活垃圾桶、医用垃圾桶。

（4）操作步骤：此操作由医师或麻醉师完成，护士应为配合。具体操作步骤见表2-8。

表2-8 经口明视气管插管操作步骤

步骤		要点与说明
1. 核对		确认伤病员，避免差错
2. 评估伤病员	（1）伤病员的生命体征、病情、意识状态及合作程度	—
	（2）评估伤病员的口腔、咽部及呼吸道分泌物情况	—
	（3）评估伤病员的体重、身高、性别	—
3. 向伤病员及家属解释气管内插管术的目的、操作程序、配合要点及注意事项		—

续　表

步骤			要点与说明
4. 准备并检查相应物品	（1）检查用物		插管前检查所需物品齐全、性能良好，如喉镜光源、导管
	（2）选择导管		导管内径标号从2.5～11.0mm，每一号相差0.5mm，应根据伤病员的性别、体重、身高等因素选择导管，紧急情况下成人可选用7.5mm。儿童气管导管内径的选择，导管内径（mm）=患儿年龄（岁）÷4＋4.0
	（3）置入管芯		确保管芯位于离气管导管前端开口1cm处
5. 洗手，戴手套协助伤病员取仰卧位，垫薄枕将头部抬高10cm，头后仰，取下活动义齿			使口、咽、气管基本重叠于一条轴线，见图2-10、图2-11
6. 简易呼吸器连接氧气（10～12L/min），辅助通气1～2分钟，使血氧饱和度达到90%以上			以免因插管费力时加重缺氧
7. 插管	（1）置入喉镜	1）操作者右手提颌张口并拨开上下唇，左手持喉镜，从右嘴角斜形置入	—
		2）镜片抵咽喉部后转至正中位，将舌体推向左侧，此时可见到悬雍垂，然后顺舌背将喉镜片稍作深入至舌根，稍上提喉镜，即可见到会厌的边缘	见到悬雍垂是声门暴露的第一个标志，见到会厌的边缘是声门暴露的第二个标志
		3）看到会厌边缘后，可继续稍作深入，使喉镜片前端置于会厌与舌根交界处，然后上提喉镜即可看到声门（图2-12）	—
	（2）暴露视野：充分吸引视野处分泌物		—
	（3）置入导管：右手以持笔式持气管导管，沿伤病员的右口角置入，在经口明视声门的情况下将导管插入声门后，迅速拔除管芯，继续置管，直到气管导管的套囊进入声带下3～4cm的位置		—
8. 确认导管在气管内，安置牙垫，拔出喉镜	（1）采用最小闭合容积法或最小漏气技术对气囊进行充气，直至通气时气囊周围无漏气，或测量气囊压力不超过25～30cm H₂O，以此决定注入气囊的气体量，一般需注入10～15ml气体		—
	（2）轻压胸廓导管口感觉有气流，连接简易呼吸器压入气体，观察胸廓有无起伏，同时听诊两肺呼吸音是否存在和对称		—
	（3）有条件可将气管导管与CO₂探测器或呼气末CO₂监测仪相连		出现正常的PCO₂波形是气管导管位于气管内的可靠指标
9. 用长胶布妥善固定导管和牙垫或导管固定器			防止导管移位或脱出
10. 清理气道及口腔分泌物			保持气道通畅
11. 遵医嘱连接人工通气装置			—
12. 观察伤病员生命体征、血氧饱和度等情况			—
13. 操作后处理	（1）帮助伤病员摆放舒适卧位，必要时对伤病员进行约束		以免伤病员拔管
	（2）整理用物		—
	（3）洗手，记录		记录置管时间，伤病员反应及效果

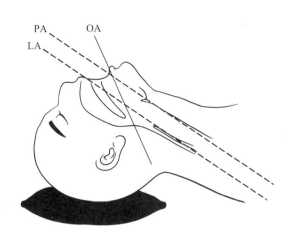

图2-10　上呼吸道三条轴线

注：OA，口轴线；PA，咽轴线；LA，喉轴线。

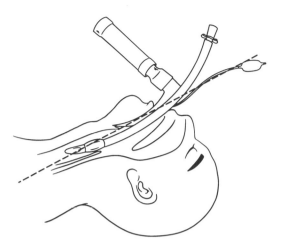

图2-11　口、咽、喉轴线呈直线

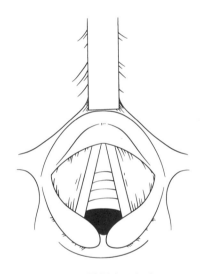

图2-12　暴露会厌与声门

（5）注意事项：①根据伤病员的情况选择合适的喉镜片及气管插管。②插管时，应充分暴露喉部，视野清楚，操作时动作轻柔、准确，以免造成损伤。③动作应迅速，避免因缺氧时间过长而致心搏骤停。④操作者熟练运用插管技术，尽量减少胃扩张引起的误吸，30秒内插管未完成应先给予患者100%氧气吸入后再重新尝试。⑤气管插管时，导管插入深度要合适，太浅易脱出，太深易插入右主支气管，造成单侧肺通气，影响通气效果。插管的深度，自门齿起计算，男性22～24cm，女性20～22cm。气管导管顶端距气管隆嵴约2cm。儿童可参照公式计算：插管深度（cm）＝患儿年龄（岁）÷2＋12。每班记录导管插入深度，检查导管固定情况。⑥使用金属管芯时，其尖部不可超过导管末端，以防造成组织损伤。⑦为便于经口吸痰和口腔护理，固定胶布或固定带不应完全封住口腔。固定方法确切，尽可能减小对皮肤的压力，避免因长期使用引起并发症。⑧评估伤病员是否存在非计划性拔管的危险因素，如伤病员神志、插管深度、导管的固定情况、气囊压力、吸痰管的选择、气道湿化、呼吸机管路支架的固定、心理状况等，及时制订防范计划，并做好交接班。

8. 环甲膜穿刺术（thyrocricocentesis）　是在紧急情况下，在确切的气道建立之前，迅速提供临时路径进行有效气体交换的一项急救技术。环甲膜是甲状软骨与环状软骨之间正中

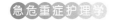

线上的柔软处。施救者用穿刺针或其他任何锐器，从环甲膜刺入，以快速解除气道阻塞和/或窒息。当插管不成功、面罩通气不充分时，环甲膜穿刺可提供有效的通气支持。

（1）适应证：①各种原因引起的急性上呼吸道完全或不完全阻塞，尤其是声门区阻塞，严重呼吸困难时不能及时气管切开建立人工气道。②牙关紧闭，经鼻插管失败，为喉、气管内其他操作准备。③气管内给药。

（2）禁忌证：①有出血倾向的伤病员。②呼吸道梗阻在喉及环甲膜水平以下者。

（3）操作前准备：①护士准备。衣帽整洁，修剪指甲，戴口罩。②物品准备。局麻药（按需）、治疗盘、环甲膜穿刺针或16号粗针头、"T"形管、无菌纱布、无菌棉签、无菌手套、医用胶带、安尔碘皮肤消毒剂、砂轮、手消毒液、锐器盒、生活垃圾桶、医用垃圾桶。

（4）操作步骤：该操作在临床上通常由护士配合医师共同完成（表2-9）。

表2-9　环甲膜穿刺术操作步骤

步骤		要点与说明
1. 准备并检查相应物品		—
2. 核对		确认伤病员，避免差错
3. 评估伤病员	（1）评估伤病员的病情、意识状态及合作程度	—
	（2）评估伤病员的口腔、咽部及呼吸道分泌物情况	—
4. 洗手，戴手套。协助伤病员取去枕仰卧位，头保持正中，肩背部垫起，头后伸，不能耐受者，可取半坐卧位		充分暴露颈部
5. 常规消毒环甲膜区的皮肤		—
6. 确定穿刺位置，在环状软骨与甲状软骨之间正中触及一凹陷，此即环甲膜（图2-13）		确保位置准确
7. 穿刺		用左手示指和拇指固定此处皮肤，右手持针在环甲膜上垂直下刺。若出现心搏骤停应立即行心肺复苏
8. 检测	（1）进针有落空感	—
	（2）挤压双侧胸部，自针头处有气体逸出或抽吸易抽出气体	—
	（3）伤病员出现反射性咳嗽	—
9. 固定		垂直固定针头
10.治疗	（1）以"T"形管的上臂与针头连接，下臂连接氧气	—
	（2）左手固定穿刺针头，以右手示指间歇地堵塞"T"形管上臂的另一端开口处行人工呼吸	—
	（3）根据穿刺目的进行其他操作，如注入药物等	—
11. 观察		观察伤病员穿刺部位出血情况、生命体征、血氧饱和度等情况
12. 操作后处理	（1）帮助伤病员摆放舒适卧位	—
	（2）整理用物	—
	（3）洗手，记录	记录穿刺时间，伤病员反应及效果

（5）注意事项：①环甲膜穿刺仅是呼吸复苏的一种急救措施，不能作为确定性处理，故穿刺针留置时间不宜超过24小时。在初期复苏成功、呼吸困难缓解、危急情况好转后，应改

做气管切开或立即做消除病因的处理（如清除异物等）。②进针不宜过深，以免损伤气管后壁黏膜。③穿刺部位如有明显出血应及时止血，以免血液流入气管内。如有血凝块或分泌物阻塞穿刺针，可用注射器注入空气，或用少许生理盐水冲洗，以保证通畅。⑤紧急情况可就地取材，如锐器等，经环甲膜直接刺入喉腔，暂时缓解呼吸困难。

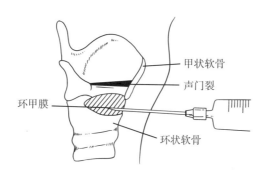

甲状软骨
声门裂
环甲膜
环状软骨

图2-13　环甲膜穿刺处

（二）气道异物清除术（海姆立克手法）

气道异物阻塞可以导致伤病员呼吸困难，甚至窒息，严重者可以造成死亡，故需采取紧急有效措施解除梗阻。海姆立克（Heimlich）手法是对食物、异物阻塞所致窒息的一种简便有效的急救方法。其原理是给予膈肌下软组织突然向上的压力，从而驱使肺内残留的空气形成气流快速进入气管，达到去除气管内堵塞食物或异物的目的。

1. 适应证　气道异物梗阻。

2. 禁忌证　无绝对禁忌证。

3. 操作方法

（1）操作前准备：对气道异物梗阻进行判断，具体如下。①气道部分阻塞者，能用力咳嗽，但咳嗽停止时出现喘息声。②气道完全阻塞者，面色、口唇青紫，不能说话或呼吸，出现痛苦表情，并用手掐住自己的颈部，这也是国际通用的气道异物梗阻"V"形手势（Heimlich征象）。③亲眼看到异物被吸入。④昏迷伤病员开放气道后，仍不能进行有效通气。一旦伤病员发生了以上情况中的任何一种，且无法通过用力咳嗽等办法自行排出异物，应立即施救。

（2）操作步骤：解除成人及婴儿气道异物梗阻的Heimlich手法操作步骤见表2-10。

表2-10　Heimlich手法

步骤		要点与说明
1. 评估伤病员	（1）观察伤病员是否出现特有的"窒息痛苦样表情"	表现为：面色青紫、呼吸困难、手呈"V"形手势置于咽喉部
	（2）立即询问，"你卡住了吗？"	—
	（3）如无以上表情，但观察到伤病员具有不能说话或不能呼吸，面色、口唇青紫，失去知觉等征象，亦可判断为呼吸道异物阻塞	—
	（4）观察并询问育龄女性伤病员有无妊娠	—
2. 腹部冲击法	（1）协助伤病员取立位或坐位，身体前倾、低头、张口	便于异物排出

续　表

步骤			要点与说明
2. 腹部冲击法	（2）施救者站于伤病员身后，用双臂环抱其腰部		—
	（3）一手握空拳，将拇指侧紧顶住伤病员腹部中线部位，在剑突下方，约脐上两横指处		—
	（4）另一手紧握该拳，用力向上、向内快速冲击腹部，反复冲击直至异物排出（图2-14）		—
3. 自行腹部冲击法（自救法）	（1）伤病员一手握拳，用拳头拇指侧顶住腹部，部位同上		—
	（2）另一手紧握该拳，快速、用力向内、向上冲击腹部（图2-15）		—
	（3）若不成功，伤病员应迅速将上腹部倾压于椅背、桌沿、护栏或其他硬物上，然后用力冲击腹部，重复动作，直至异物排出		—
4. 胸部冲击法（对有意识孕妇或肥胖患者）	（1）施救者站在伤病员身后，上肢放于伤病员腋下，将伤病员胸部环抱		—
	（2）一只拳的拇指侧在胸骨中线，避开剑突和肋骨下缘，另一只手握住拳头，向后冲击，直至把异物排出		—
	（3）意识丧失者的施救方法（图2-16）	1）协助伤病员取仰卧位	—
		2）施救者骑跨于伤病员髋部，双手掌根交叠置于伤病员上腹部正中	—
		3）用掌根迅速有力的向内上方冲击伤病员腹部	注意用力方向与力度，以免造成伤病员脏器损伤
		4）观察伤病员口腔，发现异物即刻取出	—
		5）观察伤病员的生命体征，若呼吸、心搏骤停，立即实施CPR	必要时可建立人工气道
5. 婴儿气道异物梗阻的处理	（1）有反应的婴儿	1）施救者取坐位，前臂放于大腿上，将患儿伏于施救者前臂上，手指张开托住患儿下颌并固定头部，保持头低位	—
		2）用另一只手的掌根部在婴儿背部肩区用力叩击5次，按背后保护婴儿颈部	—
		3）小心将婴儿翻转过来，使其仰卧于另一只手的前臂上，前臂置于大腿上，仍维持头低位，实施5次胸部冲击，位置与胸外心脏按压相同，每次1秒（图2-17）	—
		4）如能看到婴儿口中异物，可小心将其取出；如不能看到异物，重复上述动作，直至异物排出	—
	（2）意识丧失的婴儿	立即实施CPR救治	立刻拨打120求救

4. 注意事项

（1）意识丧失者的施救方法：如伤病员失去知觉，施救者不应立即实施气道异物清除术，而应先开始进行包括胸外心脏按压和人工通气的CPR。如通气时伤病员胸部无起伏，应重新摆放头部位置，注意开放气道，再次尝试通气。每次打开气道进行通气时，观察喉部后面是否有堵塞物存在，如果发现易于移除的异物，应小心移除；如异物清除困难，通气仍未见胸廓起伏，应考虑采取进一步的抢救措施（如Kelly钳、Magilla镊、环甲膜穿刺术或切开术）开通气道。

（2）切忌盲目清除异物：对于无法看到的异物，勿盲目地用手指抠除，因为这样可能将异物推入气道，从而造成进一步的梗阻或损伤。

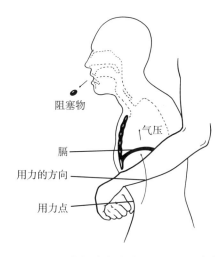

图2-14 腹部冲击法（Heimlich手法）

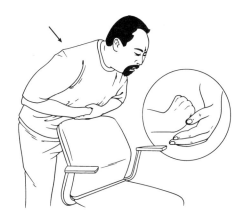

图2-15 自行腹部冲击法

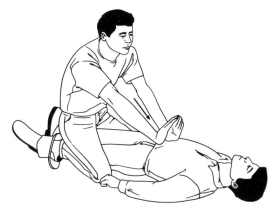

图2-16 意识丧失者的施救方法

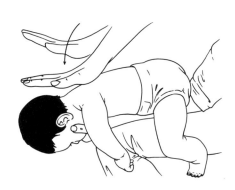

图2-17 婴儿气道梗阻急救

二、循环支持技术

（一）骨内输液术

骨内输液术（intraosseous infusion，IOI）是一种在紧急情况下利用骨髓腔不塌陷的特点，通过骨髓腔内丰富血管丛将药物和液体输入血液循环的紧急给药方法，具有安全性高、输液速度快的特点。通常应用于静脉通路建立困难而又需紧急补液和给药的情况。在清醒的伤病员中，如果伤病员的情况允许，骨内输液前需进行镇痛。

1. 原理　人体骨髓腔位于长骨（如肱骨、股骨、胫骨等）和扁骨（髂骨、胸骨等）内。骨髓存在于长骨骨髓腔和骨松质腔隙内。骨髓由富含多种类型的细胞及网状结缔组织构成，形似海绵。骨髓腔内有丰富的海绵状静脉窦，经由中央管、滋养静脉和导静脉与全身循环相通，长骨的骨髓中存在可引流髓窦的静脉，这些静脉是由骨基质支撑的，当伤病员休克或低血容量时不会塌陷。因此，通过骨髓输液通路输入的液体和药物，都能迅速地进入体循环。

2. 适应证

（1）休克、脓毒症、癫痫持续状态、大面积烧伤、多处创伤等急诊或紧急情况下不能快速建立可靠静脉通路者。

（2）从医学角度必须建立静脉通路，但多次尝试后仍不成功的伤病员。

3. 禁忌证

（1）绝对禁忌证：包括穿刺部位骨折、穿刺部位感染、假肢等。

（2）相对禁忌证：包括成骨不全、严重骨质疏松、缺少足够解剖标志、穿刺点48小时之内接受过骨内输液等。

4. 操作方法

（1）物品准备：①骨内输液设备，有手动的骨髓穿刺针和自动的骨髓腔输液装置，自动的骨髓腔输液装置操作更为简便、快捷，根据驱动原理分为手动式、电动式及弹射式。应依据伤病员年龄、体重及皮下脂肪的厚度选取合适型号的穿刺针。②注射器、输液器、皮肤表面消毒剂、无菌手套、输注的药物等。

（2）穿刺部位：①小儿伤病员骨髓腔内输液技术选择的部位主要在胫骨的近端或远端、股骨的远端。②成年伤病员骨髓腔内输注部位多选择在胫骨、肱骨或胸骨柄。

（3）操作步骤：以胫骨近端使用自动的骨髓腔输液装置穿刺为例，具体如下。①定位：伸直下肢，穿刺点位于髌骨下约3cm（2指宽）、内侧约2cm（1指宽）的胫骨平台处（图2-18）。②消毒：洗手，戴无菌手套，以穿刺点为中心，直径15cm，由内向外对皮肤进行消毒，铺洞巾。③穿刺：左手拇指与示指固定穿刺部位，右手持传统的骨髓穿刺针或专业的骨髓腔输液设备，穿刺针与骨呈90°进针，到达骨髓腔，穿刺针在骨质内固定。④回抽：拔除穿刺针针芯，外接注射器回抽到骨髓即可确定位置正确。⑤固定：将穿刺针与皮肤固定，防止松动或移位。⑥冲管：用5～10ml生理盐水冲洗骨髓腔穿刺导管，以便输液顺畅。⑦输液：连接输液器进行输液。⑧拔除：骨髓腔内通路建议留置时间不超过24小时。拔除骨髓穿刺针，无菌敷料覆盖并按压穿刺点，用胶布固定。

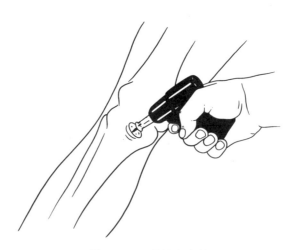

图2-18　胫骨骨内穿刺

5. 并发症的处理

（1）液体外渗：多因穿刺过浅、过深，留置时间过长，导管脱出，在同一骨骼处进行多次骨髓腔内置管等引起。一旦发现有液体外渗应立即停止输液，拔出穿刺针。如果大量的液体外渗没有被及时察觉，会造成局部肌肉及皮下组织坏死，严重者可引起骨筋膜室综合征。因此，必须加强对穿刺点的监测，及时对早期液体外渗进行识别并正确处理，避免严重并发症的发生。

（2）感染：骨内通路置入后可能引发蜂窝织炎、局部脓肿、骨髓炎等感染。其中骨髓炎是较为严重的感染性并发症，穿刺针的移位或留置时间过长、穿刺处污染、患有脓毒症等都可能是骨髓炎发生的危险因素。越早拔除骨髓腔内穿刺装置，则感染风险发生率越低。一旦发生感染，应拔出穿刺针，给予充分抗感染治疗，必要时进行引流。

（3）其他并发症：如误入关节腔内、穿刺针断裂、脂肪栓塞。

为避免并发症的出现，应严格遵循无菌操作，严密监测穿刺部位，严格控制留置时间，一旦伤病员周围循环改善，则改用其他方式输液。

（二）气管内给药

气管内给药（intratracheal administration）指将药物通过气管插管或其他连接气道与外界空气的通道注入，使药物直接作用于气管的给药方法。气管内给药的最大特点是迅速和简便易行。

1. 适应证　适用于急救时无法建立静脉或骨髓通路的伤病员。常用药物有肾上腺素、阿托品、利多卡因、糖皮质激素、纳洛酮、血管升压素等。

2. 禁忌证　碳酸氢钠（腐蚀气道黏膜）、去甲肾上腺素（强力收缩气道黏膜、血管，易导致其缺血坏死并影响其他药物的吸收）、氯化钾与氯化钙（均为强烈刺激剂）、甘露醇（高渗液可致肺水肿、窒息）和葡萄糖（黏度高、阻碍纤毛运动）等药物不宜气管内给药。

3. 操作方法

（1）物品准备：急救药品、注射器、生理盐水或注射用水、注射用导管等。

（2）伤病员准备：伤病员完成气管插管或经环甲膜穿刺置管。

（3）操作步骤：先吸出伤病员气道内分泌物；将注射用导管插入气管内；药物溶于5～10ml生理盐水或用注射用水稀释后，经导管直接注入气道即可。气管内滴注后做5次有力的肺部过度充气，确保药物在整个呼吸道分布以增速吸收。

4. 注意事项

（1）气管内给药的常用剂量应为静脉给药的2.0～2.5倍。一般用药次数不宜太多，婴幼儿应酌情减量。

（2）使用注射用水稀释肾上腺素和利多卡因比用生理盐水稀释更好吸收。

（3）溶液量不超过10ml，否则会影响通气量，甚至导致窒息。

本章小结

思考题

1. 什么是院前急救？

2. 院前急救的工作流程包括哪些？

3. 对气管插管的伤病员护士如何判断插入的深度是否合适？

更多练习

（胡　静）

第三章　医院急诊科救护

学习目标

1. 素质目标

具有急诊护士所需的职业素养和较强的应变能力。

2. 知识目标

（1）掌握：医院急诊科、急救绿色通道、急诊预检分诊的概念，急诊护理工作程序、急救绿色通道的范围与管理、我国急诊预检分诊标准及急诊预检分诊程序、急诊护患矛盾防范措施。

（2）熟悉：医院急诊科的护理任务、急诊护理工作质量标准、影响急诊护患沟通的主要因素。

（3）了解：医院急诊科的布局、人员组成、设备的配置与管理、急诊护理应急预案、国外常用急诊预检分诊标准。

3. 能力目标

（1）能运用急诊护理程序对患者开展急诊、急救医疗救护工作。

（2）能运用我国急诊预检分诊标准和程序对患者正确分诊、分区。

案例

【案例导入】

　　患者，男性，35岁。因交通事故发生右前臂擦伤、右下肢骨折，由120送至急诊科，患者意识清醒。查体：BP 126/74mmHg，HR 93次/分，R 19次/分，T 36.5℃，SPO_2 99%。

【请思考】

　　1. 急诊分诊护士接诊后，该如何问诊及评估？

　　2. 该患者急诊预检分诊级别是几级，为什么？

　　3. 根据分级，预检分诊护士该如何安置患者？

【案例分析】

医院急诊科（hospital emergency department）是救治急危重症患者的首要场所，也是急救医疗服务体系（emergency medical service system，EMSS）的核心组成部分。急诊科实施24小时不间断运转制度，随时应对并处理前来就诊的急诊病例。作为临床救治的前沿阵地，急诊科不仅承载了大量急危重症患者的救治任务，还需应对病种复杂多样、抢救难度与管理压力巨大的多重挑战。在患者医疗救护中，急诊科扮演着举足轻重的角色，确保患者得到迅速、专业的救治。

第一节　概　　述

一、医院急诊科的任务

（一）急救医疗

急诊护士负责进行预检分诊，精准识别并分类需要紧急救治的患者。同时，急诊护士还肩负着对急诊接收的急危重症患者及从院外转送来的重症患者进行抢救工作的重要职责。

（二）急诊救护

急诊救护是一项高度专业化的医疗活动，要求急诊护士与医师紧密协作，形成高效的医疗团队。对于生命垂危的患者，护士应迅速响应，配合医师进行心肺复苏等紧急急救措施，并在必要时协助进行急诊手术，以抢救患者生命。对于暂无生命危险，但病情紧急、痛苦明显的患者，护士则需要进行及时、精准的救护工作，以缓解患者痛苦，稳定病情。

（三）教学培训

教学培训是提升急诊医疗团队专业能力的关键环节。为确保急诊工作的规范化和高效性，应建立健全各级各类急诊人员的岗位职责、规章制度和技术操作规程。针对急诊医学专业医师和专科护士，应开展系统、专业的培训与考核，培训与考核应涵盖理论知识、操作技能、应急处理等多个方面，以加速急诊人才的成长。

（四）科研

积极开展针对急危重症的病因、发病机制、诊断、治疗方案及护理模式的深入研究。通过科学的方法和手段，不断探索和解决新问题，推动急救护理质量的持续提升。

（五）灾害事故紧急医疗救护

在应对突发事件或自然灾害时，医护人员需严格遵循上级领导的指示和部署，有序地参与救援和救护行动。在必要时，需迅速将"移动医疗单元"或"流动急诊室"搬至现场进行救护。

二、医院急诊科的布局与设置

医院急诊科应注重空间规划的合理性，采用集中式布局与相对独立相结合的原则，最大化保障急诊安全，提升急诊医疗服务效率。

（一）医院急诊科的布局

在急诊科的空间配置上，基础设施与辅助设施应齐备。①基础设施：涵盖分诊台、诊疗室、抢救室、观察室、清创室及输液室等关键区域，条件允许的医疗机构可增设急诊手术室与急诊危重症监护室，以应对复杂病情和紧急手术需求。②辅助设施：包括急诊挂号处、收费处、药房及各类辅助检查部门等。

1. 基础设施

（1）急诊分诊台：分诊台需设置在急诊科明显位置，一般设置在急诊科入口处。标志要鲜明，需要使患者一眼便能够看到分诊台，同时分诊护士也能清楚地看到每位就诊的患者。分诊台内应备有各种检查用品如血压计、血糖仪、听诊器、体温计、手电筒、压舌板、免洗手消毒液等。分诊台应与挂号处相邻，面朝候诊区，与治疗区相连接，患者经过分诊后，可以就近进入相应的治疗区域。

（2）急诊诊疗室：根据医院类型设立内科、外科、妇产科、儿科、眼科、耳鼻喉科、口腔科、骨科等急诊诊室。外科诊室应设置在距离急诊门口最近的位置。每个诊室应配备有遮挡措施的检查床和临床常用检查器械。有条件的医院可配备中心供氧、吸引装置、电脑、打印机等设施。

（3）急诊抢救室：急诊抢救室应邻近急诊入口，危重症患者经分诊后应迅速进入抢救室，抢救室应具备充裕空间以便利搬运患者。内部应设置1～3张多功能抢救床，并配备全套抢救设备、急救药品、屋顶环形输液架、中心供氧装置及吸引装置。抢救室内应备1～2辆移动式抢救车，标识清晰醒目，并放置于主抢救床旁。

（4）急诊观察室：根据医院等级、患者流量和专业特点设置观察床位数。患者留观时间原则上不超72小时。设有护士站、治疗室、输液准备室、观察病室等，观察床配备物品齐全，基本设置与普通病房相同。

（5）急诊清创室：急诊清创室内应分清洁区、污染区，并有明显标识。清创室应紧靠外科诊疗室或与外科诊疗室成套间，配有清创、缝合、换药用物品、中心供氧和吸引装置、简易手术床、无影灯、紫外线灯、器械柜、污物桶、洗手池等。各种药品分类放置，无菌物品按消毒规范要求放置。

（6）急诊输液室：急诊输液室内分患者输液厅和治疗室两部分，设有输液床或输液椅、轨道式输液架、中心供氧和吸引装置，还应设隔离间和隔离床，执行常规消毒隔离制度。

（7）急诊手术室：急诊手术室应邻近抢救室，与急诊监护室在同一层面设立，自成一区，相互间垂直水平交通，便于与化验室、血库、放射科等部门联系。内部结构和设备参照手术室要求。附设洗手间、器械间、布类间、男女更衣室等。设置手术床2～3张，配备相应的手术包、手术器械及必要的麻醉、消毒、抢救设备。

（8）急诊危重症监护室（emergency intensive care unit，EICU）：一般用于收治非常紧急危重的患者，在EICU治疗至病情稳定后，可分诊到相关科室进行下一步的治疗。EICU应自设为一区，可邻近抢救室设置，也可在急诊区域独立设置；内部功能用房包括重症监护床单元、隔离单间、护士站、治疗室、处置室、污物处理间、设备间、谈话间、库房、办公用房、值班用房等。可根据医院等级和实际情况设置不同规模。

2. 辅助设施　为了使资源得到充分利用，大型辅助科室应遵循门急诊共用的原则。辅助设施包括急诊挂号处、急诊收费处、急诊超声室、急诊检验室、急诊药房、急诊X光室及急诊CT室等。

（二）医院急诊科的设置

1. 急诊科人员

（1）急诊科人员资质标准：急诊科医护人员需接受专业训练，掌握坚实的理论基础和基本技能，具备独立执业能力。除住院医师规范化培训中的医师外，急诊科医师应至少具备3年临床经验，能够独立处理常见急症，并精通心肺复苏、气管插管、深静脉及动脉穿刺、心脏电复律、呼吸机应用、血液净化及创伤急救等核心技术。急诊科护士则需拥有至少3年临床护理经验，通过规范化培训，熟悉急诊及针对危重症患者的急救护理技能，配合常见急救操作，并了解急诊护理的工作流程。此外，急诊护士应定期接受急救技能的再培训，原则上再培训间隔不超过两年。

（2）急诊科人员编制：急诊科应有固定的急诊医师团队，其人数占比不得低于在岗医师的75%。急诊科护士需具备固定的、单独的编制，且其数量占比应不少于在岗护士的75%。遵循卫生部门相关要求，急诊科应设立科护士长1名，护士长1～2名，并配备主任护师、主管护师、护师及护士若干名，以形成Ⅰ、Ⅱ、Ⅲ三级人员负责制的护理梯队。所有成员均应符合急诊科人员资质标准，本科及以上学历者占比应达到30%及以上，且均须通过规范化培训及考核。同时，急诊科应配备一定数量的导诊员为患者提供必要的服务，包括接诊、陪诊、送取标本等。

2. 通讯、信息设备　急诊科应配备急诊专用通信装置，包括电话、传呼系统和对讲机等，以确保通信畅通无阻。对于条件允许的医疗机构，建议建立急诊临床信息系统，实现医疗、护理、感染控制、医技及安保等部门间的信息共享，从而迅速有效地实现信息对接，实现病历记录全程共享，有法律认可的可靠电子签名和时间戳，保证急诊工作的安全、高效。

3. 急救药品、物品和仪器设备

（1）常用急救药品：血管活性药、强心药、抗心律失常药、利尿药、降压药、解毒剂、凝血药、镇静镇痛药、中枢兴奋药、抗休克药及常用液体。急救药品应置于抢救车内，便于及时推至床旁进行抢救。

（2）常用急救物品：无菌物品、无菌手套、简易呼吸器、各种面罩、气管插管用品、各类导管、胸穿包、静脉切开包、气管切开包、导尿包、注射器、输液器、输血器、洗胃用品、微量注射泵、输液泵等。

（3）常用仪器设备：心电监护仪、呼吸机、心电除颤器、起搏器、心电图机、快速血糖仪、床边X线机、超声诊断仪及洗胃机等。

第二节　急诊科管理

一、急诊科分诊管理

（一）岗位人员配置

当急诊科日接诊量超过300例时，医院急诊科应配置至少2名具备分诊资质的专业护士；日接诊量不足300例时，至少应设置1名具备分诊资质的专业护士。具体岗位配置人数需结合地区特点和医院实际情况进行综合考量。

（二）分诊人员准入标准

1. **工作年限**　急诊分诊护士应由具备5年以上急诊工作经验、临床知识丰富的资深护士担任，以确保其具备足够的专业素养和实践经验。
2. **职称**　应具备较高的职业技术职称，建议主管护师或高年资护师担任。
3. **能级**　参照各大医院护士能级分类标准，推荐安排高能级如N3及以上级别的护士担任急诊分诊工作，以确保分诊工作的准确性和高效性。
4. **专科技能**　要求护士通过急诊专科技能培训，具备在急诊抢救室或重症监护室轮转的经历，并多次参与抢救工作。此外，还需熟练掌握各种临床技能及急救知识，如心电图仪、各种监护仪的使用及监护图形的识别等，并能将其灵活应用于临床实践。
5. **核心能力**　急诊分诊护士的核心能力包括全面的专业知识与技能、较强的沟通与协调能力、良好的心理素质与应变能力，以及敏锐的观察能力与临床判断能力等。

二、急诊科的设备管理

（一）基本配置

急诊科所配备的抢救设备和仪器，已成为衡量单位与地区抢救水平的标志。不同医院的急诊科设备配置需求各不相同，其基本设备配置要求如表3-1。

表3-1　一、二、三级医院急诊科基本设备配置要求

设备配置要求	一级医院	二级医院	三级医院
洗胃机	必备	必备	必备
呼吸机	必备	必备	必备
吸引机	必备	必备	必备
心电图机	必备	必备	必备
吸氧装置	必备	必备	必备
抢救车	必备	必备	必备
心电除颤器	可选	必备	必备
床边X线机	可选	必备	必备
多功能抢救床	可选	必备	必备
通信设备	必备	必备	必备

（二）设备的管理

1. 设备的管理遵循专人保管、专人负责的原则，通常由一位护士负责，每日、每周、每月进行清点及检查仪器的运转情况，以确保设备保持在随时备用状态。医疗器械使用单位应严格遵循大型医用设备的产品说明书及相关要求，定期进行各项检查、检验、校准工作，并落实保养和维护措施，确保大型医用设备始终处于优良的工作状态，以保障医疗质量和患者安全。

2. 所有贵重仪器设备旁应悬挂仪器操作规则标识，为使用人员提供明确的操作指导。在使用前，操作人员应仔细检查设备的运行状况，确保其处于正常状态。在操作过程中，必须严格遵守各项操作规程，确保操作的安全性和有效性。操作完成后，应切断电源，对设备进行清洁和必要的消毒处理，以防止交叉感染。为确保操作人员能够正确、安全地使用设备，应提供必要的培训，使其掌握设备的使用方法、适应证及注意事项。同时，操作人员还需负责设备的日常清洁保养工作，并具备基本的故障排除能力，确保设备的稳定运行。

三、急诊护理工作程序管理

（一）急诊护理工作流程

1. 接诊 指医护人员在最短的时间内，运用熟练的分诊技巧，对到达医院急诊科的患者进行迅速而准确的病情判断。急诊预检分诊护士在接待患者时要热情，并迅速将患者引导至适当的接诊位置。一般情况下，急诊患者可以坐等候诊。对于危重症患者，分诊护士应当亲自到门口或救护车前进行接诊，并根据其病情合理安置体位。

2. 分诊 指患者到达急诊科后，由分诊护士进行快速而准确的病情评估，判断分诊级别，并根据不同级别有序安排就诊次序及诊疗区域，是科学、合理分配急诊医疗资源的关键过程。此分诊程序自患者进入急诊科起即启动，一般需在3～5分钟内完成分诊。为维护急诊正常秩序，满足快速分诊需求，现开发人工智能分诊模型，主要包括：悉尼预检分诊工具（Sydney Triage to Admission Risk Tool，START）、电子分诊系统（electronictriage system，ETS）机器学习模型、急诊医学文本分类等。

3. 急诊处理 在分诊后，由分诊护士根据其病种和分诊级别的不同引导患者至相应科室就诊。对于病情复杂、难以确定科室的患者，采用首诊负责制处理。在急诊处理过程中，每10～15分钟进行一次评估，根据患者病情的变化，调整分级分区、就诊顺序及是否需要转诊。

（1）一般患者处理：患者首先由专科急诊进行处理，根据病情的不同被送往不同的专科病房、急诊观察室。对于离院患者，必须进行患者及家属的宣教工作，重点关注用药注意事项和不适随诊。

（2）危重症患者处理：患者由分诊护士送至抢救室，根据情况启动急救绿色通道。在医师未到达之前，护士根据患者的病情采取适当的抢救措施，如吸氧、建立静脉通路、心肺复苏、吸痰、止血等。抢救过程中严格执行口头医嘱管理制度，动态评估患者的病情变化，并调整相应的护理计划。

（3）传染病患者处理：对于有传染性、疑似传染性疾病的患者，应当安置于隔离区。在未确诊前，要按照标准预防隔离及处理措施，以减少疾病传播的风险。一旦确诊，应及时将患者转入相应的专门病区或科室，同时严格执行传染病报告制度，并采取有效的消毒隔离措施。患者转出后的病区在患者转出后必须进行严格的终末消毒处理，以确保环境的清洁和安全。

（4）成批伤病员处理：对于成批伤病员，护士应积极参与抢救工作，并组织协调各部门，启动相应的应急预案，同时及时报告上级部门。对患者进行及时的检伤分类、分区，根据病情严重程度采取相应的措施：Ⅰ级患者应置于复苏区（红色标识），即刻启动抢救程序，实施基础及高级生命支持措施；Ⅱ级患者安排于抢救区（红色标识），迅速采取紧急救治手段及影响临床转归的治疗措施；Ⅲ级患者分至优先诊疗区（黄色标识），快速实施具备医疗资源支持的治疗措施，如吸氧、快速补液、心电图检测等，并迅速评估及处理患者潜在危险；Ⅳ级患者安排至普通诊疗区（绿色标识），在合理分配医疗资源的基础上，按就诊顺序逐次实施诊疗措施。

（5）涉及法律问题患者处理：对于涉及法律问题的患者，在分诊时要立即通知急诊科主任、护士长、医务处及保卫科。不论患者面临何种法律问题，医务人员应以人道主义精神进行积极抢救，同时保护其他患者的安全，并提高警惕。对于服毒患者，需及时进行毒物鉴定；对于昏迷患者，要清点患者的财物，并在第三者见证下如数交还患者家属。如果患者无家属陪同，将由值班的护士暂时保管相关财物，并且附上经过两人签字确认的财物核对清单。

（6）患者转运：需要进行检查、急诊住院或急诊手术的患者，在转运过程中须有医护陪同监护。在实施转运前，应依据患者的病情评估转运级别，并提前制订详尽的转运计划，规划最佳转运路线。转运团队中至少应有一名具备相应资质和转运经验的护士。负责转运的护士要全程密切监测患者的一般情况、生命体征和神志等，对于有管道置入的患者要妥善执行转运途中的管道护理。当发生突发事件时，护士应能够迅速启动相应的护理应急预案，并作出必要的调整。

4. 记录　所有患者均须建立分诊记录，以准确反映病情严重程度。记录内容应涵盖患者到达急诊科的精确日期与时间、分诊时间、患者年龄与性别、主诉内容、生命体征数据以及病情分级等关键信息（在传染病疫情期间，需记录患者的流行病史）。对于进行抢救的患者，必须有详尽的病历和抢救记录，包括患者进入抢救室的时间、抢救开始和结束的具体时间、患者生命体征、用药等处理措施以及对抢救病情的评估。

（二）急诊护理应急预案

1. 类型

（1）常见急症的应急预案：包括对常见急症进行病情评估、实施急救处理措施。应急预案中涉及的常见急症主要包括：心搏骤停、变应性休克、急性中毒，以及严重创伤等。

（2）突发事件的应急预案：包括请示报告、患者安全处理措施，以及评估与反馈等方面。主要涉及停水、停电及患者跌倒等事件。

（3）成批患者的应急预案：涵盖急救组织架构、增援人员物资方案、伤（病）情分类与分流机制、急救绿色通道的实施、各级人员职责界定，以及预案的启动、执行、总结与反馈等关键环节。

2. 急诊护理应急预案的管理

（1）制订科学、切实可行的急诊护理应急预案，要求内容简明扼要、具体明确、标准化、程序化，以确保临床护士能够熟练掌握，管理者能够有效指挥。

（2）责任明确、分级负责，急诊护理应急预案在启动、响应、增援过程中明确各级人员的职责，实行分级负责，要求具备时效性。由医院管理层、职能部门主管、急诊科主任、护士长，以及临床专科资深专家等核心成员，共同构建高效协同的急救应急组织体系。

（3）加强应急技能培训，通过演练来提高急救小组的救治水平和反应速度，从而检验预案的合理性、科学性和全面性，必要时及时进行修改和完善。

（4）做好应急准备，包括人员准备、物资准备和区域准备。根据不同类型的应急预案，合理调配人力资源，鼓励团队协作，以确保应急措施的时效性。团队成员包括医师、护士和工作人员，由护士长负责检查和保管应急物资，并定期检查。

四、急诊科主要制度

（一）急诊科工作制度

急诊科承担急诊患者病情的初步评估与分级任务，应在急诊挂号区域附近设立预检分诊台。预检分诊台工作人员应具备至少5年急诊工作经验或完成专业培训并通过考核。该处应配备体温计、血压计、压舌板、手电筒、血氧饱和度监测仪、便携式心电监护仪等辅助检查设备，并根据急诊量合理配置患者转运车。

（二）分级诊疗制度

随着国家分级诊疗体系的日益完善，基层首诊、双向转诊、急慢分治、上下联动等分级诊疗模式正逐步确立。

1. 基层首诊　注重患者自主决策与政策导向的有机结合，倡导常见病、多发病患者优先选择基层医疗卫生机构进行就诊。对于超出基层机构诊疗能力的疾病，基层机构将负责协调转诊服务。

2. 双向转诊　致力科学引导患者就医，提高就医效率，优化转诊流程，并编制转诊指导目录。同时，它确保慢性病和恢复期患者能够顺利转诊至基层，推动不同级别和类型的医疗机构之间的有序衔接。

3. 急慢分治　明确了各级医疗机构在急性病和慢性病诊疗中的职能定位，完善了治疗、康复和长期护理的连续服务链，为患者提供科学、适宜和连贯的医疗服务。急危重症患者可以迅速转诊至二级及以上医疗机构进行治疗。

4. 上下联动　推动不同级别和类型的医疗机构之间建立明确的分工与责任协作机制，以优质医疗资源下沉为工作重心，实现医疗资源的合理配置和纵向流动。

（三）抢救制度

急诊抢救室是抢救危重患者的场所，要求设备齐全、制度严格，以确保随时投入抢救工作。抢救室各类仪器应保持良好性能，并随时备用，禁止外借抢救室物品，值班护士每班交接并记录。在抢救过程中，参与抢救的医护人员要认真迅速，指挥者应为职务最高者，以医师指挥为主。指挥者负责指挥工作，遇到困难时应及时请示上级医师解决。口头医嘱要求准确，护士执行前需复述，并记录于病历，事后由医师补办医嘱及开处方。急救药物、输液袋等需集中放置以防医疗差错。当大量急救患者同时就诊时，需立刻向科室主任及医院管理层进行汇报。完成抢救的患者需继续在监护室或观察室接受进一步治疗，直至病情稳定后再转送至相应科室继续治疗。对于已经住院抢救的患者，应定期进行追踪随访，并总结抢救过程中的经验。

（四）急诊观察室制度

留观对象包括需入院治疗但暂无床位或无法及时转出的患者，以及无法立即确诊、离院后可能出现突变的情况，如高热、哮喘、腹痛、高血压等。传染性疾病与精神障碍患者不得留观。接诊医师需负责通知观察室的护士与医师，对于病情严重的患者，需详尽地交代病情。留观患者应建立医疗档案，观察室医师需及时查看患者情况，开出治疗医嘱，并详细记录病情的变化以及治疗过程。值班护士巡视、诊疗护理并记录，随时向值班医师报告患者病情变化。

五、急救绿色通道

急救绿色通道指医院为急危重症患者提供快捷高效的服务系统，包括在分诊、接诊、检查、治疗、手术及住院等环节上，实施快速、有序、安全、有效的急救服务。

（一）急救绿色通道的适用范围

1. 各类急危重症患者，其病情包括休克、昏迷、心搏骤停、严重心律失常及急性严重器官功能衰竭。

2. 批量患者，如因外伤或中毒引发的病症。

（二）急救绿色通道的管理

1. 标识醒目、抢救优先　急诊科各部门均应设置明显标识，收费处、化验室、药房等部门应设立专用窗口，供急救绿色通道患者使用。在医院条件允许的情况下，可以利用信息化技术支持，自动识别"急救绿色通道"标识并优先处理；脑卒中患者应用系统化的脑卒中程序代码以缩短抢救时间。

2. 合理配置、规范培训　合理配置急诊人力资源，各个环节需要确保24小时备有值班人员和3～4名护士提供协助。为保障急救工作的质量，进行全员培训，确保每位医护人员都掌握急救技术操作规程，并实施合格上岗制度。充分配置急救设备和药品，以满足各项急救工作的需求。

3. 正确分诊、有效分流　强化急诊分诊机制，迅速救治危重症患者，有效引导分流非危重症患者。

4. 首诊负责、无缝衔接　首诊负责制分为医院、科室和医师三个层级。该制度规定了第一位接诊的医师（即首诊医师）在应对前来就诊的患者，特别是病情危急、重症患者时的职责范畴，其职责范畴涵盖查体、诊断、治疗、会诊、转诊、转科、转院等各项工作。若需要院内会诊，被邀科室中具备会诊资质的值班医师需在10分钟内到达会诊科室。同时构建院前紧急救治、医院内急诊以及患者住院或转诊的医疗服务体系，并定期进行效果评估和持续改进。

5. 分区救治、优化流程　实施急诊分区救治，建立住院和手术的"急救绿色通道"，确立针对脑卒中、急性呼吸衰竭、创伤、急性心肌梗死等重点疾病的标准化急诊服务流程与操作准则。对于急需抢救的危重症患者，实行先抢救后付费的原则，以确保患者获得连贯的医疗服务。

6. 定期评价、持续改进　定期评价急诊体系对紧急事件的响应性，包括对急诊高危患者在"急救绿色通道"平均停留时间的评估，并进行持续的质量改进。

7. 规范运行、有效救治　接诊医师依据患者病情或符合急救优先通道标准的患者，决定开启急救绿色通道服务。在处方笺、检查申请单、治疗记录单、手术通知单、住院通知单等医疗文书的显著位置标注"急救绿色通道"标识。在有条件的情况下实行信息化识别，执行先抢救后付费的原则。

六、急诊护理工作质量标准

（一）分诊

分诊人员应具备预见性发现问题的能力，及时察觉危及生命的征兆，实施危重症患者的优先处理措施，以保证抢救分诊符合率达到100%。在就诊顺序上需要合理安排，按病情分级、分区，对各类患者采取适当的安置措施。同时，分诊人员应具备组织协调各部门的能力，确保大型抢救活动的顺利进行。在面对护理纠纷时，要能够及时化解和处理，并按照规定上报。

（二）感染预防及控制

护士应具备以下能力：熟悉科室的环境分区，了解科室各类仪器设备的清洁消毒方式，并具备清洁分区及污染分区意识，能够指导清洁人员进行有效的清洁消毒工作。掌握科室物品和药品的有效期，能够妥善处理近效期和过期的物品和药品。所有护理操作都要严格执行手卫生规范，认真执行消毒隔离和安全注射制度。同时，能够根据国家及医院相关规定，对医院感染事件（包括医源性感染和特殊病原体的医院感染）进行上报处理。

（三）急救

急诊抢救室护士应坚守岗位，执行交接班制度、口头医嘱复述制度、查对制度、物品药品清点制度、仪器设备检查使用保管制度。护士必须能够执行创伤、急性心肌梗死、心力衰竭、脑卒中、中毒等常规抢救流程。在急诊医师未到达前，根据患者病情需要，按照抢救程序及时、正确地进行抢救。在抢救过程中，护士要注意患者的保暖，保持其舒适体位，及时为患者穿脱衣物，擦净其血迹、呕吐物、大小便，保持患者皮肤清洁、干燥，注意各种导管、引流管的护理。对于昏迷患者，要勤翻身、叩背，保持呼吸道通畅。此外，护士需要熟练掌握急救仪器、药品的使用及注意事项，动态观察患者病情并分级护理。同时，加强急诊留观患者的管理与分流，原则上急诊患者留观时间不应超过72小时。

（四）技能操作

护士需精通开放气道、心肺脑复苏术、电复律除颤术、机械通气术、洗胃术、胸腔闭式引流、无创/有创血流动力学监测等急诊专科技术。同时护士应具备熟练掌握心电监护、给氧、操作简易呼吸器等护理技术的能力，并能协助医师进行气管插管、气管切开、急诊手术等操作。

（五）物品管理

急救医务人员必须能正确运用各类抢救器械与药品，同时严格遵循操作规范。原则上急救设备和药品不应随意外借。抢救车应定点放置，标识清楚，由专人负责。车内物品、药品定位放置，确保包装完整，且均在有效期内。特殊用物如喉镜、简易呼吸器、血压计、听诊器、手电筒等需保持完好备用状态。在非抢救时，抢救车要保持完好备用状态。

（六）文书记录

护理记录应确保字迹清晰、整齐、无刮痕，记录内容及时、完整、准确，运用医学术语并注重客观描述。重点记录观察到的阳性体征、护理措施和效果，保持与医嘱、病程记录的一致性。对于抢救患者，需详细记录就诊时间、抢救时间、每次用药时间、药物名称、用药剂量及患者病情变化，口头医嘱应在抢救结束后6小时内补记。病历需妥善保管，切勿遗失或涂毁。

（七）护患沟通

通过文字和口头等多种方式告知患者病情，但必须确保医护一致性，同时注重保护患者的隐私。在患者转出或离院时，应进行有效的宣教工作，包括患者用药、换药及复查等注意事项，以确保患者及家属正确用药。

第三节　急诊预检分诊

急诊患者由于发病较急、病情严重，对医疗服务的时效性有迫切需求。随着我国社会经济水平不断提高，居民对医疗卫生服务的需求日益增加，要求急诊医学具有高效处理危急重症患者的急救体系，急诊预检分诊可有效对患者分区分流救治，为患者提供安全、便捷、及时的急诊医疗服务。国内外急诊预检分诊发展情况不同，国内在积极学习国外先进的经验和分诊体系基础上，建立符合我国国情的急诊预检分诊制度，确保危重症患者的优先救治，最大限度地利用有限的急诊医疗资源。

一、急诊预检分诊概述

（一）基本概念

急诊预检分诊是指对急诊患者进行快速评估，并根据其急危重程度进行优先顺序的分级与分流。

（二）起源与发展

"分诊"的英文是"triage"源自法语动词"trier"，是"分类或挑选"的意思。第一次世界大战时期，医疗物资匮乏，为处理大量伤兵员而应用分类制度，检伤分类是分诊最早的雏形。20世纪60年代美国耶鲁纽黑文港医院开始由急诊科医师预检分诊，1964年美国纽约医院出现急诊科护士预检分诊情况。国内，北京朝阳医院最早实行急诊预检分诊。

（三）急诊预检分诊的作用

1. 安排就诊顺序　急诊患者病情严重程度不同，为保证患者得到及时高效救治，保证急诊医疗资源最大程度合理化利用，应对患者救治顺序合理安排。

2. 患者登记　医师在对患者救治时需要做到充分评估，患者登记不仅可以查到患者之前就诊记录及病情相关情况，还能方便患者救治。

3. 紧急处置　急诊部分患者病情较严重，预检分诊工作可对需要紧急处理的患者优先安排急诊科救治团队救治。

4. 建立公共关系　急诊预检分诊工作可为患者提供及时救助，让患者和家属感受到医护人员"以患者为中心"、尊重患者生命，有利于建立良好的公共关系。

（四）急诊预检分诊原则

1. 急危重症优先就诊　分诊工作要抓住威胁患者生命的主要矛盾，分清轻重缓急，遵循从重到轻，从病情迅速变化到相对稳定的就诊原则。

2. 准确快速分级分区　急诊预检分诊要依据科学的标准，具备有能力的分诊人员，通过运用敏感性高的分诊工具进行快速、准确分诊，实现分区救治，最终实现急诊患者就诊的安全性及高效性。

3. 动态评估及时预警　急诊预检分诊要对患者的病情及潜在的危险有所预判，动态评估其所需采取的护理措施，以及时发现候诊患者的病情变化，并识别影响临床结局的紧急程度的指标和实现及时预警的效果。

4. 以人为本有效沟通　急诊预检分诊要注重"以患者为中心"的优质服务理念和坚持"多方配合"的工作态度，重视沟通的有效性。

二、国内外常用急诊预检分诊标准

目前国际上常用的分诊标准多为5级分诊标准（表3-2），部分国家还针对特殊人群另设标准。

表3-2　国际常用的急诊预检分诊系统

分诊系统	国家	分诊级别	响应时间
澳大利亚分诊标准	澳大利亚	5级	0分钟/10分钟/30分钟/60分钟/120分钟
	新西兰		
英国曼彻斯特分诊标准	英国	5级	0分钟/10分钟/60分钟/120分钟/240分钟
加拿大预检分诊标准	加拿大	5级	0分钟/15分钟/30分钟/60分钟/120分钟
法国分诊指南	法国	5级	0分钟/20分钟/60分钟/120分钟/240分钟
美国急诊严重度指数	美国	5级	—
新加坡分诊标准	新加坡	4级	0分钟/60分钟/120分钟/≥3～4小时

（一）国外常用急诊预检分诊标准

1. 澳大利亚分诊标准　澳大利亚分诊标准（Australasian triage scale，ATS）于2003年发布。ATS根据患者存在的最紧急的临床特征将患者分为5个等级。护士执业范围有严格的政策和法律支持，分诊护士如遇患者紧急情况时，有一定自主采取应对措施的工作权限。

2. 加拿大预检分诊标准　加拿大预检分诊标准（Canadian triage and acuity scale，CTAS）最早的分级表通过将患者按照不同的颜色标识来划分优先级，但这种方法存在主观性较强的问题。后经过反复修改最终确定采用CTAS作为一种更为客观且科学的分级标准。CTAS通过对患者主诉、生命体征、疼痛程度等进行评估，将患者分为五个等级并详细介绍每一级分别对应的分诊标准，根据患者存在的高危病史、主诉或症状（如发热、咳嗽、腹痛）、体征（如喘鸣、无脉性肢冷）及生理参数（如血压、体温、血糖）定级。

3. 英国曼彻斯特分诊标准　英国曼彻斯特分诊标准（Manchester triage scale，MTS）由曼彻斯特市多个医院急诊科共同制定。MTS具有独特的分诊方法，由52组固定的流程图表组成，每一个流程图表均包括危及生命、疼痛、出血、起病时间、意识水平和体温6个关键鉴别点。分诊护士根据患者的主诉和症状选择相应图表进行分级。

4. 美国急诊严重度指数　美国急诊严重度指数（emergency severity index，ESI）是20世纪90年代末由美国急救医学中心制定的5级分诊模式。ESI将患者病情严重程度与所需的医疗资源相结合进行评估、分级。ESI分诊评估主要根据如下4个决定点依次进行评估分级。A：患者是否会死亡？　B：患者是否可以等待？　C：医疗资源评估。D：生命体征评估。

（二）国内急诊分诊标准与指南

1. 我国大陆地区的急诊分诊标准　依据专家共识及经验分诊是我国大陆地区传统的急诊分诊模式（表3-3）。

（1）预检分诊标准：按患者病情严重程度分为四级（Ⅰ级、Ⅱ级、Ⅲ级、Ⅳ级），每位患者的分诊级别不是固定不变的，分诊人员需要密切观察患者的病情变化，尽早发现影响临床结局的指标，并有权限及时调整患者的分诊级别和相应的诊疗流程。①Ⅰ级：为濒危患者，需要立即得到救治。濒危患者是指正遭遇或即将发生生命威胁或病情恶化，需要立即进行积极干预。②Ⅱ级：为急重患者，往往评估与救治同时进行。急重患者是指病情危重或迅速恶化，如不能进行即刻治疗则危及生命或造成严重的器官功能衰竭，或短时间内进行治疗可对预后产生重大影响。③Ⅲ级：为急症患者，需要在短时间内得到救治。急症患者存在潜在的生命威胁，如短时间内不进行干预，病情可能进展至威胁生命或产生十分不利的结局。④Ⅳ级：为非急症患者。非急症患者没有急性发病情况，具有慢性或非常轻微的症状，即便等待较长时间再进行治疗也不会对结局产生大的影响。

（2）级别评定标准：具体包括如下3种。

1）客观评估指标：依据患者生命体征、即时检验与检查等参数进行分级，包括心率、呼吸、血压、氧合、心电图、血糖、心肌酶等。

2）人工评级指标：将患者的症状和体征按疾病严重程度进行划分。级别的确定是在患者主要症状及体征基础上，以气道（airway）、呼吸（breath）、循环（circulation）、意识（disability）为主进行评估定级。每个指标项目的描述和定级均是建立在研究数据或专家共识的基础上，但目录并不是详尽的、绝对的指导，需要定期进行专家论证及数据总结，及时更新。

（3）分级颜色：急诊预检分诊分级可以借助电子信息系统进行分诊管理和评估，可借助代表性颜色来识别分诊级别，起到警示作用。Ⅰ级予红色标识、Ⅱ级予红色标识、Ⅲ级予黄色标识、Ⅳ级予绿色标识。

（4）响应时限与再评估机制：响应时限是基于急诊预检分诊原则及医院医疗环境资源而确定，推荐各级别患者响应时限如下：Ⅰ级濒危患者为即刻，Ⅱ级急重患者为10分钟，Ⅲ级急症患者为30分钟，Ⅳ级非急症患者为240分钟。各响应时限的设定应以"轻、重、缓、急"为指导，在保证医疗安全的前提下，根据本地区及医院医疗环境与资源做适当调整。各级别患者应在规定的响应时限内被妥善接诊，如超过响应时限，应启动再评估机制。

2. 我国香港地区的急诊分诊标准与指南　香港医院管理局参照ATS制定了《香港医院管理局急诊分诊指南》，将患者病情分为5个等级，详细描述了分诊目标，明确分诊各级别定义、分诊评估方法、就诊区域安排、安全候诊时间等各方面内容，并量化了各项客观指标。要求分诊台配备心电监护仪、快速血糖检测仪等硬件设施，辅助护士分诊。

3. 我国台湾地区的急诊分诊标准与指南　台湾检伤和急迫度标准（Taiwan triage and acuity scale，TTAS）通过进一步修订CTAS并结合台湾实际发展情况而制定。TTAS与CTAS类似，均以患者主诉为基础，其分级标准依据生命体征、既往史等患者其他指标。该指南要求分诊台配备心电监护仪、快速血糖检测仪等硬件设施，以辅助护士分诊并进行评估分级。TTAS将患者主诉分为创伤和非创伤两大类，其中创伤性主诉分为15类共计47条主诉，非创伤性主诉15类共计132条主诉。

表3-3　急诊预检分诊分级标准

患者级别及相应特征	患者级别描述	指标维度	分级指标	响应程序	标识颜色
Ⅰ级（濒危）	病情可能随时危及患者生命，包括需紧急行气管插管患者，无呼吸、无脉搏患者，急性意识改变患者，无反应患者，应立即采取挽救生命的干预措施	危急征象指标	心搏骤停； 呼吸骤停； 气道阻塞或窒息； 休克征象； 急性大出血（出血量＞800ml）； 突发意识丧失； 癫痫持续状态； 脑疝征象 剧烈胸痛/胸闷（疑似急性心肌梗死、主动脉夹层、肺栓塞、张力性气胸）； 特重度烧伤； 急性中毒危及生命； 复合伤/多发伤；	立即进行评估和救治，安排患者进入急诊复苏室和抢救室	红色

续　表

患者级别及相应特征	患者级别描述	指标维度	分级指标	响应程序	标识颜色
Ⅰ级（濒危）	病情可能随时危及患者生命，包括需紧急行气管插管患者，无呼吸、无脉搏患者，急性意识改变患者，无反应患者，应立即采取挽救生命的干预措施	单项指标	体温＜32℃或＞41℃； 心率＜40次/分或＞180次/分； 呼吸频率≤8次/分或≥36次/分； 收缩压＜70mmHg或＞220mmHg； SpO₂＜80%	立即进行评估和救治，安排患者进入急诊复苏室和抢救室	红色
		综合指标	MEWS≥6分		
		其他	凡分诊护士根据专业判断，患者存在危及生命并需紧急抢救的情况		
Ⅱ级（急重）	病情有进展至生命危险和/或致残危险者	危急征象指标	持续性胸痛，生命体征稳定，存在高风险或潜在危险； 有脑梗死表现，但不符合Ⅰ级标准； 腹痛（疑似绞窄性肠梗阻、消化道穿孔等）； 糖尿病酮症酸中毒表现； 骨筋膜室综合征表现； 急性中毒但不符合Ⅰ级标准； 突发意识程度改变； 精神障碍（有自伤或伤人倾向）	立即监护生命体征，10分钟内得到救治，安排患者进入抢救区	红色
		单项指标	心率40～50次/分或141～180次/分； 收缩压70～80mmHg或200～220mmHg； SpO₂ 80%～90%； 疼痛评分7～10分（数字疼痛评分法）		
		综合指标	MEWS 4～5分		
		其他	凡分诊护士根据专业判断患者存在高风险或潜在危险，尚未达到紧急抢救的情况		
Ⅲ级（急症）	有急性症状和急诊问题，但目前明确没有危及生命或致残危险	单项指标	疼痛评分4～6分（数字疼痛评分法）	优先诊治，30分钟内接诊	黄色
		综合指标	MEWS 2～3分		
		其他	急性症状和急诊问题		
Ⅳ级（非急症）	轻症患者或非急症患者，患者目前没有急性发病情况，无或很少有不适主诉，240分钟内应诊	综合指标	MEWS 0～1分	顺序就诊，240分钟内应诊	绿色
		其他	轻症或非急症情况		

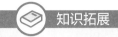 知识拓展

改良早期预警评分

改良早期预警评分（modified early warning score，MEWS）适用于14岁以上患者病情潜在风险的早期预警，包括体温、脉搏、收缩压、呼吸频率和意识状态5项指标，总计14分，评分越高风险级别越高。在与标准早期预警评分和国家早期预警评分相比，MEWS具有更好的灵敏度和特异度。MEWS见表3-4。

表3-4 改良早期预警评分

分值	3	2	1	0	1	2	3
呼吸（次/分）	—	<9	—	9～14	15～20	21～29	>29
体温（℃）	—	<35	—	35.0～38.5	—	>38.4	—
收缩压（mmHg）	≤70	71～80	81～100	101～199	—	>199	—
心率（次/分）	—	<40	41～50	51～100	101～110	111～129	>129
AVPU反应	—	—	—	A	V	P	U

注：AVPU中A表示"清醒（alert）"，V表示"对声音刺激有反应（verbal）"，P表示"对疼痛刺激有反应（pain）"，U表示"对任何刺激无反应（unresponsive）"。

三、急诊预检分诊程序

急诊预检分诊是急诊患者就诊的第一道关口，分诊程序应及时而简洁，通过科学的方法对患者进行分类，迅速识别急、危、重患者，充分利用急诊资源，维持急诊患者就诊秩序，确保急诊患者安全。

（一）急诊预检分诊流程

急诊预检分诊应制定并严格执行分诊程序及分诊原则，以患者为中心，根据患者病情充分评估、准确确定分诊级别，并进行动态评估，与患者/家属有效沟通、与医师/护士无缝衔接，保证患者及时得到救治。

1. 充分评估 是急诊预检分诊的基础。护士接诊患者后需要进行全面评估，评估时间应控制在2～5分钟，保证评估结果的准确性。Ⅰ级、Ⅱ级的患者应该立即转至适合评估和治疗的区域，同时展开一般评估和治疗。分诊人员要展开以下方面的评估：①重点询问和评估，包括气道、呼吸、循环、意识等方面。②迅速掌握患者主要症状、主诉、生命体征等情况。③应将致命性疾病放在首位，从重症到轻症。分诊评估的内容包括患者基本资料、来院方式、客观指标、主诉、症状、体征、相关病史、目前主要的问题、检验结果、初始分诊级别（必要时填写再次分诊的时间和原因）、评估和诊疗区域、可能采取的抢救或治疗措施、候诊时间等；如时间允许，初步的筛查和即时检验可在分诊时进行。

2. 准确定级 是急诊预检分诊的核心。分诊评估的目的主要是将诸多的急诊患者予以准确分级，按照"危重症患者优先就诊"的原则管理患者。

3. **有效沟通**　是急诊预检分诊的保障。有效沟通应贯穿始终，以保障患者救治流程的顺畅。沟通的有效性主要体现在两方面。一方面是与患者或家属的沟通，包括：①"以人为本"的理念和"以患者为中心"的服务思想应始终贯穿于患者整个就诊过程中。②全面了解病情，沟通中引导并发现患者主要及紧急的临床问题。③患者具有"知情权"，要交代清楚患者病情的危重程度与就诊级别、就诊区域与候诊时间、已经采取的或即将采取的医疗照护措施等。另一方面是与医务相关人员的沟通，包括：①与各区域接诊的医师或护士进行患者信息的完整交接，尤其是患者病情危重程度、急需采取的诊疗措施、特殊事宜的注意事项等。②与院内各部门的沟通。③与院外机构的沟通。

4. **妥善接诊**　是急诊预检分诊的目标。各级别患者应在推荐的最大响应时限内被妥善接诊。如发生其他情况出现延迟接诊时，应密切观察病情变化，依据具体情况而定，做到合理时间就诊和最大程度降低医疗风险的发生。

5. **动态评估**　是急诊预检分诊的关键。预检分诊人员要对每个级别的患者进行预检评估，确保患者在响应时限内得到安全救治；且要设置再评估时间，等候时间一旦超过响应时限，则应立即启动再次评估，重新确认就诊级别；如患者在候诊过程中出现病情变化，或获得了影响患者紧急程度的新信息，需重新分诊并及时调整就诊级别，任何随后的分级情况及再分级原因均需记录。

（二）急诊预检分诊分级标准

医院急诊科区域设置应以病情需求为中心，分诊分级与病情分区相结合，各级别患者应有不同的就诊通道且就诊通道与救治区域互不干扰，实现分区管理。

1. **复苏区**　Ⅰ级患者进入复苏区抢救，该区域具备抢救应急装备，建议有条件的医院将复苏区设在临近分诊台或距离急诊入口较近位置。此级别患者应评估与救治同时进行，采取挽救生命的干预措施，待患者生命体征稳定或相对稳定后，转入抢救区或急诊危重症监护室（EICU）等区域进一步处理。医疗条件允许的情况下，建议设立单独的复苏区，如无条件的医院需设置复苏单元。

2. **抢救区**　Ⅱ级患者需要进入该区进行抢救，该区域同样应设置完备的抢救仪器及设施。医院应结合急诊患者就诊数量及疾病特征设置配套数量的抢救床、监护设施及生命支持设备等。此级别患者应迅速急诊处理，医师和护士10分钟内应诊，通常该类患者的评估和救治也需同时进行。

3. **优先诊疗区**　Ⅲ级患者在该区进行候诊，护士负责完善患者病情资料，初步进行快速检验检查项目，如心电图、血糖等。此级别患者需在特定区域候诊，并安排优先就诊，响应时限不宜超过30分钟；如候诊时间超过30分钟，需再次评估与定级。

4. **普通诊疗区**　Ⅳ级患者在该区候诊，并根据来诊时间顺序安排患者就诊，建议此级别患者的候诊时间不应超过最长响应时限，如超时需要重新评估与定级。建议每2小时进行再次评估与定级。特殊人群（如老年、孕妇、儿童、免疫缺陷者、有心肺基础疾病者、残疾人等）可适当安排提前就诊。

5. **急诊应急诊室**　此诊室在一般情况下处于关闭状态，如遇紧急情况、突发事件或就诊量激增时，经急诊总值班综合调配后可启动急诊应急诊室，并安排相应资质的医师和护士进行接诊。如某级别就诊患者人数较多，大多数患者候诊时间超过响应时限，分诊护士可通知急诊总值班医师，经其综合考虑与协调后启动急诊应急诊室。

急诊预检分诊分级流程见图3-1。

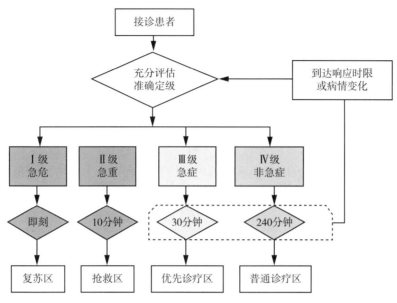

图3-1 急诊预检分诊分级流程

（三）区域转换

急诊患者病情复杂多变，应明确患者诊断后置于相应就诊区域；在诊疗、救治过程中随时可能发生病情变化，患者的照护级别可能会随之改变，分诊的区域之间就需要进行切换。

四、急诊预检分诊质量评价与改进

预检分诊是急诊患者就诊的首个环节，利用安全有效的急诊分诊标准，可准确识别急危重症患者，确保患者安全，提高急诊工作效率。因此，应加强急诊预检分诊质量评价与持续质量改进。

（一）分诊质量评价

针对日常的预检分诊工作，完善的分诊质量体系是前提。常用的分诊质量评价指标如下。

$$分诊不足率 = \frac{护士A分诊级别低于专家E分诊级别的患者数}{同期急诊科就诊患者总数} \times 100\%$$

$$分诊过度率 = \frac{护士A分诊级别高于专家E分诊级别的患者数}{同期急诊科就诊患者总数} \times 100\%$$

$$分诊级别符合率 = \frac{各级别符合患者数之和}{各级别就诊患者总数} \times 100\%$$

$$目标响应时间符合率 = \frac{各级别目标响应时间内接诊患者数}{各级别就诊患者总数} \times 100\%$$

（二）分诊持续质量改进

为促进急诊预检分诊质量，应针对急诊预检分诊重点监测内容，如级别监测、响应时间、分诊符合率等指标，基于FOCUS-PDCA（持续质量改进）方法进行持续质量改进，并做到以下几点。

1. **避免分诊不足与分诊过度**　多数急诊患者病情较为紧急，分诊应合理，提高分诊符合率。分诊过度可能增加救治团队的工作量，导致急诊资源的浪费；分诊不足，可能使重症患者因等待过久而延误治疗。因此，定期评价急诊分诊系统和对急诊分诊护士进行考核与培训非常重要。

2. **首诊负责制**　急诊患者就诊时如出现分科异议，应按首诊负责制处理，即首诊医师先诊疗再转诊或会诊，此时需要急诊分诊护士做好会诊、转科协调工作。

3. **隐私保护**　分诊评估需要对患者查体时，应提供隐蔽环境，注意保护患者的隐私。诊疗候诊区域应设有特定的分诊查体区，该区域应配备床帘、生命体征测量仪及移动分诊装置。

4. **突发公共事件应急预案**　遇成批伤员时，应立即报告上级及有关部门，根据医院规定，启动应急预案，进行快速检伤、分类、分流处理。多发伤伤员涉及两个专科以上的，如果需要专科救治，应该安排涉及伤情最重的专科会诊。

5. **发热患者筛查**　预检分诊遇到体温≥37.3℃且伴有或不伴有呼吸道等症状患者时，需做好登记并佩戴口罩，由工作人员引导至发热门诊首先就诊。

6. **院感防控**　当遇到甲类传染病或乙类同甲类处理的传染病，如鼠疫、霍乱、严重急性呼吸综合征（severe acute respiratory syndrome，SARS）、新型冠状病毒感染等患者时，应按规定将其安排到隔离诊间或负压室诊治。急诊室预留应对此类特殊情况的三区两通道路线，即患者通道和医护人员通道，符合清洁区、半污染区（即缓冲区）和污染区的设置规定。

7. **遇身份不明的患者**　应先展开救治，根据医院规定进行登记、报告，并做好保护工作。神志不清者，应由两名以上工作人员清点其随身所带的钱物，签名后上交相关负责部门保存，待患者清醒或家属到来后归还。

8. **精神疾患**　普通诊疗区应设置专用的防暴间，提供相对独立、安静、舒适的分诊及诊疗空间。应在该诊间完成分诊以减少对患者的刺激。诊间应设有软质墙面，减少棱角设计，精简物品，防止患者自伤或伤害他人。

9. **制度保障**　急诊科应有预检分诊相关制度并及时修正完善，所有医护人员应遵循相关规章制度，有利于患者查询及急诊科工作评价和改进。

10. **特殊人群就诊**　外籍人员、聋哑人群，应提供特殊语言支持。医院应提供专门的语言服务保障团队以便于对特殊人群展开救治。

第四节　急诊护患沟通

沟通是人与人之间、人与群体之间思想与情感的传递和反馈的过程，以求思想达成一致和感情的通畅。良好的沟通是实现护士为患者服务、减轻患者痛苦、创造最佳身心状态的需要，也是促进护患间的理解与支持，提高治疗护理效果的需要。急诊科是一个综合性的科室，患者病情复杂、危重症患者流动性大，由于环境和就诊的特殊性，护患沟通不及时或导致无效沟通，急诊科成为护患冲突、医疗纠纷的高发区域。

一、影响急诊护患沟通的主要因素

（一）专业知识和认知水平的差异

由于受教育的程度不同、所学知识的不同，护患之间必然存在着专业知识、认知水平的差异。在护患沟通中，患者对医疗信息的匮乏以及对医学专业术语的不了解与医师形成鲜明对比，这种医患信息不对称必然对护患沟通产生影响。一名医护人员要经过多年的正规医学理论教育、实践操作、成功与失败的体验，才能形成对一种疾病的认识。由于医学知识普及教育的不足，人们的医疗知识普遍匮乏。具有特殊专业知识技能的医疗者，处在知情者的优势地位，而患者群体则处在不知情的劣势地位，不对等是医患关系矛盾的起源。

（二）急诊患者及家属心理特点

1. 患病时的反应

（1）焦虑：焦虑心理对于患者来说是一种负面情绪，由于起病突然、发展迅速、病势凶猛等原因，患者对突如其来的疾患缺乏足够的心理准备，对病情的严重性和预后不完全了解，极易产生紧张、焦虑心理。

（2）怀疑：在急性发病时，患者往往怀疑疾病的真实性，而非完全否定诊断的准确性，他们更倾向于寻找理由来逃避直面这一冲击。

（3）害怕和恐惧：患者担心治疗效果，担心出现后遗症，同时也会考虑自身的经济情况以及对以后工作和生活的影响等，使之产生害怕和恐惧心理。此外，对医院陌生环境的排斥感以及对各类检查的紧张感，也会加重患者对疼痛及死亡的恐惧。

（4）忧郁：因病情突发和不确定性而感到焦虑、沮丧，对未来充满担忧。当得知病情后情绪波动，对病情发展和预后担心，导致情绪低落甚至抑郁。

（5）孤独感和依赖：疾病突发时，患者会有强烈的孤独感，经常会觉得自己和别人是分离的，期望得到家人和医护人员的关心和支持。同时也可伴有行为退行，情感变化"有童心复萌"的表现。

（6）矛盾反应：急诊患者救护中，涉及到疾病的突发和不确定性，患者或家属心理存在多重矛盾。他们迫切希望了解下一阶段病情发展和预后，同时面对疾病又充满了无奈。在沟通过程中，情绪波动容易导致矛盾加剧。

2. 突发疾病的适应过程　急诊患者和家属最初可能经历焦虑、害羞、罪恶感或拒绝面对现实等感受，只有在别无选择的情况下才会寻求医疗帮助。在接受检查时，患者可能因为内心矛盾而拒绝配合。对于部分检查或诊断结果，患者可能产生疑虑，对突发状况也尚未完全接受。因此，在沟通过程中，患者也容易表现出疑虑甚至对现实产生否定的情绪。

（三）特殊化的服务消费关系

如果把医患关系理解成一种服务消费关系，那么这种关系的双方是一种有别于其他消费行为的群体。在医患关系中，掌握着特殊专业知识技能的医疗工作者，与对医疗知识知之甚少的患者群体，两者之间构成了一种特殊的服务与消费的关系，其特殊性的表现之一就是医患关系的不对等性，这种不对等性包括医疗专业知识的差异、特殊化的服务消费关系。医护

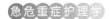
人员是在提供富含知识、经验、技术的劳动，患者是在购买一种劳动产品——健康。这种服务消费心理的不对等表现出来的就是患者一方具有过高的期望值，一旦出现低于期望值的结果就难以接受，造成纠纷。根据患者急危重症情况，对急诊患者，尤其是危重症患者通常采取"先救治后付费"的急救流程，这是因为对于医务人员来说首要任务是挽救患者生命，而由于社会角色的不同、侧重点不同，患者及其家属有时会更注重经济与效果层面，容易造成认知差距。

（四）急诊环境及就医需求

急诊科是医院全天对外开放的窗口，每天需要处理大量急症及重症患者，是危重症患者救治的主战场。由于急诊抢救环境特殊，且患者状况紧急，医护人员必须迅速展开抢救工作。然而，患者家属和医护人员之间存在专业知识和认知水平的差异，使得在短时间内难以进行有效沟通。急诊的特殊性使得患者家属的情绪会随着患者病情的严重程度而发生变化，若护患沟通不及时，可能导致护患纠纷。在医院整体存在患者数量多、供需矛盾明显的情况下，患者家属感到焦急，难以理解医疗过程。

二、急诊护患矛盾防范措施

随着"生物-心理-社会"医学模式的转变和以"病患为中心"服务理念的强化，社会对医护人员提出了更高、更全面的要求，除了要具备扎实的学科专业技术知识、救死扶伤的人道主义精神和应对各种突发事件的能力，还要具备良好的护患沟通能力，以建立良好的护患关系。掌握必要且有效的护患沟通技巧才能应对各种纷乱繁杂的人际关系，满足急诊患者的需求，获得全方位的照料，降低纠纷的发生率，才能调动患者及家属配合治疗的积极性和主动性。

（一）提高护理质量及取得患者信任

急诊科护理工作质量直接关系着医院在患者心目中的形象，护士娴熟的操作技能是与患者及患者家属沟通最有说服力的手段之一。如护士在抢救过程中，能快、准、稳地实施急救，表现沉着冷静、临危不乱，可以快速取得患者的信任，积极配合治疗；同时急诊护士要提供清晰、透明的病情信息，确保患者及家属了解治疗计划和过程，减少信息不对称导致的误解。急诊科患者发病急、病情危重，诊疗过程是否规范是患者和家属最关注的环节，稍有不慎就会造成不可逆的医疗事故，此时可以通过第三方协同帮助，如利用SBAR沟通模式［现状（situation，S）；背景（background，B）；评估（assessment，A）；建议（rrecommendation，R）］进行病情交接，以便核查及对重点内容持续追踪，可在一定程度上弥补医护人员在紧急情况下的疏忽而造成的不良事件，对于急诊患者的安全具有更为重要的意义。

AIDET沟通模式［问候（acknowledge，A）；自我介绍（introduce，I）；过程（duration，D）；解释（explanation，E）；感谢（thank you，T）］，降低患者压力，减轻应激反应，提高依从性，提高临床护理质量和满意。

（二）采取有效的沟通方式

急诊患者多面临突发的严重疾患，并缺乏心理准备，常伴有焦虑、恐惧、悲观等不良情绪，护士必须在最短的时间内对患者实施救护，且需要家属立刻作出抉择。在"时间就是生命"的急诊科，护患沟通显得尤为重要。CICARE［接触（connect，C）；介绍（introduce，I）；沟通（communicate，C）；询问（ask，A）；回复（respond，R）；离开（Eexit，E）］沟通模式是一种流程化、标准化沟通方式，可实现与患者规范、高效的沟通，不断提升护理工作的质量，提高患者满意度。

卡尔加里－剑桥（Calgary-Cambridge）沟通模式是一种结构化的沟通工具，最早用于医师的医学访谈培训中，现已发展并应用于国内外各层级医学领域的沟通培训和评价，其内容包括开始会谈、收集信息、提供访谈结构、建立关系、解释和计划、结束会谈6个项目，可引导护士厘清沟通思路，短时间内触及患者真正关心的问题，提升沟通效率。

有效沟通需要做到以下几点。

1. 全神贯注　在交流时全神贯注，为对方营造亲切信任的氛围。采用目光平等的姿态，注意对方的环境和体位，确保沟通的舒适性。

2. 适度提问　避免一次性提出多个问题，以免使接受者难以抓住重点。在交谈中留有间隙，不过于急迫，给对方足够时间思考和理解。

3. 注意倾听　积极的倾听是交流的核心部分。护士应耐心倾听患者的谈话，对其所谈的内容具有敏感的观察力，并及时作出反应，以鼓励患者进一步诉说。在交谈过程中，护士要使自己成为有效倾听者，及时把患者不明确的谈话引到既定的重点上，达到预期目的。

4. 同情而体贴　具备体贴对方感受的能力，在交流中分享对方的情感。声调温和，用清晰简明的词汇表达，使对方更容易接受，愿意分享内心的想法。

5. 注意体态　体态是一种无声的语言，它是通过面部表情、眼神、触摸、手势、空间距离等来传情达意的一种沟通方式。抢救患者时，由于病情和时间不允许过多的语言交流，护士应充分运用体态语言辅助完成与患者的沟通。

（三）营造良好的就医氛围

急诊环境嘈杂且人员流动大，良好的医疗环境能给患者和家属带来安全感，使家属在患者接受救治时保持良好的心理状态，积极参与救治与护理。改善服务环境，合理设计急诊室的布局，做到24小时预分诊和导诊服务，优化就医流程，增强疏散与引导，缓解患者及其家属的焦躁情绪。必要时可根据条件提供休息的场所，缓解家属疲劳，给予更多的人文关怀。对需要紧急抢救的患者先抢救处理后，再补办有关手续，开设"急救绿色通道"，真正做到方便患者。

（四）消除患者及其家属不良心理反应，满足合理需求

急诊患者往往具有恐惧、紧张、焦虑等情绪反应，患者家属的情绪也不稳定。在紧急抢救时，医护人员会将关注点放在抢救患者上而忽视患者意愿及感受。因此，急诊医护人员可允许患者选择性地加入急救过程，要学会用语言和行动表达对患者和家属的关心和爱心，稳定其情绪，提供人性化护理，尽量满足患者和家属的需求。急诊护士应当在每次护理操作中充分告知护理操作内容，使患者及家属清晰了解他们应承担的责任，并建立友善、协调、充

满信任与合作的关系，提高患者及家属参与自身医疗安全的积极性。

本章小结

思考题

　　1. 什么是急诊预检分诊？

　　2. 急诊预检分诊标准流程是怎样的？

　　3. 急诊分诊护士接诊后，该如何问诊及评估？

更多练习

（冯会玲）

第四章　重症监护室

教学课件

学习目标

1. 素质目标

（1）具有危重症患者感染防护意识，体现以患者为中心的服务意识。

（2）具有从事重症监护工作所需具备的基本职业素养。

2. 知识目标

（1）掌握：重症监护室的概念、分类、收治范围，重症监护室常见感染的概念。

（2）熟悉：重症监护室设置、组织架构、管理制度、分级监护和质量指标管理。

（3）了解：重症监护室患者感染的原因。

3. 能力目标

（1）能配合其他医务人员实施危重症患者转运。

（2）能对重症监护室常见感染患者实施整体护理。

案例

【案例导入】

王先生，59岁。5天前因胃癌行胃大部切除术后发生吻合口瘘致生命体征不稳定。现脉搏87次/分，呼吸23次/分，血压90/75mmHg，鼻导管吸氧（5L/min）下血氧饱和度91%，患者主治医师建议将患者收入重症监护室治疗。

【请思考】

1. 该患者是否符合重症监护室收治条件？

2. 如何有效防止患者出现严重感染？

【案例分析】

重症监护是急救医疗服务体系的重要组成部分，是以救治各类危重症及多系统功能障碍患者，提高抢救成功率，降低致残率和死亡率，降低总医疗费用，减少住院天数为主要目的的诊疗体系。

第一节　概　　述

一、重症监护室的概念

重症监护室（intensive care unit，ICU）是医院重症患者集中监护和救治的场所，集中了必要的仪器和设备，由专门的医师和护士对各科急危重症患者进行集中监护。

二、重症监护室的模式

ICU有多种模式，根据其功能和收治对象特点，可以分为专科ICU、综合ICU和部分综合ICU。

（一）专科ICU

由某个专业科室管理，为收治该专科的重症患者而设立的ICU，如心脏内科ICU（cardiac care unit，CCU）、呼吸科ICU（respiratory intensive care unit，RICU）、神经外科ICU（neurosurgical intensive care unit，NICU）等。

（二）综合ICU

由医院直接管辖的一个独立科室，是跨科室的全院性ICU，收治医院各科室的危重症患者，以监测和支持患者所有脏器功能为主要任务。

（三）部分综合ICU

部分综合ICU介于综合ICU与专科ICU之间，主要收治邻近科室的危重症患者，如急诊科重症监护室（emergeney itensive care unit，EICU）。

三、重症监护室收治原则

ICU患者的收治要兼顾救治价值和避免医疗资源浪费，一般遵循以下收治原则。

1. 可逆、急性、危及生命的系统或器官功能衰竭，经过加强治疗和监护可能得到恢复的患者。

2. 有高危因素和潜在生命危险，经过治疗和严密监护可能减少死亡风险的患者。

3. 在慢性疾病的基础上，病情加重且有生命危险，经过治疗和加强监护可能恢复到原来状态的患者。

4. 其他适合在ICU治疗的患者。

5. 肿瘤的终末状态、不可逆性疾病和不能从ICU治疗中获得益处的患者，不属于ICU的收治范围。

四、重症监护室患者的转出

ICU对患者转出有明确制度规定，以保障有限床位的正常周转和合理利用。一般达到以下条件时可转出ICU：①急性器官或系统功能衰竭得到改善，情况好转，需要在普通病房进一步诊断治疗。②病情转入慢性状态，生命体征稳定，病情无须在ICU连续监护治疗。③患者不能从ICU治疗中获益，无救治希望和/或家属自动放弃治疗者。

第二节　重症监护室的设置与管理

一、重症监护室的设置

ICU的布局应使医疗区域、污物处理区域、辅助工作区域和医护生活区域相对独立，尽量减少彼此间的干扰，并利于感染的防控。

（一）设置原则

ICU应设置于方便患者检查、治疗和转运的区域，并且接近手术室、检验科、影像科和血库，尽量减少交叉感染。有条件的地区和医院应设置自动化物流传输通道。各区装修要遵循不产生灰尘、不聚集灰尘、不易腐蚀、防返潮、防发霉、防静电产生、易清洁和符合防火要求的原则，在条件允许的情况下，多设计单间或分隔式病房，减少交叉感染和便于收治隔离患者。三级综合医院ICU床位数达到医院床位总数的2%～8%为佳，使用率以75%为宜，全年床位使用率超过85%时，应该适当增加床位数，每天应保留一张空床应急使用。

（二）设置要求

1. 医疗区　包括病室、中央监护站、配药室、仪器室、库房和通道等。

（1）病室：以中央监护站为中心布置，多呈环形或扇形分布，尽可能多设单间病室或全部设置为单间病室。有条件的ICU可设正、负压病室，负压病室的设计应符合收治传染性疾病重症患者的要求。床单位在设计时应确保患者尽可能地在医护人员视线范围之内，每个床单位使用面积不少于15m²，床间距大于1m，床单位应按"生命岛"模式设置。每个ICU至少有一个单间病房，使用面积至少18m²，用于收治隔离患者。

（2）中央监护站：即护士和医师集中工作的场所，设置在医疗区的中央地区，以扇形设计为佳，便于医护人员能直接观察所有病床。

（3）配药室：必须符合无菌技术操作的要求，避免各种污染。

（4）仪器室：由于ICU使用仪器设备较多，因此有必要设置专门的仪器室，供仪器设备放置和维护使用。

（5）库房：ICU医疗护理使用的物资种类多，用量大，因此需设置专门的房间用于存放各种物资，以保证临床工作顺利进行。

（6）通道：人员流动通道和物流通道尽可能分开，以减少干扰和交叉感染；工作人员通道和患者通道分开，提供家属探视通道。

2. 辅助用房区　包括医师办公室、科主任办公室、护士长办公室、会议室或示教室、医护休息室、更衣室、废物处理室、医护值班室等。条件允许的话可配其他辅助用房，包括接待室、肠内及肠外营养准备室等。辅助用房区与病房面积之比应达到1.5：1。

3. 其他设置要求　包括手卫生设施和环境设施（温度、湿度、通风与照明、噪声控制设施）等。

（1）手卫生设施：ICU应安装足够的洗手设施，单间可以每床单位1套，开放式床单位应每2床1套，每套设施要包括非接触式洗手池、消毒洗手液和擦手纸。

（2）温度、湿度：ICU病室的温度和湿度应相对恒定，通常要求温度控制在24℃±1.5℃，湿度控制在55%～65%。

（3）通风与照明：ICU病室空气调节系统要独立控制，最好配备气流方向从上至下的室内空气净化系统。要有全屋照明和局部照明，全屋照明对患者睡眠影响小；局部照明要可调节，方便从不同方位观察和治疗患者。

（4）噪声控制设施：患者的呻吟、各种仪器的报警声等均属于ICU噪声。在日常工作中，病室白天的噪声最好不超过45dB，傍晚不超过40dB，夜晚不超过20dB。

（三）仪器设备设置

为保证急危重症患者的救治需要，ICU所有仪器和设备必须保持24小时备用状态，定期维护，由专人负责检测和消毒，抢救用物放在固定的地方。

1. 监测治疗设备　①基础监护系统：每床配备床旁监护系统，具有能够监测心电图、动脉血压、SpO_2、有创动脉血压等功能的监护设施。②呼吸机：原则上每个床单位要配备呼吸机1台和简易呼吸器1台。为安全转运患者，每个重症监护室应有1台便携式呼吸机。③其他：包括输液加温设施、呼气末二氧化碳与代谢监测设施、床边脑电图和颅内压监测设施、纤维支气管镜、升降温设施、胸部震荡排痰设备和左心辅助循环装置等。

2. 诊断仪器设备　包括心电图机、床边X光机、超声诊断仪、多功能血气和电解质分析仪、简易生化分析仪、快速血糖检测仪、胃黏膜二氧化碳张力与胃黏膜内pH（pHi）测定仪等。

3. 抢救和护理设备　除颤器、抢救车（备有喉镜、气管插管、复苏药物和器具等）。

4. 其他辅助设备　①设备带（功能架）：每个床单位应配备设备带或功能架，提供电力、氧气源和负压吸引等功能。每个床单位至少配备12个以上电插座、2个以上的氧气源接头、2个以上的压缩空气接头和2个以上负压吸引接头，治疗用电和生活用电线路要分开。②病床：配备多功能医用监护电动床，每床配备防压力性损伤床垫；每床均应配备足够的输液泵、营养输注泵和至少4台微量注射泵。③信息管理系统：ICU应配备完善的通信系统、网络与临床信息管理系统、闭路电视探视系统和广播系统等。

（四）人员配置

ICU实行科主任负责制，科主任负责科内总体工作。护士长负责病室和护理相关管理工作。ICU操作技术专业性强，工作量大，仪器设备纷繁复杂，为满足救治需要，床位数与医师的比例应为1：0.8以上，床位数与护士的比例应为1：3以上，ICU护士基本素质要求如下。

1. 专业素质　①掌握重症监护的各项专业技术，包括输液泵的使用，各种导管的管理，氧疗技术，胸部物理治疗技术，人工气道护理和呼吸机使用技术，血流动力学监测技术，心电监测技术，非同步电复律技术，血液滤过技术，酸碱紊乱监测技术，肠内及肠外营养支持技术，协助抢救技术，疼痛、躁动和谵妄评估技术等。②ICU护士应具备终身学习的能力，通过不断地学习，更新知识，钻研业务，扩充和完善自己的知识结构和领域，提高综合应变能力和素质。③ICU患者病情危重病情变化快，抢救治疗的时机往往转瞬即逝，这就需要ICU护士具备敏锐精细的观察力和对突发紧急情况的处置应变能力，能正确使用仪器设备对患者进行有效的严密监控，在第一时间发现问题，能临危不乱，作出判断，保证患者生命安全。

2. **心理素质**　ICU护士应具备优秀的心理素质，包括沉着稳定的情绪与平和的心态、良好的情绪调节和自我控制能力、敏锐的感知观察力、高度集中的注意力、敏捷独立的思维和良好的语言修养，能保持饱满的热情，创造愉快的工作环境，高效率的开展工作。

3. **身体素质**　ICU护士应有健康的身体，才能适应紧张的工作环境和胜任日常的抢救、治疗及护理任务。

 知识拓展

重症监护室人员配置

ICU除配置专业医师和护士外，可以根据临床实际需要适当配置一定数量的医疗辅助人员，包括药剂师、呼吸治疗师、营养师、物理治疗师、感染控制师、心理治疗师、放射检查人员、勤杂保洁人员、仪器的维修和保养人员等，全方位保障患者的治疗护理和康复。

二、重症监护室的管理

（一）ICU的职责及与各专科间的关系

ICU有自己独立的团队，同时也听取各专科医师的意见，更多地将原发病处理如放置引流管等留给专科医师解决。专科医师应定时查看自己的患者，ICU医师要和专科医师就患者病情进行充分讨论，以使患者得到最好的诊疗。

（二）ICU的管理制度

提高ICU质量管理水平是保证ICU医疗护理质量的有效途径和根本方法，而ICU质量管理水平的提高有赖于完善的ICU管理制度。除执行各级法律法规和制度外，还需建立健全以下各项规章制度：医疗质量控制制度、护理质量控制制度；患者转入制度、患者转出制度；各种危重疾病监护常规；抗生素使用规范；血液制品使用规范；抢救设施使用规范；院内感染防控规范；不良事件报告规范；突发事件的应急措施；医护人员教学、培训和考核制度；探视制度等。

（三）ICU分级监护制度

目前国内外临床多以患者全身器官的功能状况或危重症评分为依据，进行监护级别的划分。例如，根据患者器官功能障碍出现的个数，把监护级别由重到轻分为Ⅰ～Ⅲ级监护：Ⅰ

级监护用于病情危重，有多个器官功能障碍，器官功能监测和支持个数在2个以上的患者；Ⅱ级监护用于病情重，有1～2个器官功能障碍需要监测和支持的患者；Ⅲ级监护用于病情重，无器官功能障碍，但仍需在ICU观察治疗的患者。

监护分级要根据患者的病情及时地调整监护级别，充分利用ICU人力、物力资源，提高治疗效果并缩短住院日。

（四）ICU患者转运

由于治疗、监测、检查等原因，需要将患者在不同区域之间进行转运，根据转运实施的不同区域，重症监护室患者的转运分为院内转运和院间转运。院内转运是指在同一医院不同科室之间的转运，院间转运是指在不同医院之间的转运。院内转运时间虽然不长，但转运途中可能会发生各种意外事件，因此，对重症监护室患者来说，转运可视为一个重要事件。

1. 转运前准备　①患者准备：转运前要对患者进行病情评估，包括动脉血压、呼吸频率、脉搏、心率、血氧饱和度和意识等。转运前应评估患者转运过程中可能发生的不良事件，如气道堵塞、心搏骤停、呼吸骤停、各种管道断开等，对这些意外要做好相应补救工作；对有危险指征的重症患者必须进行处理才能进行转运，例如针对低血容量患者转运前需要进行有效的液体复苏，待血流动力学基本稳定后方可转运。②仪器与设备准备：转运人员须确保所有转运设备（监护仪、呼吸机、输液泵、储氧瓶、除颤器、简易呼吸器、转运床等）正常运转并满足转运要求。③药物准备：除肾上腺素、抗心律失常药等基本的心血管药物外，根据转运患者的不同系统和器官功能障碍，还需配备对应的专科急救药物。④应急预案：制订心搏骤停、窒息、严重心律失常、意外拔管、坠床等突发事件的应急处理预案，便于紧急情况下及时处置。

2. 转运途中可能出现的风险事件　①心搏呼吸骤停：严重颅脑损伤和脑血管疾病患者在转运中可能出现心搏呼吸骤停；严重心脏损伤和心血管疾病患者在转运途中也很容易发生心搏呼吸骤停；全麻术后患者呼吸功能未完全恢复，若患者呕吐及呼吸道分泌物较多，可因呕吐物的误吸或气道分泌物阻塞导致窒息缺氧，如没及时发现可导致患者死亡。②血压不稳：各种原因导致的低血容量性休克患者，可由于体位改变引起脏器灌注减少；术后患者因麻醉及手术刺激会引起血管舒张功能麻痹，以及突然的体位变化均可导致猝死。③氧气供给不足：转运患者不管是使用氧气枕供氧还是便携式氧气筒供氧，各种意外均会造成患者缺氧。④坠床和骨折等不良事件：不规范使用平车，尤其是在转弯或下坡时可能会导致患者坠床；运送烦躁患者未拉起床档防护或适当约束。⑤各种管道管理不当：各种原因引起输液中断；各种引流管管道脱落等。

3. 转运途中监护　①病情观察：转运途中，患者持续心电监护，护士应位于患者的头侧，以便随时观察患者的生命体征变化，重视患者的主诉，及时发现并处理问题。②呼吸道监护：转运途中要注意观察患者的呼吸状态，昏迷患者应将其头偏向一侧，并随时清除患者呼吸道分泌物。③转运过程中患者的治疗：转运期间尽可能不要影响患者原有的治疗，转运过程中发生的突发事件及处理均需做好病历记录。④各种管道的护理：保持患者静脉输液的通畅，妥善固定各种引流管，防止脱落。⑤保暖和安全：转运患者时须注意保暖，昏迷及躁动患者要拉起床档并适当约束手脚，防止坠床和发生刮碰。

4. 转运交接　患者到达接收目的地后，转运人员应与接收的医务人员按要求进行交接，以保证治疗的连贯性。交接过程中应防止过床、翻身等操作导致患者出现病情变化或意外事件，交接后应书面签字确认。

（五）ICU质量指标管理

ICU要达到住院天数减少、感染率下降、病死率降低等较理想的效果，提高ICU医疗护理质量管理水平是有效途径和根本方法。ICU质量指标管理是ICU质量管理的常见形式。

1. ICU医疗质量控制指标　根据《重症医学专业医疗质量控制指标（2015年版）》《2024年国家医疗质量安全改进目标》，把ICU患者收治率和ICU患者收治床日率、急性生理与慢性健康状况评估≥15分患者收治率（入ICU 24小时内）、ICU非计划性气管插管拔管率、ICU气管插管拔管后48小时内再插管率、非计划性转入ICU率、转出ICU后48小时内重返率、ICU呼吸机相关性肺炎发病率、提高中重度急性呼吸窘迫综合征患者俯卧位通气实施率、ICU血管内导管相关性血流感染发生率和ICU导管相关性尿路感染发生率作为ICU医疗质量控制指标进行管理。

2. ICU护理质量控制指标　根据国家卫生健康委员会印发《三级医院评审标准（2020年版）》，把护士与患者比、床位与护士比、不同层级护士配置比、患者意外跌倒率、住院患者约束率、置管患者非计划性拔管率和护理级别占比作为护理专业医疗质量控制指标。

第三节　重症监护室患者的感染控制

ICU院内感染发生率高、病死率高，其特殊的诊疗操作、环境及收治的特殊对象，构成了医院感染的危险因素，是ICU管理的重点。每例感染患者将给医护人员增加大量额外的工作和医疗费用，因此预防ICU患者的感染既是保证医疗安全的关键内容，也是关系到患者能否顺利出科的重要保障。

一、重症监护室患者容易发生感染的原因

（一）患者病情因素

ICU患者大多患有基础疾病，病情复杂，器官功能、营养状况较差，患者自身抵抗力弱，免疫功能低下，导致患者易发生感染。

（二）病原菌因素

危重症患者的感染多由致病力强、对抗生素耐药的体内正常菌群或条件致病菌引起，在患者抵抗力下降和身体防御功能受损时发病，以革兰阴性菌最为多见。大量使用抗菌药物会导致多重耐药菌株繁殖，引起难以控制的感染。常见的多重耐药菌有耐药金黄色葡萄球菌、耐药铜绿假单胞菌、耐药鲍曼不动杆菌、耐碳青霉烯类肠杆菌科细菌，以及对氟康唑耐药的真菌和念球菌等。

（三）环境因素

ICU空间拥挤，多种危重症患者同住一室，成为主要的传染源；环境清洁消毒不到位，各类检查、监测和治疗仪器设备及物品消毒不彻底等都是导致感染的危险因素。

（四）治疗操作因素

侵入性检查和治疗如留置各种导管、机械通气、内镜检查、血液净化等，破坏了机体的天然屏障，为病原微生物入侵创造了条件，很有可能成为外源性感染的通道，也可导致机体正常定植菌群移位，引起内源性感染。医护人员为患者检查或治疗时，也可能增加交叉感染的发生率。药物的副作用如抗酸药、H_2受体阻断药等，使胃液呈碱性，导致细菌发生移位致感染；完全胃肠外营养，可使肠内厌氧菌繁殖活跃而致肠源性感染。

（五）管理因素

缺乏院内感染主动监测机制，对其危害性缺乏认识，缺乏感染预防与控制的常规培训，缺乏探视管理制度等亦可造成感染，甚至暴发流行。

二、控制重症监护室患者感染的对策

（一）ICU布局和设置

ICU整体布局要符合洁污分流，治疗区、辅助用房区和污物处理区要相对独立。每个床单位和床间距设置要符合要求，监护室应尽可能多配备单间病室。

ICU要具备良好的通风、采光条件，安装能独立控制的空气调节净化消毒系统，条件允许最好安装气流方向至上而下的室内空气净化系统。病室的温度控制在24℃±1.5℃，湿度控制在55%～65%。装饰材料要符合ICU要求，不在室内摆放鲜花或盆栽植物。

（二）工作人员管理

ICU要配备工作能力强的的专业医护人员，床位数与医师的比例应为1∶0.8以上，床位数与护士的比例应为1∶3以上。日常尽量避免人员进出，非ICU医护人员进入ICU要戴医用外科口罩、穿隔离衣、穿鞋套、手消毒。医务人员按规定接受培训，掌握院内感染的预防与控制方法。

 知识拓展

ICU医护的感染防护

ICU医护人员要严格无菌操作技术，树立重在预防的理念，做好感染安全防护。

1. 口罩　日常工作应佩戴医用外科口罩，接触高传染性疾病如新型冠状病毒感染患者，应戴N95口罩，并按需及时更换。

2. 工作帽　规范戴帽，必须遮住所有头发。

3. 工作服　保持服装清洁，接触特殊患者，如鲍曼不动杆菌感染或携带者，或处置患者的血液、排泄物或被污染的物品时，应穿隔离衣。

4. 手套　进行无菌操作或接触患者黏膜和破损皮肤时，须戴无菌手套；接触患者引流液、血液、排泄物或被污染的物品时，须戴手套；为不同患者操作时必须更换手套。

（三）医疗护理操作流程管理

在进行各种医疗、护理时要严格执行无菌操作技术，各种引流管应保持通畅，按时评估深静脉置管、导尿管、气管插管等，尽早拔管。根据细菌培养与药物敏感试验结果，合理使用抗生素。做好导管相关性血流感染、导管相关性尿路感染、呼吸机相关性肺炎、多重耐药菌感染的预防和管理。

手消毒和手卫生是阻断ICU感染院内传播、降低感染率的主要措施之一。水龙头采用感应式或脚踏式开关。要重视手消毒和手卫生，接触患者前后、进行清洁或侵入性操作前后，以及接触患者使用过的物品后都必须洗手。

（四）患者的安置与隔离

感染与非感染患者应分开安置，根据感染的传播途径，采取相应的隔离和防治措施。对于空气飞沫传播的感染，如肺结核和新型冠状病毒感染患者，应隔离于负压病室；器官移植等患者，应安放在正压病室；对于耐甲氧西林金黄色葡萄球菌等耐药菌感染者，应放于单独病室，并悬挂标识，若无条件，可以将同类耐药菌感染者集中安置于一处。

（五）环境与物品清洁消毒

规范的环境清洁及消毒是减少院内感染的关键。每日定时通风，保持ICU室内空气流通无异味，按时进行空气培养并记录。空气净化系统的进、出风口，物体表面，地面等均应定时清洁消毒，预防环境感染。所有地面应采用湿式清扫，拖把分区分开使用，有条件时可使用一次性拖布。仪器、设备、病床、台面、桌面应有定期清洁和终末消毒制度，对普通物品的表面用1000mg/L有效氯消毒液擦拭消毒；对多重耐药菌污染的环境表面用2000mg/L有效氯消毒液擦拭消毒。

（六）探视管理

严格管理和限制探视人员出入ICU的时间，探视者如有上呼吸道感染或其他传染性疾病，尽量避免进入。探视者进入ICU前应戴医用外科口罩，穿一次性隔离衣和一次性鞋套。进入ICU前后应消毒双手，探视期间尽量不要触碰患者及床旁设施。

（七）感染监测

常规监测ICU医院感染发生率、感染类型、感染部位构成比、病原微生物种类和耐药状况等，并做好相关记录。积极开展目标性监测，尤其是中心静脉导管、气管插管、导管相关性尿路感染和多重耐药菌感染，对疑似感染患者，要做微生物检验和药物敏感试验。定期对物品表面、医务人员手和空气进行消毒效果监测，以便早期发现院内感染暴发，引流液和分泌物定期做培养。

三、常见重症监护室相关性感染的预防与护理

（一）导管相关性血流感染

导管相关性血流感染（catheter-related bloodstream infection，CRBSI）指患者没有其他明

确的感染源，血管内留置导管期间或去除血管内导管48小时内，出现菌血症，并伴有寒战、发热（＞38℃）、低血压等感染性休克症状。

1. 病因与发病机制　致病菌主要来自留置导管内的细菌或经留置管输入的被细菌污染的液体。主要病原菌是身体表面常驻菌群，以革兰阳性球菌为主，金黄色葡萄球菌、念珠菌及肠杆菌科细菌最常见。CRBSI最常见的感染途径是致病菌经皮肤穿刺部位侵入，并定植于导管内生长繁殖，释放毒素。

2. 临床表现　CRBSI的临床表现特异性不高，患者以不同程度的发热及脓毒症最为常见，若拔管后症状消失则高度提示CRBSI。此外，有的患者可能存在穿刺点周围炎症反应或化脓，有的会出现静脉炎、感染性心内膜炎等表现。

3. 辅助检查

（1）保留导管检查：抗感染治疗分别经留置管与经其他非留置管血管抽血并进行血培养，如果经留置管采出的标本菌落计数是经非留置管血管采出的标本菌落计数的3倍以上，可诊断为CRBSI；或经留置管多次采血培养为同一病菌，且定量计数≥10^2CFU/ml，也提示发生CRBSI。

（2）拔出导管后的检查：取留置管前端5cm进行致病菌培养，定量计数＞15CFU/ml可诊断为CRBSI。

4. 预防与护理

（1）规范化培训：对导管置入和维护的医护人员进行规范化培训和考核，包括血管内导管的使用指征，血管内导管置入和维护的程序，预防CRBSI的措施等。

（2）导管与穿刺部位的选择：尽量选择内径细、管腔少的留置管，尽可能减少输液附加装置，置管时避开关节、静脉瓣、创伤等部位。

（3）置管或更换导管：置管或更换导管时，应建立最大化无菌屏障，严格执行手消毒和无菌技术，包括穿手术衣、戴无菌手套、无菌帽、无菌口罩，患者全身覆盖无菌单，超声探头等设备应使用一次性无菌保护套；中心静脉置管宜首选＞0.5%葡萄糖氯己定乙醇进行皮肤消毒，以穿刺点为中心，消毒至少两遍；输液接头处消毒宜采用消毒棉片用力擦拭接头处横截面及外围5～15秒，待自然晾干方可连接。

（4）导管固定：置管成功后，导管的固定避免使用缝合线固定，可使用无缝线固定装置妥善固定，或使用无菌透明敷料，以无张力方法固定，导管固定不牢引起的导管移动是导致CRBSI的原因之一。

（5）穿刺部位敷料的选择与更换：最好使用便于对穿刺处直接观察的透明、半渗透性聚氨酯敷料覆盖穿刺部位，当敷料出现污染时要及时换药。

（6）输液管理：各种输液器和输液附加装置要按照规定及时更换。连续输液时输液装置要每天更换（输注丙泊酚时，每12小时更换输液器及药液），如被污染应立即撤换。药液配制过程要严格遵守无菌操作。肠内营养液应现用现配，24小时内输注完毕，给药前后要冲洗导管。

（7）导管的日常评估：每班评估穿刺点周围皮肤有无异常情况，评估导管是否通畅；每班评估并记录导管体外部分的长度，以便及时发现移位；根据病情及时移除非必要的中心静脉导管。

（二）导管相关性尿路感染

导管相关性尿路感染（catheter-associated urinary tract infection，CAUTI）指放置导尿管期间或移除导尿管后48小时内发生的尿路感染。

1. 病因与发病机制　致病菌大多数为革兰阴性杆菌，其中以大肠埃希菌最常见。感染途径有两个：一是腔外途径，尿道口前端的细菌在留置导尿管时被带入尿道，从而导致尿路感染；二是腔内途径，导尿管的密闭性损坏或尿液接引袋被污染，致病菌沿管腔内逆行引起感染。

2. 临床表现　大多数患者没有明显的全身感染症状，少数可出现尿路刺激征，个别患者有肾区叩击痛，或伴有低热。

3. 辅助检查　尿路感染分为有临床症状的尿路感染和无临床症状的尿路感染，无临床症状的尿路感染主要由尿常规检查确定诊断。

4. 预防与护理　主要环节是导尿管的管理和尿道口的日常护理。

（1）导尿管的选择：严格把握留置导尿的必要性，根据患者实际情况选择合适导尿管，导尿管留置期间尽量减少对尿道的损伤。

（2）置管与引流装置的管理：置管过程中要严格无菌操作，保持最大的无菌屏障。妥善固定导尿管，严格避免各种并发症的发生。维持留置导尿引流装置的密闭性，当引流装置阻塞、污染、接头（连接）处断开或尿液漏出时，应及时更换。根据患者病情变化，及时拔除导尿管。

（3）集尿袋观察与处理：每班观察引流尿液的性状，及时清空引流袋内的尿液。保持引流通畅，转运患者前应排空其引流袋中的尿液。

（4）尿道口护理：每班要检查留置导尿引流装置的完整性和尿道口周围的情况。保持患者尿道口清洁，用清水或生理盐水清洗尿道口周围。

（三）呼吸机相关性肺炎

呼吸机相关性肺炎（ventilator-associated pneumonia，VAP）指建立人工气道的患者在接受机械通气48小时后或解除人工气道后48小时内出现的肺炎。

1. 病因与发病机制　VAP的致病菌多为多重耐药菌。发病原因主要有两方面：①人工气道破坏了呼吸道完整性，气管插管患者无法进行有效咳嗽和排痰，降低了呼吸道自然防御功能。②病原菌通过内源性和外源性（如吸痰使病原菌以气溶胶等形式进入下呼吸道）两种途径侵入与定植，造成呼吸道感染。

2. 临床表现　主要表现为不典型的肺内感染的症状与体征。

3. 辅助检查

（1）影像学检查：胸部X线摄片显示肺部浸润阴影。

（2）涂片镜检：下呼吸道分泌物中，中性粒细胞计数和上皮细胞计数增多，或两者比值＞2.5∶1。

（3）微生物培养：气道分泌物定量培养耗时较长，不利于VAP的早期诊断与治疗。

（4）感染相关的生物标志物检测：降钙素原和C反应蛋白是临床上最常用的感染相关的生物标志物。其中降钙素原与肺部感染密切相关，可作为VAP患者死亡的重要预测因素。

4. 预防与护理　关键环节是体位护理和人工气道的管理。

（1）体位和排痰：若无禁忌证，应将患者的床头抬高30°～45°，按需协助患者进行物理排痰和改变体位。对预期机械通气时间超过48～72小时的患者，建议采用声门下间歇吸引分泌物，同时要做好气道湿化，避免痰血痂形成。

（2）气囊压力维持：气囊充盈压应定时测量，维持压力在25～30cmH$_2$O。

（3）规范口腔护理：是预防VAP的有效方法。口腔护理时应抬高床头30°～45°，口腔护理前后均应进行声门下和口腔内分泌物吸引。

（4）手卫生和吸痰：及时清除患者气道内分泌物，吸痰时医护人员要严格执行手卫生原则，翻身前、口腔护理后应及时进行口腔吸引。

（5）呼吸机管道管理：①用于收集呼吸机管道中冷凝液的收集杯要位于呼吸机管道最低位置，当冷凝液超过收集杯的1/2容积时应及时清理。②呼吸机外部管道无须定期更换，但有污渍或破损时应立即更换。

（6）制定营养支持方案：早期肠内营养支持有助于预防肠源性感染。

（7）缩短机械通气时间：减少有创通气时间，尽可能选用无创技术进行辅助通气，患者病情允许时要尽早脱机和拔管。

（四）多重耐药菌感染

多重耐药菌（multi-drug resistant organism，MDRO）指对原本敏感的、临床常用的3种或3种以上的抗生素同时出现耐药的细菌，其中对原本敏感的所有药物都耐药的细菌又称为泛耐药菌。

1. 病因与发病机制　最常见的多重耐药菌包括多重耐药鲍曼不动杆菌、耐万古霉素肠球菌、耐碳青霉烯类肠杆菌科细菌，以及对氟康唑耐药的念球菌和真菌等。细菌对抗菌药物的耐药机制比较复杂，主要包括产生抗菌药物灭活酶；药物作用靶位改变；药物到达作用靶位量减少等。院内多重耐药菌主要通过接触传播，也可通过飞沫等途径传播。

2. 临床表现　多重耐药菌引起的常见感染包括医院获得性肺炎、导管相关性尿路感染、腹腔感染、血流感染（包括导管相关性血流感染）、外科手术切口部位感染和皮肤软组织感染等。

3. 辅助检查　采集标本进行实验室检查，可判断是否存在耐药菌感染。常用的检测方法有耐药基因检测、纸片扩散法、稀释法等。

4. 预防与护理　①规范应用抗菌药物：严格掌握抗菌药物的临床应用指征，确诊为细菌性感染者，再应用抗菌药物。②加强多重耐药菌监测和医务人员手卫生：多重耐药菌监测包括日常监测、主动筛查和暴发监测；积极开展多种形式的手卫生宣传与培训，提高医务人员手卫生的依从性；医务人员在接触患者前后、实施操作前后，均应进行手卫生。③严格实施隔离措施：隔离病室内诊疗用品专人专用；医务人员应采取标准预防措施，进入病室要穿隔离衣，严格执行手卫生，接触患者体液、血液、分泌物和排泄物应戴手套。④加强清洁和消毒工作：病室环境遵循先清洁、再消毒原则，即先去除污染物，再清洁与消毒；多重耐药菌感染或定植的患者在治疗护理过程中产生的废物，应按照医疗废物管理相关要求进行处理。

本章小结

思考题

1. 重症监护室收治原则有哪些?

2. 重症监护室患者的转出指征有哪些?

3. 重症监护室患者容易产生感染的原因有哪些?

更多练习

（徐建宁）

第五章　心搏骤停与心肺脑复苏

学习目标

1. 素质目标

（1）具有时间就是生命的急救意识。

（2）具有抢救心搏骤停患者所需的应急应变与团队协作的职业素质。

2. 知识目标

（1）掌握：心搏骤停、心脏性猝死、心肺脑复苏、基础生命支持、高级心血管生命支持的概念。

（2）熟悉：心搏骤停的原因、心搏骤停的心电图表现和临床表现，心肺脑复苏的流程和救护措施。

（3）了解：心搏骤停的病理生理变化。

3. 能力目标

（1）能及时识别心搏骤停患者。

（2）能对心搏骤停患者准确实施基础生命支持技术，能配合团队开展对心搏骤停患者的高级心血管生命支持和心搏骤停后治疗。

案例

【案例导入】

　　李先生，43岁。约15分钟前起床后自觉胸闷不适伴左侧胸痛，5分钟前突然意识丧失，小便失禁。家属即刻呼叫120求救。医护人员到达现场，体格检查：呼之不应，双瞳孔散大、等圆，对光反射消失，颈动脉搏动消失，心音消失，呼吸音消失，生理反射消失。

【请思考】

　　1. 该患者目前处于何种情况?

　　2. 医护人员应采取哪些抢救措施?

【案例分析】

心搏骤停是最危重的临床急症，可立即导致无法逆转的生物学死亡，时间就是生命，应尽早实施高质量的心肺脑复苏，通过呼吸和循环功能的支持，保证脑的血液供应，提高患者存活机会，并改善其复苏后的生存质量。

 知识拓展

关爱生命，"救"在身边

心搏骤停可能发生在任何场所，在院外发生时，如果等待专业救护人员赶到，可能错过最佳救护时间。因此，患者身边第一目击者的施救非常重要。施救过程不可能万无一失，可能会出现救护失败或对患者身体产生损伤等情况（如频繁的胸部按压可能会损伤患者的肋骨）。《中华人民共和国民法典》第一百八十四条规定，因自愿实施紧急救助行为造成受助人损害的，救助人不承担民事责任。有了法律保障，施救者没有后顾之忧，更可安心伸出援手。

《健康中国行动（2019—2030年）》提出，鼓励开展群众性应急救护培训，到2030年将取得急救培训证书的人员比例提高到3%及以上。这个目标的实现需要全社会各方面的共同努力，人人学急救、急救为人人，提高应急救护能力，才能更好地保障人民群众身体健康和生命安全。

第一节　心搏骤停

心搏骤停（sudden cardiac arrest，SCA）指心脏有效射血功能的突然终止，是心脏性猝死的最主要原因。心源性猝死（sudden cardiac death，SCD）指急性症状发作后1小时内发生的以意识突然丧失为特征、由心脏原因引起的死亡。在我国心源性猝死发生率为41.84/10万，女性低于男性。心搏骤停导致意外性非预期猝死，若采取及时有效的复苏措施就能挽救生命。

一、心搏骤停的病因和病理生理

（一）心搏骤停的病因

1. 心源性原因　由心脏本身的病变所致，主要包括如下几种。①冠状动脉粥样硬化性心脏病（冠心病）：是成人猝死的主要原因，约80%心源性猝死是由冠心病及其并发症引起。②心肌病变：如原发性心肌病、急性病毒性心肌炎等。③其他：如先天性心脏病、风湿性心脏病、主动脉疾病、高血压性心脏病、肺动脉栓塞、危险性心律失常也常导致心搏骤停。

2. 非心源性原因　主要包括如下几种。①呼吸停止：如气道异物梗阻、喉水肿、溺水窒息、颅脑损伤、气道损伤、药物性呼吸中枢抑制等均可以引起呼吸停止，最终导致心搏骤停。②严重的体液失调：如高钾血症、低钾血症、高镁血症、高钙血症均可引起心搏骤停。③其他：如严重创伤、各种药物中毒或变态反应、麻醉、手术意外可造成心搏骤停。另外，精神压力、过度疲劳等也有可能造成心搏骤停。

（二）心搏骤停的病理生理

不管何种原因，最后都能间接或直接影响心脏的电活动引起心律失常，或影响心肌的收缩力引起心输出量降低，这是最终导致心搏骤停的病理生理学基础。

严重致病因素作用于心脏致其突然停止搏动，从而导致循环衰竭，因此心搏骤停的病理生理变化是全身组织器官缺血、缺氧，引起组织细胞内多种酶功能失活和线粒体功能障碍，故缺血、缺氧时间过长就会导致不可逆性损伤。

体内组织和器官对缺血、缺氧的耐受能力不尽相同。在正常体温下，对缺血、缺氧耐受程度最差的是中枢神经系统。脑组织对血供和摄氧量的需求很大，尽管其只占体重的2%。在静息时，脑的血液供应量为心输出量的15%，摄氧量占人体总摄氧量的20%，因此在缺血、缺氧时，脑组织最先受到损伤。

脑组织对缺血、缺氧最为敏感，一般在心搏骤停后的几秒钟内，患者就会突然发生意识丧失，或者发生阿-斯综合征，可伴有局部或全身性的抽搐，因为肛门括约肌和尿道括约肌的松弛，患者可同时出现大小便失禁。在心搏骤停后的20～30秒内，由于脑组织中仍有少量含氧血液可短暂刺激呼吸中枢，所以患者可先表现为叹息样或短促痉挛性呼吸，随后停止呼吸。在心搏骤停后的1分钟左右可出现瞳孔散大。在心搏骤停后4～6分钟，脑组织就能发生不可逆性损伤，数分钟后患者可从临床死亡发展到生物学死亡。

二、心搏骤停时常见的心律失常

心搏骤停时常见的心律失常有4种，最常见的是心室颤动或无脉性室性心动过速，其次为无脉性电活动和心脏停搏。

1. 心室颤动（ventricular fibrillation，VF）　简称室颤，约占心搏骤停的80%，心室肌发生快速、紊乱、不协调的连续颤动。心电图表现为QRS波群消失，被形态各异、大小不等的颤动波取代，频率可达200～400次/分，当室颤波粗大且快时复苏成功率较高。

2. 无脉性室性心动过速（pulseless ventricular tachycardia，PVT）　室颤的患者多先有室性心动过速，可表现为单形性或多形性室性心动过速，由于心率过快导致心肌无法有效收缩，因此大动脉没有搏动。

3. 心脏停搏（asystole）　又称心搏停止，是指心脏完全丧失了收缩活动，因此心电图上完全无心室活动波，表现为一条直线或仅见房性P波，其复苏成功率低于室颤。

4. 无脉性电活动（pulseless electrical activity，PEA）　指心脏有持续的电活动，但丧失有效的机械收缩功能。心电图上可表现为不同种类或节律的电活动，心室肌可呈微弱、缓慢、断续的不完全性收缩，但心脏已经丧失排血功能，因此往往摸不到大动脉搏动。

上述四种类型，虽然在心电活动和心脏活动方面各有其特点，但结局都是心脏丧失有效收缩和排血功能，因此心搏骤停时血液循环停止而导致相同的临床表现。

三、心搏骤停的临床表现

心搏骤停患者可发生典型"三联征"：意识突然丧失、大动脉搏动消失和呼吸停止，这也是判断心搏骤停的主要依据。心搏骤停的具体临床表现：①意识突然丧失，可伴有大小便失禁和全身短暂性抽搐，随即全身瘫软。②大动脉搏动消失，心音消失、血压也测不出。③呼吸停止或先呈叹息样呼吸，继而停止。④双侧瞳孔散大、固定。⑤面色苍白或青紫。

对于呼吸先停止或严重缺氧的患者，则表现为意识丧失、进行性发绀、心率逐渐减慢，最后心脏停搏。非心源性病因所致的心搏骤停还可能伴有病因相应的表现。

第二节　心肺脑复苏概述

一、心肺脑复苏的概念

1. **心肺复苏**　心肺复苏（cardiopulmonary resuscitation，CPR）是针对心搏骤停患者所采取的抢救措施，即应用胸外心脏按压形成暂时的人工循环并恢复心脏自主搏动和血液循环，用人工通气代替自主呼吸并恢复自主呼吸，达到促进苏醒和挽救生命的目的。心搏骤停后最早发生脑损伤，它是引起死亡的最常见原因，也直接影响患者的远期预后，所以人们开始关注脑复苏的重要性。

2. **脑复苏**　是心肺功能恢复后，主要针对保护和恢复中枢神经系统功能的治疗，其目的是在心肺复苏的基础上，加强对脑细胞损伤的防治和促进脑功能的恢复，此过程决定患者复苏后的生存质量。

3. **心肺脑复苏**　心肺脑复苏（cardio-pulmonary-cerebral resuscitation，CPCR）是CPR进一步的扩展，包括心、肺和脑三个主要复苏环节，即对心搏骤停患者采取的使其恢复自主循环和自主呼吸，并尽早加强脑细胞损伤防治和促进脑功能恢复的紧急医疗救治措施。

二、心肺脑复苏的程序

完整的CPCR包括3个阶段：基础生命支持（basic life support，BLS）、高级心血管生命支持（advanced cardiovascular life support，ACLS）和心搏骤停后的综合治疗。成功挽救心搏骤停者的生命，需要很多环节紧紧相扣，美国心脏协会于1992年10月正式提出生存链（chain of survival）的概念。成人生存链指对于发生心搏骤停的成年患者采取一系列规范有效的救护措施，并将这些救护措施以环链形式序列连接起来，构成的一个挽救生命的生存链。

《2015美国心脏协会心肺复苏与心血管急救指南》首次将成人生存链分为院内心搏骤停（in-hospital sudden cardiac arrest，IHCA）和院外心搏骤停（out-of-hospital sudden cardiac arrest，OHCA），反映了所在场所可获得的施救者和资源。IHCA包括及早识别与预防、启动应急反应系统、高质量CPR、除颤、心搏骤停恢复自主循环后治疗五个环节，OHCA包括启动应急反应系统、高质量CPR、除颤、高级心肺复苏、心搏骤停恢复自主循环后治疗五个环节。

《2020美国心脏协会心肺复苏与心血管急救指南更新》首次为生存链的5个环节增加了第6个环节"康复"（图5-1）。康复环节的分类依据有如下3种。①针对人群分类：既包括心搏骤停复苏后的患者，也包括参与复苏急救的人员和医务人员。②治疗环境分类：包括出院前的院内康复治疗和出院后的后续康复治疗等。③专业内容分类：包括躯体功能、精神和心理康复。

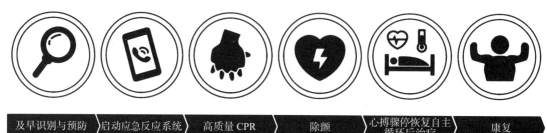

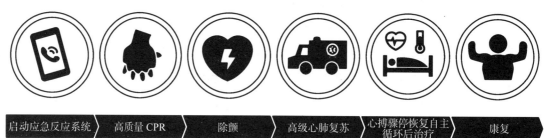

图5-1　成人生存链

 知识拓展

心肺复苏与心血管急救指南

心肺复苏与心血管急救指南［Guidelines for Cardiopulmonary Resuscitation（CPR）and Emergency Cardiovascular Care（ECC）］简称CPR与ECC指南，是基于对复苏文献资料的大量研究，并由多名国际复苏专家和美国心脏协会心血管急救委员会及专业分会进行深入探讨和讨论后编写。按惯例每5年修订一次。目前应用的版本为《2020美国心脏协会心肺复苏与心血管急救指南更新》，在2020版指南的更新中，国际复苏联络委员会（International Liaison Committee on Resuscitation，ILCOR）人员优先选择那些具备充分科学研究或富有争议的主题进行审查，并应用一个高度结构化和可重复性的证据审查系统。

第三节 基础生命支持

一、基础生命支持流程

基础生命支持（basic life support，BLS），又称初级心肺复苏，指采用徒手和/或借助设备来维持心搏骤停患者循环和呼吸的最基本抢救方法。基础生命支持是心搏骤停后抢救的基础，BLS能保证重要脏器的基本血氧供应，因此延长了机体耐受临床死亡的时间，BLS开始越早存活率越高。BLS的基本内容包括快速识别心搏骤停、启动EMSS、早期心肺复苏，基本程序按照CABD的顺序，即胸外心脏按压（compression，C）、开放气道（airway，A）、人工通气（breathing，B）、实施除颤（defibrillation，D）（有条件时）。

二、徒手心肺复苏术

徒手心肺复苏术适用于各种原因所致的心搏骤停，患者按年龄由小到大主要分为如下三类。①婴儿：指小于1岁（不含新生儿）的人群。②儿童：指从1岁到青春期的人群。青春期的体征包括男性的腋下或胸部出现毛发和女性的乳房发育。③成人：指18岁以上的公民。本节主要介绍成人徒手心肺复苏术。

（一）快速判断

在评估环境安全同时做好自我防护的前提下，立即识别和判断心搏骤停。

1. 明确环境安全，检查患者有无反应，并启动应急反应系统

（1）确保环境安全：环视四周，确保现场环境对施救者和患者均安全，若不安全则迅速转移并就近施救。

（2）检查患者有无反应：成人采用"轻拍重唤"的方法，轻拍患者双肩，同时大声呼唤"您还好吗"；如果患者没有反应，则大声呼叫附近人员帮助。对患儿可采用轻拍儿童双肩或婴儿的脚跟并呼喊来判断有无反应。

（3）启动应急反应系统：在院外，可请他人通过手机拨打"120"，同时快速获取自动体外除颤器（automated external defibrillator，AED）；若在院内，应立刻呼叫医护团队，备好除颤器等急救设备与物品。

2. 判断呼吸和脉搏 同时判断呼吸和脉搏，至少5秒，但不超过10秒。

（1）判断呼吸：观察患者胸部是否有起伏，如果患者无呼吸或仅为濒死叹息样呼吸，这是心搏骤停的标志之一。

（2）判断脉搏：对于成人检查颈动脉，方法是并拢一只手的示指和中指，从患者的气管正中部位（男性可先触到喉结）向旁边滑动2～3cm，在气管与胸锁乳突肌之间的凹陷处能触摸到颈动脉搏动。若患者无正常呼吸但脉搏存在，则立即提供急救呼吸，每6秒给予一次人工通气（10次/分），但需每2分钟检查一次颈动脉搏动，如果感觉不到脉搏，则立即开始高质量心肺复苏。注意事项：①不要同时触摸两侧颈动脉，防止造成头部供血中断。②严禁触摸颈动脉时力度过大，以免颈动脉受压反而加重循环不畅。③切忌压迫气管，防止加重呼

吸道阻塞。④对于婴儿可触摸肱动脉搏动，对于儿童则可触摸颈动脉或者股动脉搏动。

（二）胸外心脏按压

没有受过培训的非专业施救者可以进行单纯胸外心脏按压。胸外心脏按压的重要意义在于能尽快提供循环支持，高质量的胸外心脏按压能够产生 60 ～ 80mmHg 的收缩期动脉峰压，从而为脑和心脏输送少量但极为重要的氧气和营养物质。按压时采取复苏体位，将患者仰卧于坚实的平面上，头部位置低于心脏以利于血液流向头部；如果患者俯卧位，用一手托住其颈部，另一手扶住其肩部，使患者沿其躯体纵轴整体同步翻转成仰卧位，避免躯干扭曲，双上肢置于躯干两侧，解开衣扣和腰带。

1. 胸外心脏按压的部位　对于成人和儿童，正确的按压部位在胸部正中，胸骨的中下 1/3 处，男性可简化为两乳头连线的中点；对于婴儿，正确的按压部位是两乳头连线中点下一指处，禁忌按压胸骨末端。

2. 胸外心脏按压的姿势　施救者先将一只手的掌根部放于胸骨按压部位，然后将另外一只手平行叠加其上，两手手指交叉紧紧相扣并翘起，确保掌根部横轴与胸骨长轴方向一致，并注意手掌根部在胸骨上施力，防止肋骨骨折的发生。按压时稍前倾身体，双肩位于患者胸骨正上方，上肢呈一条直线，支点为髋关节，借助上半身的力量垂直向下用力按压。对于儿童，多可使用 1 或 2 只手的掌根按压胸部；对于婴儿可用两个手指按压。

3. 按压的频率和深度　成人按压频率为 100 ～ 120 次/分（相当于 30 次按压在 15 ～ 18 秒内完成），胸骨下陷深度 5 ～ 6cm。婴儿和儿童的按压频率与成人一致，均为 100 ～ 120 次/分，按压深度至少达到胸廓前后径的 1/3，婴儿约 4cm 而儿童约 5cm。

4. 按压和放松时间　按压和放松的时间大致相等，二者之比通常约为 1∶1，保证每次按压后胸廓完全回弹，造成的胸内负压使静脉回流到心脏的血流增加。所以按压放松时，手掌根部既不要离开胸壁，也不要倚靠在患者胸壁上，避免施加任何压力。

5. 尽量减少胸外心脏按压中断　不仅要减少按压中断的次数，还要尽量缩短每次中断的时间，或者尽量将中断控制在 10 秒以内。有两个或多个施救者时，为保证高质量的胸外心脏按压，应该每 2 分钟互换按压和通气的人员，防止按压者疲劳和按压质量下降。换人操作时间应控制在 5 秒内完成。

 知识拓展

按压分数

2015 年心肺复苏指南新增加了"按压分数（chest compression fraction，CCF）"以量化判断按压中断。CCF 是指胸外心脏按压在整个心肺复苏中所占的比例，CCF = 胸部按压时间/心肺复苏时间 ×100%，心肺复苏的时间应该是从开始急救，一直到急救结束或自主循环恢复（return of spontaneous circulation，ROSC）的时间。低 CCF 值与预后不良直接相关。目前指南推荐 CCF 理想目标为 80%，至少达到 60%。影响 CCF 的因素有：人员更换、建立高级人工气道、电除颤前后、自主循环恢复（ROSC）识别等。

（三）开放气道

心搏骤停后全身肌肉松弛，可导致舌根后坠阻塞气道。有效呼吸的前提是开放患者气道。常用的开放气道的人工手法有仰头抬颏法和双手托颌法（见第二章第四节），若无头部或颈部损伤采用仰头抬颏法，若有损伤采用双手托颌法以尽量减少颈部和脊椎移动。在开放气道前还应注意清除患者口腔、鼻腔的异物和分泌物，如果有义齿应取下，以防义齿脱落阻塞气道。

（四）人工通气

成人在每30次胸外心脏按压结束后，应立即给予2次人工通气，每次通气应持续1秒。人工通气的作用是维持足够的氧合并充分排出二氧化碳。人工通气可采用口对口、口对面罩、球囊面罩等方法。

1. 口对口人工通气　开放气道后，施救者用按在患者前额一手的拇指与示指将其鼻孔捏闭，同时用口唇将患者的口完全罩住（对于婴幼儿可以将口鼻一块包住，不能漏气），实施缓慢人工通气。施救者不需要深吸气，正常吸气即可。吹气完毕，施救者的口唇应迅速脱离患者口部，同时放松捏闭患者鼻部的手指，让患者胸廓依其弹性回缩使气体从鼻孔呼出。

2. 口对面罩通气　施救者位于患者身体一侧，将一只手的示指和拇指置于面罩的两侧边缘，将另一只手的拇指置于面罩的下缘来固定、封闭好面罩，其他四指放于下颌骨边缘，上提下颌以起到开放气道的目的。施教者通过面罩吹气使患者胸廓抬起，随后将面罩脱离口部，使患者的气体呼出。通常对未建立人工气道的成人，推荐的潮气量为500～600ml。使用面罩进行人工呼吸时，由于和患者的分泌物无接触，可以最大限度地保护施救者的人身安全。

3. 球囊面罩通气　以上口对口或口对面罩通气仅为临时性的抢救措施，当有2名及以上施救者时，可采用球囊面罩进行通气（见第二章第四节）。简易球囊面罩装置是用于紧急通气的主要工具，它是最简单而快捷的提供正压通气的方法，通常通过挤压1L成人球囊的1/2～2/3量或者是2L成人球囊的1/3量就能获得满意的潮气量。

对于成人，不管是单人还是双人施救，通常均采用30∶2的按压/通气比。而对于儿童和婴儿，单人施救时通常采用30∶2的按压/通气比，当有双人施救时则采用15∶2的按压/通气比，这是因为儿童和婴儿的心搏骤停大多是由呼吸因素所致。持续完成5个循环或2分钟后对患者进行评估，检查患者的颈动脉搏动和呼吸，如没有恢复则继续按压。

（五）心肺复苏效果的判断

判断心肺复苏是否有效，需注意观察以下内容。

1. 神志　复苏有效时患者可有眼球活动，对光反射与睫毛反射出现，甚至手脚都开始抽动，肌张力也增加，发出呻吟等表现。

2. 大动脉搏动　若每按压一次可以产生一次大动脉搏动，说明按压有效；若停止按压，大动脉搏动亦随之消失，则应继续实施胸外心脏按压；若按压停止后，大动脉搏动依然存在，表明患者的自主循环已然恢复。

3. 自主呼吸　如果复苏有效，自主呼吸亦可能恢复。

4. 瞳孔　复苏有效时，可见瞳孔由大变小，同时出现对光反射。若瞳孔由小变大、固定，则说明复苏无效。

5. 面色及口唇　若患者的面色和口唇由发绀转为红润，说明复苏有效，若转为灰白色，说明复苏无效。

三、除颤术

心室颤动或无脉性室性心动过速，是心搏骤停时最常见的心律失常的类型，而除颤是终止心室颤动和无脉性室性心动过速最快速而有效的方法。除颤的机制是利用高能量的脉冲电流，促使大部分甚至是全部心肌细胞在短时间内瞬间同时除极，抑制异位兴奋性，从而让具有最高自律性的窦房结发放冲动，最终恢复窦性心律。除颤设备有两种：适合院外非专业人员使用的AED，以及适合院内专业人员使用的医用除颤器。

 知识拓展

"救命神器" AED

AED是一种便携式医疗设备，全称是自动体外除颤器，是一种配置在公共场所、专为心搏骤停患者现场急救设计的除颤设备。突出的特点是"自动化"而易于操作，当患者的心律经AED内置电脑分析和确定可进行电击治疗时，按照AED的语音提示和屏幕显示操作即可。

尽早除颤能够显著提高复苏成功率，如果条件具备应该联合应用CPR和除颤设备。除颤具有时间效应，通常每延迟除颤1分钟，复苏成功率就会下降7% ～ 10%。对于院外心搏骤停者，施救者应快速胸外心脏按压进行心肺复苏，并争取在3 ～ 5分钟内使用AED急救。对于院内心搏骤停者，从心室颤动到除颤电击的时间不应超过3分钟，注意在等待除颤仪过程中应该持续进行心肺复苏。本节主要阐述医用除颤仪的使用。

（一）适应证

除颤的主要适应证包括心室扑动、心室颤动或无脉性室性心动过速者。

（二）操作方法

1. 物品准备　主要包括除颤仪和导电糊（或者4 ～ 6层生理盐水纱布），抢救物品备好简易呼吸器、急救药品等。

2. 患者准备　患者去枕平卧位，充分暴露胸部（必要时擦汗、剃毛）；去除患者身上的金属及导电的物质；询问患者有无安装起搏器。

3. 操作步骤

（1）评估：①确定心电情况是否符号电除颤适应证。②呼救并记录开始抢救的时间。

（2）开机并选择除颤模式和能量：选择非同步除颤模式，对于成人，若为单相波选择能量为360J，若为双相波选择能量为120 ～ 200J，或根据厂家推荐选择。对于儿童和婴儿，除颤首次选择能量2J/kg，第二次可增加至4J/kg，后续能量的选择应该≥4J/kg，最高为10J/kg

或成人的能量。

（3）准备电极板：在电极板上涂以专用的导电糊，或者将电极板垫以生理盐水湿纱布（通常4～6层）。

（4）正确放置电极板：具体如下。①前－侧位：该法更为常用，因迅速、便利而适用于紧急情况。用左手持STERNUM电极板放置于患者的心底部，即胸骨右缘锁骨下或者第2～3肋间，右手持APEX电极板放置于心尖部即左乳头的外下方或者左腋前线第5肋间。②前－后位：将STERNUM电极板放置于患者左/右背部的肩胛下区，而将APEX电极板放置在左侧心前区的标准位置，该法适用于电极贴片。两个电极板应充分地接触皮肤并稍微加压，通常压力约为5kg。

（5）再次评估心电示波并充电：按下控制面板上或除颤电极上的"充电"按钮，将其充电至所选择的能量。

（6）放电：在放电前，务必确保周围人和操作者均没有间接或直接与病床或患者接触，在确保安全后才能电击，方法是操作者用两手的拇指同时按压电极板的"放电"按钮实施电击。

（7）立即进行胸外心脏按压并且观察除颤的效果：通常大多数患者在除颤后会有数秒钟的非灌流心律，故需立刻实施5个循环的高质量胸外心脏按压，帮助维持循环，增加组织灌注；观察心电示波了解除颤效果，必要时再次准备除颤。

4.　除颤后处理　①关机并清洁好电极板，注意更换电极板外覆盖的纱布，给除颤器充电以备用。②要擦干患者胸壁的导电糊或生理盐水，整理床单位。③留存并标记除颤时自动描记的心电图纸。

（三）注意事项

1.　除颤前准备　除颤前应确认患者身上无金属物品，并详细检查器械和设备。在检查仪器性能时，禁忌电极板对空放电或两电极板面对面放电。

2.　正确选择除颤方式　除颤前要识别心电图类型，如患者心电监护显示为细颤，应该首先实施胸外心脏按压、氧疗及药物等急救处理，促使细颤转化为粗颤之后再行电除颤，以提高除颤成功率。

3.　导电糊　导电糊一定要均匀涂抹，禁忌用耦合剂替代导电糊。另外，两块电极板之间的距离应超过10cm。

4.　电极板　①放置电极板的部位要准确。对带有植入性起搏器的患者，应注意避开起搏器部位至少10cm。②除颤时不要直接将电极板放置在监护仪贴片、治疗性贴片、导联线的上面。③患者皮肤应该与电极板密切接触，为防止灼伤，两电极板之间的皮肤应保持干燥状态。

5.　防触电　放电前任何人不得接触患者、病床及与患者接触的物品，注意安全以免触电。

6.　电击损伤　电击除颤后局部皮肤可有轻度红斑、疼痛，有的可出现肌肉痛，一般在3～5天后可以自行缓解。

第四节　高级心血管生命支持

一、高级心血管生命支持流程

高级心血管生命支持是在基础生命支持的基础上，通过应用辅助设备、特殊技术和药物等更有效的呼吸、循环支持措施，以恢复自主循环或维持循环和呼吸功能的进一步支持治疗。具体支持治疗的流程见图5-2，该图来源于《2020美国心脏协会心肺复苏与心血管急救指南更新》相关内容，它展示了针对最初对BLS干预无反应且无脉搏的患者所实施的高级心血管生命支持的流程，包括心搏骤停的2个治疗路径即左侧的可除颤心律（心室颤动/无脉性室性心动过速）路径、右侧的不可除颤心律（心脏停搏/无脉性电活动）路径，二者之间也可能发生互相切换。高级心血管生命支持治疗策略就是在持续CPR的基础上，每2分钟分析一次心律，根据结果选择除颤或不除颤，并适时给予气道管理、呼吸支持、急救药物和可逆性病因的分析和治疗，直到患者恢复自主循环或停止复苏。综上，ACLS可归纳为高级的ABCD：气道管理（airway，A）；呼吸管理（breathing，B）；循环支持（circulation，C）；寻找心搏骤停原因（differential diagnosis，D）。

二、气道管理

1. 基础气道管理　对于存在舌体或上呼吸道肌肉松弛引起气道梗阻的心搏骤停患者，如果仰头抬颏法或双手托颌法无法提供并保持气道通畅，可使用口咽通气管或鼻咽通气管保持气道开放（详见第二章第四节）。

2. 高级气道管理　如果患者没有自主呼吸，球囊面罩通气装置不能提供足够的通气时，气管插管是建立人工气道的主要手段；没有条件做气管插管时，喉罩、喉管、食管-气管联合导管可作为替代选择（详见第二章第四节）。

三、呼吸管理

（一）人工通气

心肺复苏时，可采用球囊面罩通气或机械通气。在未置入高级气道之前，按压与通气比为30∶2；在置入高级气道之后，应按指南推荐频率（成人每6秒给予一次通气，10次/分；儿童和婴儿每2～3秒给予一次通气,20～30次/分），同时持续进行不间断的胸外心脏按压。

（二）给氧

对心搏骤停的患者，有条件时应给予高浓度的氧治疗（$FiO_2 = 100\%$）。当患者自主循环恢复后，可以结合动脉血气分析的情况来调节氧浓度，将血氧饱和度维持在92%～98%，注意防止体内氧过剩。

四、循环支持

心电监护并给予除颤/电复律、监测CPR质量、建立液体通道和使用药物，并积极对因治疗。

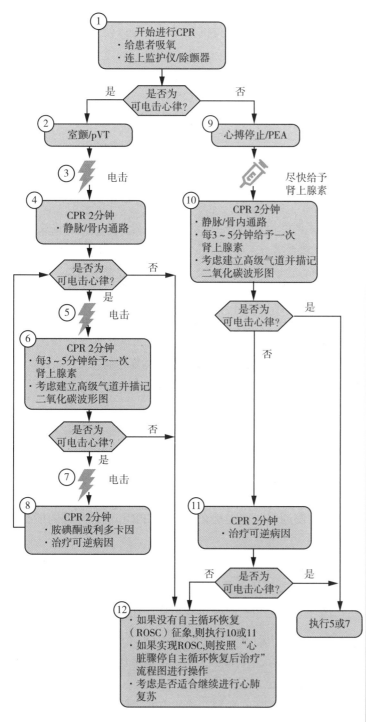

① 开始进行CPR
- 给患者吸氧
- 连上监护仪/除颤器

是否为可电击心律?　是／否

② 室颤/pVT

③ 电击

④ CPR 2分钟
- 静脉/骨内通路

是否为可电击心律?　否／是

⑤ 电击

⑥ CPR 2分钟
- 每3～5分钟给予一次肾上腺素
- 考虑建立高级气道并描记二氧化碳波形图

是否为可电击心律?　否／是

⑦ 电击

⑧ CPR 2分钟
- 胺碘酮或利多卡因
- 治疗可逆病因

⑨ 心搏停止/PEA

尽快给予肾上腺素

⑩ CPR 2分钟
- 静脉/骨内通路
- 每3～5分钟给予一次肾上腺素
- 考虑建立高级气道并描记二氧化碳波形图

是否为可电击心律?　是／否

⑪ CPR 2分钟
- 治疗可逆病因

是否为可电击心律?　否／是

⑫
- 如果没有自主循环恢复（ROSC）征象,则执行10或11
- 如果实现ROSC,则按照"心脏骤停自主循环恢复后治疗"流程图进行操作
- 考虑是否适合继续进行心肺复苏

执行5或7

CPR质量
- 用力（按压深度至少为2英寸［5厘米］）并快速（100～120次/分）按压,并使胸廓完全回弹。
- 尽量减少胸外按压过程中断。
- 避免过度通气。
- 每2分钟轮换一次按压员,如感觉疲劳可提前轮换。
- 如果没有高级气道,应采用30∶2的按压/通气比率。
- 二氧化碳波形图定量分析
  - 如果PETCO$_2$偏低或下降,则重新评估CPR质量。

除颤的电击能量
- 双相波：制造商建议能量（例如,初始能量剂量为120～200J）；如果未知,请使用允许的最大剂量。第二次和随后的能量应相当,而且可考虑使用更高能量。
- 单相波：360J。

药物治疗
- 肾上腺素静脉/骨内注射剂量：每3～5分钟1mg。
- 胺碘酮静脉/骨内注射剂量：
  首次剂量：300mg,推注。
  第二剂：150mg。
  或
  利多卡因静脉/骨内注射剂量：
  首次剂量：1.0～1.5mg/kg。
  第二剂：0.5～0.75mg/kg。

高级气道
- 气管插管或声门上高级气道。
- 通过描记二氧化碳波形图或二氧化碳测定,确认并监测气管插管的放置。
- 置入高级气道后,每6秒进行1次通气（10次/分）,并持续进行胸外按压。

心脏骤停后自主循环恢复（ROSC）
- 脉搏和血压。
- PETCO$_2$突然持续升高（通常≥40mmHg）。
- 动脉内监测到的自发性动脉压力波。

可逆病因
- 低血容量（Hypovolemia）
- 缺氧（Hypoxia）
- 氢离子（Hydrogenion）（酸中毒）
- 低钾血症/高钾血症（Hypo-/hyperkalemia）
- 低体温（Hypothermia）
- 张力性气胸（Tension pneumothorax）
- 心包填塞（Tamponade）
- 毒素（Toxins）
- 血栓形成（Thrombosis）,肺部
- 血栓形成（Thrombosis）,冠状动脉

图5-2　成人心搏骤停流程图

（一）心电和CPR质量监测

心肺复苏时，应对患者持续进行心电监测，以便迅速发现、准确识别、快速处理心律失常，如心室颤动时，立即给予除颤等急救措施；在有条件的情况下，可以使用呼气末二氧化碳分压（PetCO$_2$）或动脉血压等生理参数来更好地监测和优化心肺复苏的质量，按压目标是使PetCO$_2$至少达到10mmHg，理想情况下为20mmHg或更高；使动脉内舒张压最好能大于20mmHg。

 知识拓展

呼气末二氧化碳分压在心肺复苏中的价值

呼气末二氧化碳分压是呼气结束时呼出的气体中CO$_2$压力的测量值。指南建议气管插管后开展持续定量的呼气末二氧化碳分压监测，该指标不仅有助于确认气管导管是否正确置入，而且可以客观监测心肺复苏的质量以及患者是否恢复自主循环。由于血液中CO$_2$必须通过肺循环才能被呼出，所以气管插管置入位置错误时，将无法观测到CO$_2$波形图；呼气末二氧化碳分压与冠状动脉灌注压、脑灌注压变化成正相关，若呼气末二氧化碳分压持续低于10mmHg，则表明不可能出现自主循环恢复或预后不良，应尝试改善胸外心脏按压和血管加压药物治疗，以提高心肺复苏的质量；若呼气末二氧化碳分压突然升至35～40mmHg的正常值，则可将其视作自主循环恢复的一个指标。

（二）建立给药途径

对心搏骤停患者应快速建立静脉或骨髓通路，前提是在不中断CPR和快速除颤的情况下进行。

1. 静脉通路（intravenous，IV）　首选的是静脉通路给药，在有条件时建立中心静脉通路。对已经建立了中心静脉通路者，应优先选择中心静脉给药，这是因为与外周静脉相比，中心静脉给药的药物峰浓度会更高，循环时间更短，起效也能更快。如无中心静脉通路，则可以首选建立外周静脉通路，肘前静脉常被选用（如贵要静脉或肘正中静脉），尽量不要选用下肢或手部的静脉。通常药物从外周静脉到达心脏需要1～2分钟，在药物静脉注射后可以再推注20ml的液体，这样更有利于药物快速进入中心循环。

2. 骨髓通路（intraosseous，IO）　静脉通路虽然为首选的方式，但如果建立静脉通路很困难，那么选择骨髓通路也是较为合理的。其给药效果相当于中心静脉通路，这是因为骨髓腔里有不塌陷的血管丛。另外可进行从骨髓通路给药、液体复苏和血液标本采集等操作。

3. 气管内给药（endotracheal，ET）　在无法建立静脉或骨髓通路的时候，可经气管插管将药物注入气管。注意剂量是静脉给药的2.0～2.5倍，先将药物用5～10ml注射用水或生理盐水稀释，然后再将药物直接注入到气管，最后连接正压通气，使药物尽快弥散到两侧支气管。使用注射用水稀释肾上腺素和利多卡因比应用生理盐水稀释更好吸收。能经气管给药的常用药物有阿托品、利多卡因、肾上腺素和血管升压素等，不能通过气管内给药的有地西泮、碳酸氢钠、去甲肾上腺素等。

（三）复苏常用药物

如果心电监测为不可除颤心律，应该持续心肺复苏，并且尽快静脉推注肾上腺素；如果为可除颤心律，在静脉推注1～2次肾上腺素并且除颤后仍然无效时，可考虑经静脉给予胺碘酮；如果患者有较为严重的代谢性酸中毒或高钾血症，可经静脉用碳酸氢钠予以治疗和纠正。

1. 肾上腺素（epinephrine）　是心肺复苏的首选药物，肾上腺素是α、β受体激动药，能收缩血管升高血压，增加冠脉及脑血流量，增强心肌收缩力，还能增加心肌自律性和提高除颤成功率等。在心搏骤停几分钟后给予肾上腺素可以增加自主循环恢复的概率、存活出院率和神经功能完好存活率。肾上腺素的用法是1mg经静脉或骨髓通路推注，每3～5分钟一次。如果无法经静脉或骨髓通路给药，也可采用气管内给药，建议剂量为2.0～2.5mg。

2. 胺碘酮（amiodarone）　胺碘酮属于Ⅲ类抗心律失常药，它能够影响钠、钾和钙通道的合成，具有阻滞α、β肾上腺素受体的作用。在给予患者2～3次除颤加CPR并用肾上腺素之后无效，仍然是心室颤动或无脉性室性心动过速时，应考虑给予胺碘酮治疗。胺碘酮的用法是首次剂量300mg，静脉或骨髓通路推注。如无效，可隔一个周期（给予肾上腺素）再给予150mg推注。

3. 利多卡因（lidocaine）　在无胺碘酮时，利多卡因可用来替代胺碘酮。利多卡因可降低心室肌传导纤维的兴奋性和自律性，相对地延长心室有效不应期，提高心室颤动阈值。利多卡因用法是首次剂量为1.0～1.5mg/kg，静脉或骨髓通路推注，之后每间隔5～10分钟再推注0.50～0.75mg/kg，最大剂量不超过3mg/kg。

4. 镁剂（magnesium）　用于尖端扭转型室性心动过速的防治，不建议心搏骤停时常规使用。对于尖端扭转型室性心动过速应该立刻给予高能量的电击治疗，硫酸镁仅为辅助药物，如果心搏骤停与尖端扭转型室性心动过速有关，则可以将1～2g硫酸镁溶于10ml的5%葡萄糖溶液，缓慢（5～20分钟）静脉注射。后续可将1～2g硫酸镁溶于50～100ml的5%葡萄糖溶液中，缓慢静脉滴注。

5. 碳酸氢钠（sodium bicarbonate）　复苏初期（15～20分钟内）产生的代谢性酸中毒，不应过分积极补充碳酸氢钠，因为此期的代谢性酸中毒多是低血流条件下组织中的CO_2弥散障碍所致，所以通过改善通气恢复自主循环常可得到改善。心搏骤停或复苏时间过长，以及高钾血症、三环类或苯巴比妥类药物过量的情况下，使用碳酸氢盐会有显著的效果。碳酸氢钠用法是初始剂量1mmol/kg（如为5%的溶液，1ml＝0.6mmol）静脉滴注，为防止碱中毒应依据血气分析的结果调整剂量。

五、寻找心搏骤停原因

在救治心搏骤停患者时，应积极探寻引起心搏骤停的病因，从而及时对可逆性病因（5H5T）采取相应的救治措施。5H是指低氧血症（hypoxia）、低血容量（hypovolemia）、氢离子（hydrogen ion）（酸中毒）、低钾血症/高钾血症（hypokalemia/hyperkalemia）和低温

（hypothermia）。5T是指张力性气胸（tension pneumothorax）、心脏压塞（cardiac tamponade）、毒素（toxins）、肺动脉血栓形成（pulmonary artery thrombosis）和冠状动脉血栓形成（coronary artery thrombosis）。

病因明确后应立即有效治疗，必要时立即启动多学科团队。对于心脏压塞、张力性气胸，建议立即心包及胸腔穿刺闭式引流；血性心脏压塞急性出血会出现血块压塞，穿刺引流效果不佳，建议心包开窗。严重水、电解质代谢紊乱和酸碱平衡失调者给予补液、纠酸、调整电解质。中毒患者给予特效解毒剂及血液净化治疗。如果循环、氧合难以维持，可在体外膜肺氧合（extracorporeal membrane oxygenation，ECMO）支持下快速诊断并去除可逆病因。

第五节　心搏骤停后治疗

大部分心搏骤停患者的死亡发生在心搏骤停后24小时内，一旦患者自主循环恢复（return of spontaneous circulation，ROSC），应立刻实施心搏骤停后的系统性综合治疗，从而防止心搏骤停再次发生，以及提高其入院后长期生存的机会。

由于患者病情极重，器官功能变化大而迅速，应根据医院条件实施常规监测、高级血流动力学监测、中枢神经功能监测（推荐应用多模态神经功能评估策略），以便及时高质量地监测、综合评估病情，为及时调整救治方案提供依据。成人心搏骤停自主循环恢复后治疗流程见图5-3，该图来源于《2020美国心脏协会心肺复苏与心血管急救指南更新》相关内容，分为如下两个阶段。

一、初始稳定阶段

在ROSC后的阶段，复苏是持续进行的，早期治疗的目标是优化全身灌注，恢复代谢平衡，支持器官系统功能，突出生命支持。可遵循以下步骤实施救治，有条件的可以同时进行。

1. 气道管理　应尽快置入气管插管，并通过描记二氧化碳波形图或测定二氧化碳，确认并监测气管插管的位置。

2. 管理呼吸参数　呼吸机机械通气采用肺保护性通气策略。置入气管插管后，初始通气频率为10次/分；调整通气和吸入氧浓度（FiO₂），使得血氧饱和度（SpO₂）达到92%～98%；持续调整通气，直到二氧化碳分压（PaCO₂）为35～40mmHg。在保证氧供的前提下，尽量减少呼吸机对循环的影响。

3. 管理血流动力学参数　患者早期循环常极不稳定，处于严重休克状态。稳定循环、纠正氧供氧耗异常、纠正严重的内环境紊乱、防止心脏再次停搏。及时给予晶体液和/或血管升压药或强心药，使患者目标血压达到收缩压＞90mmHg或平均动脉压＞65mmHg。

二、持续管理及其他紧急措施

心搏骤停多为心源性原因导致，必要时紧急心脏介入治疗以纠正和改善急性心肌缺血和心功能异常；采取措施进行脑保护降低继发性脑损伤，促进存活和神经功能恢复；加强器官功能监测和支持降低多器官损伤的风险。

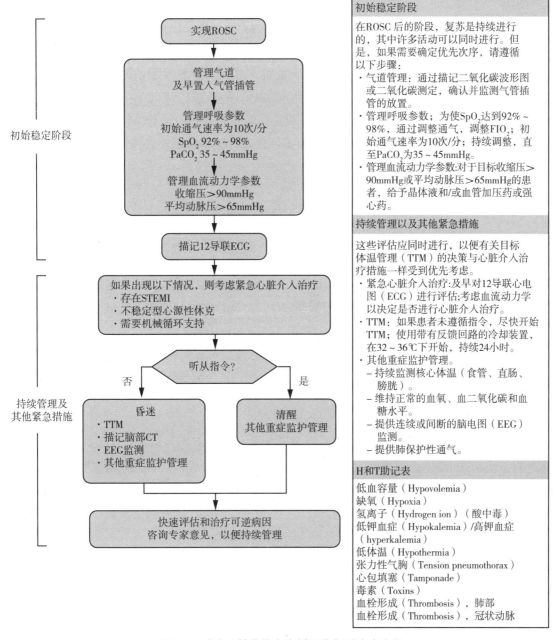

图5-3 成人心搏骤停自主循环恢复后治疗流程

（一）紧急心脏介入治疗

及早对患者描记12导联心电图并结合血流动力学指标决定是否进行心脏介入治疗。如果心电图显示ST段抬高型心肌梗死（ST segment elevation myocardial infarction，STEMI），血流动力学指标提示不稳定性心源性休克，或需要机械循环支持，则考虑紧急心脏介入治疗。

（二）脑复苏

心搏骤停后中枢神经系统损害是最常见且最严重的问题。心搏骤停后脑损伤的临床表现可有抽搐、肌阵挛、昏迷，以及各种程度的认知功能障碍，甚至是脑死亡。脑复苏是心肺复苏的目的，是防治脑缺血缺氧、减轻脑水肿、保护脑细胞、恢复脑功能到心搏骤停前水平的综合措施。

1. **目标温度管理**　如果患者不遵循指令、陷入昏迷，应尽快开始目标温度管理（targeted temperature management，TTM）。在TTM时可以将核心体温维持在33～36℃中的某一恒定温度。目标温度达到后温度管理需要至少维持24小时。注意复温的速度需维持在每小时0.25℃直至正常体温，另外为避免体温反弹，复温后应继续控制核心体温在37.5℃以下持续至少72小时。在TTM后，还应注意积极预防昏迷患者的发热。没有条件的医疗机构可用冰袋、冰帽等替代。为可靠起见，应在正常体温恢复72小时后执行神经预测，并结合多种患者评估模式来进行预后的判断。

2. **防治脑水肿和脑缺氧**

（1）脱水：可以应用渗透性利尿药配合TTM，来降低颅内压和减轻脑组织水肿，从而促进脑功能恢复。另外，在脱水治疗时，还应注意防止过度脱水，以免导致血容量不足和血压不稳。

（2）高压氧（hyperbaric oxygen，HBO）治疗：能够增加血氧含量及其弥散功能，有利于提高脑组织氧分压，改善脑缺氧并降低颅内压。有条件者尽早实施高压氧治疗有助于改善神经功能预后。

（3）促进早期脑血流灌注：在心搏骤停患者的救治中，应该保持收缩压达到90mmHg，平均动脉压达到65mmHg。如果发生低血压，应立即纠正，以保证良好的脑灌注。

（三）脑复苏的结果

因患者脑缺血、缺氧的程度不同，经复苏抢救后可能有四种结果：①最好的结果是意识和自主活动完全恢复。②虽然意识恢复，但患者遗有精神异常、智力减退或肢体功能障碍等。③去皮质综合征，亦称"植物人"状态，即患者没有意识活动，但呼吸和脑干功能仍保留。④脑死亡，全部脑组织（包括脑干）发生不可逆性损害。所有接受复苏治疗但继而死亡或脑死亡的心搏骤停患者都可被评估为可能的器官捐献者。

（四）加强监护并防治多器官功能障碍

1. **防治急性肾损伤**　患者若出现少尿、无尿的急性肾衰竭临床表现，应及时扩容、利尿或血液净化干预，早期血流动力学的优化，将平均动脉压升高到65mmHg，以保护肾脏功能。

2. **防治感染**　对有肺部或其他部位感染的患者尽早进行预防性、经验性抗感染治疗，使用抗菌药物前留取细菌培养等病原学检查所需标本，在明确致病菌后进行针对治疗。

3. **防治急性胃肠损伤**　心搏骤停后患者易出现急性胃肠损伤（acute gastrointestinal injury，AGI），应尽早实施最低剂量肠内营养（enteral nutrition，EN），在密切观察下逐渐增加剂量至足够剂量的肠内营养。不能采用肠内营养时，可给予肠外营养补充能量。早期使用质子泵抑制药防治急性胃黏膜病变，推荐应用时间3～7天。

4. **其他重症监护管理**　包括：①持续监测核心体温。②维持正常的血氧、血二氧化碳和血糖水平。③脑电图（electroencephalogram，EEG）监测并描记脑部CT。④提供肺保护性通气。

心搏骤停患者在生命体征稳定后宜尽早在床上、床旁进行运动、心理、心肺和认知障碍方面的多模态康复评估和治疗。患者在初次住院后往往需要经过较长的康复期，该过程应从初次住院期间开始，并且根据患者的需要持续进行。总之医护人员在康复期间提供支持，从而确保其获得最佳生理、认知和情感健康，以及恢复社会或角色功能。

 知识拓展　　●　●　●

考虑实施超长时限CPR的情况

1. 心搏骤停的发生具有特殊的病因，如淹溺、低温、强光损伤、药物中毒。

2. 患者为特殊的群体，尤其是5岁以下儿童终止CPR时需特别谨慎，因为小儿对损伤的耐受力较成人强，即使神经系统检查已经出现无反应状态，某些重要的脑功能仍可恢复。

3. 心搏骤停发生在手术室内麻醉状态等特殊条件下时实施CPR、心搏骤停患者一直使用机械复苏装置保持高质的CPR或进行体外膜肺氧合CPR（ECPR）。

本章小结

思考题

1. 心搏骤停的临床表现有哪些？

2. 成人高质量胸外心脏按压的关键要点有哪些？

3. 脑复苏的结果有哪四种？

更多练习

（李　红）

第六章 急性中毒

教学课件

学习目标

1. 素质目标

（1）具有时间就是生命的急救意识。

（2）具有抢救急性中毒患者所需的应急应变与团队协作的职业素质。

2. 知识目标

（1）掌握：中毒、急性中毒的概念，常见毒物急性中毒的救治与护理，有机磷杀虫药中毒、百草枯中毒与急性一氧化碳中毒患者的临床表现、救治与护理。

（2）熟悉：急性酒精中毒、虫蛇咬螫伤中毒与药物滥用患者的临床表现、救治与护理。

（3）了解：毒物的体内过程与中毒机制。

3. 能力目标

（1）能快速识别并配合抢救不同类型的急性中毒患者。

（2）能对各类急性中毒患者开展正确的护理。

案例

【案例导入】

患者，女，38岁，家庭主妇，因"意识不清、呼吸困难10分钟"急诊入院。查体：T 36.8℃，P 59次/分，R 29次/分，BP 96/60mmHg，神志不清，双侧瞳孔呈针尖样，对光反射迟钝，呼气有大蒜样臭味，皮肤潮湿，双肺散在湿啰音，心率59次/分，律齐，腹软，肝脾未触及。患者平素体健，家属表示患者最近压力很大。

【请思考】

1. 该患者可能发生了何种情况？

2. 医护人员应采取哪些抢救措施？

【案例分析】

中毒是某种物质进入人体后达到一定量，损害组织和器官的生理功能，破坏组织结构而引起一系列临床症状和体征，可分为急性中毒与慢性中毒。急性中毒（acute poisoning）是指有毒的化学物质短时间内或一次超量进入人体而造成组织、器官的器质性或功能性损害。慢性中毒（chronic poisoning）是指毒物少量、持续地进入人体蓄积到一定的量而引起的机体损害。急性中毒发病急、变化快、病情重，属于急危重症范畴。

第一节 概 述

一、分类、体内过程与中毒机制

（一）分类

1. **职业性中毒** 指中毒者在可能接触毒物的工作过程中，由于违反安全防护制度或者不注意劳动保护，从而导致密切接触有毒原料、中间产物或成品发生的中毒。

2. **生活性中毒** 指中毒者误食或意外接触有毒物质、用药过量、自杀或遭受投毒谋害等原因引起的中毒。

（二）体内摄入过程

1. **吸收** 毒物主要通过以下三条途径进入人体。

（1）经皮肤吸收：皮肤吸收毒物一般较慢，当皮肤破损或在高温、高湿环境下，毒物吸收加快。脂溶性毒物更易被皮肤吸收。

（2）经胃肠道吸收：少数毒物可在胃肠道主动吸收，多数毒物以扩散方式吸收。毒物的理化性质，如脂溶性、极性、溶解度、离解度、分散度，均可影响其在胃肠道内的吸收。另外，胃内容物的量、胃排空时间、肠蠕动情况也影响其吸收。

（3）经呼吸道吸收：主要是通过肺泡吸收。肺泡表面积大、壁薄、毛细血管丰富，故进入肺泡的气体、蒸气、液态、气溶胶态毒物可被迅速吸收，直接进入血液循环，其毒性作用往往出现早而严重。

2. **代谢** 毒物被吸收后主要经肝代谢。大多数毒物经代谢后毒性可降低，但少数毒物在代谢后毒性反而增强，临床上应注意。

3. **排泄** 毒物主要经肾排泄，其次可经胆道及小肠、大肠的黏膜排泄，另外还可以通过呼吸道及汗腺、唾液腺、乳腺排泄。

（三）中毒机制

由于毒物的种类各异，其中毒机制表现也不相同，主要表现为以下几种形式。

1. **局部刺激、腐蚀** 多见于强酸、强碱等腐蚀性化学物质中毒者。此类化学物质可吸收组织中的水分，并与蛋白质或脂肪结合，使细胞变性、坏死。

2. **缺氧** 某些毒物可阻碍氧的吸收、转运或利用，导致组织缺氧，如一氧化碳、硫化氢、氰化物等。

3. **麻醉作用** 有机溶剂（如苯类）和吸入性麻醉剂（如乙醚）有强嗜脂性，可通过血脑屏障进入脑组织，抑制脑功能。

4. **抑制酶的活性** 部分毒物或其代谢产物通过抑制酶的活力而产生毒性作用，如有机磷杀虫药抑制胆碱脂酶的活力。

5. **干扰细胞膜或细胞器的生理功能** 四氯化碳在体内可经氧化去氯产生自由基，可使细胞膜中的脂肪酸发生过氧化，由此导致线粒体、内质网变性，进而导致细胞坏死。

6. **竞争受体** 阿托品通过竞争性阻断毒蕈碱受体而产生毒性反应。

二、病情评估

（一）病史

由于毒物多种多样，急性中毒的临床表现复杂，采集详尽的中毒病史是病情评估的首要环节。病史评估中，重点询问职业史和中毒史。职业史包括工种，工龄，生产过程，接触毒物的时间、种类、数量、途径，以及防护条件、同伴发病情况等。评估中毒史时，怀疑药物过量，应询问既往疾病，服药情况等；怀疑一氧化碳中毒，应询问室内有无炉火以及同室他人的情况等；怀疑服毒自杀，应询问发病前的精神状况，有无空药瓶，余药和标签等。

（二）临床表现

因各种毒物的毒理不同，机体出现的临床表现亦不同。常见毒物中毒的临床表现见表6-1。

表6-1 常见毒物中毒的临床表现

受累部位	临床表现	相关毒物
皮肤黏膜	灼伤	强酸、强碱、甲醛、苯酚、百草枯等
	发绀	亚硝酸盐、氰化物、麻醉药、有机溶剂、刺激性气体、苯胺等
	颜面潮红	阿托品、颠茄、乙醇、硝酸甘油、一氧化碳
	皮肤湿润	有机磷杀虫药、乙醇、水杨酸、拟胆碱药、吗啡类
	樱桃红色	一氧化碳、氰化物
	黄疸	毒蕈、鱼胆、四氯化碳、百草枯
眼	瞳孔散大	阿托品、莨菪碱、肉毒、甲醇、乙醇、大麻、苯、氰化物
	瞳孔缩小	有机磷杀虫药、阿片类、镇静催眠药、氨基甲酸酯、毒蕈
	视神经炎	甲醇、一氧化碳

续　表

受累部位	临床表现	相关毒物
神经系统	昏迷	麻醉药、镇静催眠药、有机磷杀虫药等
	谵妄	有机磷杀虫药、拟胆碱药、有机汞、苯、铅等
	惊厥	毒鼠强、窒息性毒物、有机氯杀虫药、异烟肼等
	肌纤维颤动	机磷杀虫药、有机汞、有机氯等
	瘫痪	可溶性钡盐、一氧化碳、三氧化二砷、蛇毒、河豚毒、箭毒
	精神异常	二硫化碳、一氧化碳、阿托品、有机溶剂、乙醇、蛇毒等
呼吸系统	呼吸气味	氰化物苦杏仁味，有机磷杀虫药、黄磷、铊等大蒜味，乙醇酒味
	呼吸加快或深大	二氧化碳、呼吸兴奋药、甲醇、水杨酸类、抗胆碱药、可卡因、樟脑
	呼吸减慢	镇静催眠药、吗啡、海洛因、氰化物
	肺水肿	刺激性气体、磷化锌、百草枯、有机磷杀虫药、氰化物
消化系统	胃肠道症状	磷化锌、有机磷杀虫药、铅、锑、砷、强酸、强碱
	肝损害	磷、硝基苯、毒蕈、氰化物、蛇毒等
循环系统	心动过缓	洋地黄类、毒蕈、拟胆碱药、β受体阻断药等
	心动过速	阿托品、氯丙嗪、拟肾上腺素、可卡因等
	心搏骤停	洋地黄、茶碱类、河豚、窒息性毒物等
	心脏毒性	洋地黄、奎尼丁、氨茶碱、吐根碱
	缺氧	窒息性毒物
	低钾血症	可溶性钡盐、棉酚、排钾性利尿药
泌尿系统	肾小管坏死	氯化汞、四氯化碳、毒蕈、蛇毒、生鱼胆类
	肾小管堵塞	砷化氢、蛇毒、磺胺结晶
血液系统	溶血性贫血	砷化氢、苯胺、硝基苯
	再生障碍性贫血	氯霉素、抗肿瘤药、苯
全身	凝血障碍	肝素、香豆素类、水杨酸类、蛇毒等
	出血	阿司匹林、某些抗肿瘤药等
	体温升高	抗胆碱药、棉酚等

（三）辅助检查

1. **毒物检测**　对中毒患者的呕吐物、血液、尿液或毒物的分解产物进行分析，检验标本尽量不放防腐剂并尽早送检。

2. **血液检查**

（1）外观：常见以下几种。①褐色：可见于亚硝酸盐、苯胺等中毒引起的高铁血红蛋白血症。②粉红色：可见于砷化氢、苯胺等中毒引起的急性溶血。

（2）生化检查：常见以下几种。①肝功能异常：可见于四氯化碳、硝基苯、重金属等中毒。②肾功能异常：可见于蛇毒、生鱼胆、毒蕈等中毒。③低钾血症：可见于可溶性钡盐、排钾利尿药、氨茶碱等中毒。

（3）凝血功能检查：检查结果异常多见于抗凝血类灭鼠药、水杨酸类、肝素等中毒。

（4）动脉血气分析：低氧血症可见于刺激性气体、窒息性毒物等中毒，酸中毒可见于水杨酸类、甲醇等中毒。

（5）特异性化验检查：①全血胆碱酯酶活力下降可见于有机磷杀虫药中毒。②高铁血红蛋白血症可见于亚硝酸盐、苯胺、硝基苯等中毒。③碳氧血红蛋白浓度增高可见于一氧化碳中毒。

3. 尿液检查

（1）肉眼血尿：可见于影响凝血功能的毒物中毒。

（2）镜下血尿或血红蛋白尿：可见于氯化汞、生鱼胆等中毒。

（3）蓝色尿：可见于含亚甲蓝的药物中毒。

（4）橘黄色尿：可见于氨基比林等中毒。

（5）绿色尿：可见于麝香草酚中毒。

（6）灰色尿：可见于酚或甲酚中毒。

（7）结晶尿：可见于磺胺、扑米酮等中毒。

（四）病情判断

通过询问患者病史，检查患者的一般情况，包括神志、生命体征、血氧饱和度、皮肤色泽、瞳孔、心率、心律、尿液等情况，了解毒物的种类、剂量、中毒时间、院前处置情况及有无严重并发症，并结合辅助检查结果，可对患者的病情进行判断。

对于急性中毒患者，应警惕病情危重情况发生。急性中毒患者病情严重信号：①深度昏迷、癫痫发作。②高血压或休克。③高热或体温过低。④严重心律失常。⑤肺水肿、吸入性肺炎、呼吸功能衰竭。⑥肝功能衰竭。⑦少尿或肾衰竭。

三、救治与护理

急性中毒往往发病急骤、来势凶猛、进展迅速、病情多变，医护人员必须争分夺秒地进行有效救治。

（一）现场急救

1. 立即终止接触毒物　毒物由呼吸道侵入时，立即将患者撤离中毒现场；体表污染者应脱去污染衣物（注意防止二次伤害），以淋浇方式对体表污染区进行冲洗；食入性中毒者应立即停止摄入。

2. 清除尚未吸收的毒物　吸入性中毒者应保持气道通畅，有条件者可给氧；接触性中毒者立即清除毒物，用大量清水清洗，注意勿用热水；食入性中毒者，条件允许，现场可催吐清除。

3. 迅速判断患者的生命体征，及时处理威胁生命的情况　脱离染毒环境后，迅速判断患者的生命体征，对于心搏骤停患者，立即进行现场心肺复苏术；对于存在呼吸道梗阻的患者，立即清理呼吸道，开放气道，必要时建立人工气道通气；若有特效解毒剂，可按照说明书在专业人员电话指导下给予患者使用。

（二）转运途中救护

对符合转运条件的中毒者，立即进行转运，转运过程中，救治工作切勿中断。

（三）院内救治

1.. 立即终止接触毒物　若患者还在接触毒物，应立即终止。如患者入院时，毒物尚未去除，应立即去除各种肉眼可见的毒物。

2. 清除尚未吸收的毒物

（1）吸入性中毒（呼吸道）：保持呼吸道通畅并给予吸氧。

（2）接触性中毒（皮肤）：去除污染衣物，并用大量清水冲洗15～30分钟，可选择中和剂或解毒剂（眼部除外）。

（3）食入性中毒（消化道）：常用催吐、洗胃、导泻、灌肠和使用吸附剂清除胃肠道内尚未吸收的毒物。

1）催吐（emesis）：对于神志清醒且能合作的中毒者，可考虑催吐。催吐常在洗胃之前，可起到减少吸收、迅速清除毒物的作用。催吐方法简单易行，如催吐前可令患者先喝适量温水，然后用羽毛、压舌板或手指刺激咽后壁或舌根诱发呕吐，如此反复进行，直至胃内容物完全呕出为止；也可用吐根糖浆10～20ml，以少量水送服。应注意，以下患者不宜使用催吐：①误服强酸、强碱及其他腐蚀性毒物者。②昏迷、惊厥状态中毒者。③年老体弱者、孕妇。④原有高血压、冠心病、休克等疾病的患者。

2）洗胃（gastric lavage）：洗胃的适应证、禁忌证及洗胃液的选择如下。

适应证：一般在服毒6小时内洗胃效果最好。《急性中毒的诊断与治疗中国专家共识》中提出：洗胃越早越好，一般建议在服毒后1小时内洗胃，但对某些毒物或者有胃排空障碍的中毒患者也可延长至4～6小时；对无特效解毒剂的急性重度中毒，如患者就诊时即已超过6小时，仍可酌情考虑洗胃；对于农药中毒，例如有机磷、百草枯等中毒者需要积极洗胃；对于药物过量，洗胃则趋于保守。

禁忌证：①腐蚀性毒物中毒者。②正在抽搐、大量呕血者。③原有食管－胃底静脉曲张或上消化道大出血病史者。

洗胃液的选择：①清水、生理盐水，适用于不明物质中毒。②胃黏膜保护药，如牛奶、蛋清等，可用于一般腐蚀性毒物中毒。③溶解剂，如液体石蜡等，可用于脂溶性毒物如汽油、煤油等中毒。④吸附剂，如10%活性炭悬液，可吸附多种毒物。⑤氧化解毒剂，如1：5000高锰酸钾液，可用于镇静催眠药、阿片类、生物碱、烟碱等中毒者，但应注意对硫磷等中毒者禁用。⑥沉淀剂，如生理盐水与硝酸银作用生成的氯化银沉淀。

3）导泻（catharsis）：洗胃完毕后由胃管内注入50%硫酸钠30～60ml或50%硫酸镁40～50ml，可将毒物迅速从肠道排出体外。但硫酸镁在肠道内可因镁离子吸收过多引起高镁血症，对中枢神经和心肌起抑制作用，因此对于昏迷患者或中毒者在心、肾功能不全时，不宜用硫酸镁进行导泻。脂溶性毒物中毒忌用油类（如橄榄油），以免促进毒物吸收。

4）灌肠（enema）：食入性中毒超过6小时者、导泻无效者、抑制肠蠕动的毒物（巴比妥、阿片类）中毒者可进行灌肠。一般应用温盐水、清水或1%的肥皂水连续多次灌肠。

3. 促进已吸收的毒物排出

（1）利尿：最简单的利尿方法是足量补液（口服或静脉补液），不但可以增加尿量，而且可以稀释血中毒物的浓度。利尿药可促进中毒毒物或其活性代谢产物由尿中排出，比如磺胺类、溴化物、苯丙胺类、水杨酸盐、苯巴比妥、醇类等中毒。碳酸氢钠可碱化尿液，使有些化合物（如巴比妥类、水杨酸类及异烟肼）等离子化而减少其在肾小管的重吸收。碱性毒物（如苯丙胺、士的宁）中毒时，静脉输注维生素C或氯化铵，可使体液酸化，促进毒物排出。

（2）给氧：当患者出现缺氧时，应及时给予氧气吸入，特别是一氧化碳中毒时，给氧可使碳氧血红蛋白分离，加速一氧化碳排出，高压氧效果更好。

（3）透析：主要包括血液透析和腹膜透析。分子量较小、水溶性强、不与蛋白质结合的毒物易透过半透膜进入透析液中，这类毒物如苯巴比妥、水杨酸类、锂、铁、重铬酸盐等中毒的患者可进行透析。

（4）血液灌流（hemoperfusion）：脂溶性高、分子量大、易与蛋白质结合的毒物，如镇静催眠药、解热镇痛药、有机磷杀虫药、洋地黄、巴比妥类、百草枯、毒鼠强等中毒的患者，可进行血液灌流。应注意血液灌流时，血液中的白细胞、血小板、凝血因子等也能被排出，应及时监测，相应补充。

（5）血浆置换（plasmapheresis）：将人体内含有毒素的血浆分离出来弃掉，补充正常的血浆或代用液。此法适用于透析和血液灌流无效者，特别适用于清除蛋白结合率高、分布容积小的大分子物质，如蛇毒、毒蕈等生物毒及砷化氢等溶血性毒物中毒者。

4. 应用特效解毒剂　对于中毒者，若有特效解毒剂，应尽早应用。常见特效解毒剂见表6-2。

表6-2　常见特效解毒剂

解毒剂	毒物	注意事项
解磷定、氯磷定、双复磷（胆碱酯酶复活药）	有机磷杀虫药、神经性毒气	在碱性溶液中均易水解，禁忌与碳酸氢钠配伍
阿托品	有机磷杀虫药、神经性毒剂、锑剂等	既要达到阿托品化又要防止阿托品类药物中毒
维生素K₁	杀鼠灵、敌鼠钠、溴敌隆等	静脉注射，病情转轻可改肌内注射
乙酰胺（解氟灵）	氟乙酰胺、氟乙酸钠等	早期应给予足量
纳络酮	阿片类药物	高血压和心功能不全患者慎用
亚甲蓝	小剂量用于亚硝酸盐、苯胺、硝基化合物中毒；较大剂量用于氰化物中毒	小剂量1～2mg/kg，大剂量5～10mg/kg
氟马西尼	苯二氮䓬类、乙醇	首次剂量0.2mg，静脉注射，必要时可重复，一般最大剂量0.5mg，但大剂量苯二氮䓬类中毒时可用至1～2mg
亚硝酸钠	氰化物及硫化氢	可引起血压下降，应密切观察
抗蛇毒血清	蛇毒	可引起变态反应，注射前应做皮肤试验
毒扁豆碱	阿托品类药物、三环类抗抑郁药	由于治疗有机磷杀虫药中毒所引起的阿托品类药物中毒禁用本品
维生素B₆	异烟肼、甲基肼等	一日剂量超过10g以上可引起外周神经病变
鱼精蛋白	肝素	静脉注射速度宜慢，短时间内不易超过100mg

5. 对症支持治疗　急性中毒重症者可造成机体各脏器功能障碍，可发生呼吸衰竭、循环衰竭、急性肾衰竭、肺水肿、脑水肿等。对于以上情况均应及时予以纠正。如患者出现感

染时应恰当使用抗生素；惊厥时应使用抗惊厥药；脑水肿时应使用甘露醇等脱水药治疗。同时要加强营养，尤其当中毒者处于昏迷状态时，应根据需要给予相应的营养支持，以提高机体的抵抗力，使其安全度过危险期。

（四）护理措施

1. **紧急护理措施** 及时清除呼吸道分泌物，保持气道通畅，必要时气管插管，根据病情给予氧气吸入。

2. **病情观察** 观察患者神志、瞳孔、口唇及生命体征的变化；详细记录出入量，维持水及电解质平衡；观察尿液的量、色、性状；观察呕吐物及排泄物的性状，必要时送检；做好心电监护，一旦出现心搏骤停，立即行心肺复苏。

3. **对症护理** 对于行催吐、洗胃、导泻、灌肠的患者，严格把握适应证与禁忌证，做好相应护理。

4. **防治多器官功能障碍综合征** 尽早进行补充血容量、维持微循环、氧疗、积极对症治疗等措施，对防止多器官功能障碍综合征的发生有一定的作用。

5. **一般护理**

（1）休息及饮食：嘱患者卧床休息、注意保暖。病情允许，鼓励患者进食高蛋白、高碳水化合物、高维生素的无渣饮食。

（2）口腔护理：口服腐蚀性毒物者应特别注意其口腔护理，密切观察口腔黏膜的情况。

（3）对症护理：昏迷患者尤其应注意保持呼吸道通畅，定时翻身，做好皮肤护理，防止压力性损伤的发生；惊厥时应保护患者避免受伤；高热者给予降温；尿潴留时给予患者导尿。

（4）心理护理：评估患者心理状态，有自杀倾向者防范其自杀。

6. **健康教育** 结合实际情况因时、因地制宜地进行防毒宣传；不吃有毒或变质的食物，如河豚、新鲜腌制的咸菜等；严格遵守有关毒物的防护和管理制度，加强毒物的管理。

第二节　有机磷杀虫药中毒

一、概述

有机磷杀虫药（organophosphorous pesticides）是一种被广泛应用于农、林业的主要农药之一。有机磷杀虫药多为磷酸酯类或硫代磷酸酯类化合物，其性状多呈油状或结晶状，色泽呈淡黄至棕色，具有特殊蒜臭味，稍有挥发性，一般难容于水（其中乐果微溶于水，敌百虫能溶于水），易溶于有机溶剂中，大多在碱性溶液中易分解失效（但敌百虫遇碱性溶液可转变为毒性更大的敌敌畏）。根据大鼠急性经口进入体内的半数致死量（LD_{50}）的不同，将有机磷杀虫药分为四类，详见表6-3。

表6-3　有机磷杀虫药毒性高低分类

类别	$LD_{50}/mg \cdot kg^{-1}$	常见农药
剧毒类	<10	对硫磷（1605）、内吸磷（1059）、甲拌磷（3911）等
高毒类	10～100	甲胺磷、氧化乐果、敌敌畏等
中毒类	100～1000	乐果、敌百虫、倍硫磷等
低毒类	1000～5000	马拉硫磷、氯硫磷、辛硫磷等

急性有机磷杀虫药中毒（acute organophosphorous pesticides poisoning，AOPP）为中毒常见类型，是机体在无保护措施或非正常接触有机磷杀虫药而导致的以毒蕈样、烟碱样和中枢神经系统症状为主要特征的器官功能紊乱。

二、病因与中毒机制

（一）病因

1. **职业性中毒**　指有机磷杀虫药在生产、包装、保管、运输、销售、配制或喷洒过程中，由于防护不当、生产设备密闭不严、泄漏、使用不慎等导致中毒。

2. **生活性中毒**　主要由于误服或自服有机磷杀虫药、饮用被有机磷杀虫药污染的水源或食用污染的食物所致。滥用有机磷杀虫药治疗皮肤病或驱虫也可发生中毒。

（二）中毒机制

1. **抑制体内胆碱酯酶的活性**　有机磷杀虫药的中毒机制主要是抑制体内胆碱酯酶的活性。有机磷与体内胆碱酯酶的酯解部位结合成磷酰化胆碱酯酶，使乙酰胆碱不能被胆碱酯酶水解为乙酸及胆碱，从而积聚并引起胆碱能神经先兴奋后抑制的一系列毒蕈碱样、烟碱样和中枢神经系统等症状，严重者出现昏迷、呼吸衰竭而死亡。

2. **直接损害**　有机磷杀虫药还可直接损害组织细胞，如使心肌间质充血，肌纤维坏死、断裂等，致中毒性心肌炎；毒物刺激或腐蚀胃黏膜，破坏胃黏膜屏障，引起急性胃黏膜病变；毒物使肝细胞及肾近曲小管上皮细胞变性坏死，发生中毒性肝炎和中毒性肾病等。

三、病情评估

（一）病史

询问患者有无明确的有机磷杀虫药接触史。生产或使用过程的中毒，往往有确切的接触史；慢性中毒注意询问职业情况，是否存在中毒可能性；生活性中毒注意询问间接接触史和精神刺激史等情况；注意询问现场的药瓶，患者呼出气和呕吐物的气味等。

（二）临床表现

急性中毒症状出现时间与有机磷杀虫剂的品种、剂量和吸收途径等有关。一般经皮肤吸收多在2～6小时内出现症状；呼吸道吸入中毒或食入性中毒多在10分钟至2小时内出现症状。具体临床表现如下。

1. 胆碱能危象

（1）毒蕈碱样症状（muscarinic symptoms）：又称M样症状，出现最早，因副交感神经末梢兴奋所致。主要表现为平滑肌痉挛和腺体分泌增加，临床上可出现恶心、呕吐、腹痛、腹泻、多汗、流泪、流涎、尿频、大小便失禁、瞳孔缩小、心率减慢、支气管痉挛、气促、肺水肿等。此类症状可用阿托品对抗。

（2）烟碱样症状（nicotinic symptoms）：又称N样症状，是乙酰胆碱过量蓄积于神经-肌肉接头处导致。乙酰胆碱对肾上腺髓质和骨骼肌的神经终板的作用和烟碱对其的作用相近，在小剂量时表现为兴奋，大剂量时发生抑制。临床表现为面、眼睑、舌、四肢和全身的横纹肌纤维颤动，甚至发生强直性痉挛，而后出现肌力减退、瘫痪和呼吸肌麻痹，甚至引起周围性呼吸衰竭。此类症状不能用阿托品对抗。

（3）中枢神经系统症状：乙酰胆碱作用于中枢神经胆碱能受体后出现头痛、头晕、乏力、烦躁不安，严重者出现谵妄、惊厥、抽搐、共济失调、昏迷，甚至呼吸中枢抑制致呼吸停止。

2. 中间综合征（intermediate syndrome，IMS）　指在急性中毒症状缓解后至迟发性神经损害出现前出现的一系列肌无力症状，可累及肢体近端肌群、颈屈肌、呼吸肌和脑神经等，多见于急性重度有机磷杀虫药（如甲胺磷、敌敌畏、乐果、久效磷等）中毒。主要表现为上睑下垂、眼外展障碍、面瘫，以及颈、上肢和呼吸肌麻痹，并迅速进展为呼吸衰竭。常发生于急性中毒后1～4天，个别患者7天后出现。发病机制可能与胆碱酯酶长期被抑制，影响神经-肌肉突触后膜的功能有关。

3. 迟发性多发性神经病　少数中毒者在急性中毒症状消失后2～3周，出现迟发性神经损害，主要表现为肢体末端的感觉和运动障碍，出现肢体末端烧灼感、疼痛、麻木及下肢无力、瘫痪、四肢肌肉萎缩等，称为迟发性多发性神经病，常见于甲胺磷、敌敌畏、乐果、敌百虫等中毒者。迟发性多发性神经病可能与有机磷杀虫药抑制神经靶酯酶并使其老化有关。

4. 中毒后"反跳"　部分中毒者，急性中毒症状好转后数日至一周内突发昏迷，甚至肺水肿或突然死亡，称为中毒后"反跳"，常见于乐果和马拉硫磷食入性中毒者。原因可能与残留在皮肤、毛发和胃肠道的有机磷杀虫药重新被吸收、解毒剂减量过快或停药过早等因素有关。其死亡率占急性有机磷杀虫药中毒者的7%～8%。

5. 多器官损害

（1）心脏损害：有机磷杀虫药对心脏有直接或间接毒性，心电图多表现为ST段压低，T波倒置、低平，Q-T间期延长，甚至出现尖端扭转型心动过速，导致猝死。

（2）肺损害：可出现肺水肿。早期肺水肿主要是乙酰胆碱堆积引起的M样症状，乙酰胆碱堆积使腺体分泌增加，大量分泌物积聚于肺泡内引起肺水肿。此外，毒物及其在肺内氧化产物对肺毛细血管及间质产生直接损害作用，使肺毛细血管通透性增强，渗出增加，导致肺水肿。

（3）肝、肾损害：有机磷杀虫药及其代谢产物对肝细胞有直接损伤作用，可出现肝功能异常，甚至出现肝功能衰竭。通常经过积极治疗后，肝功能异常可恢复。肾损害大多表现轻微，且多数肾功能损害为可逆性。

（4）血液系统损害：中毒者可发生急性溶血，但其症状常被其他临床表现所掩盖。

（5）局部损害：有机磷杀虫药污染眼睛会使结膜充血、瞳孔缩小、眼痛，敌敌畏接触皮肤后会引起皮肤瘙痒、糜烂，有机磷杀虫药口服会引起腐蚀性胃炎。

（三）辅助检查

1. 全血胆碱酯酶（cholinesterase，ChE）活力测定　是诊断有机磷杀虫药中毒的特异性指标，对判断中毒程度、疗效和预后均极为重要。正常人ChE活力为100%，有机磷杀虫药中毒时ChE活力下降至70%以下即有意义，但须注意，ChE下降程度并不与病情轻重完全平行。

2. 尿中有机磷杀虫药分解产物测定　可反映毒物吸收程度，有助于诊断。如敌百虫中毒时尿中出现三氯乙醇，对硫磷和甲基对硫磷中毒时尿中有对硝基酚排出。

3. 粪、血、呕吐物中有机磷测定　可作为辅助诊断手段。

4. 其他检查　胸部X线、心电图、肌电图和血气分析等。

（四）病情判断

根据临床表现和实验室检查可将有机磷杀虫药中毒分为以下三度。

1. 轻度中毒　ChE活力为70%～50%，主要表现为头痛、头晕、乏力、恶心、呕吐、胸闷、多汗、视物模糊、瞳孔缩小等症状。

2. 中度中毒　ChE活力为50%～30%，除上述轻度中毒症状外，还表现为肌束颤动、腹痛、腹泻、流涎、瞳孔明显缩小、轻度呼吸困难。

3. 重度中毒　ChE活力为30%以下，除上述中度中毒症状外，还出现昏迷、肺水肿、呼吸麻痹、脑水肿等。

四、救治与护理

急性有机磷杀虫药中毒的救治原则是迅速清除毒物，早期、足量、反复给予阿托品和胆碱酯酶复活药，维持生命体征稳定，对症支持处理。

（一）现场急救

迅速将患者脱离中毒现场，立即脱去被污染的衣服、鞋帽等。注意观察现场，辨别农药种类。

（二）转运途中救护

对符合转运条件的中毒者，立即进行转运，转运过程中，救治工作切勿中断。

（三）院内救治

1. 迅速清除毒物　及早、彻底清除毒物是抢救成功的关键。

经呼吸道或皮肤中毒时，立即脱去污染衣物，用肥皂水（敌百虫中毒时禁用）和大量温水清洗接触部位的皮肤、指甲和毛发等部位。眼部污染者可用生理盐水或2%碳酸氢钠溶液冲洗（敌百虫污染时禁用碳酸氢钠溶液），至少10分钟，然后滴入1%阿托品1～2滴。

食入性中毒者，无禁忌时应尽早采用催吐法、洗胃法和导泻法清除胃肠道内尚未吸收的毒物。其中洗胃原则上在6小时内进行效果最佳，但因有机磷杀虫药能使胃肠蠕动减慢，超过6小时后洗胃仍具有一定效果。洗胃液可以选择清水、生理盐水、2%碳酸氢钠（敌百虫中毒时禁用）或1:5000高锰酸钾（硫代磷酸酯类如对硫磷等中毒时禁用），并反复洗胃，直至洗出液澄清、无农药味为止。洗胃后，从胃管中注入硫酸镁或硫酸钠导泻，亦可用25%甘露醇500ml口服进行导泻。胃管要保留一段时间，必要时再次洗胃。对重度中毒患者，可在解毒剂及综合治疗的同时尽早给予血液灌流治疗，且应在中毒后24小时内进行。血液透析或连续性肾脏替代治疗（continuous renal replacement therapy，CRRT）治疗仅在合并肾功能不全或多器官功能障碍等情况时进行。在实施血液灌流前要严格把握指征，实施期间要及时根据病情调整解毒剂用量。

此外，可选用作用较强的利尿药（如呋塞米）促进有机磷的排出，但需要注意尿量，保持出入量的平衡。

2. 特效解毒剂的应用　应用原则为早期、足量、联合、反复用药。

（1）抗胆碱药

1）阿托品：为代表性药物。阿托品的解毒机制为与乙酰胆碱竞争副交感神经节后纤维突触后膜的乙酰胆碱M受体，从而拮抗过量乙酰胆碱对突触后膜刺激所引起的毒蕈碱样症状和中枢神经症状。阿托品大剂量时可拮抗儿茶酚胺，从而扩张小动脉，导致颜面潮红、手足变温等，但其对运动终板的烟碱受体并无阻断作用，故不能解除肌肉震颤。

阿托品应早期、足量、反复给药，根据病情每10～30分钟或1～2小时给药1次，直至毒蕈碱样症状消失或患者出现阿托品化表现，再逐渐减量或延长间隔时间。阿托品用量遵医嘱使用，轻度中毒者可给予首次剂量2～4mg，30分钟1次，维持量0.5～2.0mg，1～2小时1次；中度中毒者可给予首次剂量4～10mg，15～30分钟1次，维持量2～5mg，0.5～1.0小时1次；重度中毒者可给予阿托品首次剂量10～20mg，5～10分钟1次，维持量5～10mg，15～30分钟1次。

在阿托品应用过程中应密切观察患者的症状和瞳孔大小，并随时调整剂量，注意区分阿托品化与阿托品中毒，详见表6-4。一旦出现阿托品中毒，应遵医嘱停用阿托品，必要时给予补液促进排泄或应用毛果芸香碱解毒。对有心动过速及高热患者，应慎用阿托品。

表6-4　阿托品化与阿托品中毒的区别

观察内容	阿托品化	阿托品中毒
皮肤	颜面潮红、干燥	颜面紫红、干燥
体温	正常或轻度升高	高热（＞39℃）
瞳孔	由小扩大后不再缩小	明显散大（常超过5mm）
心率	≤120次/分，脉搏较有力	心动过速（＞120次/分）甚至发生心室颤动
神经系统	意识清楚或模糊	谵妄、躁动、幻觉、双手抓空、昏迷

2）盐酸戊乙奎醚（penehyclidine hydrochloride）：是一种新型选择性抗胆碱药，能与M受体、N受体相结合，抑制平滑肌与腺体生理功能，对抗有机磷杀虫药中毒的毒蕈碱样及烟碱样作用，能透过血脑屏障，故同时具有较强、较全面的中枢和外周抗胆碱作用。盐酸戊乙奎醚半衰期较长，作用时间长，用药量及用药次数较少，不良反应发生率较低，可用于有机磷杀虫药中毒的急救治疗、中毒后期或胆碱酯酶老化后维持阿托品化。

（2）胆碱酯酶复活药：属于肟类化合物，能使被抑制的胆碱酯酶恢复活力，对抗烟碱样症状，往往与抗胆碱药联合使用。常用药物有碘解磷定、氯解磷定，两者疗效相同，但氯解磷定水溶性较碘解磷定大，可静脉滴注，肌内注射或口服，使用方便。胆碱酯酶复活药对"老化酶"无效，故须早期、足量应用。胆碱酯酶复活药脂溶性差，难以通过血脑屏障进入中枢神经系统，故对中枢的中毒症状无明显效果。

（3）复合解毒制剂：如解磷注射液，是含有抗胆碱药和胆碱酯酶复活药的复合制剂，起效较快，作用时间较长。

3. 对症支持治疗

（1）中枢神经功能支持：地西泮、苯妥英钠、苯巴比妥等抗惊厥药，可作为阿托品和/或胆碱酯酶复活药治疗后仍出现惊厥症状的辅助治疗措施；若出现中毒性脑病可进行高压氧治疗。

（2）呼吸功能支持：急性有机磷杀虫药中毒可导致低氧血症和呼吸衰竭，中毒者常规吸氧。呼吸衰竭是急性有机磷杀虫药中毒的常见致死因素之一，需及早识别，及时给予呼吸功能支持。

（3）肝、肾功能支持：急性有机磷杀虫药中毒常合并肝功能、肾功能损害，甚至出现多器官功能障碍，应严密监测，及时予以治疗。

（4）营养支持：一般禁饮食24～48小时，过早进食可促进毒物排入肠道，引起毒物再吸收。首次可进流质饮食，逐渐增加进食量，以高热量、高维生素易消化饮食为主。禁食期间，根据患者病情给予适当的肠内营养和/或肠外营养支持。

（5）其他对症治疗：一旦出现酸中毒、低钾血症、严重心律失常、休克、消化道出血、弥散性血管内凝血等情况，应及时给予治疗。

（四）护理措施

1. 紧急护理措施　急性有机磷杀虫药中毒患者会因肺水肿、呼吸肌麻痹、呼吸衰竭而死亡。一旦发生上述情况，应紧急采取复苏措施，及时清除呼吸道分泌物，保持呼吸道通畅并给氧，必要时应用机械通气；心搏骤停时，立即行心肺复苏。

2. 病情观察　在抢救过程中至少15～30分钟测一次体温、脉搏、呼吸、血压等生命体征情况，观察瞳孔及意识变化并做好记录；加强心电监护，监测有无心律失常，及早发现中毒后"反跳"、猝死、中间综合征及迟发性多发性神经病等征象，发现异常及时通知医师并遵医嘱立即给予抗胆碱药，再次迅速达到阿托品化。

3. 用药护理

（1）阿托品：①注意阿托品化判断及观察，由于阿托品化和阿托品中毒的剂量接近，在使用过程中应严密观察病情变化，注意区别阿托品化和阿托品中毒。对于应用阿托品的患者，应严密观察其皮肤、体温、瞳孔、心率和神经系统的变化，以防阿托品中毒。一旦发现阿托品中毒，立即停药，给予补液、利尿，并积极防治呼吸衰竭、循环衰竭、脑水肿及代谢性酸中毒等。②阿托品兴奋心脏，中毒时可导致心室颤动，应充分吸氧，使血氧饱和度保持在正常水平。③及时纠正酸中毒，避免胆碱酯酶在酸性环境中作用减弱。④大量使用低浓度阿托品输液时，可发生血液低渗，致红细胞破坏，发生溶血性黄疸，注意观察有无黄疸出现。

（2）盐酸戊乙奎醚：当用盐酸戊乙奎醚治疗有机磷杀虫药中毒时，不应以心率增快判断是否阿托品化，而应以口干、出汗消失或皮肤干燥等症状判断阿托品化。治疗剂量时常常伴有口干、面红、发热、语言障碍和皮肤干燥等，一般不须特殊处理，停药后可自行缓解。若用量过大，可出现头晕、尿潴留、谵妄、定向障碍和体温升高等，应注意观察，及时处理。

（3）胆碱酯酶复活药：①早期用药，首剂足量，尽快达到有效血药浓度。②轻度中毒可用胆碱酯酶复活药，中度以上中毒必须与抗胆碱药合用，同时抗胆碱药的剂量应减少，以免发生阿托品中毒。③未经稀释、注射太快、用量过大可导致中毒，抑制呼吸，应稀释后缓慢注射。④胆碱酯酶复活药在碱性溶液中不稳定，易生成剧毒的氰化物，故禁忌与碱性药物配伍使用。⑤碘解磷定药液刺激性强，不宜肌内注射，静脉注射时不慎漏入皮下可引起剧痛，造成损害，故必须确保针头在血管内方可给药。

4. 洗胃护理　不明原因的中毒选用清水或生理盐水洗胃，已经明确有机磷杀虫药中毒选用2%碳酸氢钠（敌百虫中毒者禁用）或1∶5000高锰酸钾溶液（对硫磷中毒者禁用）。洗胃过程中密切观察患者生命体征的变化，一旦发生心搏骤停，应立即停止洗胃并进行抢救。

5. 特殊症状护理

（1）中毒后"反跳"：防治重点具体如下。①早期彻底清除毒物，阿托品应早期、足量应用，使患者快速达到阿托品化，严防不足与过量。②胆碱酯酶复活药应尽早、足量给予。③防止输液过快与过量。④注意观察，一旦出现中毒后"反跳"的各种临床先兆症状，及时告知医师，遵医嘱治疗直至重新阿托品化并维持给药3～5天，乐果中毒时间宜更长些。

（2）中间综合征：轻度呼吸困难者，给予吸氧；吸氧不能缓解的重度呼吸困难者，及时施行气管插管或气管切开，早期进行机械通气，以维持呼吸功能。

（3）迟发性多发性神经病：对严重中毒患者在恢复期应进行心电图监护，及时发现并治疗心律失常。注意电解质对心脏的影响，低钾血症引起心律失常易发生猝死。一旦发生猝死，按复苏程序进行抢救。

6. 基础护理　应用大量解毒剂使患者的口腔黏膜变得干燥易出血，需每天两次口腔护理，动作应轻柔，同时加强皮肤护理；严重中毒恢复期应避免过早下床活动，病情稳定后，再逐渐增加活动量。

7. 心理护理　中毒是意外事件，或者患者自杀导致中毒，可能涉及心理问题，故做好心理护理尤为重要。护士要经常与患者沟通，帮助患者建立正确的人生观和价值观，同时鼓励家属与患者沟通，促进患者身心康复。

8. 健康教育　普及预防有机磷杀虫药中毒的相关知识，喷洒农药时应遵守的操作规程，以加强个人防护；农药盛具要专用，严禁盛装食品、牲口饲料等；患者出院后向患者家属交代，患者需要在家休息2～3周，按时服药，不单独外出，以防止发生迟发性神经病。

第三节　百草枯中毒

一、概述

百草枯（paraquat）又称克芜踪，俗称"一扫光"。百草枯原为无色无味液体，为防止意外口服，在生产时常加入警戒色、臭味剂和催吐剂，从而使外观呈绿色、蓝色水溶性液体，有刺激性气味。百草枯不易燃，不易爆，是一种快速灭生性除草剂，能迅速被植物绿色组织吸收，使其枯死，接触土壤后较快失去除草活性，无残留，不会损害植物根部，也不污染环境。百草枯对人、牲畜有很强的毒性作用，致死摄入剂量为20～40mg/kg，相当于5～15ml 20%百草枯水溶液。急性百草枯中毒（acute paraquat poisoning，APP）是指短时间接触百草枯后出现的以急性肺损伤为主，伴有肝、肾等多器官损伤的中毒性疾病，经口服中毒的患者病死率高，严重时可达50%～70%，多死于呼吸衰竭。2016年7月1日，我国停止了百草枯水剂在国内的销售和使用，2020年9月26日，我国禁止了百草枯可溶胶剂在境内销售、使用，但是防不胜防，百草枯中毒仍有发生。

二、病因与中毒机制

（一）病因

1. 职业性中毒　百草枯在生产、包装、保管、运输、销售、配制或喷洒过程中，防护不当、生产设备密闭不严发生泄漏、使用不慎等导致中毒。

2. 生活性中毒　主要由误服或自服百草枯、饮用被百草枯污染的水源或食用污染的食物所致。

（二）中毒机制

百草枯可经呼吸道、皮肤和胃肠道吸收。因无挥发性，一般不易引起吸入中毒；皮肤黏膜（尤其是破损的皮肤黏膜）长时间接触或短时间内高浓度接触，可引起全身中毒；胃肠道吸收是中毒的主要途径。百草枯进入人体后可迅速分布至全身各组织、器官，以肺组织浓度最高。

百草枯中毒的毒理机制尚不完全明确，目前认为主要包括氧化应激、线粒体损伤、免疫和炎症失衡、DNA损伤及细胞凋亡等方面。百草枯经口摄入后，首先导致接触部位黏膜充血、糜烂、溃疡、出血，吸收入血的百草枯主要通过以下途径进一步对机体造成损伤。关于百草枯的毒理机制有以下两个学说。①氧自由基损伤学说：百草枯进入人体后，导致机体内产生大量的氧自由基，超出了机体的清除能力，从而诱导脂质过氧化，直接引起机体细胞结构和功能障碍。脂质过氧化过程中产生的降解产物继续对机体组织、细胞产生直接或间接的破坏作用。②细胞因子学说：百草枯进入人体后可激活巨噬细胞、中性粒细胞等免疫活性细胞，后者可产生大量的炎性细胞因子［白细胞介素-6（interleukin-6，IL-6）、肿瘤坏死因子（tumor necrosis factor，TNF）等］，继而引发严重的全身性炎症反应，其中对肺的损伤最明显，早期表现为肺泡充血、水肿，晚期转化为纤维化过程；除此之外，还可导致微血栓形成，加重全身微循环障碍和器官功能损伤，最终导致全身多脏器功能衰竭。

三、病情评估

（一）病史

询问患者有无明确的百草枯接触史，注意询问现场的药瓶等情况。重点询问患者中毒的时间与经过、毒物侵入途径、服毒剂量、现场有无急救措施及患者既往健康状况等。

（二）临床表现

百草枯中毒主要为口服中毒多见，其临床表现与服毒量、服毒后时间长短等因素有关。

百草枯进入人体后快速分布至全身，对各组织、脏器产生毒性，常表现为多器官功能障碍，其中肺的损害常见而突出。具体临床表现如下。

1. 局部刺激症状 不同部位接触百草枯可产生不同的局部刺激症状。

（1）口服接触者：出现口腔、咽喉部、食管黏膜烧灼感，甚至出现溃疡、出血。

（2）皮肤接触者：发生接触性皮炎、皮肤灼伤，出现皮肤红斑、溃疡、水疱等。

（3）眼睛接触者：出现眼内结膜、角膜灼伤或溃疡，可长期不愈导致永久性角膜浑浊。

（4）指甲接触者：出现指甲脱色、断裂甚至脱落。

（5）呼吸道接触者：出现鼻、喉刺激症状和鼻出血等。

2. 呼吸系统 肺损伤最突出、最严重。小剂量中毒者，早期表现不明显，可出现咳嗽、咳痰、胸闷、气促、发绀等；大剂量中毒者，24～48小时内迅速发展为肺水肿、肺出血，常在3天内因急性呼吸衰竭而死亡；部分患者急性中毒症状控制后1～2周内出现进行性肺间质纤维化，且肺纤维化机制一旦启动，即不可逆转，可再次因急性呼吸衰竭而死亡。

3. 消化系统 口服后数十分钟至数小时内出现接触部位黏膜烧灼感、充血、水肿、糜烂、溃疡，并有恶心、呕吐、腹痛、腹泻等表现，重者可有消化道出血、胃肠道穿孔。中毒2～3天后可出现中毒性肝病，表现为黄疸、肝区疼痛、肝功能异常等。有部分患者可合并胰腺炎引起严重腹痛。

4. 泌尿系统 中毒后2～3天可出现尿频、尿急、尿痛等膀胱刺激症状，随着肾损伤加重，可出现出血尿、蛋白尿，血肌酐和尿素氮升高，严重者出现急性肾衰竭。

5. 循环系统 出现心肌损害、血压下降，心电图可有T波及ST-T改变、心律失常等。

6. 中枢神经系统 出现头痛、头晕、幻觉、抽搐、嗜睡、昏迷、脑水肿等。

7. 其他 可有发热、气胸、纵隔及皮下气肿、贫血等。

（三）辅助检查

1. 毒物鉴定 对洗胃抽出液、呕吐物、血、尿及残余毒物等进行测定，以明确中毒药物种类、血药浓度，有助于判断病情的严重程度和预后。取血应在患者摄入百草枯4小时后，血样需保存在塑料管内，不可用玻璃试管。尿液检测结果呈碱性或尿硫代硫酸钠阳性，提示百草枯中毒。对诊断百草枯中毒患者要立即行血、尿百草枯检测并对检测方法客观评估，之后酌情检测频次，指导诊治，直至血、尿百草枯检测结果阴性。

2. 其他检查 进行血气分析，肝、肾功能检查，心电图及心肌酶学检查，胸部影像学检查等，以了解器官受损情况。百草枯中毒患者需密切监测各项生化指标及影像学检查，及时给予对症支持治疗。建议首次检测应在入院后尽快完成，并根据病情进展及时复查，尤其是动脉血气分析及肺部影像学检查。

（四）病情判断

百草枯中毒可分为轻型、中重型和暴发型。

1. 轻型 百草枯摄入量在20mg/kg以下，可无明显症状或仅有胃肠道不适，伴或不伴轻微的肝、肾损害，发生肺纤维化者少见，大部分病例可痊愈而不遗留后遗症。

2. 中重型 百草枯摄入量在20～40mg/kg，除胃肠道症状外，出现多器官功能损害，数天至数周后出现肺纤维化，多数患者于2～3周内死于呼吸衰竭。

3. 暴发型　百草枯摄入量在40mg/kg以上，有严重的消化道症状，口腔和咽喉部出现严重溃疡，多数患者于中毒数天内死于多器官功能衰竭。

四、救治与护理

百草枯中毒目前尚无特效解毒剂，治疗以迅速清除毒物、减少毒物吸收、促进毒物排出、抗炎、抗氧化、抗纤维化及对症支持治疗为主。

（一）现场急救

接触百草枯后，应立即脱离毒源，脱去污染衣物，彻底冲洗受污染部位并尽快送诊。

1. 口服中毒者　立即刺激其咽后壁催吐，口服漂白土悬液，或者就地取材，如用泥浆水100～200ml口服。

2. 皮肤黏膜接触中毒者　立即用清水、生理盐水或肥皂水冲洗皮肤、毛发、指缝等部位10～15分钟，禁止剧烈擦洗，因皮肤磨损会增加百草枯的吸收。

3. 眼睛接触者　立即用流动的清水冲洗眼内15分钟以上。

（二）转运途中救护

对符合转运条件的中毒者，立即进行转运，转运过程中，救治工作切勿中断。

（三）院内救治

1. 减少毒物吸收　立即用温清水或碱性液体反复洗胃后口服吸附剂（漂白土或活性炭）以减少毒物的吸收，继之用20%甘露醇或33%硫酸镁溶液导泻。由于百草枯具有腐蚀性，洗胃时避免动作过大导致食管或胃穿孔。

2. 促进毒物排泄　除常规输液、利尿外，应在患者服毒后6～12小时内尽早进行血液灌流或血液透析。首选血液灌流，其对毒物的清除率是血液透析的5～7倍。若患者血中百草枯浓度超过30mg/L，预后极差。

3. 防治肺纤维化　早期大剂量应用糖皮质激素，可延缓肺纤维化的发生，降低患者死亡率。及早给予自由基清除剂，如维生素C、维生素E、还原型谷胱甘肽、乙酰半胱氨酸等，对百草枯中毒有改善作用。肺损伤早期出现难治性低氧血症，应给予正压机械通气联合使用激素，但因应注意避免常规给氧。中毒早期给氧可促进百草枯中毒患者体内大量氧自由基形成，加重肺损伤，因此百草枯中毒早期禁止吸氧。当百草枯中毒患者肺功能进行性下降，氧分压＜40mmHg或血氧饱和度＜80%时，或者氧合严重不足、急性呼吸窘迫综合征时，可给予吸氧。百草枯中毒发生呼吸衰竭且需要辅助通气的患者预后可能很差。需机械通气时，建议首先采用无创通气，主张小潮气量通气（6～8mL/kg），通过呼气末正压通气维持肺泡开放（允许高碳酸血症存在），控制氧分压在60～65mmHg或血氧饱和度88%～90%，不能仅依靠氧合调整机械通气参数。

4. 对症与支持疗法　应用质子泵抑制药如泮托拉唑以及H₂受体阻断药如法莫替丁保护胃黏膜，中重度患者可使用环磷酰胺。保护肝、肾、心功能，防治肺水肿，积极控制感染。对于口腔黏膜炎症、糜烂，可应用珍珠粉、冰硼散等。出现消化道出血，可用奥曲肽等进行止血。一旦出现中毒性肝病、肾衰竭，提示预后差，应积极给予相应的治疗措施。

（四）护理措施

1. **紧急护理措施** 百草枯中毒患者会因呼吸衰竭而死亡。一旦发生上述情况，应紧急采取复苏措施，及时清除呼吸道分泌物，保持呼吸道通畅并给氧，必要时应用机械通气；心搏骤停时，立即行心肺复苏。

2. **病情观察** 监测并记录患者生命体征、意识状态及动脉血气分析结果的变化，发现异常，及时告知医师。

3. **维持有效通气** 监测血气分析指标，观察患者是否有呼吸困难、发绀等表现。可为患者采取侧卧位或平卧位头偏向一侧，鼓励清醒患者做深呼吸、有效咳嗽来清除呼吸道分泌物，保证患者有效通气。注意百草枯中毒患者早期尽量不给氧，只有血氧分压＜40mmHg或极度呼吸困难时才考虑吸氧，但禁止高压氧氧疗。

4. **血液灌流的护理** 血液灌流时严格无菌操作，监测体温，预防感染的发生。妥善固定管路，观察敷料，定期给予换药。密切注意患者有无出血倾向，如牙龈出血、便血、血尿、颅内出血等情况，有异常及时告知医师。

5. **洗胃护理** 毒物未明时，应用清水、生理盐水洗胃。严格掌握洗胃的适应证、禁忌证及注意事项。当明确为百草枯中毒时，可应用温清水或碱性溶液洗胃，并且越早洗胃效果越好。

6. **对症护理** 加强对口腔及咽喉部肿胀、糜烂的护理，可应用冰硼散、珍珠粉等喷洒于创面促进愈合。除消化道穿孔的患者外，可给予患者流质饮食，保护消化道黏膜。

7. **心理护理** 对于有自杀倾向患者，护理人员应认真倾听患者诉求，耐心开导，同时动员家属给予其强有力的理解与支持，减轻患者的心理压力和身体痛苦。

8. **健康教育** 普及预防百草枯中毒的相关知识，喷洒农药时应遵守操作规程，加强个人防护；农药盛具要专用，严禁盛装食品、牲口饲料等；患者出院后定期复查。

 知识拓展 ● ● ●

急性百草枯中毒胃肠道去污染专家共识

2022年11月由中国医师协会急诊医师分会制定的《急性百草枯中毒诊治专家共识（2022）》中有关胃肠道去污染的专家共识如下。

院前急救时可刺激咽喉进行催吐，入院后应尽快行洗胃、吸附和导泻。

1. **洗胃** 可用温清水洗胃，建议采用低压力进行反复冲洗，每次洗胃液＜300ml，总量约5L，直至无色无味，最好在服毒后1小时内使用；对有胃排空障碍或摄入量大的患者，服毒超过6小时仍可考虑洗胃。洗胃时注意气道保护，避免误吸。

2. **吸附和导泻** 洗胃完毕后，及时给予吸附和导泻配合治疗，可用蒙脱石散6g用50ml水混匀口服，每2～3小时1次，吸附毒素，每次服用蒙脱石散30～60分钟后均应序贯口服20%甘露醇100～250ml导泻，反复多次；也可应用蒙脱石散30g和活性炭30g分别溶于20%甘露醇250ml，首次2小时内服完，第2天开始分次服用，连用5天。3～5天肠道毒物清除干净后，可终止吸附和导泻。

第四节　急性一氧化碳中毒

一、概述

急性一氧化碳中毒（acute carbon monoxide poisoning）是指人体短时间内吸入过量一氧化碳（CO）所造成的脑及全身组织缺氧性疾病，严重者可引起死亡。一氧化碳（CO）为含碳化合物不完全燃烧所产生的无色、无臭、无味、无刺激性的气体，几乎不溶于水，易溶于氨水。人体吸入气体中CO含量超过0.01%时，即可能发生急性中毒。

二、病因和中毒机制

（一）病因

1. **工业中毒**　炼钢、炼焦、烧窑等工业生产中，炉门关闭不严或管道泄漏及煤矿瓦斯爆炸时都有大量CO产生，容易发生CO中毒。

2. **生活中毒**　在门窗紧闭、无烟囱、烟囱堵塞、漏气、倒风等情况下使用煤炉，在通风不良的浴室内使用燃气热水器洗澡，在门窗紧闭的空调车内时间过长，失火现场等，都可能发生CO中毒。其中，煤炉产生的气体中CO含量高达6%～30%，失火现场空气中CO浓度高达10%。

 知识拓展

天然气燃烧不充分导致CO中毒

目前由管道输送至千家万户的燃气都是天然气。天然气的主要成分是甲烷（CH_4）、乙烷（C_3H_6），天然气是无色、无毒、无味的气体。使用天然气时闻到的气味是燃气公司在天然气中添加了极微量的臭味剂，以帮助居民警惕管道泄漏。

天然气正常燃烧产生二氧化碳和水，是一种高效、环保、无毒无害的绿色燃料，但如果燃烧不充分就会产生CO。天然气燃烧不充分的原因包括：使用嵌入式灶具、长时间小火慢炖、使用超期灶具等。

（二）中毒机制

CO中毒主要引起组织缺氧。CO吸入体内后，与血液中血红蛋白（hemoglobin，Hb）结合形成稳定的碳氧血红蛋白（carboxyhemoglobin，COHb），CO与Hb的亲和力比氧气与Hb的亲和力大240倍，而COHb不易解离，其解离速度是氧合血红蛋白的1/3600。与此同时，COHb不仅不能携带氧，还能使氧合血红蛋白解离曲线左移，阻碍血氧在组织中的释放，导致低氧血症，造成组织缺氧。中枢神经系统对缺氧最为敏感。CO中毒导致脑组织缺氧后，脑血管迅速麻痹扩张，脑容量增大。脑内腺苷三磷酸在无氧情况下迅速耗尽，钠钾泵不能正常运转，钠离子蓄积于细胞内，导致细胞内水肿。血管内皮细胞肿胀，造成脑血液循环障碍，进一步加重脑组织缺血、缺氧。随着无氧酵解导致的酸性代谢产物增加及血-脑脊液屏障通透性增高，脑细胞间质水肿。缺氧和血液循环障碍可促进脑血栓形成、缺血性坏死及广泛的脱髓鞘病变，引起迟发性脑病。

三、病情评估

（一）病史

一般均有CO吸入史，注意评估中毒时所处的环境、暴露时间及意识状态。

（二）临床表现

CO中毒的临床表现与空气中氧气含量、CO浓度、血液中COHb浓度、CO暴露时间、是否伴有其他有毒气体（如二氧化硫、二氯甲烷等）等有关，也与中毒前的健康状况和中毒时的体力活动有关。

1. **轻度中毒** 表现为头痛、头晕、乏力、恶心、呕吐、心悸、四肢无力，甚至短暂性晕厥等，冠心病患者可出现心绞痛。血液COHb浓度为10%～20%。及时脱离中毒环境，吸入新鲜空气或氧疗，症状可很快消失。

2. **中度中毒** 除轻度中毒症状外，还有皮肤黏膜呈樱桃红色、呼吸及心率加快、四肢肌张力增高、瞳孔对光反射迟钝等浅昏迷症状。血液COHb浓度为30%～40%。经积极治疗可以恢复正常，且无明显后遗症。

3. **重度中毒** 表现为深昏迷症状，各种反射消失，呈去大脑皮质状态。常有脑水肿、呼吸衰竭、肺水肿、上消化道出血、休克和严重的心肌损害等并发症。血液COHb浓度＞50%。死亡率高，抢救存活者多有不同程度后遗症。

4. **迟发性脑病** 指急性中毒症状消退后，经过2～60天的临床静息期或清醒期，再次出现新的神经精神症状。主要表现如下。①认知障碍：表现为不同程度的记忆力、计算力、理解力、定向力减退或丧失，注意力涣散，反应迟钝，不认识亲人，迷路，严重者大小便失禁，生活不能自理甚至呈木僵状态。②精神症状：表现为行为怪异、躁狂易怒、幻觉错觉、言语错乱，或淡漠、抑郁等。③锥体外系症状：表现为运动迟缓、表情减少、四肢肌张力增高、静止性震颤、姿势步态异常等。少数患者可出现舞蹈症。④锥体系症状：表现为一侧或两侧肢体的瘫痪、肌张力增高、腱反射亢进、病理征阳性，也可出现假性延髓麻痹。⑤大脑皮质局灶性功能障碍：皮质性失明、癫痫发作、顶叶综合征（失认、失用、失写、失算）、运动性失语等。

（三）辅助检查

1. **COHb测定** 血液COHb是诊断急性CO中毒及评估其严重程度的常用指标，COHb浓度受多种因素的影响，如吸烟、脱离CO环境的时间等。目前，国内以动脉血气分析中COHb异常升高作为最直接的证据，国外多为静脉血COHb异常。

2. **其他检查** 血常规、生化检查、心肌酶谱、心电图、肺CT、脑CT等可用于早期诊断和鉴别诊断、病情评估。

（四）病情判断

1. **病情严重度**　急性CO中毒患者如果出现以下情况提示病情危重：①持续抽搐、昏迷达8小时以上。②$PaO_2 < 60mmHg$，$PaCO_2 > 50mmHg$。③昏迷，伴严重的心律失常或心力衰竭。④并发肺水肿。

2. **预后**　轻度中毒可完全恢复。重症及昏迷时间较长多提示预后不良，但仍有少数患者可恢复。迟发性脑病一般恢复较慢，少数可遗留永久性症状。临床上可采用哥拉斯哥昏迷评分、巴塞尔（Barthel）指数评分、简易智力状态检查量表（mini-mental state examination，MMSE）和改良的肌张力评分标准［阿什沃思（ashworth）量表］对预后进行量化判定。

四、救治与护理

（一）急救原则

1. **现场急救**　进入中毒现场后迅速切断CO来源，打开门窗进行通风、换气，将患者转移至空气新鲜的地方，并注意保暖。轻症患者呼吸新鲜空气并进行对症处理后可迅速恢复。重症患者可采取平卧位、解开衣扣、松开腰带、保持呼吸道通畅。如出现心搏骤停，应立即进行心肺复苏。

2. **院内救治**

（1）迅速纠正缺氧：氧疗是治疗急性CO中毒最有效的方法。轻度中毒者可采用鼻导管或面罩高流量吸氧；中、重度中毒者应尽早使用高压氧治疗，可预防或减少迟发性脑病的发生，降低病死率。呼吸衰竭或呼吸停止时，应及早进行气管插管或气管切开等机械通气。

《急性一氧化碳中毒诊治专家共识（2022版）》中提到：①常压吸氧是急性CO中毒的重要治疗方法之一，无法实施高压氧治疗时可给予常压氧治疗，直至COHb水平接近正常（＜3%）、中毒症状得到缓解。建议每次吸氧时间6小时。②依据体内CO自然清除时间24～30小时的病理生理规律，建议将急性CO中毒的高压氧治疗分为2个阶段，即脱离CO中毒后24小时内为第1阶段，超过24小时为第2阶段。③第1阶段，高压氧治疗的目的是尽早一次性清除体内的CO，建议选择高压力高压氧治疗方案，压力为0.22～0.25MPa，吸氧时间为60～90分钟。不建议24小时内采用2次或3次高压氧治疗。④对中毒时间超过6～8小时，伴有严重挤压伤、重度昏迷、心肌损害、严重酸中毒、皮损等并发症的重度患者，可在首日进行2次高压氧治疗。建议高压氧压力0.15～0.20MPa，吸氧时间60分钟，2次高压氧治疗间隔6～8小时。⑤第2阶段，高压氧治疗的目的是保护组织与器官功能，预防CO中毒迟发性脑病。建议高压氧压力0.15～0.20MPa，吸氧时间60分钟，每日1次。不建议将每日2次高压氧治疗作为第2阶段常规使用方案。⑥对于中毒时间短、临床症状轻的患者，建议进行1～10次高压氧治疗；中毒时间长（超过6～8小时）、临床症状重的重症患者，根据病情需要，高压氧治疗可维持4～5周。⑦如治疗过程中发生CO中毒迟发性脑病，则按照其治疗规范进行综合治疗。

（2）防治脑水肿，促进脑细胞代谢：重度中毒后2～4小时即可出现脑水肿，24～48小时达高峰，并可持续数天。脑水肿时应快速静脉滴注20%甘露醇250ml，每6～8小时1次，2～3天颅内压降低后可减量；也可用呋塞米20～40mg静脉注射。脱水降低颅内压过程中注意监测有无水、电解质代谢紊乱和酸碱平衡失调，以及血容量不足等情况。

（3）对症治疗：昏迷患者应保持呼吸道通畅，必要时行气管插管或气管切开等机械通气防止继发感染。高热抽搐时可采用头部降温、亚低温疗法及应用解痉药。呼吸困难时可使用呼吸兴奋药，纠正休克，水、电解质代谢紊乱和酸碱平衡失调、防治迟发性脑病。

（二）护理措施

1. 病情观察　严密观察患者意识、瞳孔、血压、脉搏、呼吸，持续监测血氧饱和度；注意有无头痛、喷射性呕吐等脑水肿症状；积极防治呼吸衰竭、恶性心律失常、心力衰竭、脑疝等严重并发症。

2. 氧疗的护理　脱离现场后应立即给氧，采用面罩或导管高浓度吸氧（流量为8～10L/min）。给氧时间一般不应超过24小时，以防发生氧中毒和二氧化碳潴留。呼吸浅、弱时，可吸入含3%～5%二氧化碳的氧气，呼吸深快时也可吸入含二氧化碳的氧气，可改善呼吸性碱中毒。

3. 一般护理　昏迷患者经抢救苏醒后应绝对卧床休息2周，严格限制探视，各项操作集中进行，避免精神刺激。重度中毒患者昏迷伴高热和抽搐时进行以头部降温为主的冬眠疗法，降温和解痉时加强保暖、防止受伤。准确记录24小时出入量，并控制液体的选择与滴速，密切监测脑水肿、肺水肿，以及水、电解质代谢紊乱和酸碱平衡失调等并发症。注意观察患者神经系统的表现及皮肤、肢体受压部位损害情况，如有无急性痴呆性木僵、癫痫、失语、惊厥、肢体瘫痪等。

4. 健康教育　加强预防CO中毒的宣传。室内煤炉要安装烟囱，且烟囱结构要严密，室外要通风良好。矿厂使用煤气或产生煤气的车间要加强通风，加强对CO的监测报警设施。进入高浓度CO环境内执行紧急任务时，要戴好特制的CO防毒面具，系好安全带。出院时留有后遗症者应鼓励患者继续治疗，如痴呆或智力障碍者应告知其家属悉心照顾，并教会家属对患者进行康复训练。

第五节　急性酒精中毒

一、概述

乙醇，又称酒精，是无色、易燃、易挥发的液体，具有醇香气味，能与水或大多数有机溶剂混溶。急性酒精中毒（acute alcohol poisoning）指短时间内摄入大量酒精或含酒精饮料后出现一系列中枢神经系统功能紊乱症状（如意识、行为异常等），严重可导致呼吸抑制、昏迷甚至死亡。

二、病因与中毒机制

（一）病因

大量饮酒或吸入其蒸气、摄入高浓度乙醇等化学物质。

（二）酒精的吸收与代谢

酒精经呼吸道、消化道进入人体，吸收后迅速分布于全身，其中10%以原形从肺、肾排出，90%在肝内分解为乙醛、乙酸后，最终代谢为水和二氧化碳。当过量酒精进入人体时，超过了肝的氧化代谢能力，即在体内蓄积并进入大脑。

（三）中毒机制

1. 抑制中枢神经系统　酒精具有脂溶性，可通过血脑屏障并作用于大脑神经细胞膜上的某些酶而影响其细胞功能。酒精对中枢神经系统的抑制作用呈剂量依赖性，小剂量出现兴奋作用，随着剂量增加，出现抑制作用，可依次抑制小脑、网状结构和延髓，引起共济失调、意识障碍、呼吸或循环衰竭。

2. 代谢异常　酒精在肝细胞内代谢生成的代谢产物可影响体内多种代谢过程，导致乳酸增多、酮体蓄积、代谢性酸中毒及糖异生受阻，引起低血糖症。

三、病情评估

（一）病史

重点评估饮酒的种类、量、速度、酒精的浓度、个体对酒精的敏感性和耐受性、是否空腹饮酒等。

（二）临床表现

临床主要表现为神经系统、循环系统和呼吸系统功能紊乱，分为如下三期。

1. 兴奋期　血乙醇浓度达到11mmol/L（＞50mg/dl），大脑皮质处于兴奋状态，表现为头晕、面色潮红、眼结膜及皮肤充血，恶心、呕吐、欣快感、兴奋、言语过多、情绪不稳、喜怒无常，可有粗鲁行为或攻击行为，也可沉默、孤僻，呕吐物或呼气中有酒味。

2. 共济失调期　血酒精浓度达到33mol/L（＞150mg/dl），表现为肌肉运动不协调，行动笨拙、步态不稳，言语含糊不清、眼球震颤、视物模糊、复视、嗜睡等。

3. 昏迷期　血酒精浓度达到54mmol/L（＞250mg/dl），患者进入昏迷期，表现为昏睡、瞳孔散大、体温降低。血酒精浓度超过87mmol/L（＞400mg/dl）时，患者陷入深昏迷，心率快、血压下降，呼吸慢且有鼾音，并可出现呼吸、循环麻痹而危及生命。重症患者还可并发意外损伤，水、电解质代谢紊乱和酸碱平衡失调，低血糖症、肺炎、急性肌病，甚至出现急性肾衰竭等。

（三）辅助检查

1. 酒精浓度　急性酒精中毒时呼出气中酒精浓度与血清酒精浓度相当。

2. 动脉血气分析和电解质测定　可有轻度代谢性酸中毒、低钾血症、低镁血症、低钙血症等。

3. 血糖浓度　可见低血糖症。

4. 心电图检查　酒精中毒性心肌病可见心律失常和心肌损害。

5. 头颅CT检查　以下患者一般应尽早行头颅CT检查：①有头部外伤史，但不能详述具体情节的昏迷患者。②饮酒后出现神经定位体征者。③饮酒量或酒精浓度与意识障碍不相符者。④经纳洛酮促醒等常规治疗2小时意识状态无好转反而恶化者。

（四）预后

急性酒精中毒患者多数预后良好，经治疗生存超过24小时者，可以恢复。若有心、肺、肝、肾病变者，昏迷长达10小时以上，或血中酒精浓度＞87mmol/L者，预后较差。

四、救治与护理

（一）现场救护

轻度酒精中毒患者可让其静卧，最好是侧卧，以防吸入性肺炎，注意保暖，避免受凉；重度酒精中毒且神志清醒者，可通过刺激咽部快速催吐。昏迷患者，应立即送医救治。

（二）院内救治

1. 迅速清除毒物　首先清除尚未吸收的酒精，对于饮酒时间不长者，可立即应用1%碳酸氢钠、0.5%活性炭混悬液或生理盐水洗胃，血压稳定者可应用利尿药，以促进血液中酒精的排出；给予50%葡萄糖100ml静脉注射，同时肌内注射维生素B_1、维生素B_6等，以加速酒精在体内的氧化代谢；休克、呼吸抑制、昏迷患者尽早进行血液透析治疗。

2. 使用特效解毒剂　纳洛酮是阿片受体阻断药，主要解除β_2内啡肽的中枢神经系统抑制作用，消除酒精中毒时产生的自由基，对急性酒精中毒导致的昏迷和呼吸抑制有兴奋呼吸和催醒的作用，还可改善循环和呼吸功能。

3. 对症治疗　呼吸衰竭时可使用呼吸兴奋药，如尼可刹米、洛贝林等；休克时可补充血容量；脑水肿时积极脱水以降低颅内压；躁动不安、过度兴奋时慎用地西泮等镇静催眠药；低血糖时立即注射高渗葡萄糖溶液。

（三）护理措施

1. 即刻护理措施　①保持气道通畅，吸氧。意识不清时侧卧位，及时清除呕吐物及呼吸道分泌物，防止窒息，给予氧气吸入，必要时进行气管插管或气管切开等机械通气。②保暖，维持正常体温。③兴奋躁动患者应予适当约束，共济失调者应严格限制其活动，以免发生意外损伤。

2. 催吐或洗胃　由于酒精经胃肠道迅速吸收，故单纯酒精中毒患者一般不需催吐或洗胃，仅在患者发生以下情况之一时予以洗胃：①饮酒后2小时内无呕吐，评估病情可能恶化的昏迷患者。②同时存在或高度怀疑其他药物或毒物中毒。③已留置胃管，特别是昏迷伴休克患者。洗胃液一般用1%碳酸氢钠液或温开水，每次入量不超过200ml，总量多不超过2000～4000ml，胃内容物吸出干净即可，洗胃时注意气道保护，防止呕吐、误吸。

3. 病情观察　①观察患者生命体征、意识状态及瞳孔的变化。②监测心律失常和心肌损害的表现。③维持水、电解质代谢和酸碱平衡。④低血糖是急性酒精中毒最严重的并发症之一，应密切监测血糖水平。急性意识障碍者可考虑应用葡萄糖溶液、维生素B_1、维生素B_6等，以加速酒精在体内的氧化。

4. **血液透析**　当血酒精浓度＞110mmol/L、酸中毒（pH≤7.2）伴休克表现、呼吸循环严重抑制的深昏迷、重度中毒出现急性肾功能不全或同时服用其他可疑药物者，应及早行血液透析治疗，并密切观察患者的生命体征。

5. **用药的护理**　①纳洛酮：阿片受体阻断药，具有兴奋呼吸和催醒的作用。由于其作用持续时间短，用药时需注意维持药效，尽量减少中断。心功能不全和高血压患者慎用。②地西泮：对烦躁不安或过度兴奋者，禁用吗啡、氯丙嗪及苯巴比妥类镇静药，以免引起呼吸抑制。可遵医嘱应用小剂量地西泮，使用时注意推注速度宜慢，不宜与其他药物或溶液混合。③美他多辛：促酒精代谢药物，具有拮抗急、慢性酒精中毒引起的氧化应激反应的作用，能加速酒精在体内氧化。哺乳期、支气管哮喘患者禁用。④胃黏膜保护药：胃黏膜 H_2 受体阻断药或质子泵抑制药可常规应用于重度中毒特别是消化道症状明显的患者。

6. **健康教育**　开展酗酒危害宣传教育，不饮用散装、标签标注不全的酒类。告知并强化长期大量饮酒的危害。对医用酒精、工业用酒精严格管理，避免滥用或误饮。

第六节　虫蛇咬蜇伤中毒

一、虫咬蜇伤中毒

（一）概述

本组疾病多由蚊、蠓、蜂、蝎、蜈蚣、蜱等咬蜇引起。虫咬伤和虫蜇伤后局部伤口损害，毒液进入体内后局部和全身中毒和/或变应性损伤。

（二）病因与中毒机制

1. **蚊、蠓**　蚊有刺吸型口器，雌蚊吸血的同时分泌唾液，可防止血液凝固并可使局部皮肤过敏。蠓与蚊类似，比蚊小，呈黑褐色，夏秋季最常见，成群飞舞于草丛、树林及农舍附近。

2. **蜂**　常见的蜇人蜂类包括蜜蜂、胡蜂、蚁蜂、细腰蜂和丸蜂等，蜂尾均有毒刺与体内的毒腺相通，蜂蜇人时毒刺刺入皮肤并将毒汁注入皮肤内，引起局部反应和全身症状。蜂毒可致神经毒、溶血、出血、肝或肾损害等作用，也可引起变态反应。不同蜂种蜂毒成分有所不同，多数蜂毒汁为酸性，主要成分为蚁酸、盐酸、正磷酸，而胡蜂毒汁为碱性，含有组胺、5-羟色胺、缓激肽、磷脂酶A、透明质酸酶、神经毒素等物质。

3. **蝎**　尾部最后一节为锐利的弯钩，即刺蜇器，与腹部毒腺相通。蜇人时将强酸性毒液注入皮肤内。毒液中含神经性毒素、溶血毒素、抗凝素等，可引起皮炎或全身中毒症状。

4. **蜱**　常寄生于动物体表，是一种暂时性体表寄生虫，依靠吸食宿主血液为生，可通过叮咬人畜散播多种病原体，我国的蜱传病毒主要有蜱传脑炎病毒（tick-borne encephalitis virus，TBEV）（在我国也称森林脑炎病毒）和发热伴血小板减少综合征病毒（severe fever with thrombocytopenia syndrome virus，SFTSV）等。黑龙江、吉林、内蒙古、新疆等地拥有大面积的森林和草原，是蜱传播疾病的主要自然疫源地。

（三）病情评估

1. 病史

重点评估有无蚊、蝶、蜂、蝎、蜱接触史，评估被咬伤或蜇伤部位、时间、地点、是否自行处理等。

2. 临床表现

（1）蚊、蝶叮咬：因人而异，叮咬处出现针尖至针帽大小的红斑疹或瘀点，也可表现为水肿性红斑、丘疹、风团，自觉瘙痒。婴幼儿面部、手背或阴茎等部位被蚊虫叮咬后常出现血管性水肿。

（2）蜂蜇伤：常发生于暴露部位，如头面、颈项、手背和小腿等。轻者可出现刺痛、灼痒感，局部红肿，还可出现水疱。重者出现畏寒、发热、头痛、恶心、呕吐、烦躁等全身症状或抽搐、肺水肿、昏迷、休克，甚至死亡。蜇伤后7～14天可发生血清病样迟发性变态反应，毒蜂蜇伤者还可发生急性肾衰竭和肝损害等。

（3）蝎蜇伤：蜇伤后局部即刻剧烈疼痛，伴明显的水肿性红斑、水疱或瘀斑、坏死，甚至引起淋巴管炎或淋巴结炎，这是溶血性毒素所致。患者伴有不同程度的全身症状，如头痛、头晕、恶心、呕吐、流涎、心悸、嗜睡、喉水肿等，甚至呼吸肌麻痹而死亡，这是由神经性毒素作用于中枢神经系统和心血管系统引起。

（4）蜱咬伤：叮咬部位常见于眼皮、耳朵、前后肢内侧等，叮咬处会出现充血、水肿等急性炎症反应。全身反应可有发热、寒战、关节痛、淋巴结肿大和流感样症状，肌肉麻痹甚至瘫痪，严重时引起死亡。

（四）救治与护理

1. 救治原则

（1）蚊、蝶叮咬：外用1%薄荷或炉甘石洗剂、樟脑搽剂，瘙痒明显可口服抗组胺药。

（2）蜂蜇伤：蜂蜇后立即将毒刺拔出并挤出毒液，用水冲洗后局部冷湿敷。再酌情口服或肌内注射抗组胺药。变应性休克者积极抗休克治疗。

（3）蝎蜇伤：立即绑扎肢体，清除局部毒液，阻止毒素的继续吸收，拮抗或中和毒素，给予镇痛等对症治疗，防治各种并发症。

（4）蜱咬伤：咬伤后应尽快移除蜱，切勿蛮力拔除蜱，否则容易引起口器断裂甚至撕裂皮肤。针对局部及全身症状，采取对症支持措施。

2. 护理措施

（1）蚊、蝶、蜂、蝎咬蜇伤的护理措施

1）即刻护理措施：立即用止血带扎紧被蜇部位的近心端或放置冰袋并尽量将毒汁吸出，用清水、肥皂水或稀氨水清洗伤口，再用碳酸氢钠溶液冷湿敷以中和酸性毒汁，冷敷还可减少肿胀、痒感等不适。尽可能确定蜇伤的虫类，黄蜂毒液呈碱性，可用1%醋酸或食醋等弱酸性液体洗敷伤口。伤口如有蜇刺，用尖头镊子或尖针、刀片等从皮肤外的毒囊前顺势向后将毒刺挑出再行创面处理。在野外无法找到针或镊子时，可用嘴将刺在伤口上的尾刺吸出，不可挤压伤口以免毒液扩散。

2）局部护理：大多数昆虫咬伤引起轻度肿痛，局部红肿处可外用炉甘石洗剂或白色洗剂以消散炎症，或者用抗组胺药、镇痛药和皮质类固醇油膏外敷。红肿严重伴有水疱渗液时，可用3%硼酸水溶液湿敷。疼痛严重者可用镇痛药，如蝎蜇伤后疼痛剧烈时取1%盐酸依米丁水溶液3ml，加2%利多卡因于蜇伤部位的近心端及伤口周围皮下注射，可迅速镇痛消肿。症状严重者，可口服或局部应用蛇药。

3）用药护理：有变态反应者，应用抗组胺药、糖皮质激素、肾上腺素等。有肌肉痉挛者，可用10%葡萄糖酸钙20ml静脉注射。有全身严重中毒症状者，应采取相应急救和对症措施。

4）病情观察：密切监测患者生命体征、意识、面色、尿量及伤肢温度的变化等。

5）心理护理：安慰患者，告知虫咬伤的治疗方法及治疗效果，帮助患者树立战胜疾病的信心，以减轻恐惧，保持情绪稳定，积极配合治疗和护理。

（2）蜱咬伤的护理措施：蜱咬伤后若强行拔除蜱虫容易导致蜱口器断裂甚至撕裂皮肤，可以将乙醚、乙醇、旱烟油、石蜡油或凡士林等涂在蜱的头部或在蜱的旁边点燃烟头、蚊香，数分钟后蜱自行松口，再用镊子轻轻拉出，取出虫体后，再用碘酒、75%乙醇做局部消毒处理。蜱咬伤后一定要多加重视并随时观察身体状况，如出现发热或叮咬处皮肤红、肿、破溃及红斑等症状，要及时就医。蜱咬伤能够传播多种传染性疾病，如森林脑炎、克里米亚-刚果出血热、蜱媒回归热、莱姆病、人嗜粒细胞无形体病等，严重者可致人死亡。如病情加重，应考虑排除蜱传疾病，避免错过最佳治疗时机。加强对人群防蜱的健康教育宣传工作，在去林区或草地时，做好个人防护，切勿裸露皮肤，应扎紧衣服袖口、裤腿，喷涂驱虫剂。在接触牲畜或饲养宠物时，应谨防蜱咬伤。

（3）健康教育：宣传本病的防治常识。①注意环境卫生，吃剩的食物勿乱丢弃，夜间关好门窗、挂好蚊帐，防止昆虫飞入。②选用对人体无害的杀虫喷雾喷洒等。③注意清洗、消毒已接触过皮损的毛巾或衣服。④户外活动时加强防护，尽量避免穿花色或鲜亮的衣服，勿擦香水、发胶。⑤发现周围有蜂围绕时，切忌跑、动、打，先静止不动再慢慢退回，等蜂飞走时赶快撤离。如遇蜂群，保持冷静，慢慢移动，避免拍打或快速移动。如无法逃离，就地趴下并用手抱住头部加以保护。

二、毒蛇咬伤中毒

（一）概述

蛇咬伤（snakebite）以南方为多，多发生于夏、秋两季。蛇分为无毒蛇和毒蛇两类。无毒蛇咬伤只在局部皮肤留下两排对称的细小齿痕，轻度刺痛，无生命危险。毒蛇咬伤后伤口局部常有一对较深齿痕，蛇毒进入人体内，经血液和淋巴循环扩散，引起局部和全身中毒症状，严重者危及生命。

（二）病因与中毒机制

蛇毒含有多种毒性蛋白质、多肽以及酶类。按蛇毒的性质及其对机体的作用可分为4类：神经毒素、血液毒素、细胞毒素以及混合毒素。神经毒素对中枢神经和神经肌肉节点有选择性毒性作用，可引起肌肉麻痹和呼吸麻痹，常见于金环蛇、银环蛇咬伤；血液毒素对血细胞、血管内皮细胞及组织有破坏作用，可引起出血、溶血、休克或心力衰竭等，见于竹叶青、五步蛇咬伤；细胞毒素作用于细胞间质、血管和组织，易经淋巴管和毛细血管进入血液循环而出现全身中毒症状，多见于眼镜王蛇等；混合毒素兼有神经、血液及细胞毒素特点，如蝮蛇、眼镜王蛇的毒素。

（三）病情评估

1. **病史**　重点评估有无毒蛇接触史，注意了解患者被咬伤部位、间隔时间、咬伤地点、是否自行处理，以评估患者伤情。

2. **临床表现**

（1）局部表现：局部伤处疼痛，肿胀蔓延迅速，淋巴结肿大，皮肤出现血疱、瘀斑，甚至局部组织坏死。

（2）全身表现：全身虚弱、口周感觉异常、肌肉震颤，或者发热恶寒、烦躁不安、头晕目眩、言语不清、恶心呕吐、吞咽困难、肢体软瘫、腱反射消失、呼吸抑制，最后发生循环呼吸衰竭。部分患者伤后可因广泛的毛细血管渗漏引起肺水肿、低血压、心律失常；皮肤黏膜及伤口出血，血尿、尿少，出现肾功能不全及多器官功能障碍综合征。

3. **病情严重程度**　可采用蛇咬伤严重度评分量表（snakebite severity scale，SSS）评估病情严重程度。这种评分方法分类项目多、内容详细、客观性好，已被多数国家广泛采纳。

（四）救治与护理

1. **救治原则**　迅速辨明是否为毒蛇咬伤并分类处理；对毒蛇咬伤应立即清除局部毒液，阻止毒素的继续吸收，拮抗或中和已吸收的毒素；根据蛇毒种类尽快使用相应的抗蛇毒血清；防治各种并发症。

2. **护理措施**

（1）即刻护理措施：迅速清除和破坏局部毒液，减缓毒液吸收，尽快送至医院。主要的现场急救措施如下。①脱离：立即远离被蛇咬的地方。②识蛇：尽量记住蛇的基本特征，如蛇形、蛇头、蛇体和颜色。③解压：去除受伤部位的各种受限物品，如戒指、手镯、脚链、手表等，以免因后续的肿胀导致无法取出，加重局部伤害。④镇定：尽量保持冷静，避免慌张、激动。⑤制动：尽量全身完全制动，尤其受伤肢体，伤口相对低位（保持在心脏水平以下）。⑥冲洗：现场用大量清水冲洗伤口及其周围皮肤，挤出毒液；有条件的用0.05%高锰酸钾或3%过氧化氢反复冲洗伤口，清除残留的毒液及污物。伤口较深者，可切开或以三棱针扎刺伤口周围皮肤（若伤口流血不止，则不宜切开）。⑦伤肢绑扎：立即用布带等绑扎伤肢的近心端，松紧以能阻断淋巴、静脉回流为度。每隔30分钟松解绑扎一次，每次1～2分钟，以免影响肢体血液循环，造成组织坏死。一般在医院内开始有效治疗（如注射抗蛇毒血清、伤口处理）10～20分钟后可去除绷扎。⑧镇痛：将伤肢浸入4～7℃冷水中，3～4小时后改用冰袋冷敷，持续24～36小时。如有条件，可给予对乙酰氨基酚或阿片类口服镇痛药，避免饮酒镇痛。⑨呼救：尽早拨打120急救电话，尽快将伤者送至医院。

（2）院内护理措施

1）抗毒排毒：迅速建立静脉通路，遵医嘱尽早使用抗蛇毒血清、利尿药，快速大量输液等以中和毒素、促进毒素排出。用胰蛋白酶2000～5000U加入0.05%普鲁卡因或注射用水20ml做局部环形封闭，能够降解蛇毒。若患者出现血红蛋白尿，遵医嘱给予5%碳酸氢钠静脉输入，以碱化尿液。补液时注意观察心肺功能，以防快速、大量输液导致肺水肿。抗蛇毒血清静脉推注时，应缓慢注入（≤2ml/min）；静脉滴注者，将抗蛇毒血清加入100～250ml生理盐水中，1小时内滴完，滴速应先慢后快，用药开始1小时内应密切观察患者有无畏寒、发热、胸闷、气促、腹痛不适、皮疹等变态反应症状。

2）伤口护理：保持创面清洁和伤口引流通畅。注意观察伤口渗血、渗液情况，有无继续坏死或脓性分泌物。经彻底清创后，可采用胰蛋白酶或1∶1000高锰酸钾溶液伤口内注射冲洗，以排出伤口局部蛇毒。

3）对症处理：对神经毒性蛇咬伤患者，出现肌无力时可遵医嘱给予新斯的明1.5～2.0mg肌内注射。对于患肢肿胀疼痛的患者，可遵医嘱使用阿片类药物镇痛；适当抬高患肢，平胸骨角或略高，利于促进血液和淋巴回流及肿胀部位组织间隙的液体吸收，减轻疼痛和局部压力，促进肿胀消退和疼痛缓解。常规使用破伤风抗毒素或破伤风免疫球蛋白，但在抗蛇毒血清使用1小时后方可开始皮肤试验和用药，以避免变态反应或不良反应重叠。出现呼吸衰竭、休克、心肌损害、心力衰竭、弥散性血管内凝血（disseminated intravascular coagulation，DIC）、急性肾衰竭、继发感染等并发症时，应及时处理；早期使用山莨菪碱（654-2）和激素可有助于防治蛇毒引起的多器官功能障碍综合征。

4）营养支持：给予高能量、高蛋白、高维生素、易消化饮食，鼓励患者多饮水，忌饮酒、浓茶、咖啡等刺激性饮料，以免促进血液循环而加快毒素吸收。对于不能进食者可予肠内外营养支持并做好相应的护理。

5）心理护理：安慰患者，告知毒蛇咬伤的治疗方法及治疗效果，帮助患者树立战胜疾病的信心，减轻恐惧，保持情绪稳定，积极配合治疗和护理。

6）健康教育：宣传毒蛇咬伤的有关知识，强化自我防范意识。在野外作业时，做好自我防护，如戴帽子、穿长衣长裤、穿雨靴、戴橡胶手套等；随身携带蛇药片，以备急用。勿轻易尝试抓蛇或玩蛇。露营时选择空旷干燥地面，晚上在营帐周围点燃火焰。

第七节　药物滥用

一、概述

（一）相关概念

1. 药物滥用（drug abuse）　指过度使用依赖性特征或潜能的精神活性药物或物质用于非医疗目的，药物与机体相互作用进而形成一种特殊精神状态和身体状态，导致服药人群的药物依赖性。

2. 药物依赖性（drug dependence）　是精神活性药物的一种特殊毒性，指滥用这类药物时，药物与机体相互作用所形成的一种特殊精神状态和身体状态。

3. 戒断综合征（withdrawal syndrome）　指一旦突然停止或减少使用生理性依赖药物剂量，可导致机体已经形成的适应状态发生改变，用药者会相继出现一系列以中枢神经系统反应为主的严重症状和体征，出现极其痛苦的感受及明显的生理功能紊乱，严重时可危及生命。

4. 脱毒（detoxification） 指根据滥用药物的种类及所呈现的特殊临床问题对药物依赖性患者实施个体化治疗方案，使患者从精神活性物质的毒性作用中逐步解脱，并尽量减少戒断症状的过程。

（二）致依赖性药物分类

1. 麻醉药品 指连续使用后易产生生理依赖性，能形成瘾癖的药品，可分为以下三类。

（1）阿片类：包括吗啡、可待因、海洛因，以及人工合成的麻醉性镇痛药如哌替啶、美沙酮和芬太尼等。

（2）可卡因类：包括可卡因及粗制品古柯叶和古柯糊。

（3）大麻类：包括印度大麻、粗制品大麻浸膏和主要成分四氢大麻酚。

2. 精神药品 指作用于中枢神经系统，能使之兴奋或抑制，反复使用能产生精神依赖性的药品，按药理作用性质可分成以下三类。

（1）镇静催眠药和抗焦虑药：如巴比妥类、苯二氮䓬类、吩噻嗪类等。

（2）中枢兴奋药：如苯丙胺、右苯丙胺、甲基苯丙胺（冰毒）和亚甲二氧基甲基苯丙胺（摇头丸）。

（3）致幻药：如麦角酸二乙基酰胺、苯环己哌啶和氯胺酮等。

3. 其他 包括烟草、乙醇及挥发性有机溶剂等精神活性物质。

二、病因与中毒机制

（一）病因

过量服用镇静催眠药，或吸入、注射过量麻醉性镇痛药，或者抽吸、鼻吸、口服或注射致幻药。

（二）中毒机制

1. 吗啡 与阿片受体结合后抑制或兴奋中枢神经系统，以抑制作用为主。抑制大脑高级中枢，引起意识障碍；抑制延髓中枢，引起呼吸和循环衰竭；兴奋动眼神经缩瞳核，导致瞳孔针尖样缩小。

2. 海洛因 中毒机制与吗啡相同，镇痛作用为吗啡的4～8倍，毒性及成瘾性为吗啡的5～10倍。

3. 哌替啶 ①与阿片受体结合，引起镇静、镇痛、呼吸抑制等中枢作用。②阻断M受体，引起口干、瞳孔散大、心动过速。③抑制心肌收缩力，降低外周血管阻力，导致低血压或休克。④代谢产物甲哌替啶可兴奋神经肌肉而诱发惊厥。

4. 镇静催眠药 苯二氮䓬类、巴比妥类与苯二氮䓬受体结合后，可加强γ-氨基丁酸（gamma-aminobutyric acid，GABA）与GABA受体结合的亲和力，使与GABA受体耦联的氯离子通道开放，增强GABA对突触后的抑制功能。苯二氮䓬类主要选择性作用于边缘系统，影响情绪和记忆力。巴比妥类主要作用于网状结构上行激活系统引起意识障碍。巴比妥类对中枢神经系统的抑制作用有剂量-效应关系，随着剂量的增加，由镇静、催眠到麻醉，甚至抑制延髓呼吸和血管运动中枢。

5. 甲基苯丙胺　促进脑内多巴胺和5-羟色胺释放，长期使用会导致多巴胺和5-羟色胺耗竭，进而引起神经细胞功能和结构受损；损害大脑额叶包括认知和运动中枢等在内的多种神经细胞，降低判断和控制能力；具有强烈的中枢兴奋作用，常导致激动不安和暴力行为；损害心血管系统，导致严重心律失常和心脏病发作。

三、病情评估

（一）病史

相关的社会心理因素；是否患有导致药物滥用的躯体疾病、精神疾病，特别是抑郁症和焦虑症；用药方式是吸入还是注射，连续还是间断使用；是否存在戒断症状、多药滥用。

（二）临床表现

与口服、吸入、注射的药物剂量及个体耐受性有关。

1. 阿片类

（1）吗啡、海洛因：滥用可产生呼吸抑制、精神障碍、恶心呕吐及自发性流产等；静脉注射还可造成乙型肝炎、艾滋病的传播。过量可引起肌肉痉挛、瞳孔缩小呈针尖样、嘴唇和指甲发绀、舌头褪色等毒性反应。

阿片类药物依赖性者一旦停药，即产生明显戒断综合征。一般在停药8～16小时后出现不安、哈欠、流涕、流泪、出汗、恶心、食欲缺乏、难以入眠；停药24小时左右症状加重，瞳孔散大，自感发冷、发热，出现呕吐、腹泻，四肢、躯体与腹部疼痛，肌肉抽搐、蜷缩成团，呈极度痛苦状态；停药36小时左右症状达高峰，此后经一周以上时间症状才可能逐渐缓解。继而出现体温和血压略降、心率减慢、瞳孔略大、失眠、焦虑、关节肌肉疼痛等稽延性戒断症状。此类症状可持续至停药后半年以上，常是导致戒毒后复吸的重要原因。

（2）哌替啶：主要表现为呼吸抑制和低血压，瞳孔散大，并有中枢神经系统兴奋的症状和体征，如烦躁、谵妄、抽搐、惊厥、心动过速等。

2. 可卡因类　滥用者可出现幻觉、妄想等精神障碍，甚至失去自我控制能力，停药后出现轻度戒断综合征，如疲乏、嗜睡、精神抑郁、心动过缓及过度摄食等症状，频繁经鼻吸入易致鼻腔黏膜炎症甚至鼻中隔坏死。

3. 大麻类　主要以吸入烟雾的方式抽吸。滥用者可出现情绪淡漠、表情呆滞、记忆障碍、精神不能集中、思维联想障碍，甚至形成偏执意念，同时伴有心率加快、血压增高及影响呼吸系统功能。戒断症状一般于停药后10小时出现，可表现为情绪烦躁、食欲缺乏、失眠多梦，甚至畏寒、震颤。

4. 镇静催眠药和抗焦虑药　连续服用4个月以上的苯二氮䓬类药物，即可呈现显著的药物依赖性，停药36小时左右出现戒断综合征，表现为焦虑、烦躁、头痛、心悸、失眠或噩梦、低血压、肌肉震颤，甚至惊厥，严重者可能导致死亡。巴比妥类的戒断综合征与苯二氮䓬类类似，一般于停药后12～24小时出现，且症状更为严重。镇静催眠药严重依赖者，实质上已呈药物慢性中毒状态，患者思维和记忆力衰退、情绪不稳、语言含糊，躯体活动出现共济失调。

5. 中枢兴奋药　长期使用可引起睡眠障碍、抑郁、焦虑、易冲动、记忆力受损，该现象至少会延续至戒药后6个月甚至更长时间。"摇头丸"中毒时，根据起病急缓分为以下两种情况。

（1）慢性中毒：①苯丙胺性精神病，表现为顽固性失眠、精神激动、幻听、幻视及类偏执狂妄想。②恶心、呕吐和腹泻。③明显消瘦。④体温升高。⑤心血管功能障碍。⑥黄疸。⑦抽搐。

（2）急性中毒：具体如下。①高剂量：用量达到300～400mg，20～60分钟出现中毒症状，2～3小时达高峰，持续8小时，24～48小时逐渐恢复。过量后初始症状为头晕、头痛、心悸、焦虑不安、易激惹、面部发红、发热、出汗，继而产生高血压危象。还可以表现为感觉异常、谵妄、狂躁、眼球震颤、共济失调、高热抽搐。经过激动和兴奋期后，转为抑制，出现昏迷、呼吸衰竭、休克和心律失常。可并发脑出血、心绞痛或心肌梗死、肠系膜缺血、横纹肌溶解、急性肾衰竭。极重者体能处于极度"消耗""透支"状态，可出现惊厥和循环衰竭。致死的主要原因：高热综合征（高热、横纹肌溶解、代谢性酸中毒）、弥散性血管内凝血、急性肾衰竭、急性呼吸衰竭、急性肝衰竭、休克、心室颤动。②中低剂量：用量达到50～150mg，患者情绪紧张、心理紊乱、头痛、抑郁、失眠、焦虑、心悸、面红、多汗、瞳孔散大、腱反射亢进；250～300mg时，出现视觉扭曲和短暂的情绪变化，由欣快感转为沮丧、抑郁。

6. 致幻药 如氯胺酮，滥用后出现幻觉、梦境、眩晕、运动功能障碍、恶心、呕吐、与环境分离感、濒死感等中毒反应，与海洛因、大麻等一起使用，可产生更为严重的中毒反应，甚至致死。

（三）辅助检查

血、尿、胃液药物浓度测定对诊断具有参考意义。阿片类药物中毒可通过以下标准检测：①血、尿毒品成分定性试验呈阳性反应。②血药浓度：治疗量0.01～0.07mg/L，中毒量0.1～1.0mg/L，致死量＞4.0mg/L。

（四）病情判断

1. 阿片类药物过量 根据病史和临床表现分为轻症和重症。

（1）轻症：头痛、头晕、恶心、呕吐、兴奋或抑制、幻觉、时间和空间感消失等。

（2）重症：常有昏迷，瞳孔针尖样缩小，呼吸抑制（呼吸频率极慢，4～6次/分或出现叹气样呼吸或潮式呼吸）等三联征，患者还可有面色苍白、发绀、瞳孔对光反射消失、牙关紧闭、角弓反张等表现，多死于呼吸衰竭。

2. 中枢兴奋药过量 根据病史和临床表现分为轻度、中度、重度。

（1）轻度：表现为精神兴奋、好动多语、呼吸加快，但神志清楚。

（2）中度：体温＜38.5℃，神志恍惚，精神紧张，头痛、胸痛，运动不能。

（3）重度：体温≥38.5℃，神志不清或昏迷、抽搐，瞳孔散大，牙关紧闭，衰竭状态。

（五）诊断

根据吸毒史、临床表现，以及血、尿毒品成分检测，结合患者对治疗的反应情况，一般可作出诊断。但应与代谢性疾病、神经精神疾病及其他中毒相鉴别。

四、救治与护理

（一）救治原则

1. 脱毒治疗　阿片类药物依赖是当前药物滥用中最为突出的问题，这里重点讨论其有关脱毒药物的应用。

（1）美沙酮替代治疗：美沙酮首次用量、维持治疗剂量、维持期的调整应根据患者具体情况做到给药个体化。美沙酮替代治疗只能相对地减轻戒断症状，脱毒过程中必然会有一些戒断症状出现，应依靠心理治疗和对症处理，并按计划递减替代药物，不应临时加用美沙酮或其他麻醉药品。

（2）可乐定治疗：可乐定脱毒治疗，可有效控制呕吐、腹泻、血压升高、呼吸加速等戒断症状，而控制打哈欠、流泪、肌肉酸痛等症状较缓慢，对焦虑和失眠等主观症状的治疗作用稍差。脱毒过程中应注意观察患者血压和心率，长期使用过程中突然停药，可能出现反跳性高血压、头痛、恶心等不良反应。

2. 药物过量治疗

（1）阿片类药物过量

1）应用特效拮抗药：①纳洛酮，为阿片受体阻断药，可迅速逆转药物中毒所致的昏迷和呼吸抑制。用法：首次剂量0.4～0.8mg静脉注射，10～20分钟重复一次，直至呼吸抑制解除或总量达10mg。②烯丙吗啡：主要拮抗吗啡作用。用法：首次剂量5～10mg静脉注射，20分钟重复一次，总量＜40mg。

2）对症支持治疗：维持呼吸、循环和神经功能。对昏迷时间较长和呼吸抑制严重者，应使用甘露醇、糖皮质激素防治脑水肿，使用安钠咖、尼可刹米等兴奋呼吸中枢。

（2）中枢兴奋药过量

1）一般治疗：①中小剂量中毒仅表现为短暂性心理障碍，给予戒毒和心理治疗。②烦躁、激动时，给予地西泮5～10mg口服。③心动过速时，给予普萘洛尔40～60mg，分次口服，或40～60mg缓慢静脉滴注，每分钟不少于1mg，控制心率在90次/分。④出现偏执状态时，可给予氟哌啶醇5mg肌内注射，每日2次，或加用地西泮40mg/d。⑤中毒导致冠状动脉痉挛是引起心肌缺血和心肌梗死最常见的原因，可口服硝苯地平缓解痉挛，改善心肌缺血。⑥酸化尿液，给予氯化铵1～2g，3次/天。维生素C静脉滴注，8g/d。

2）急救措施：①镇静，地西泮10～20mg肌内注射或静脉注射，必要时可重复应用；重度中毒以5%葡萄糖500ml加入地西泮100mg，持续静脉滴注；用药期间密切观察患者神志、瞳孔及生命体征变化。②血液净化治疗。③对症支持治疗，采取纠正酸碱平衡失调和电解质代谢紊乱、控制体温、保护心脑功能等措施；肌肉松弛是控制体温的有效方法，可缓慢静脉注射硫喷妥钠或用肌松药琥珀酰胆碱，血压增高者给予降压治疗。

（二）护理措施

1. 即刻护理措施　①保持呼吸道通畅，及时清除呼吸道分泌物，根据病情给予氧气吸入，必要时气管插管，呼吸机辅助通气。②循环衰竭的患者需要建立静脉通路，必要时给予液体及升血压药物。③对于躁动不合作的患者，必要时给予物理约束。

2. 催吐、洗胃、导泻　①严格掌握催吐及洗胃的适应证、禁忌证。②对于昏睡或过于激动的患者应慎重使用催吐和洗胃，因为易引起窒息。③防治洗胃并发症。④阿片类药物或摇头丸中毒时，可用清水或 1∶5000 高锰酸钾溶液洗胃，以 20% 甘露醇 250ml 加活性炭 30g 制成混悬液口服，2 次/天，促进毒物排泄。

3. 病情观察　①及时发现患者神志改变。②及时发现和避免误吸、窒息。③及时发现心率、心律、血压、血氧饱和度变化。④尽可能建立良好的医患关系，评估患者是否有自杀及暴力行为的可能性。⑤及时发现尿潴留者并给予导尿。

4. 健康教育　告知患者滥用药物的危害。

（1）药物滥用者身心健康遭受摧残，智力减退，判断能力下降，工作效率降低，责任感丧失。

（2）身体免疫力降低，引发各种感染，如急性或慢性肝炎、局部脓肿、败血症及心内膜炎等，尤易并发结核病和艾滋病。

（3）滥用药物过量，常致中毒死亡，孕期药物滥用不仅危害自身健康，还会累及胎儿，胎儿娩出后可因严重戒断症状致死。

（4）破坏家庭正常生活。

（5）滥用者为获取毒品，不法分子为制造、贩卖和走私毒品，往往进行种种非法活动，严重危害社会安全与稳定。

（6）药物滥用一旦成为群体现象，为打击制造、贩卖毒品及开展禁毒戒毒工作将耗费大量人力、物力和财力，严重干扰国家经济可持续性发展。

本章小结

思考题

1. 急性中毒院内救治要点有哪些？

2. 护士遵医嘱对有机磷杀虫药中毒患者进行阿托品治疗，该如何区分阿托品化与阿托品中毒？

3. 急性 CO 中毒的院内救护措施有哪些？

更多练习

（祝雪花　杨慧锋）

第七章　常见内外科急症

学习目标

1. 素质目标

（1）具有有效处理常见内外科急症所需的应急应变能力。

（2）具有通过有效的护理，最大限度地提高治疗成功率和患者生存率的职业素质。

2. 知识目标

（1）掌握：发热，脑卒中，休克，呼吸困难，窒息，严重心律失常，急性胸痛，高、低血糖症，急性腹痛的病情评估、急救原则和护理措施。

（2）熟悉：发热，脑卒中，休克，呼吸困难，窒息，严重心律失常，急性胸痛，高血糖症，低血糖症，急性腹痛的常见病因。

（3）了解：发热，脑卒中，休克，呼吸困难，窒息，严重心律失常，急性胸痛，高血糖症，低血糖症，急性腹痛的发病机制。

3. 能力目标

（1）能根据脑卒中和急性腹痛的急救原则，对患者实施正确的急救护理措施。

（2）能够对休克、呼吸困难、窒息、严重心律失常患者实施正确的急救护理措施。

案例

【案例导入】

患者，女性，40岁，发热时体温突然可达40℃左右，伴有寒战和出汗的症状。数小时后降到正常，经过一个间歇，体温再次升高，反复发作，患者曾前往疟疾流行地区旅行，但没有进行预防措施。除发热外，患者没有其他明显的症状。

【请思考】

该患者发热的原因是什么？

【案例分析】

急诊患者的病情复杂多样，常为涉及多个器官或系统的急危重症。早期的诊断和评估，以及适时实施有利的治疗和护理方案，对于增强救治的成功率、减少患者的死亡风险具有极其重要的作用。本章将以可能危及生命的疾病症状作为切入点，介绍常见内外科急症的病因与发病机制、病情评估、急救与护理。

第一节 发 热

一、概述

发热（fever）是机体在致热原作用下，体温调节中枢的功能障碍，体温升高超出正常范围，是急诊中最常见的症状。口腔温度＞37.3℃可诊断为发热。

发热的分类方式众多，临床上常根据热度或热程来分类。根据热度分类，以口腔温度为例，发热可分为低热（37.3～38.0℃）、中等热（38.1～39.0℃）、高热（39.1～41.0℃），超高热（41℃以上）。根据热程的不同，可以分为急性发热和长期发热。急诊中最常见的是发热在2周以内的急性发热，而长期发热持续2周及以上。

二、病因与发病机制

（一）病因

1. 急性发热　分为感染性发热和非感染性发热。

（1）感染性发热：是急性发热的最常见原因，主要源于多种疾病，由细菌、病毒、真菌、衣原体、支原体、立克次体、螺旋体、真菌、寄生虫等多种病原体所致。

（2）非感染性发热：可见于血液病、结缔组织疾病、变应性疾病、肿瘤、内分泌代谢性疾病等。

2. 超高热　常见原因为体温调节中枢功能障碍：①热射病、中暑。②颅内疾病，如脑出血、脑肿瘤等引起的体温调节中枢异常。③严重热原反应与脓毒症。④恶性高热等。

3. 不明原因发热　如果发热持续超过3周或更久，且体温数次≥38.3℃，至少1周仍不能确诊，这种情况被称为不明原因发热（fever of unknown origin，FUO）。常见于感染、自身免疫病、药物反应、癌症等引起的发热。

4. 长期低热　持续4周以上，体温在37.5～38.4℃之间称为长期低热，根据原因可分为器质性长期低热和功能性长期低热。

（1）器质性长期低热：如结核病等慢性感染性疾病。

（2）功能性长期低热：如细菌或病毒感染得到控制后的感染后低热。

（二）发病机制

1. 体温调节中枢的改变　发热是体温调节机制发生紊乱，体内产热大于散热的结果。

2. 神经调节　交感神经有促进代谢和体温升高的作用，副交感神经有抑制代谢，使体温下降的作用。

3. 炎症因子　在感染等炎症情况下，机体会释放炎症介质，这些介质可以作用于下丘脑的血管内皮细胞，提高体温调节中枢调定点而引起发热。

三、病情评估

（一）健康史

1. 一般资料　了解患者的性别、年龄、职业等。

2. 既往史　根据《发热待查诊治专家共识》的相关内容，询问患者的既往发热病史、用药史、了解患者有无传染病接触史、有无疫区接触史、有无可疑毒物的摄入史、有无吸毒史、有无蚊虫叮咬史等。

（二）发热的过程及热型

1. 发热过程

（1）体温上升期：此期产热大于散热，体温上升。患者的症状包括虚弱乏力、皮肤苍白、肌肉酸痛、畏寒甚至寒颤等。根据体温上升的速度可以分为骤升和渐升。肺炎链球菌性肺炎、疟疾等导致的体温突然升高是骤升；伤寒等导致的体温逐渐上升是渐升。

（2）高热持续期：此阶段产热和散热都超过正常水平并保持相对平衡。呈现的症状包括全身不适、面色潮红、皮肤灼热、口唇干燥、呼吸急促和脉搏加快等。

（3）退热期：此期散热大于产热，体温恢复至正常范围。患者大量出汗、皮肤潮湿。根据体温下降的时间分为骤降和渐降。渐降由于大量出汗，人体体液丧失较多，可能导致血压下降等休克现象，需加强护理观察。

2. 常见热型　体温曲线的形态称为热型。某些发热性疾病具有特定的热型状态，但须注意的是随着抗生素、解热药的使用，热型已变得不再典型。

（1）稽留热：体温持续在39～40℃或可能升至更高，这种状况维持数天或数周，24小时体温变化在1℃以内。常见于大叶性肺炎、伤寒等。

（2）弛张热：体温在39℃以上，24小时内体温波动超过1℃以上，波动最低点仍高于正常的体温水平。在风湿热、败血症、化脓性炎症等疾病中较为常见。

（3）间歇热：体温突然升高到39℃或更高，维持数小时或更久，之后下降至正常范围或正常以下，经过一段时间的间歇，体温再次升高，高热期与无热期交替出现，这种情况在疟疾等疾病中较为常见。

（4）不规则热：发热变化无规律，持续时间不定，这种情况在癌性发热中较常见。

（三）体格检查

1. 生命体征测量　当体温每升高1℃，心率会相应增加12～15次/分，若心率增加超过15次/分，这种情况多见于甲状腺功能亢进症、心力衰竭、病毒性心肌炎等疾病。应注意老年患者有严重感染时，体温不一定很高。

2. 意识状态评估　发热伴意识障碍可见于流行性脑脊髓膜炎、流行性乙型脑炎、斑疹伤寒、中毒型菌痢、急性脑卒中、药物中毒等。应注意老年患者有严重感染时，通常是发生意识改变，而体温不一定很高。

3. 全身体格检查　重点检查眼睑、眼底、颞动脉、鼻旁窦、甲状腺、心、胸骨、脊柱、肝、脾、淋巴结、男性睾丸、皮肤、脑神经等，识别结膜充血、单纯疱疹、淋巴结肿大、肝大、脾大、黄疸、出血、关节肿痛、皮疹、中枢神经功能异常等伴随症状，协助发热的病因判断。

（四）辅助检查

1. 实验室检查

（1）血、尿、大便常规：是急性发热最重要的辅助检查。①血常规：白细胞计数明显升高及中性粒细胞比例也相应增高，多数提示细菌感染的可能性较高；如果白细胞计数正常或降低而淋巴细胞比例升高，多数提示有病毒感染的可能性较高。②尿常规：尿中出现白细胞和红细胞甚至有管型，提示可能存在尿路感染；尿中有酮体，患者可能存在脱水征象，且这种情况与患者的脱水程度成正比。③大便常规：便中可见白细胞和/或红细胞，提示可能有细菌感染。

（2）血生化：主要判断患者的心、肝、肾功能和电解质情况，同时考虑患者的营养状况等。

（3）C反应蛋白（C-reactive protein，CRP）：可用于区分鉴别细菌和病毒感染。在炎症出现的情况下，CRP的数值会升高，而对于病毒性感染，CRP的数值大都正常。

2. X线、CT和MRI检查　常用于诊断和排除肺部感染性疾病，腹腔、骨盆内、膈下深部脓肿以及恶性肿瘤。

3. 超声检查　超声心动图可发现急性渗出性心包炎和感染性心内膜炎等。

4. 活组织检查　如穿刺活组织检查、骨髓检查等。

四、急救与护理

（一）急救原则

发热治疗的急救原则是密切观察病情，并积极找出发热原因。

1. 预检分诊　发热患者应先分诊到发热门诊，待排除传染病后再进入相关诊室就诊。如疑似或确诊传染病病例应在具备隔离条件的定点医院隔离治疗。

2. 病因治疗　是发热治疗的关键。为患者查明病因，积极对症处理，治疗原发病，合理选择抗生素等，原则上不主张为病因不明的发热患者使用激素。

3. 对症治疗　了解患者发热的原因，如感染、中暑等，有针对性地进行处理和治疗。

（二）护理措施

1. 隔离与防护　规范发热门诊的管理，早期开展发热预检分诊，识别疑似传染病患者，减少传染病医源性传播和流行。对传染病患者，医护人员应做好防护工作，并及时进行疫情报告。

2. 一般护理　患者可伴有抽搐、昏迷、休克、出血等。急救护理措施具体如下。

（1）迅速降温：采取有效降温措施，患者体温超过39℃时，应积极使用解热药，常用的解热药为非甾体抗炎药，如布洛芬和对乙酰氨基酚，每4～6小时口服一次，并辅以物理降温的方式达到降温目的，局部可应用如冰帽、冰袋、化学制冷袋放置于额部、枕后、颈部、腋下和腹股沟处，全身可采用冷水、温水擦浴等方式。实施降温措施半小时后应测量体温并做好记录。高热惊厥患者可遵医嘱采用冬眠疗法降温，在使用冬眠疗法降温之前，应先对血容量进行补充。对于体温过高及其他降温效果不佳的患者，可使用冰毯进行降温。密切观察周围循环状态，如出现脉搏细速、面色苍白、四肢厥冷等，禁止使用冷敷疗法。

（2）保持呼吸道通畅：给予持续低流量吸氧。

（3）建立静脉通路：维持水、电解质平衡，补充营养和水分。

（4）密切观察生命征：重点观察体温变化，准确测量体温，体温测量的准确性是判断发热与否、热型类别的关键。一般每日测量体温4次，高热应每4小时测量一次。测得38℃以上体温时应30分钟后复测，对于中枢性发热患者，应同时测量多部位体温，如不符合体温测量换算规律时，应及时通知医师，以识别中枢体温调节障碍。监测降温效果，观察有无脑水肿、颅内压升高、呼吸困难等并发症，以及器官功能衰竭等迹象。

3. 促进患者舒适护理

（1）加强发热护理：高热患者，保持病室安静，立即给与卧床休息，降低耗氧量，缓解头痛、肌肉酸痛等不适症状。低热患者，适当减少活动，减少能量消耗，减轻疲乏感。

（2）加强口腔护理：保持口腔卫生，晨晚间给予口腔护理，防止口腔感染的发生。

（3）加强皮肤护理：在退热期间大量出汗，会导致患者感到寒冷，为防止患者受凉，应根据实际情况定时更换床单和衣物，以确保患者皮肤的清洁和干燥。同时，对于那些高热并长期卧床的患者，应预防压疮的产生。

4. 加强病情观察　观察发热的病因是否消除；观察病因治疗效果；观察患者是否出现寒战、淋巴结肿大、意识障碍等伴随症状；对四肢末梢的血液循环进行观察，如果患者体温持续升高不退、烦躁不安、四肢末梢厥冷、发绀等提示病情加重。出现神志改变、呼吸困难等立即给予监护、吸氧、建立静脉通路、呼吸支持等治疗护理措施。

5. 心理护理　体温上升期，患者感觉发冷，表现为面色苍白，并产生紧张、不安等心理反应，医护人员需要关心患者，耐心帮助患者解决各种疑问；退热期，护士应满足患者对舒适感的需求，保持环境的清洁和卫生。不明原因发热的患者，常出现焦虑、烦躁的情绪。护理人员应耐心解释，告知患者发热病因诊断的复杂性和重要性，说明各项检查的必要性和意义，促进患者与家属的理解和良好的配合。

（三）健康宣教

1. 向患者讲解休息、饮水的重要性。

2. 指导患者对发热情况及伴随症状的判断，如体温升高的程度及变化等。

3. 指导患者正确服用解热药。

4. 指导患者饮食注意事项。

5. 指导患者及家属正确测量并监测体温变化及实施物理降温的方法，做好自我监测，主动、及时就医。

 知识拓展

如何区分术后吸收热及感染性发热？

　　术后吸收热常发生在术后2～3天内，体温一般在37～38℃，持续2～3天即恢复正常，并且无任何伴随症状，对术后吸收热不需要特殊处理，可向患者解释发热的必然性，让患者多饮水，防止受凉。感染性发热主要表现为体温超过38℃，伴有伤口处皮肤红、肿、热、痛的表现。

第二节　呼吸困难

一、概述

　　呼吸困难（dyspnea）是一种个人的主观感受，表现为自觉空气不足、呼吸费力及窒息等呼吸不适感。这种感觉可能会引起呼吸频率、深度与节律发生改变，如患者出现张口呼吸、鼻翼扇动、呼吸肌辅助参与呼吸运动等。对于呼吸困难的描述，患者的心理状态、生活环境、文化素养、精神因素及疾病特性等都可能产生影响。

二、病因与发病机制

　　不同原因引起呼吸困难的发病机制各异，但都能引起肺的通气和/或换气功能障碍，从而导致呼吸困难。呼吸困难的常见病因及发病机制如下。

　　1. 急性肺栓塞（acute pulmonary embolism，APE）　通常由静脉血栓（深静脉血栓）形成并脱落，随着血液流向肺动脉并堵塞肺动脉或其分支，导致肺循环受阻。这会导致肺部血液循环受限，影响氧气的血液输送，引起呼吸困难。包括肺血栓栓塞症（pulmonary thromboembolism，PTE）、脂肪栓塞、羊水栓塞、空气栓塞。临床上以PTE最为常见。

　　2. 支气管哮喘（bronchial asthma）　简称哮喘，是由多种细胞和细胞组分参与的气道慢性炎症性疾病。支气管呼吸困难的发病机制涉及气道阻塞、肺功能障碍、痰液潴留、肺循环障碍和神经肌肉功能障碍等多个方面。通常是由接触到变应原、刺激性物质或者是呼吸道感染引起的。

　　3. 急性呼吸窘迫综合征　是一种严重的肺部疾病，其特征是急性起病、进行性呼吸困难、低氧血症和肺部浸润影。通常是由肺部感染、创伤、烧伤、溺水、重症感染等因素引起，发病机制涉及肺泡损伤、肺循环障碍、炎症介质释放、氧气供应不足和肺顺应性降低等。

4. **慢性阻塞性肺疾病（chronic obstructive pulmonary disease，COPD）** 发病机制主要为各级支气管壁均有炎症细胞浸润，基底部肉芽组织和机化纤维组织增生导致气道狭窄、黏液增多或肺泡破坏，影响气体交换，导致呼吸困难。

5. **气胸（pneumothorax）** 是指胸腔内自然气体（通常是空气）异常积聚导致的疾病。气胸的主要病因包括创伤性气胸和自发性气胸。气胸的发病机制主要涉及胸腔内气体和胸腔压力的平衡失调。当胸腔内气体进入胸腔时，可能会导致胸腔内压力升高，进而压迫肺组织，影响呼吸功能。气胸病变的严重程度取决于气体积聚的速度和量，以及患者的肺功能状态。气胸发生后，胸膜腔内压力增高，肺失去膨胀能力，通气功能严重受损，引起严重呼吸困难。肺源性呼吸困难的类型见表7-1。

表7-1　肺源性呼吸困难

类型	症状描述	常见疾病
吸气性呼吸困难	吸气费力，出现三凹征，伴有高调吸气性哮鸣音	喉部、气管、大支气管的肿瘤、异物
呼气性呼吸困难	呼吸费力、呼气延长，伴有哮鸣音	支气管哮喘、慢性阻塞性肺气肿
混合性呼吸困难	吸气与呼气均费力，呼吸频率增快、深度变浅、呼吸音异常	重症肺炎、肺间质纤维化

三、病情评估

（一）病史

1. **了解患者既往病史** 特别是与呼吸系统、心血管系统、血液系统等相关疾病的病史。

2. **详细询问并记录患者呼吸困难的具体表现** 如发作时间、持续时间、伴随症状等。分析症状的特点，如是否伴有胸痛、咳嗽、咳痰等，以提供初步线索。

3. **进行全面的体格检查** 包括观察患者的面色、呼吸频率、呼吸节律等，以及听诊肺部、心脏等器官。

4. **严重程度的评估** 对于确定治疗方案和预测预后具有重要意义，可以使用呼吸困难量表，呼吸困难问卷等，对患者进行量化评估。

5. **伴随症状的评估** 对伴随症状进行分析，如胸痛、咳嗽、咳痰等。

（二）临床表现

1. **呼吸急促** 这是呼吸困难最常见的症状之一，患者可能会感到必须更频繁地呼吸，才能获取足够的氧气。可能会表现为气息短促或气喘吁吁。

2. **气息短浅** 呼吸困难的患者可能会感到呼吸很浅，无法深吸或深呼气。气息短浅可能会导致无法获得足够的氧气或排出足够的二氧化碳。

3. **发绀** 当身体无法获得足够的氧气时，皮肤、嘴唇和指甲可能会呈青紫色。是缺氧的明显迹象，需要立即进行医疗干预。

（三）伴随症状

1. **发热**　肺源性呼吸困难见于肺炎、肺脓肿、肺结核、胸膜炎等。心源性呼吸困难见于急性心包炎。

2. **咳嗽咳痰**　呼吸困难患者可能会咳嗽，由于身体试图清除呼吸道中的痰或异物的自然反应。咳痰可能伴随着呼吸困难，尤其是在慢性阻塞性肺疾病（COPD）等肺部疾病中。肺源性呼吸困难见于慢性支气管炎，心源性呼吸困难见于急性左心衰竭。

3. **胸痛胸闷**　呼吸困难可能会伴有胸痛或胸闷。可能是肺部或心脏问题，或者由呼吸肌过度劳累所致。肺源性呼吸困难见于大叶性肺炎、自发性气胸，心源性呼吸困难见于急性心肌梗死。

4. **哮鸣音**　多见于肺源性呼吸困难，如支气管哮喘、急性喉水肿、气管异物等。

（四）辅助检查

1. **血氧饱和度监测**　可评估患者的缺氧情况。

2. **动脉血气分析**　是对呼吸困难患者最常用的检查，通过测量血液中氧气和二氧化碳浓度，帮助医师了解呼吸困难患者是否存在低氧血症或高碳酸血症，从而评估病情的严重程度。

3. **胸部X线或CT检查**　可以检查肺部结构是否异常，有无肺部感染、气胸、肺水肿等。

4. **心电图**　初步了解心脏情况，排除心肌梗死和心律失常，对诊断肺栓塞有参考意义。

5. **血常规**　有助于评估患者的全身状况，如贫血、感染等异常情况。

6. **特殊检查**

（1）肺功能检查：包括肺活量、用力呼气容积、最大呼气流量等指标，用于评估肺功能是否受损。

（2）支气管镜检查：通过支气管镜检查气道内部，发现支气管病变或异物等。

（五）病情严重程度评估与判断

可以通过评估患者，初步判断患者呼吸困难的严重程度。

1. **体位**　体位也可提示呼吸困难的程度。

2. **注意观察患者的呼吸**　根据患者呼吸情况判断呼吸困难程度。

3. **监测血氧饱和度**　低于90%可能表示身体组织和器官没有得到足够的氧气供应，需要及时诊断和治疗。

4. **观察呼吸困难的持续时间**　如果持续时间较长且不见好转，可能表示病情较为严重。

5. **观察患者的面色**　是否面色苍白或发绀，观察缺氧的表现。

四、急救与护理

（一）急救原则

呼吸困难的急救原则是保持呼吸道通畅，纠正缺氧和/或二氧化碳潴留，如果患者呼吸困难，首先要让患者取坐位或半坐位，以减轻呼吸负担。鼓励患者深呼吸，慢慢呼气，松解患者的领口、腰带等紧身衣物，给患者提供氧气吸入，帮助缓解呼吸困难。密切观察患者的症状变化，包括呼吸频率、氧饱和度等指标，随时调整急救措施，最终是否改善呼吸困难取决于病因治疗。

（二）护理措施

1. 即刻护理措施　任何原因引起的呼吸困难，均应以抢救生命为首要原则。

（1）保持呼吸道通畅：指导患者进行有效咳嗽，如患者无心脏疾患，可以适当增加饮水量，遵医嘱雾化吸入，协助翻身叩背，有利于痰液排出，必要时采取体位引流。

（2）氧疗：Ⅱ型呼吸衰竭患者，给予低流量吸氧，调节氧流量 1～2L/min，防止高流量氧气吸入而引起二氧化碳潴留。哮喘急性发作时，因缺氧严重，需经面罩或鼻罩给氧。

（3）建立静脉通路：遵医嘱给药。

（4）密切观察病情：如生命体征、意识状态，注意监测血氧饱和度和动脉血气分析情况，观察呼吸频率、深度和节律改变。

（5）取舒适体位：保持病室安静，为患者取半坐卧位或端坐卧位。如为昏迷或休克患者，取平卧位头偏向一侧，以防发生误吸。

（6）准备好急救物品和抢救药品：积极配合医师抢救患者。

（7）做好隔离措施：对可疑呼吸道传染性疾病做好隔离，防止交叉感染。

 知识拓展 ● ● ●

经鼻高流量氧疗

经鼻高流量氧疗（high-flow nasal cannula oxygen therapy，HFNC）是一种通过无须密封的导管经鼻输入经过加温湿化的高流量混合气体的呼吸治疗方法。HFNC可有效缓解呼吸困难，对轻、中度呼吸衰竭有良好的临床疗效，且操作简便，具有良好的患者耐受性，临床应用越来越广泛。目前，HFNC已与传统氧疗、无创正压通气及有创机械通气共同成为急诊常用的呼吸治疗方式。

2. 用药护理　护士需要向患者和家属解释药物的名称、目的、使用方法、剂量和可能的副作用，确保患者理解药物的正确服用方法。

（1）控制感染：对于由细菌感染引起的呼吸困难，应用抗生素来控制和治疗感染，需观察有无药物过敏反应。

（2）解痉、平喘：①β₂受体激动药：如沙丁胺醇、特布他林等，主要用于缓解哮喘和慢性阻塞性肺疾病引起的呼吸困难，是控制哮喘急性发作的首选药物。②抗胆碱药：如异丙托溴铵也常用于慢性阻塞性肺疾病的治疗。③吸入性糖皮质激素：主要用于哮喘和慢性阻塞性肺疾病的长期控制，如布地奈德、氟替卡松等。

（3）确保药物的有效吸入：正确使用吸入装置，如雾化器、吸入器等。

（4）维持血压：血压下降，应遵医嘱及时给予多巴胺或多巴酚丁胺等血管活性药。

（5）镇痛：对于由胸痛引起的呼吸困难，遵医嘱给予镇痛药治疗。

3. 病情观察

（1）监测生命体征变化和呼吸功能：注意监测心率、心律、血压的变化，是否存在血流动力学障碍。

（2）观察患者的口唇、甲床等部位：发绀现象是否缓解，并观察氧疗的效果。

第三节 急 性 胸 痛

一、概述

胸痛是急诊患者常见的主诉症状，约占急诊患者总数的5%。急性胸痛的病情千变万化，危险性也存在较大的区别，可以是一些致命性疾病的临床表现，如急性冠脉综合征、主动脉夹层、急性肺栓塞等。急性胸痛诊治的关键问题是快速识别可能导致生命危险的病例，并给予及时正确的急救处理。

二、病因与发病机制

（一）病因

胸痛按病因，可分为心源性胸痛和非心源性胸痛。①心源性胸痛：多由缺血性心脏病引起，常见的有急性冠脉综合征、主动脉夹层、心脏压塞等。②非心源性胸痛：多由除心脏外的其他器官疾病所致，常见的有肺栓塞、气胸及消化系统疾病等。不同病因急性胸痛的预后差异甚大，既可以是功能性的，也可以是短时致死性的，据此胸痛又可分为非致命性胸痛和致命性胸痛，常见病因如下。

1. 非致命性胸痛　①胸壁疾病：如带状疱疹、肋间神经炎、肋软骨炎、肋骨骨折、多发性骨髓瘤等。②胸肺疾病：如肺动脉高压、肺炎、胸膜炎、肺癌等。③心血管疾病：如心包炎、心肌炎、肥厚型心肌病、应激性心肌病、瓣膜病等。④纵隔疾病：如纵隔炎、纵隔脓肿、纵隔肿瘤。⑤其他因素：抑郁症、焦虑症、惊恐障碍、过度通气综合征、痛风、颈椎病等。

2. 致命性胸痛　如急性冠脉综合征、主动脉夹层、心脏压塞、心脏挤压伤（冲击伤）、急性肺栓塞、张力性气胸、食管破裂等。急性冠脉综合征、主动脉夹层和急性肺栓塞引起的胸痛属于常见的致命性胸痛。本节主要讨论这三种病因引起的胸痛。

（二）发病机制

由于心、肺、大血管及食管的传入神经进入同一个胸背神经节，因此这些脏器疼痛会产生类似的胸痛表现。此外，内脏病变除产生局部疼痛外，尚可产生牵涉痛。其发生机制是内脏器官的痛觉纤维与皮肤的感觉纤维在脊髓后角终止于同一神经元，通过脊髓丘脑束传入大脑，大脑皮质把来自内脏的痛觉误感觉为相应体表的痛觉。

1. 急性冠脉综合征（acute coronary syndrome，ACS）　是以冠状动脉粥样硬化斑块破溃，继发完全或不完全闭塞性血栓形成为病理基础的一组临床综合征，包括不稳定型心

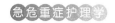

绞痛（unstable angina pectoris，UAP）、非ST段抬高型心肌梗死（non-ST segment elevation myocardial infarction，NSTEMI）和ST段抬高型心肌梗死（ST segment elevation myocardial infarction，STEMI）。其中，冠状动脉粥样硬化斑块破溃若形成微栓子或不完全血栓，可诱发UAP或NSTEMI；若形成完全性血栓，可诱发STEMI。这些综合征均可导致心搏骤停。

2. 主动脉夹层（dissection of aortic，AD） 是主动脉内膜撕裂后，腔内血液通过内膜破口流入动脉中层形成夹层血肿，并随着血流压力沿血管长轴方向扩展，形成动脉真、假腔病理改变的严重主动脉疾病。高血压是发生主动脉夹层最重要的危险因素，65%～75%主动脉夹层患者合并高血压，且多数患者的血压控制欠佳；其他可导致主动脉夹层的病因包括动脉粥样硬化、特发性主动脉中层退变、先天性主动脉畸形、创伤等。

3. 急性肺栓塞 主要症状之一即是胸痛。可分为如下两种。①胸膜炎样胸痛：发生机制是小的血栓栓子堵塞肺动脉远端分支，造成胸膜受累而形成的。②心绞痛样胸痛：发生机制是大的血栓栓子堵塞肺动脉主干或较大分支后直接造成回心血流减少、心肌供血不足而形成的。

三、病情评估

（一）健康史

简要收集病史，判断是否危及生命，便于及时展开急救。

1. 一般资料 了解患者的年龄、性别、生活习惯等。

2. 既往史 快速简明地了解病史，如与急性心肌梗死相关的年龄、性别、早发冠心病家族史、高血压、高脂血症、糖尿病、吸烟、肥胖等；与主动脉夹层相关的高血压病史；与肺栓塞相关的长期卧床、长途旅行、创伤、外科手术、既往静脉血栓栓塞史、妊娠或产褥期服用避孕药等。

（二）临床表现

1. 起病速度 急性冠脉综合征的胸痛多在10分钟内发展到高峰，而主动脉夹层是突然起病，发病时疼痛最严重。急性肺栓塞胸痛包括胸膜炎性胸痛和心绞痛样胸痛。胸膜炎性胸痛发生率为40%～70%，出现较晚。心绞痛样胸痛发生率为4%～12%，发生时间较早，往往在栓塞后迅速出现，与急性冠脉综合征相似。

2. 部位 急性冠脉综合征的疼痛常位于胸骨后或心前区，向左肩和左臂内侧放射，也可向左颈或面颊部放射。主动脉夹层随夹层血肿的扩展，疼痛可随近心端向远心端蔓延，升主动脉夹层疼痛可向前胸、颈、喉放射，降主动脉夹层疼痛可向肩胛间、背、腹、腰或下肢放射。急性肺栓塞常呈剧烈的患侧胸痛。

3. 性质 典型急性冠脉综合征呈压榨样疼痛并伴有压迫窒息感，非典型急性冠脉综合征疼痛可表现为"胀痛"或"消化不良"等非特异性不适。主动脉夹层为骤然发生的前后移行性撕裂样剧烈疼痛。急性肺栓塞胸膜炎性胸痛程度多为轻到中度，心绞痛样疼痛与急性冠脉综合征相似。

4. 持续时间及影响因素 不稳定型心绞痛可在患者活动耐量下降，或静息状态下发作，胸痛持续时间延长，程度加重，发作频率增加。心肌梗死的胸痛持续时间常大于30分钟，硝酸甘油无法有效缓解。主动脉夹层胸痛剧烈而持续，患者往往不能耐受。急性肺栓塞引起的胸痛也常为持续性，随呼吸或咳嗽而加重。

5. **伴随症状** 急性心肌梗死、主动脉夹层、肺栓塞均可伴有面色苍白、大汗、血压下降或休克。此外肺栓塞常伴严重呼吸困难、咯血；急性心肌梗死常伴恶心、呕吐、肩颈部放射性疼痛；主动脉夹层往往有双侧肢体血压不对称，脉搏减弱等表现。

（三）体格检查

1. **生命体征** 对于所有急性胸痛患者，护士均需要测量双侧上肢血压、心率、呼吸、体温。急性冠脉综合征、主动脉夹层和急性肺栓塞患者均可出现脉搏增快、呼吸增快、血压下降等生命体征不稳的表现，提示患者病情严重，需要马上处理。主动脉夹层压迫锁骨下动脉可造成脉搏短绌、双侧收缩压和/或脉搏不对称。

2. **其他** 急性冠脉综合征可无特异性临床体征，部分表现为面色苍白、皮肤湿冷、发绀、颈静脉怒张、低血压、心脏杂音、肺部啰音等。主动脉夹层累及主动脉根部，可闻及主动脉瓣杂音；夹层破入心包引起心脏压塞，可出现贝克（Beck）三联征，即颈静脉怒张、脉压减小、心音低钝遥远。急性肺栓塞患者可伴有口唇发绀，若患者出现单侧或双侧不对称性下肢肿胀、腓肠肌压痛，常提示患者合并深静脉血栓形成。

（四）辅助检查

1. **心电图检查** 所有胸痛的患者均需进行心电图检查，首次心电图检查应在接诊10分钟内完成。心电图ST-T异常与病理性Q波提示急性冠脉综合征，需要动态观察。急性肺栓塞患者典型心电图为$S_IQ_{III}T_{III}$征，即Ⅰ导联S波加深，Ⅲ导联出现Q波及T波倒置。约20%的主动脉夹层患者心电图检查可出现心肌缺血或心肌梗死的表现，也可能表现出长期高血压引起的左室肥大、非特异性ST-T改变。

2. **实验室检查** 心肌肌钙蛋白I/T（cTnI/T）是诊断心肌梗死的特异性高、敏感性好的生物性标志物，如果首次检测结果未见增高，应间隔1~2小时再次采血检测。另外，还应检测肌红蛋白（Myo）、肌酸激酶同工酶-MB（CK-MB）。急性肺栓塞患者血气分析多数可见$PaO_2 < 80mmHg$，患者血浆D-二聚体（D-dimer）也可升高，但D-dimer的敏感性高而特异性差，D-dimer < 0.5mg/L用于排除肺栓塞的阴性诊断价值非常突出，可作为首选筛选指标之一；D-dimer < 0.5mg/L对于除外主动脉夹层也有很高的敏感性和阴性预测值。

3. **超声心动图** 可定位主动脉夹层内膜撕裂口，显示真假腔的状态与血流情况，以及主动脉瓣关闭不全、心包积液和主动脉弓分支动脉的阻塞。

4. **CT血管成像（computed tomography angiography，CTA）** 推荐作为主动脉夹层和急性肺栓塞的临床首选影像学检查。

5. **动脉造影** 对于急性肺栓塞，肺动脉造影是诊断的"金标准"，但不作为首选，仅在CT检查无法确诊时，或需要血流动力学监测时应用。

四、急救与护理

（一）急救原则

急性胸痛的处理原则是首先快速识别致命性胸痛，及早明确诊断，给予积极病因治疗。

1. 一般处理　卧床休息，心电监护，有低氧血症者给予吸氧。

2. 病因治疗　胸痛的根本治疗是对因治疗。

（1）急性冠脉综合征对因治疗：心绞痛患者立即给予硝酸甘油含服；心肌梗死患者立即给予双联抗血小板（阿司匹林加氯吡格雷或替格瑞洛）及β受体阻断药（无禁忌证者）口服；符合条件者应行心肌再灌注治疗，包括经皮冠状动脉介入治疗（percutaneous coronary intervention，PCI）、溶栓治疗、心脏搭桥术。

（2）主动脉夹层对因治疗：根据主动脉夹层类型、并发症、疾病进展等因素综合考虑，必要时行人工血管置换术或介入治疗。

（3）急性肺栓塞对因治疗：在呼吸循环支持治疗的基础上，采用抗凝治疗；对于伴有严重呼吸困难、胸痛、低氧血症的大面积肺栓塞患者，采取溶栓、手术取栓或介入治疗。

3. 对症治疗　针对胸痛，如果明确原因后应给予镇痛治疗，常用的有解热镇痛药，也可以用阿片类药物；稳定患者心率、血压，其中主动脉夹层治疗目标是控制收缩压至100～120mmHg、心率60～80次/分，降低主动脉破裂的风险。

 知识拓展

胸痛中心模式

胸痛中心模式是当前一种新型的医疗模式，通过院内多学科联合，实现院前、院内、院后患者急救和及时治疗，为以急性胸痛为主要临床表现的急危重症患者提供了快速诊疗通道和规范化治疗流程，最大限度地减少胸痛患者的救治等待时间，提高救治率，降低死亡率，改善患者预后。

2011年，在著名心脏病学专家胡大一教授倡导下，我国第一份关于"胸痛中心"建设的共识性文件——《"胸痛中心"建设中国专家共识》正式发表。2013年启动胸痛中心自主认证，并不断完善认证标准、流程、评估及考核制度。截至2023年，全国胸痛中心的数量已达到了5700余家。

（二）护理措施

1. 一般护理　没有明确病因前，应给予患者以下护理措施。

（1）安静卧床休息，进行心电监护，注意电极片位置应避开除颤区域和心电图胸前导联位置。

（2）当有低氧血症时，给予鼻导管或面罩吸氧，使血氧饱和度≥94%。存在高碳酸血症风险时目标SpO_2为88%～92%。

（3）建立静脉通路，保持给药途径畅通。

（4）及时行心电图检查，动态关注ST段变化。采取动脉、静脉血标本，监测血常规、血气分析、心肌损伤标志物、电解质、凝血功能、肝肾功能等其他检查。

（5）准备好急救药物和抢救设备，包括肾上腺素、除颤器、气管插管等，以应对急性胸痛的致命并发症，如心室颤动、无脉性室性心动过速等。

2. 胸痛的护理　观察胸痛的部位、性质、严重程度、有无放射痛、持续时间、伴随症状、缓解和加重因素。一般可采取视觉模拟评分或口述言语评分法对疼痛程度进行评估。及时向医师报告患者疼痛变化。根据医嘱使用镇痛药，及时评估镇痛的效果。除镇痛药外，可采用放松技术、正念干预、认知行为疗法、虚拟现实疗法等非药物干预方法缓解急性疼痛。

3. 急性冠脉综合征的护理

（1）遵医嘱用药：遵医嘱使用阿司匹林、氯吡格雷、硝酸酯类药物和β受体阻断药。对于疑似急性冠脉综合征患者，若无阿司匹林过敏史和近期消化道出血，应遵医嘱立即让其嚼服阿司匹林。对于阿司匹林无法缓解的胸痛患者，若血流动力学稳定，每3～5分钟让患者舌下含服1片硝酸甘油，可重复给予2次，总共服用3次，含服时确保舌下黏膜湿润，尽可能取坐位，以免加重低血压反应。可遵医嘱给予硝酸甘油静脉滴注，使用微量泵控制滴速，以防发生低血压。

（2）心肌再灌注治疗的护理：①PCI术前护理：向患者及家属解释PCI目的、方法；按医嘱进行血常规、凝血功能、心肌损伤标志物、肝肾功能等检查，做好手术区域的备皮，备好抢救药品与物品，尽快转运患者到介入导管室。②溶栓治疗的护理：评估溶栓治疗的适应证和禁忌证。按医嘱准确、及时给药，如尿激酶（urokinase，UK）、链激酶（streptokinase，SK）和重组组织型纤溶酶原激活物（recombinant tissue plasminogen activator，rt-PA）。监测血压、心电图的改变，监测有无颅内出血等严重并发症。

（3）并发症的监测与处理：具体如下。①心律失常的监测与处理：注意观察心电监护，必要时做心电图，及时识别各种心律失常，并迅速配合医师给予及时处理。②心源性休克的监测与处理：密切观察患者的呼吸、血压、心率、皮肤颜色及温度等。若患者出现心率持续增快、血压下降（＜90mmHg），血氧饱和度低于94%，皮肤颜色苍白或发绀，四肢湿冷，表情淡漠等症状，应高度怀疑心源性休克，及时通知医师，协助救治患者。③急性左心衰竭的监测与处理：若患者出现不能平卧、严重呼吸困难、咳嗽、发绀、烦躁等心力衰竭症状时，应立即按照左心衰竭救治患者。

4. 主动脉夹层的护理

（1）遵医嘱用药：遵医嘱给予降压、镇痛等药物。降压治疗常用的药物包括硝普钠、β受体阻断药或钙通道阻滞药。用药过程中要密切监测血压变化，避免血压出现剧烈变化，根据血压变化调节药物剂量，使血压维持在相对稳定和安全的水平。镇痛治疗常用吗啡，护士要观察并记录胸痛缓解情况，密切监测有无心动过缓、低血压和呼吸抑制等不良反应。

（2）密切观察病情变化：严密监测四肢血压和心率、心律的变化，观察胸痛缓解或加重情况；主动脉夹层极易发生夹层破裂而危及生命，应随时做好抢救的准备。

（3）手术准备：按医嘱为患者做好接受介入治疗或住院接受外科手术治疗的准备，按要求为转运过程中可能发生的病情变化做好充分的准备。

5. 急性肺栓塞的护理

（1）遵医嘱用药：按医嘱及时、正确给予溶栓及抗凝药，监测疗效及不良反应。常用的溶栓药包括尿激酶、链激酶和重组组织型纤溶酶原激活物，常用的抗凝药包括肝素、华法林等。使用肝素应注意监测血小板计数，使用华法林应注意监测INR。

（2）消除再栓塞的危险因素：肺栓塞的大部分血栓来源于下肢深静脉，急性期患者除绝对卧床外，还需避免下肢过度屈曲，一般在充分抗凝的前提下卧床时间为2～3周；保持大便通畅，避免用力，以防下肢血管内压力突然升高，使血栓再次脱落形成新的危及生命的栓塞。

（3）并发症的监测和护理：具体如下。①右心功能不全的护理：如患者出现右心功能不全的症状，需按医嘱给予正性肌力药，限制水钠摄入，并按照肺源性心脏病进行护理。②低心输出量和低血压的护理：当患者心输出量减少出现低血压甚至休克时，应按医嘱给予静脉输液和升压药，记录液体出入量。

第四节 急 性 腹 痛

一、概述

急性腹痛（acute abdominal pain）是指发病在1周内，由各种病因引起的腹部疼痛的症状。急性腹痛是临床常见的急症之一，具有起病急、病情重和病情变化快的临床特点，如处理不及时，极易发生严重后果，甚至危及患者生命。急性腹痛属外科范畴者，临床习惯称为急腹症。

二、病因与发病机制

（一）病因

引起急性腹痛的病因很多，多由腹部疾病所致，也可因腹部外疾病或全身性疾病引起。器质性病变和功能失调都可引起急性腹痛，器质性病变包括急性炎症、梗阻、扩张、扭转、穿孔、出血、坏死等；功能失调性因素有麻痹、痉挛、神经功能紊乱、功能暂时性失调等。

1. 腹部疾病

（1）急性炎症：常见的包括急性胃炎、急性胃肠炎、急性肠系膜淋巴结炎、急性肾盂肾炎、急性回肠或结肠憩室炎、自发性腹膜炎，以及急性胰腺炎、阑尾炎、胆囊炎、腹腔脓肿、急性盆腔炎、急性附件炎、急性膀胱炎及痢疾等。

（2）急性梗阻或扭转：如急性肠梗阻（包括肠套叠、肠扭转），腹疝，胆道、肾、尿路结石嵌顿，肠道蛔虫症，肠系膜或大网膜扭转，急性胃或脾扭转，胃黏膜脱垂症，卵巢囊肿蒂扭转等。

（3）急性穿孔：消化性溃疡急性穿孔、胃肠道癌或肠道炎症性疾病急性穿孔、胆囊穿孔、子宫穿孔、外伤性胃肠穿孔等。

（4）急性内出血：腹部外伤所致肝、脾、肾等实质脏器破裂，异位妊娠、卵巢或黄体破裂等。

（5）血管病变：腹主动脉瘤、肾梗死、肠系膜动静脉急性栓塞或血栓形成、急性门静脉或肝静脉血栓形成、脾梗死、夹层动脉瘤等。

（6）其他：急性胃扩张、痛经、肠易激综合征、腹壁皮肤带状疱疹等。

2. 腹部外疾病或全身性疾病

（1）胸腔病变：不典型心绞痛、急性心肌梗死、急性心包炎、主动脉夹层、肋间神经痛、下肺肺炎、肺脓肿、胸膜炎、气胸等。

（2）代谢及中毒疾病：铅、砷、汞、酒精中毒，尿毒症，糖尿病酮症酸中毒，低钙血症等。

（3）变应性疾病：腹型变应性紫癜、腹型风湿热等。

（二）发病机制

腹痛发生可分为三种基本机制，即内脏性腹痛、躯体性腹痛和牵涉痛。

1. **内脏性腹痛** 主要因内脏器官受到机械性牵拉、扩张或痉挛、炎症、缺血、化学性刺激等引起，信号经交感神经通路传入脊髓，其疼痛部位和性质模糊，常伴恶心、呕吐、出汗等其他自主神经兴奋症状。

2. **躯体性腹痛** 腹壁及壁层腹膜，包括脏器的肠系膜、小网膜及膈肌等分布有脊髓的感觉神经。当病变累及感觉神经时产生冲动，并上传至丘脑，被大脑感知。躯体性腹痛较剧烈，定位较准确，常与体位、咳嗽有关。

3. **牵涉痛** 也称放射痛。内脏痛常伴有牵涉痛，由内脏疾病刺激感觉神经传入脊髓，引起内脏局部疼痛，同时该脊髓节段对应的体表感觉部位亦发生痛感。牵涉痛的疼痛部位非病变所在部位，但与病变脏器的感觉常来自同一节段的神经纤维。

三、病情评估

（一）健康史

1. **一般资料** 了解患者的年龄、性别、饮食情况等。

2. **既往史** 快速简明地了解病史。了解既往有无引起急性腹痛的病史，如消化性溃疡、阑尾炎等，既往有无发作；有无腹部外伤史、手术史；有无心、肺等胸部疾病和糖尿病、高血压病史等；女性应了解月经、孕产史。育龄期女性停经且发生急性腹痛并伴休克者，应高度警惕异位妊娠破裂。

（二）临床表现

1. **诱因** 急性腹痛常有一定诱因，有的与饮食有关，如胆囊炎、胆石症常与进食油腻食物有关；急性胰腺炎常与脂肪餐或饮酒有关；消化性溃疡穿孔在饱餐后多见。剧烈活动或突然改变体位后突发腹痛可能为肠扭转。腹部受暴力作用引起剧痛伴休克者，可能是肝、脾破裂所致。

2. **部位** 腹痛部位多为病变脏器所在位置，如胃、十二指肠疾病和急性胰腺炎疼痛多位于中上腹部，胆囊炎、胆石症、肝脓肿等疼痛多在右上腹，急性阑尾炎疼痛多在右下腹麦氏点，小肠疾病疼痛多在脐部或脐周。膀胱炎、盆腔炎症及异位妊娠破裂疼痛多在下腹部。弥漫性或部位不定的腹痛多见于急性弥漫性腹膜炎、机械性肠梗阻、急性出血坏死性肠炎、铅中毒、腹型过敏性紫癜等。

3. **腹痛性质和程度** 突发的中上腹剧烈刀割样疼痛、烧灼样疼痛多为胃、十二指肠溃疡穿孔。中上腹持续性剧痛伴阵发性加剧应考虑急性胰腺炎。胆石症或尿路结石患者常表现为阵发性绞痛，疼痛剧烈，患者烦躁不安。阵发性剑突下钻顶样疼痛是胆管蛔虫症的典型表现。持续性、广泛性剧烈腹痛伴腹壁肌紧张或呈板状腹，提示急性弥漫性腹膜炎。隐痛或钝痛多为内脏性疼痛，多由胃肠张力变化或轻度炎症引起。胀痛可能为实质脏器包膜受牵拉所致。

4. 腹痛与发作时间和体位的关系　①发作时间：餐后痛可能由消化不良、胆胰疾病或胃部肿瘤所致；周期性、节律性的饥饿痛见于十二指肠溃疡；子宫内膜异位症者腹痛与月经周期有关。②体位：胃黏膜脱垂患者左侧卧位可使疼痛减轻；腹膜炎患者活动疼痛加剧，蜷缩侧卧位时疼痛减轻；胰腺疾病患者前倾坐位或膝胸位时疼痛减轻；反流性食管炎患者烧灼痛在躯体前屈时加重，而直立位时减轻。

5. 伴随症状　腹痛伴有发热、寒战者常提示炎症存在，见于急性胆管炎、胆囊炎、肝脓肿、腹腔脓肿。腹痛伴黄疸者可能与胆道或胰腺疾病有关，也可见于急性溶血性贫血。腹痛伴休克，同时有贫血者可能是腹腔脏器破裂（如肝、脾或异位妊娠破裂）；无贫血者则见于胃肠穿孔、绞窄性肠梗阻、肠扭转、急性出血坏死性胰腺炎等；腹腔外疾病如心肌梗死、肺炎也可有腹痛与休克；腹痛伴呕吐者提示食管、胃肠病变，呕吐量大提示胃肠道梗阻；伴反酸、嗳气者提示胃、十二指肠溃疡或胃炎；腹痛伴腹泻者提示存在食物消化、吸收障碍或肠道炎症、溃疡或肿瘤。此外，腹痛伴血尿者提示泌尿系统疾病（如尿路结石）。

6. 牵涉痛（放射痛）　腰背部或左肩牵涉痛可能为胰腺炎，右肩部牵涉痛常为胆囊炎，而牵涉到腹股沟的阵发绞痛常为输尿管结石。

（三）体格检查

1. 生命体征　腹腔脏器破裂或穿孔、重症胰腺炎、消化道大出血、绞窄性肠梗阻等疾病严重时均可出现休克，导致心率加快、血压降低，生命体征不稳。另外，急性炎症性疾病常伴有发热，出现体温升高，常见的包括急性胃肠炎、急性胰腺炎、急性胆管炎等。

2. 腹部查体　患者取仰卧位，双腿屈曲，充分暴露全腹。护士进行腹部视、触、叩、听检查，注意听诊应放在触诊或叩诊之前。

（1）视诊：应注意腹部有无膨隆或包块，全腹膨隆见于肠梗阻、腹膜炎、肝硬化，局限性膨隆提示器官肿大、腹壁肿物、疝、腹内肿瘤、炎性包块或胃肠胀气等。急性腹膜炎时，腹式呼吸运动减弱或消失。注意有无胃肠蠕动波及胃肠型，腹股沟区有无肿块等。

（2）听诊：右下腹听诊肠鸣音（1分钟），在脐部和脐上两侧听诊有无血管杂音。肠鸣音亢进，提示机械性肠梗阻或肠道炎症；急性胃肠炎、胃肠道大出血，可有肠鸣音活跃；弥漫性腹膜炎或麻痹性肠梗阻，肠鸣音减弱甚至消失。腹主动脉瘤或腹主动脉狭窄，可闻及血管杂音。

（3）触诊：对于初步判断病情非常重要。应着重检查腹膜刺激征（腹部肌紧张、压痛与反跳痛）。压痛最明显之处往往就是病变所在之处。炎症早期或腹腔内出血表现为轻度腹肌紧张，较重的感染性病变，如化脓性阑尾炎、肠穿孔等，则表现为明显腹肌紧张，胃、十二指肠、胆道穿孔时，腹壁可呈板状腹。年老体弱、肥胖、小儿或休克患者，腹膜刺激征常较实际病情轻。

（4）叩诊：先从无痛区开始，叩痛最明显处常是病变部位。肝浊音界消失提示胃肠道穿孔。移动性浊音表示腹水或腹腔积血。胃肠道胀气表现为鼓音。

（四）辅助检查

1. **实验室检查**　①血常规：血红蛋白浓度及红细胞计数，可提示有无内出血致贫血。白细胞计数及分类可提示是否感染及感染程度。②尿常规：白细胞增多表示感染，尿中大量红细胞提示肾绞痛、泌尿系统肿瘤和损伤。③大便常规：糊状或水样便，含少量红、白细胞可能为细菌性食物中毒引起的急性肠炎；黏液脓血便提示痢疾可能；血便提示有消化道出血。④血生化：血、尿淀粉酶升高常是急性胰腺炎；人绒毛膜促性腺激素升高有助于异位妊娠诊断。

2. **影像学检查**　①X线检查：有助于胃肠穿孔和肠梗阻的诊断。②B超检查：常为首选检查方法，对肝、胆、胰、脾、肾、输尿管、子宫及其附件、盆腔、腹腔等探查均有较强分辨及诊断能力。对胃肠道疾病可提供一定的诊断线索。③腹部CT或MRI检查：对病变定位定性有很大价值，可以帮助了解病变的部位、性质、范围及与周围脏器的关系。

3. **内镜检查**　胃镜、十二指肠镜、胆管镜、腹腔镜及结肠镜检查，对急性腹痛的诊断和治疗具有极其重要的意义。

4. **诊断性穿刺术**　可进行腹腔诊断性穿刺、阴道后穹隆穿刺，根据穿刺液性质可确定腹膜炎性质，有无内出血、脏器破裂或异位妊娠破裂等。

5. **心电图检查**　对40岁以上患者，既往无慢性胃病史，突然发作的上腹痛应常规做心电图，以识别有无心脏病变。

四、急救与护理

（一）急救

急腹症的急救原则是挽救生命、减轻痛苦、积极对因治疗和预防并发症。

1. **手术治疗**　手术是急腹症的重要治疗手段，当急性腹痛患者有下列情况时，应积极进行手术准备：①腹内脏器破裂出血、穿孔，绞窄性肠梗阻，胃肠道炎症性坏死，进行性腹腔内出血，严重的胆道感染等引起的腹膜炎。②腹腔内炎症较重，有大量积液或胃肠道内容物，出现严重的肠麻痹、休克。③腹膜炎病因未明，且无局限趋势。④经过密切观察和积极治疗后，腹痛不缓解、腹部体征不减轻、全身状况无好转反而加重的患者可行剖腹探查术，明确病因。

2. **非手术治疗**　主要适用于病因未明、腹膜炎症状不严重的患者，给予纠正水、电解质代谢紊乱，抗感染、防治腹胀、防止休克等对症支持措施。不能确诊的急腹症患者要遵循"四禁"原则，即禁食、禁灌肠、禁镇痛药、禁泻药。对病因已明确而不需手术治疗、疼痛较剧烈的患者，应适当使用镇痛药。

知识拓展

剖腹探查术的适应证与禁忌证

1. 适应证

（1）腹部穿透性火器伤。

（2）腹部非火器穿透伤，伴下列情况之一者：①单纯腹部伤出现休克。②有腹膜炎体征。③腹腔内游离气体。④消化道出血或严重血尿。⑤B超检查提示腹腔内出血。⑥腹腔穿刺或灌洗阳性，同时有提示内出血或腹膜炎的相关症状、体征。

（3）腹部闭合伤，伴下列情况之一者：①单纯腹部伤出现休克或经积极处理生命体征仍不稳定。②有腹膜炎体征或移动性浊音。③呕血、便血或严重血尿。④B超检查提示腹腔内出血。⑤腹腔穿刺或灌洗阳性，同时有内出血或腹膜炎相关的症状和体征。⑥多发伤时全身情况恶化且不能用其他部位损伤解释。

2. 禁忌证　患有严重的心、脑、肝、肾、肺等疾病不能耐受手术创伤者。为抢救生命时，无绝对禁忌证。

（二）护理措施

1. 建立静脉通路，遵医嘱补液和用药　①有腹腔内出血或休克者，应迅速建立静脉通路，快速输液并输血，以纠正血容量，并根据病情变化随时调整补液方案和速度。②腹腔内炎症和脏器穿孔者，常伴感染，遵医嘱使用抗生素治疗。③遵医嘱给予补充电解质、能量合剂或其他药物。

2. 饮食护理　急性腹痛病因未明或病情严重者，必须禁食。对于病情较轻且无禁忌证者，可给予少量流质或半流质饮食。疑有空腔脏器穿孔、破裂，腹胀明显或肠梗阻患者须行胃肠减压，注意保持引流管通畅，观察与记录引流液的量、色和性状。对于病情严重，预计较长时间不能进食者，按医嘱应尽早给予肠外营养。

3. 病情观察　做到全面、仔细、动态地观察如下内容。①意识状态及生命体征：血压下降、脉搏细弱、脉压缩小、呼吸急促或腹式呼吸减弱等均是腹部病变加重的表现。②腹痛及伴随症状：在患者主诉的基础上密切观察疼痛的部位、性质，记录疼痛开始时间、持续时间、发展过程以及疼痛的规律性。记录有无呕吐、腹胀、血便及肠鸣音变化。③全身及重要脏器功能变化。

4. 对症处理　对诊断不明的急性腹痛患者，慎用吗啡、哌替啶类镇痛药，以免掩盖病情，可通过分散患者的注意力、改变体位等来缓解疼痛；诊断明确者，遵医嘱给予镇静药、解痉药或镇痛药，使用镇痛药后应严密观察腹痛等病情变化。高热者可给予物理降温或药物降温。

5. 休息与体位　无休克的急性腹痛患者取半卧位，使腹腔内渗出物局限，控制感染，松弛腹肌来减轻疼痛。已发生休克者，应采取休克卧位。注意经常更换体位，防止压力性损伤。对意识障碍或躁动者，做好保护性约束；如有频繁呕吐，头应偏向一侧，以防误吸。

6. **术前准备** 对危重患者，应在不影响诊疗的前提下尽早做好必要的术前准备，一旦治疗过程中出现手术指征，立刻完善术前准备，将患者送入手术室进行手术。

第五节 脑 卒 中

一、概述

脑卒中（stroke），指由于急性脑循环障碍所致的局限或全面脑功能缺损综合征，分为缺血性脑卒中和出血性脑卒中。在我国，70岁以下的脑卒中患者数量在不断上升，并且正在逐渐向更年轻的方向转变。脑卒中被视为成年人致死、致残的首位病因，具有发病率高、致残率高、死亡率高和再次复发率高的特点。目前，我国居民的第一位死亡原因为脑卒中，在新发患者中，缺血性脑卒中占总体的70%。根据最新统计，2017年我国的缺血性脑卒中患者比例达到了156/10万，而出血性脑卒中的患者比例则是62/10万。在2017年，我国的脑出血和脑梗死患者的平均住院花费分别达到了18 525元和9607元，这两项数字比2007年上升了118%和60%，这无疑给个体、家庭和社会造成沉重负担。在脑卒中的医疗治疗方案中，护理环节贯穿于预防、救治、诊断和康复的每一个环节之中。

缺血性脑卒中（ischemic stroke，IS），又称脑梗死（cerebral infarction，CI），指各种原因所致脑部血液供应障碍，导致局部脑组织缺血、缺氧性坏死，出现相应神经功能损害的一类临床综合征，缺血性脑卒中是我国最常见的脑卒中类型，占据了我国脑卒中的69.6%～70.8%。脑梗死是急诊科中常见的脑血管急症，其病理机制可以分为脑血栓形成、脑栓塞和腔隙性脑梗死。可根据病理变化，将缺血性脑卒中分为超早期（1～6小时）、急性期（6～24小时）、坏死期（24～48小时）、软化期（3天至3周）和恢复期（3～4周后）。急性缺血性脑卒处理的关键是迅速识别疑似脑卒中的患者，并立即将其送往医院，目的是尽早对需要适合溶栓的急性缺血性脑卒中患者进行溶栓治疗或血管内取栓治疗，早期诊疗对减少脑卒中后的死亡、伤残和再发至关重要。

出血性脑卒中（hemorrhagic stroke），是一种非外伤性脑实质内出血，根据出血的部位不同分为脑出血和蛛网膜下腔出血。脑出血的发病率为（12～15）/10万。脑出血发病风险极大，病死率和致残率高，占18.1%～47.6%，30天内的病死率为35%～52%，发病6周后仍无法恢复日常生活所需的自理能力的患者占约80%。

二、病因与发病机制

（一）病因

1. **缺血性脑卒中**
（1）血管壁病变：动脉粥样硬化、动脉炎、先天性血管异常。
（2）血液成分变化：血液黏稠度增高、凝血机制异常、血液动力学改变。
（3）栓子脱落。
（4）其他。

2. 出血性脑卒中

（1）高血压：高血压是出血性脑卒中最重要危险因素。

（2）血管病变：动脉粥样硬化、脑血管畸形、动脉瘤、血液疾病、抗凝或溶栓治疗。

（3）血液疾病。

（4）其他。

（二）发病机制

1. 缺血性脑卒中

（1）血栓形成：当血管壁受损、血液成分改变或血流动力学改变时，容易在血管局部形成血栓，阻塞血管，造成脑部缺血。

（2）血液供应不足：当脑部血液供应不足时，无法满足脑部组织的代谢需求，导致脑组织缺血、缺氧。

（3）栓塞栓子：随血流进入脑部血管，阻塞血管，引起脑部缺血。

2. 出血性脑卒中

（1）血管破裂：在高血压、血管病变、血液疾病等危险因素的作用下，脑血管发生破裂，血液流入脑实质内形成血肿。

（2）脑水肿和颅内压升高：可能导致脑组织移位和脑疝形成，威胁患者生命。

（3）神经功能缺损：出血性脑卒中可导致神经功能缺损，具体表现为偏瘫、失语、感觉障碍、意识障碍等。

三、病情评估

（一）现场环境评估

急救人员到达后，首要任务是应对疑似脑卒中患者所处环境进行评估。安全的环境有助于医护人员对疑似脑卒中患者作出正确诊断，并采取适当的措施。后续的现场处置需优先考虑所处地点的安全。一旦疾病发生的地方没有危险且适宜当地救治，急救人员应立即抢救。若疾病发生的地方有风险，则必须将患者转移到安全的区域。

（二）生命体征评估

急救人员需要立即对患者意识、呼吸节律和深浅及心率和心律情况进行评估，以确定是否有呼吸心搏骤停。如果发现有呼吸心搏骤停，应立即进行心肺复苏；如果不存在呼吸心搏骤停，应立即进行生命体征的测量。

（三）脑卒中评估

对脑卒中患者进行评估以便尽快确定病情和采取适当的急救措施。以下是脑卒中患者初步评估的一般步骤。

1. 快速评估症状　询问患者或旁观者有关症状的出现时间、持续时间和症状表现，若患者突然出现以下任一症状应考虑脑卒中的可能：①患者一侧身体（伴或不伴面部）感到无力或麻木。②患者一侧面部感觉麻木或口角歪斜。③说话不清或理解语言有困难。④双眼向一侧凝视。⑤患者单眼或双眼出现视力丧失或视物模糊。⑥眩晕或伴随呕吐。⑦既往少见的剧烈头痛、呕吐。⑧意识障碍或抽搐。

2. 检查生命体征 测量患者的血压、脉搏、呼吸频率和体温，评估患者的生命体征稳定情况。

3. 进行神经系统检查 包括检查瞳孔对光反射、肢体运动、感觉、平衡和协调功能等，以评估中枢神经系统功能。

4. 评估意识状态 判断患者的意识状态，包括清醒度、意识水平和定向力。

5. 询问既往病史 了解患者的既往病史，如高血压、糖尿病、心脏病等，并确认是否有服用抗凝药等。

6. 评估时间窗口 了解症状发生的时间，以确定是否可以进行溶栓治疗或其他介入治疗。

（四）康复评估

在患者病情稳定（生命体征稳定，48小时内病情无进展）后，评估病情及制订个体化的康复治疗方案。评估内容包括肢体瘫痪、吞咽功能、语言功能、认知功能、情感障碍、营养状态、心肺功能、膀胱功能、中枢性疼痛、下肢静脉血栓风险和压疮风险等11个项目。早期康复治疗包括主动或被动运动及神经肌肉电刺激治疗。

（五）临床表现

1. 头痛头晕 头痛是脑卒中患者最常见的症状之一。这种头痛通常突然而剧烈，不同于普通的头痛，可能会伴随着恶心和呕吐。头晕则表现为突然感到眩晕，失去平衡感，可能伴随着黑矇或视物模糊。

2. 言语不清 脑卒中可能影响大脑的语言中枢，导致患者出现言语不清或理解困难。

3. 视物模糊 脑卒中可能导致视物模糊或视野改变。

4. 面部瘫痪 又称为面瘫，是脑卒中常见的体征之一。这可能导致患者的面部肌肉无法正常工作，使得他们的面部表情变得僵硬或不对称。患者可能无法完全闭上眼睛，或者嘴角可能会偏向一侧。

5. 肢体麻木 脑卒中可能导致患者出现肢体麻木或无力，这种麻木或无力可能发生在一只手臂、一条腿或一侧身体。

6. 意识障碍 在严重的情况下，脑卒中可能导致患者出现意识障碍。这可能表现为昏迷或昏睡。

（六）诊断标准

1. 出血性脑卒中 突发的剧烈头痛；根据出血量及出血部位的不同，患者可出现不同程度的意识障碍；多为均等性偏瘫。

2. 缺血性脑卒中 突然出现的局部神经功能缺损（如一侧面部或肢体无力或麻木，语言障碍等），少数为全面神经功能缺损；影像学CT通常在发病24小时后显示低密度梗死灶。

出血性脑卒中的患者禁忌给予抗凝和纤溶治疗，而缺血性脑卒中发病时间在3小时、4.5小时或6小时内，有溶栓适应证的可以提供静脉溶栓疗法。脑梗死与脑出血的鉴别（表7-2）。

表7-2　脑梗死与脑出血的鉴别要点

项目	脑梗死	脑出血
发病年龄	多≥60岁	多＜60岁
起病状态	安静或睡眠中	动态起病（活动中或情绪激动）
起病速度	10余小时或1～2天症状达到高峰	10分钟至数小时症状达到高峰
全脑症状	轻或无	头痛、呕吐、嗜睡等
意识障碍	无或较轻	多见且较重
神经体征	多为非均等性偏瘫	多为均等性偏瘫
CT检查	脑实质内低密度病灶	脑实质内高密度病灶
脑脊液	无色透明	可有血性

四、急救与护理

（一）急救原则

1. **出血性脑卒中急救**　安静卧床休息、保持呼吸道通畅、监测血压、脱水降低颅内压、防止继续出血，如内科保守治疗效果不理想时，应立即进行外科手术治疗。

2. **缺血性脑卒中急救**　监测生命体征、保持呼吸道通畅，溶栓、抗凝治疗，预防与治疗各种并发症。

（1）保持安静，避免搬动：在发现患者疑似脑卒中时，首先要保持现场安静，避免不必要的搬动。因为过多的搬动可能会加重脑部损伤。

（2）保持呼吸道通畅：确保患者的呼吸道畅通无阻，如果患者意识不清或出现呕吐，应立即将头部偏向一侧，避免呕吐物堵塞呼吸道。

（3）观察生命体征：加强巡视，密切监测患者的生命体征，如呼吸、心率和血压等，判断意识状态及瞳孔变化，如发现异常情况，应及时告知医师。

（4）控制血压：如果患者血压过高，应采取措施降低血压，以防进一步加重脑损伤，同时应根据患者的具体情况调整体位，如将头部稍微抬高。

（5）降低颅内压治疗：对于意识不清或颅内压升高的患者，可采用降低颅内压的治疗方法，如使用脱水药、利尿药等。

（6）吸氧治疗：根据患者的具体情况，必要时给予吸氧治疗，以提高血液中的氧含量，缓解脑部缺氧状况。

（7）溶栓或抗血小板治疗：对于符合溶栓条件的患者，可进行溶栓治疗，以溶解堵塞血管的血栓。同时给予抗血小板药治疗，以防止血栓形成。

（8）改善血循环：采取各种措施改善血液循环，如扩张血管、增加血流量等，以缓解脑部缺血造成的损伤。同时可使用神经营养药或细胞保护药来保护受损的神经细胞。

（二）护理措施

1. **出血性脑卒中**

（1）基础护理：具体如下。①密切观察：对出血性脑卒中患者，需要密切关注其生命体征，包括呼吸、心率、血压、体温等，以及意识状态和神经系统体征的变化。②保持安静：为患者提供安静、舒适的环境，避免噪声和不必要的刺激，减少患者的焦虑情绪。③卧床休息：根据医师指示，安排患者卧床休息，避免剧烈运动和过度劳累，以防加重病情。

（2）呼吸道护理：确保患者呼吸道通畅，协助患者排痰，防止呼吸道感染和窒息。对于意识不清或吞咽困难的患者，可给予吸氧或人工呼吸辅助。

（3）皮肤护理：保持患者皮肤干燥、清洁，定期更换床单和衣物，避免压疮和感染的发生。对于偏瘫或卧床不起的患者，应定期翻身，防止压疮。

（4）饮食护理：对于病情稳定的患者，根据其饮食习惯和营养需求，制订合理的饮食计划。饮食应以清淡、易消化、营养丰富的食物为主，避免辛辣、油腻等刺激性食物。对于吞咽困难的患者，可给予鼻饲饮食或静脉营养支持。

（5）心理护理：给予患者心理支持和安慰，减轻其恐惧、焦虑等负面情绪。与患者建立良好的沟通，鼓励其积极面对疾病，增强战胜疾病的信心。

2. 缺血性脑卒中

（1）病情监测：对缺血性脑卒中患者，需要密切监测其病情变化，包括生命体征、意识状态、神经功能缺损程度等。一旦发现异常，应立即报告医师并采取相应措施。

（2）遵医嘱用药：患者需严格遵医嘱用药，不得随意更改剂量或停药。对于抗凝、溶栓等药物，应严格按照医师指示进行使用，以免引起不良反应或并发症。

（3）偏瘫护理：对于偏瘫患者，应进行针对性的偏瘫护理。包括协助患者进行肢体被动运动和主动运动，促进肌肉收缩和血液循环。同时，鼓励患者进行日常生活能力的训练，如穿衣、洗漱、进食等，提高患者的自理能力。

（4）饮食护理：与出血性脑卒中类似，缺血性脑卒中的患者也需要注意饮食护理。饮食应以清淡、易消化、营养丰富的食物为主，避免辛辣、油腻等刺激性食物。同时，保持规律的饮食习惯，避免暴饮暴食。

（5）心理护理：缺血性脑卒中患者常伴有焦虑、抑郁等心理问题。护理人员应给予患者充分的关心和支持，帮助患者建立积极的心态，增强战胜疾病的信心。对于存在严重心理问题的患者，可给予专业的心理咨询和治疗。

 知识拓展

脑卒中虚拟现实技术护理

虚拟现实技术作为一种新的技术被应用于医学领域，为脑卒中患者提供护理服务。这种护理方式结合了虚拟现实技术和护理原理，为患者提供更加个性化、有效的护理支持。包括个性化康复训练、监测和评估患者的康复进展并及时调整护理计划，提供更加生动、有趣的训练场景，有助于提高康复效果，一些高难度的训练项目，可以在虚拟环境中进行模拟，减少患者受伤的风险，另外护理人员通过远程方式进行监测和指导患者做虚拟现实的护理训练。这种护理方法在脑卒中护理领域具有广泛的应用前景，也为护理领域带来了新的发展机遇。

第六节 休 克

创伤是青壮年人群的首要死因，30% ～ 40% 因大量失血导致死亡，失血也是严重创伤后"可预防性死亡"的主要原因。及时且迅速地控制出血，纠正失血性休克对于严重创伤的救治是极其关键的，不仅可以有效减少严重创伤后继发性损伤导致的并发症，还可以大大降低"可预防性死亡"的发生。

一、概述

（一）概念

休克（shock）是机体受到强烈的致病因素侵袭后，因有效循环血容量减少、组织灌注不足引起的以微循环障碍、细胞代谢紊乱和功能受损为特征的综合征，是严重的全身性应激反应。休克起病急骤、发展迅速，如未得到及时治疗，可出现一个或多个重要器官的功能衰竭，严重时将导致患者死亡。

（二）休克的分类

休克的分类方法众多，按照病因可以分为5类：低血容量性休克、感染性休克、心源性休克、变应性休克、神经源性休克。依据心血管系统的特点可分为4类：低血容量性休克、分布性休克、心源性休克、梗阻性休克。

二、病因与发病机制

1. **低血容量性休克（hypovolemic shock）** 通常是各种原因如失血、失液、烧伤、创伤及炎症渗出等，导致患者血管内血容量不足引发的休克统称为低血容量性休克。基本机制是有效循环血量丢失所致的组织灌注减少，血流动力学特点是舒张期充盈压下降及容积减少。

2. **分布性休克（distributive shock）** 血管收缩舒张调节功能异常，容量血管扩张，降低了回心血量，循环血量相对减少，导致的组织灌注率降低。血流动力学特点是液体复苏后心输出量增加，全身血管阻力降低。其常见原因包括感染性休克、变应性休克和神经源性休克。感染性休克是由感染性因素导致，如细菌感染、真菌感染、病毒感染等；变应性休克则是由变应性疾病引起，如药物过敏（特别是青霉素过敏）；神经源性休克则多由于手术、药物等因素引起。其中感染性休克约占休克总数的62%，是重症监护室患者死亡的首要原因。

3. **心源性休克** 为泵功能衰竭，心脏泵功能衰竭导致心输出量减少，引起循环灌注不良，组织细胞缺血、缺氧。常见病因包括心力衰竭、急性心肌梗死和严重心律失常、急性暴发性心肌炎、原发性或继发性心肌病、心律失常、梗阻性肥厚型心肌病及各种终末期的心脏病。

4. **梗阻性休克** 主要血液通道被阻塞，导致心输出量减少，氧输送下降而引起循环灌注不良，组织缺血、缺氧，根据梗阻部位的不同，对回心血量和心输出量分别产生影响。肺栓塞、心脏瓣膜病、张力性气胸及由各种因素引起的心室后负荷显著增加等情况常见。

三、病情评估

（一）健康史

1. **既往史** 了解慢性病史（如高血压、糖尿病、心血管疾病等）、手术史等。
2. **药物史** 了解药物过敏史及正在使用的药物等。
3. **其他症状** 如头晕、恶心、呕吐、腹痛等，了解症状的起始时间、发展过程、加重因素等。

（二）病情监测

1. **一般监测**

（1）神志：主要反映脑组织的血流灌注和供氧情况，是反映休克的敏感指标。在脑血流逐渐减少的过程中，脑缺氧的程度不断加重，患者可依次出现兴奋、躁动不安、神志淡漠、休克加重时反应迟钝甚至昏迷。

（2）生命体征：需要监测的生命体征具体如下。

1）血压：应定期监测和对比。但血压并不是反映休克程度的最敏感指标，当心输出量尚未完全恢复时，血压可能已趋于正常。在休克初期，患者的血压可能会有所下降，但通常仍保持在正常范围内。机体通过神经调节和代偿机制来维持血压。①代偿阶段：随着休克的进展，机体会启动代偿机制，包括心脏加速收缩、血管收缩等，以维持组织器官的灌注。这时患者的血压可能会升高，以保证足够的血流灌注各个器官。②低血压阶段：当代偿机制无法维持足够的组织灌注时，患者的血压会显著下降，出现低血压状态。这时患者可能会表现出明显的休克症状，如头晕、乏力、神志不清等。③失代偿阶段：如果休克得不到及时有效的治疗，血压将继续下降，导致多器官功能障碍甚至器官衰竭。这是休克最严重的阶段，也是最危险的阶段。

2）脉搏：是休克监测中的早期敏感指标，血压变化之前就开始出现，并且在休克早期脉搏增快。随着病情加重脉搏细弱，甚至摸不到。如果休克状况好转，脉率逐渐恢复。

3）呼吸：急促、变浅、不规则，提示病情严重。

4）体温：大部分的休克患者体温偏低，而感染性休克患者可能会有高热。

（3）皮肤温度和色泽：皮肤温度、色泽是体表灌流情况的标志。休克时，由于皮肤及黏膜的血管代偿性收缩，血流灌注不足，体表温度降低，皮肤湿冷；交感神经兴奋促使血管收缩和汗腺分泌增加，皮肤及黏膜的色泽变得苍白或灰白。

（4）尿量：是反映肾灌流情况的重要指标，也是衡量全身组织灌注情况的窗口。休克代偿期尿量减少，尿量持续减少表明器官灌注不足未能纠正，治疗后尿量增加表明器官灌注得到改善。

2. **血流动力学监测** 可以了解患者的循环状态，指导治疗和评估疗效。尤其是在抢救危重患者、老年患者和心肺功能不全患者的休克时，特殊监测显得特别重要。特殊监测项目包括监测中心静脉压，反映右心室前负荷和心脏充盈状态，肺毛细血管楔压、心输出量和心脏指数、动脉血气分析、动脉血乳酸浓度水平测定、肺动脉压监测等。

（三）辅助检查

1. 实验室检查

（1）血常规：可以评估患者的红细胞计数、白细胞计数、血红蛋白浓度等指标，了解炎症反应程度。如红细胞计数、血红蛋白浓度降低提示失血，白细胞计数和中性粒细胞比例升高提示感染。

（2）尿、大便常规：尿比重增高提示血液浓缩或血容量不足，大便隐血试验阳性可能是消化道出血导致的。

（3）生化检查：包括电解质（如钠、钾、氯）、肝功能指标（如谷丙转氨酶、总胆红素）、肾功能指标（如肌酐、尿素氮）等，可以评估患者的内环境平衡和器官功能。

（4）凝血功能：包括凝血酶原时间（prothrombin time，PT）、活化部分凝血活酶时间（activated partial thromboplastin time，APTT）、国际标准化比值（international normalized ratio，INR）等指标，可以评估患者的凝血功能状态，有助于判断DIC的发生。

（5）血气分析：动脉血气分析可以评估患者的酸碱平衡、氧合状态和二氧化碳排泄情况。动脉血氧分压（PaO_2）＜60mmHg，吸入纯氧后仍无改善，提示急性呼吸窘迫综合征（acute respiratory distress syndrome，ARDS）。

（6）血乳酸浓度：是评估组织灌注状态和休克程度的重要指标，高血乳酸水平提示组织缺氧和代谢紊乱。

2. 影像学检查

（1）X线检查：可以用于评估胸部情况，检查有无肺部感染、肺水肿、肺不张等情况，同时可以观察心脏形态和肺部积液情况。

（2）超声检查：可以评估心脏功能、心脏瓣膜情况、心包积液、心肌收缩情况等，了解休克时心肌供血及心律失常情况。

（3）CT检查：可以用于全身各部位的检查，帮助明确患者病因，如颅内出血、胸腔积液、腹腔出血等。

（4）MRI检查：对于特定情况下需要更详细的组织结构和病变检查时，MRI可以提供更加精细的影像信息。

（5）血管造影：对于休克患者伴有血管疾病或出血情况时，血管造影可以帮助明确血管病变位置和程度。

四、急救与护理

（一）急救原则

急救过程中需要根据患者具体情况和病因进行个体化的治疗。及早干预、迅速处理是提高休克患者存活率和预后的关键。如果遇到休克患者，应立即采取行动，有序地进行急救处理，争取救治时间。

1. 稳定生命体征　在休克状态下，首先要确保患者的生命体征稳定。对创伤进行包扎、固定、制动及控制大出血，必要时使用抗休克裤；保持呼吸通畅，经鼻或面罩给氧，必要时行气管插管或气管切开，予呼吸机辅助通气，对于严重休克患者，可能需要立即进行心肺复苏。

2. **保持脏器灌注** 休克时，身体的血液供应会受到影响，特别是重要脏器的血液灌注。因此，需要通过各种手段（如调整体位、使用血管活性药）来确保脏器的血液供应。

3. **吸氧与心电监护** 休克患者往往存在缺氧的情况，因此需要及时吸氧。同时，心电监护也是必要的，以便及时发现并处理心律失常等心脏问题。

4. **快速补液扩容** 休克时，身体的血容量会下降，需要通过快速补液来扩容。补液的速度和量需要根据患者的具体情况来调整，以确保血容量迅速恢复正常。根据患者动脉压及中心静脉压（central venous pressure，CVP）等综合分析，调整补液的速度和量（表7-3）。

5. **调整补液速度与量** 补液的速度和量需要根据患者的反应和监测结果来调整。过多的补液可能会导致水肿，而过少的补液则可能无法有效缓解休克。

6. **使用血管活性药** 在某些情况下，可能需要使用血管活性药（如血管收缩药、血管扩张药）来调节血管的收缩和舒张，以改善组织的血液供应。

7. **监测并及时纠正并发症** 休克患者可能会出现各种并发症，如酸中毒、电解质紊乱等。因此，需要密切监测患者的生命体征和生化指标，及时发现并纠正可能出现的并发症。

表7-3 补液与CVP和血压的关系

CVP	血压	原因	处理
低	低	血容量严重不足	充分补液
低	正常	血容量不足	适当补液
高	正常	容量血管过度收缩	舒张血管
高	低	心功能不全或血容量相对不足	强心、纠正酸中毒、扩血管
正常	低	心功能不全或血容量不足	补液试验[①]

注：①补液试验，即取等渗盐水250ml，于5～10分钟经静脉滴入，若血压升高而CVP不变，提示血容量不足；若血压不变而CVP升高3～5cm H_2O，则提示心功能不全。

（二）护理措施

1. **迅速补充血容量**

（1）监测生命体征：在休克状态下，患者的生命体征会发生显著变化。应密切监测生命体征，包括体温、心率、呼吸、血压、血氧饱和度等。每15～30分钟测量一次，或者根据病情变化随时调整监测频率。

（2）开放静脉通路：保持静脉通路的畅通是休克救治的关键。为了迅速补充血容量，护理人员需要迅速开放至少两条静脉通路。一条用于输注晶体液或胶体液，另一条则可用于输注血液制品或血管活性药。

（3）评估血容量状态：观察患者的皮肤色泽、弹性以及毛细血管充盈情况，可以初步判断血容量是否得到补充。同时，还可以结合中心静脉压、肺动脉楔压等监测指标，更准确地了解患者的循环状况。

（4）遵医嘱补液：严格遵医嘱，确保补液的准确性和有效性。在补液过程中，还应密切观察患者的反应，及时调整补液方案。

（5）观察监测尿量变化：尿量是反映肾血流灌注情况的重要指标。定时记录患者的尿量，以判断肾功能是否受到损害。尿量＞30ml/h，提示血容量已基本补足，休克好转。尿量减少可能提示肾灌注不足，需要及时调整补液方案。

（6）记录出入量：准确记录24小时出入水量，为后续治疗提供依据。记录液体的种类、数量、时间、频次、速度等。

 知识拓展

院内液体复苏通道

应在建立有效外周静脉通路的同时，尽早着手建立中心静脉通路的准备，首选上腔静脉属支；对于出血可能来自下腔静脉属支的伤者（如严重骨盆骨折），通过下腔静脉属支补液可能无法获得良好的扩容效果，同时有增加出血的风险。若中心静脉通路建立困难，可考虑胫骨或胸骨骨髓腔穿刺通路。

2. 改善组织灌注

（1）取休克体位：头和躯干抬高10°～20°，下肢抬高20°～30°，改善重要脏器血液供应。

（2）使用抗休克裤：控制腹部和下肢出血，同时促进静脉血液回流，改善重要脏器供血。

3. 维持有效气体交换

（1）保持呼吸道通畅：保持患者呼吸道通畅是休克护理的重要环节。应确保患者头部稍后仰。对于昏迷意识不清或呕吐的患者，需将头偏向一侧，以防呕吐物吸入呼吸道。同时，及时清除呼吸道分泌物。

（2）改善缺氧：给氧，吸入氧流量6～8L/min为宜。严重呼吸困难者，行气管插管或气管切开，使用呼吸机辅助通气。

4. 血管活性药用药护理

（1）给药浓度和给药速度：在休克治疗中，血管活性药的应用对于改善组织灌流具有重要作用。通过应用血管扩张药或血管收缩药，可以调节血管张力，改善微循环，增加组织灌流。护理人员需要准确执行医嘱，严密观察药物效果，及时调整药物剂量。最好使用输液泵来控制滴速。根据血压及时调整药物的浓度和给药速度，防止血压骤升或骤降。

（2）避免药物外渗：应密切观察静脉通路穿刺点及附近部位，如出现红肿、疼痛，应立即更换注射部位，局部用0.25%普鲁卡因进行封闭。

5. 维持正常体温

（1）保暖：体温过低时，开空调提高室温，加盖毛毯、禁用热水袋，以防烫伤及局部皮肤血管扩张。

（2）降温：针对感染性休克出现高热时，保持病室通风，调节适宜温湿度，必要时采取物理或药物方法降温。

6. 控制感染 休克患者往往伴有免疫功能低下，容易发生感染。因此，护理过程中应严格执行无菌操作，保持患者皮肤、口腔、会阴等部位的清洁。同时，遵医嘱合理使用抗生素，预防和控制感染。

7. 预防并发症　休克患者易发生多种并发症，如肺部感染、肾衰竭、心力衰竭等。护理过程中应密切观察患者病情变化，及时发现并处理并发症。同时，遵医嘱给予相关药物和治疗措施，发现异常情况时，应及时通知医师处理。

第七节　窒　息

一、概述

窒息是由于机体的通气受限或吸入气体缺氧，导致肺通气与换气功能障碍，引起全身组织与器官缺氧、二氧化碳潴留，从而导致组织细胞代谢障碍、功能紊乱甚至衰竭而死亡。窒息是一种常见的危急情况，一旦发生，会迅速造成患者死亡。应迅速施救，仔细分析原因，并采取相应措施。

二、病因与发病机制

（一）病因

根据病因窒息可分为三类。

1. 气道阻塞性窒息　指由分泌物或其他异物堵塞气道，从而造成通气困难所引起的窒息。气道阻塞性窒息常见病因包括大咯血、喉水肿、气道异物等。

2. 中毒性窒息　如一氧化碳中毒，大量的一氧化碳经呼吸道进入血液，与血红蛋白结合形成碳氧血红蛋白，阻碍氧与血红蛋白的结合及解离，引起组织缺氧引起窒息。

3. 病理性窒息　是指严重的心血管系统疾病、血液系统疾病、脑部病变等导致的窒息。本节主要探讨气道阻塞性窒息。

（二）发病机制

1. 大咯血所致窒息　常引起大咯血的疾病有肺癌、肺结核、支气管扩张等。患者咯血时由于咯血量多、体质虚弱或精神紧张等，不能将血完全咯出，血液阻塞气道，导致窒息；窒息是咯血患者发生死亡的重要原因之一。

2. 喉水肿所致窒息　喉水肿常见的原因是变态反应和炎症，如变态反应可引起血管神经性水肿，小血管、毛细血管扩张，通透性增加，引发咽喉部组织迅速肿胀，导致窒息。

3. 气道异物所致窒息　多见于有意识障碍或吞咽困难的老人和儿童，吞食大块食物、吞咽食物时大笑，以及婴幼儿进食花生米等颗粒食物或口含食物蹦跳玩耍等，都易导致食物被吸入气道，引起气道梗阻。

4. 其他原因所致窒息　舌后坠时舌头因肌张力减弱而向咽腔后坠，阻挡气道，严重时可导致窒息。喉外伤等可导致喉部变形或移位，喉部阻塞导致窒息。气管狭窄、下呼吸道狭窄或梗阻也可阻塞气道，影响气流进出气道，导致窒息。

知识拓展

新生儿窒息

新生儿窒息是由于孕妇有慢性或严重疾病（如心功能、肺功能不全，严重贫血，糖尿病，高血压）、异常分娩（如头盆不对称、宫缩乏力、臀位，用产钳、胎头吸引），以及胎儿、胎盘原因（如胎儿过大、胎盘前置、脐带脱垂），致母体与胎儿间血液循环和气体交换障碍，婴儿出生后无自主呼吸或呼吸抑制即为新生儿窒息。新生儿窒息是引起新生儿死亡、神经系统损伤及儿童伤残的重要原因。经及时抢救大多数窒息新生儿能够恢复，少数发展并累及心、脑、肾，预后不良。

三、病情评估

（一）健康史

1. **一般资料**　了解患者的年龄、职业、饮食习惯等。
2. **既往史**　快速简明扼要地了解病史，患者本人不能主诉，需快速向陪同人员、目击者或转运的急救人员询问患者既往史，为窒息的病因提供线索。应评估患者的既往病史、用药史、外科手术史、过敏史。了解患者有无肺癌、肺结核、支气管扩张、喉炎的病史，有无使用青霉素、头孢类抗生素的诊疗史，有无异常进食情况或吞咽异物等。

（二）临床表现

1. **气道部分阻塞**　患者有呼吸，能咳嗽，但呼吸困难，有喘息声，烦躁不安，皮肤、甲床和面色发绀。
2. **气道完全阻塞**　患者不能讲话，双手抓住颈部，无法呼吸，面色发绀，可迅速出现意识丧失，呼吸停止。如不紧急解除窒息，将迅速导致死亡。

（三）气道阻塞引起窒息的严重程度分级

1. **Ⅰ度**　安静时没有呼吸困难，但进行活动时会出现轻微呼吸困难，可有轻度吸气性喉喘鸣及胸廓周围软组织塌陷。
2. **Ⅱ度**　安静时有轻度呼吸困难、吸气性喉喘鸣及胸廓周围软组织塌陷，进行活动时加重，可正常休息和饮食，无烦躁不安等缺氧症状，脉搏尚可。
3. **Ⅲ度**　安静时呼吸困难明显，有明显的喉喘鸣和吸气性胸廓周围软组织塌陷，并出现烦躁不安、无法入眠、拒绝饮食、脉搏加速等缺氧症状。
4. **Ⅳ度**　极度呼吸困难，患者坐立不安、手足乱动、出冷汗、面色苍白或发绀、心律不齐、脉搏细速、昏迷、大小便失禁等。若不及时抢救，可因呼吸心搏骤停而死亡。

（四）体格检查

1. **生命体征**　患者出现呼吸消失或减弱，交感神经兴奋，早期心率增快，血压升高。

随着缺氧的加重，患者由兴奋转为抑制，出现心率减慢、血压下降、皮温降低。若气道阻塞持续，患者可出现呼吸心搏骤停。

2. "四凹征"　气道阻塞时，机体代偿性地增强辅助呼吸肌运动、加深呼吸，胸廓扩张，出现"四凹征"，即胸骨上窝、锁骨上窝、肋间隙、剑突下出现凹陷。气道梗阻越严重，呼吸困难越严重，胸壁"四凹征"越明显。

3. 其他　可出现意识障碍、皮肤黏膜发绀、口咽部水肿、肺部啰音等异常表现。

（五）辅助检查

1. 实验室检查　动脉血气分析、电解质、一氧化碳定性及毒物鉴定等。这些检查主要用于分析窒息的病因。

2. X线、CT检查　胸部X线或CT检查，帮助判断有无支气管扩张、肺结核、肺癌等疾病。

3. 喉镜、纤维支气管镜　可用来判断有无气道异物或狭窄，也可用于异物的取出。

四、急救与护理

（一）急救原则

迅速清除阻塞物，保持呼吸道通畅，改善肺的通气和换气功能，改善机体缺氧状况，挽救患者生命。若患者意识丧失，应立即行心肺复苏。窒息的急救应根据具体病因进行。

（二）护理措施

1. 大咯血导致的窒息

（1）预防措施：当患者发生咯血时，应安抚患者的紧张情绪，嘱患者将血咯出，保持呼吸道通畅。密切观察患者咯血的量、颜色、性状，患者的面色和呼吸情况。当患者咯出大量血液时，应立即采取头低足高位，轻拍背部鼓励患者将血咯出，必要时采用吸引器迅速吸出咽喉部的血块，避免阻塞呼吸道。

（2）抢救措施：①一旦发现患者咯血中断，表情惊恐、瞪目、大汗、烦躁不安等窒息先兆症状时，立即将患者置于头低足高位，头偏向一侧，健侧在上，轻拍患侧背部。②牙关紧闭者，可使用开口器张开口腔，迅速清除口腔、鼻腔内的血液，必要时采用拉舌钳。③用吸引器吸出气管、口腔内的积血，必要时借助支气管镜夹取血块。④给予患者高浓度吸氧，使血氧饱和度恢复到正常。⑤遵医嘱使用呼吸兴奋药。⑥必要时，协助医师行气管切开或气管插管，尽快保持呼吸道通畅。

2. 喉水肿导致的窒息

（1）预防措施：患者发生变态反应时应引起医护人员的重视，及时给予治疗。有咽喉部炎症或其他疾病者应密切观察患者病情变化，若治疗效果不佳，患者喉水肿进一步加重，很可能导致气道阻塞，最终引起窒息。

（2）抢救措施：喉炎或药物过敏引起的声门或咽喉部水肿者，轻者给予吸氧，并遵医嘱给予抗生素、糖皮质激素、抗变态反应药以减少黏膜水肿。重度缺氧，应立即采用环甲膜穿刺、气管切开术等以畅通呼吸道。

3. 气道异物导致的窒息

（1）预防措施：为婴幼儿喂水、喂奶、喂药后，应将其抱起，应轻拍背部，然后取头高侧卧位，防止呕吐或溢奶误吸造成窒息。婴儿禁吃花生米、豆类等颗粒及带刺的食物。在婴幼儿进食，特别是吃糖块等零食时，要避免跑跳、哭闹、逗笑，以防不慎将食物滑入气管，引起窒息。老年人进餐时要给予充分的进餐时间，充分咀嚼，评估老年人有无吞咽障碍及程度，注意食物的形状和大小。

（2）抢救措施：早期确认气道异物并及早清除是成功救治的关键。可使用海姆立克法（Heimlich maneuver），该法是通过连续冲击肋膈下腹部，使膈肌抬高，迫使肺内残气经气管冲向喉部，排出气道内存在的异物（详见本书第二章第四节）。对于昏迷的患者，采用吸引器将口咽部血块、痰液、呕吐物及其他异物吸出，也可用喉镜、支气管镜钳取。如确实难以取出的异物，应做好开胸手术、气管切开的准备。在紧急情况下，如果患者出现明显的气道阻塞，可以通过使用粗针头或剪刀进行环甲膜穿刺或气管切开术以快速打开气道。

4. 其他原因导致的窒息　对舌后坠者，可使用口咽通气管开放气道。如为气管狭窄、下呼吸道梗阻所致的窒息，应立即做好施行气管插管或气管切开术的准备，必要时准备配合给予机械辅助通气。无论何种原因导致的窒息，护士都应随时注意患者呼吸、咳嗽及全身情况，若患者呼吸急促、口唇发绀、烦躁不安等症状仍不能改善或逐渐加重，应准备进一步进行抢救。必要时，做好气管插管或气管切开的术前准备工作。指导患者保持良好的睡眠状态，避免剧烈运动，并给予患者充分的心理支持，给予合理的解释和安慰。

第八节　严重心律失常

一、概述

心律失常（cardiac arrhythmia）指心脏冲动的频率、节律、起源部位、传导速度或激动次序的异常。心律失常在临床实践中极为常见，其临床意义依其发生原因、伴随临床情况、有无器质性心脏病和血流动力学障碍等因素而异。严重心律失常通常指可以迅速导致晕厥、心绞痛、心力衰竭、休克，甚至心搏骤停的心律失常，也称为危险性心律失常。

按照心律失常发生时心率的快慢，可分为快速型心律失常与缓慢型心律失常两大类。快速型心律失常指心率＞100次/分，缓慢型心律失常指心率＜60次/分。可导致临床症状的快速型心律失常通常心率≥150次/分，缓慢型心律失常通常心率＜50次/分。心室率过快或过慢，均可使心脏有效射血不足，血流动力学不稳定而导致生命危险。本节围绕以下几种常见的严重心律失常进行讨论，包括：快速型心律失常中的心房颤动（atrial fibrillation，AF）、阵发性室上性心动过速（paroxysmal supraventricular tachycardia，PSVT）、室性心动过速（ventricular tachycardia，VT）、心室颤动（ventricular fibrillation，VF）以及缓慢型心律失常中的二度Ⅱ型房室传导阻滞和三度房室传导阻滞。

二、病因与发病机制

（一）病因

绝大多数严重心律失常都伴有器质性病变，常由以下原因引起。

1. **器质性心脏病变** 急性冠脉综合征、心肌病、先天性心脏病、病态窦房结综合征等。
2. **药物中毒** 洋地黄、奎尼丁、胺碘酮等药物中毒。
3. **电解质紊乱** 低钾血症、高钾血症、低镁血症等。
4. **其他** 如长 QT 综合征等。

（二）发病机制

心律失常的发生机制包括冲动形成异常和/或冲动传导异常。

1. **冲动形成异常** 也称自律性异常。窦房结、结间束、冠状窦口附近、房室结的远端和希氏束-浦肯野系统等处的心肌细胞均具有自律性。自主神经系统兴奋性改变或内在的病变，均可导致不适当的冲动发放。此外，原来无自律性的心肌细胞，如心房、心室肌细胞，亦可在病理状态下出现异常自律性，如心肌缺血、药物、电解质紊乱、儿茶酚胺增多等均可导致心肌自律性异常增高，从而形成各种快速型心律失常。

2. **冲动传导异常** 包括折返激动、传导阻滞和异常传导等，其中折返是快速型心律失常最常见的发病机制。折返机制形成的心动过速特征是发作呈突发突止，且常由期前收缩诱发，也易被期前收缩或快速程序刺激终止。产生折返需要具备以下基本条件：①心脏两个或多个部位的传导性与不应期各不相同，相互连接形成一个闭合环。②其中一条通道发生单向传导阻滞。③另一通道传导缓慢，使原先发生阻滞的通道有足够时间恢复兴奋性。④原先阻滞的通道恢复激动，从而完成1次折返激动。冲动在环内反复循环，产生持续而快速的心律失常。

三、病情评估

评估脉搏是评估任何严重心律失常患者的第一步。如果没有脉搏，立即进行心肺复苏。如果存在脉搏，判断患者血流动力学状态是否稳定，如出现血压低、晕厥、抽搐等血流动力学不稳定的情况，一律按严重心律失常处理。快速性心律失常患者血流动力学稳定时，评估心电图，确定QRS波群宽窄是否规则。规则的窄QRS波群（＜0.12秒）心动过速常为室上性心动过速。规则的宽QRS波群（＞0.12秒）心动过速常为室性心动过速。快速心房颤动可表现为不规则的窄QRS波群心动过速。伴随差异性传导的心房颤动、预激综合征，以及伴心房颤动、尖端扭转型室性心动过速等亦可表现为不规则的宽QRS波群心动过速。

（一）健康史

简要收集病史，判断是否危及生命，便于及时展开急救。

1. **一般资料** 了解患者的年龄、职业、日常生活习惯等。
2. **既往史** 询问患者是否存在心律失常的诱发因素，如烟、酒、咖啡、运动及精神刺激等。了解本次心律失常发作的频率、起止方式、发作时的症状和体征。询问患者既往有无心脏疾病病史，有无服用抗心律失常药和影响电解质代谢的药物，有无人工心脏起搏器植入史等。

（二）临床表现和体格检查

心律失常症状的轻重取决于心律失常类型、心率快慢、持续时间、有无血流动力学变化及潜在心脏疾病的严重程度。

1. **心房颤动**　心房颤动症状的轻重受心室率快慢的影响。心室率不快时可无症状。心室率超过120次/分，多数患者有心悸、胸闷、头晕、乏力等。心室率超过150次/分时可诱发心绞痛或心力衰竭。心脏听诊第一心音强弱不等，心律极不规则，当心室率快时可有脉搏短绌。

2. **阵发性室上性心动过速**　心动过速突然发作与终止，可能持续数秒、数小时或数日。发作时患者常有心悸、胸闷、头晕，少数有晕厥、心绞痛、心力衰竭、休克等。症状轻重取决于发作时心室率快慢及持续时间。听诊心室率可达150～250次/分，心律绝对规则，心尖部第一心音强度恒定。

3. **室性心动过速**　按室性心动过速发作时的持续时间和血流动力学改变可将其分为非持续性室性心动过速（发作持续时间短于30秒，能自行终止）、持续性室性心动过速（发作持续时间超过30秒，需药物或电复律方能终止）。①非持续性室性心动过速：症状较轻微。②持续性室性心动过速：常伴有明显血流动力学障碍与心肌缺血的症状，临床可出现心绞痛、呼吸困难、少尿、低血压、晕厥、休克甚至猝死。听诊心律轻度不规则。如发生完全性房室分离，则第一心音强度经常变化。

根据发作时QRS波群形态，室性心动过速可分为单形性室性心动过速和多形性室性心动过速。尖端扭转型室性心动过速是多形性室性心动过速的一个特殊类型，尖端扭转型室性心动过速可进展为心室颤动或猝死。

4. **心室颤动**　为致命性心律失常，临床表现包括意识丧失、抽搐、呼吸停止甚至死亡。触诊大动脉搏动消失、听诊心音消失、血压测不到。

5. **二度Ⅱ型房室传导阻滞**　患者有间歇性心搏脱漏，但第一心音强度恒定。本型易转变为三度房室传导阻滞。

6. **三度房室传导阻滞**　是一种严重的心律失常，患者症状取决于心室率的快慢与伴随病变，症状包括疲乏、头晕、晕厥、心绞痛、心力衰竭等，严重者可猝死。听诊第一心音强度常变化，有时可听到响亮清晰的第一心音（"大炮音"）。

（三）辅助检查

1. **心电图检查**

（1）心房颤动：各导联P波消失，代之以大小不等、形态各异的心房颤动波（f波），频率350～600次/分；心室率极不规则；QRS波群形态一般正常，当心室率过快，发生室内差异性传导时，QRS波群可变形增宽（图7-1）。

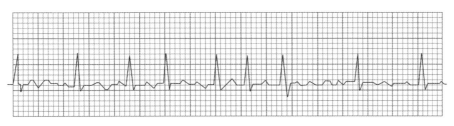

图 7-1 心房颤动

（2）阵发性室上性心动过速：①起始突然，通常由一个房性期前收缩触发。②心率150～250次/分，节律规则。③QRS波群形态及时限正常（伴室内差异性传导或原有束支传导阻滞者可异常）。④P波为逆行性，常埋藏于QRS波群内或位于其终末部分，与QRS波群保持恒定关系（图7-2）。

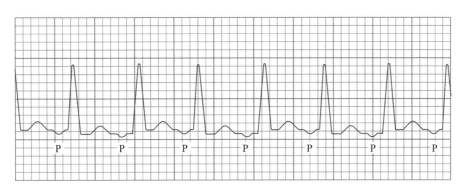

图 7-2 阵发性室上性心动过速

（3）室性心动过速：①心电图表现为3个或3个以上的室性期前收缩连续出现。②QRS波群宽大畸形，时限超过0.12秒；ST-T波方向与QRS波群主波方向相反。③心室率通常为100～250次/分；心律规则，亦可略不规则。④心房独立活动与QRS波群无固定关系，形成房室分离；偶可见心室激动逆传夺获心房。心室夺获或室性融合波是确立室性心动过速诊断的重要依据（图7-3）。

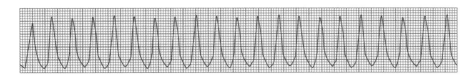

图 7-3 室性心动过速

尖端扭转型室性心动过速发作时QRS波群的振幅和波峰呈周期性改变，宛如围绕等电位线连续扭转。频率200～250次/分，QT间期常超过0.5秒，U波显著（图7-4）。

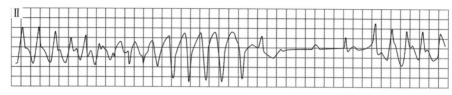

图7-4　尖端扭转型室性心动过速

（4）心室颤动：无法辨认QRS波群、ST段与T波。心室颤动波形、振幅及频率均极不规则，频率为250～500次/分（图7-5）。

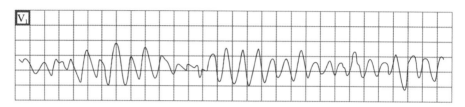

图7-5　室颤

（5）二度Ⅱ型房室传导阻滞：心电图表现为PR间期恒定，部分P波后无QRS波群。当QRS波群增宽、形态异常时，阻滞位于房室束－浦肯野系统，若QRS波群正常，阻滞可能位于房室结内（图7-6）。

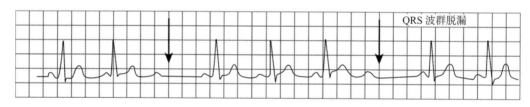

图7-6　二度Ⅱ型房室传导阻滞

注：箭头所指位置为QRS波群脱漏

（6）三度房室传导阻滞：①P波与QRS波群各自成节律、互不相关。②心房率快于心室率，心房冲动来自窦房结或异位心房节律。③心室起搏点通常在阻滞部位稍下方。若位于希氏束及其近邻，心室率40～60次/分，QRS波群正常，心律亦较稳定；若位于室内传导系统的远端，心室率可在40次/分以下，QRS波群增宽，心室率常不稳定（图7-7）。

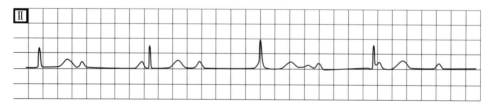

图7-7　三度房室传导阻滞

2. **动态心电图检查**　连续记录患者24小时心电图的目的是了解心律失常发作与日常活动的关系及昼夜分布特征，以及帮助评价抗心律失常药的疗效等。

3. **心脏超声检查**　用来判断心律失常的病因，如有无器质性心脏病，如心肌病、先天性心脏病、急性心肌梗死等。

4. **实验室检查**　用来分析病因，如检查电解质以判断是否有低钾血症、高钾血症、低镁血症等离子紊乱；检查心肌损伤标志物，协助急性心肌梗死的诊断等。

 知识拓展

心电峰值标测图的发明

在心电图检查技术中，体表等电位标测技术通过多通道同步采样，应用计算机进行分析，大大增加了常规心电图的信息量，等电位标测包括多种方法。其中，心电峰值标测图（electrocardiographic peak map，EPM）由我国学者闻颖梅独创。

20世纪70年代初期，闻颖梅教授一直致力体表等电位标测和EPM的研究，与中科院数学所、地球物理研究所、中日友好医院、北京协和医院的多位同志反复研究试制出第一代和第二代EPM机，在第十六届世界心电学大会闻颖梅教授做出了EPM与常规心电图诊断非Q波性心肌梗死的对比研究及诊断隐匿型克山病的报告，引起广泛关注，并取得专利和多个国家奖项。

四、急救与护理

（一）急救原则

1. **快速性心律失常的急救处理原则**　①及时终止快速性心律失常。②积极治疗原发病和去除诱因。③改善血流动力学，减慢心室率。④预防心室颤动和猝死的发生。⑤可行的电生理治疗方法：电除颤、食管调搏、射频消融根治术，以及安装植入型心律转复除颤器（implantable cardioverter defibrillator，ICD）。

2. **缓慢性心律失常的急救处理原则**　①积极治疗原发病。②提高心室率，改善血流动力学状态。③预防阿－斯综合征和猝死发生。④可行的电生理治疗方法：安装临时起搏器或永久起搏器，临时食管调搏起搏。

（二）护理措施

1. **一般护理措施**　①嘱患者卧床休息，给予氧气吸入。②立即描记12导联心电图，协助心律失常的诊断。③遵医嘱给予心电监护，注意电极位置应避开电复律的电极板放置区域和心电图胸导联位置。④立即建立静脉通路，备齐抗心律失常药、其他抢救药品及除颤器等。

2. **严重心律失常的处理**

（1）心房颤动：处理措施主要包括积极预防血栓栓塞、转复并维持窦性心律及控制心室律。①预防血栓栓塞：华法林是心房颤动抗凝治疗的有效药物，口服华法林，使凝血酶原时间国际标准化比值维持在2.0～3.0。②转复并维持窦性心律：将心房颤动转复为窦性心律的方法包括药物复律、电复律及导管消融治疗。胺碘酮是目前常用的维持窦性心律药物，特别适用于合并器质性心脏病的患者。药物复律无效时，可改用电复律。对于症状明显、药物治疗无效的阵发性心房颤动，导管消融可以作为一线治疗。③控制心室率：对于心房颤动伴快速心室率的患者，可遵医嘱给予静脉注射β受体阻断药、钙通道阻滞药或洋地黄制剂。

（2）阵发性室上性心动过速：如血流动力学稳定，可先尝试刺激患者迷走神经的方法，如按摩颈动脉窦、采取瓦尔萨尔瓦（Valsalva）动作、刺激恶心反射、压迫眼球、面部冷水浸浴等方法。如无效，遵医嘱给予腺苷、维拉帕米、普罗帕酮、胺碘酮等药物治疗；必要时协助患者准备接受经食管心房调搏复律和导管射频消融术等其他治疗。

（3）室性心动过速：患者如无血流动力学障碍，遵医嘱使用胺碘酮、利多卡因、β受体阻断药静脉注射。若患者已发生低血压、休克、心绞痛、脑部血流灌注不足等症状，应迅速施行电复律。对尖端扭转型室性心动过速，治疗可试用镁盐、异丙肾上腺素，并做好随时进行心肺复苏的准备。

（4）心室颤动：立即进行心肺复苏，尽早实施非同步直流电除颤，除颤之后立即继续5个周期的CPR，CPR后再次分析心律，必要时再次除颤。遵医嘱给予肾上腺素和抗心律失常药。

（5）二度Ⅱ型和三度房室传导阻滞：二度Ⅱ型或三度房室传导阻滞若心室率慢，伴有明显症状或血流动力学障碍，甚至阿-斯综合征发作者，应给予心脏起搏治疗。等待起搏治疗期间，如果患者出现心室率慢、低血压，可遵医嘱静脉注射阿托品、输注多巴胺或异丙肾上腺素等药物。

3. 病情观察

（1）高度重视患者的主诉，警惕病情变化：注意了解引发心律失常的原因、发作时的症状、持续的时间及患者发作时的心理状态。当患者主诉头晕、乏力时，应注意测量血压、心率，判断患者血流动力学情况。当患者出现胸痛、胸闷，甚至心绞痛发作时，提示患者冠状动脉灌注减少；当患者出现呼吸困难时，提示患者可能出现了心力衰竭；当患者出现头痛、恶心、肢体活动及语言障碍、下肢疼痛时，应高度警惕患者发生了血栓栓塞事件。

（2）持续心电、血压监护：严密监测心率、心律和血压的变化。如出现以下变化，应立即与医师联系，做好急救处理的准备。①心率：＜50次/分或＞150次/分。②心律：出现频发、多源性、成对或呈R-on-T现象的室性期前收缩，室性心动过速，心室颤动，二度Ⅱ型或三度房室传导阻滞等。③低血压：收缩压＜90mmHg，脉压＜20mmHg。④阿-斯综合征：患者突然意识丧失、昏迷或抽搐、心音消失、血压测不到、呼吸停止或发绀、瞳孔散大。

4. 用药护理　严格遵医嘱按时、按量给予抗心律失常药。应用抗心律失常药时，应注意获取患者基线的心率、心律、血压等数据，观察药物的疗效和不良反应。胺碘酮静脉用药易引起静脉炎，应选择大血管，配制药物浓度不要过高，严密观察穿刺局部情况，谨防药物外渗。

5. 电复律护理　对血流动力学不稳定的异位性快速心律失常或心室颤动，应配合医师紧急进行直流电复律或电除颤。电复律后应进行心电监护，观察心率、心律的变化，如有异常及时协助医师处理。

6. 介入治疗护理　及时按医嘱做好心脏起搏、导管射频消融治疗的术前术后护理工作。

第九节 高、低血糖症

一、概述

高血糖症（hyperglycemia）是指空腹血糖浓度高于7mmol/L。如果血糖浓度高于肾糖阈（10mmol/L），就会形成糖尿。高血糖症常见于糖尿病患者，严重或持续的高血糖可导致代谢紊乱和多器官功能衰竭，急性血糖升高可导致昏迷，为临床急症。

血糖浓度低于2.8mmol/L称为低血糖症（hypoglycemia）。因脑细胞依赖葡萄糖氧化供能，血糖过低会影响脑功能，引发头晕、注意力不集中、倦怠等症状，严重时可发生昏迷、休克，甚至死亡。

二、病因与发病机制

（一）病因

1. 高血糖症　常见于糖尿病患者。严重高血糖症多见于糖尿病的急性并发症，如糖尿病酮症酸中毒（diabetic ketoacidosis，DKA）、高渗高血糖综合征（hyperosmolar hyperglyce-mic syndrome，HHS）。糖尿病患者发生DKA或HHS的诱因包括急性感染、外伤、手术、脑血管意外等应激状态，胰岛素突然治疗中断或不适当减量，饮食不当等。

2. 低血糖症　出现低血糖症的病因包括血糖来源减少和/或机体消耗增多两个方面。血糖来源减少的常见原因有：摄入减少、胃切除术后、肝功能障碍、植物神经功能紊乱等。导致机体消耗增多的常见因素有：剧烈运动或长时间重体力劳动后、哺乳期妇女、重症腹泻者等。此外，糖尿病患者不适当地服用降糖药、注射胰岛素也是导致低血糖的常见原因。

（二）发病机制

1. 高血糖症

（1）DKA发病机制：糖尿病加重时，胰岛素缺乏引起糖、脂肪、蛋白质三大营养物质代谢紊乱，血糖升高，脂肪分解加速，脂肪酸在肝经β氧化产生大量β-羟丁酸、乙酰乙酸和丙酮，三者统称为酮体。当血清酮体积聚超过机体的氧化能力时，出现血酮体升高，尿酮体排出增加。而β-羟丁酸和乙酰乙酸均为较强的有机酸，大量消耗体内储备碱，超过机体的处理能力时，便发生代谢性酸中毒。当代谢紊乱进一步加剧，出现意识障碍时，则为糖尿病酮症酸中毒昏迷。主要病理生理改变包括酸中毒、严重脱水、电解质代谢紊乱、周围循环衰竭、肾衰竭和中枢神经系统功能障碍。

（2）HHS的发病机制：HHS的发病机制复杂，尚不完全清楚。各种诱因下，机体分泌升糖激素增加，进一步抑制胰岛素的分泌，加重胰岛素抵抗和糖代谢紊乱，最终导致血糖升高，引起渗透性利尿，大量失水，血容量减少，血液浓缩，渗透压升高，机体发生细胞内脱水、电解质代谢紊乱，脑细胞功能减退，引起意识障碍甚至昏迷。

2. 低血糖症

（1）血糖来源减少：食物摄入减少可导致葡萄糖的来源减少。胃切除术后食物从胃排至小肠速度加快，葡萄糖吸收减少；肝功能衰竭时肝糖原分解减少、糖异生减少。自主神经功能紊乱主要见于情绪不稳定和神经质的中年女性，精神刺激、焦虑导致胃排空加速及胰岛素分泌过多引起低血糖。糖尿病患者常伴有自主神经功能障碍，影响机体对低血糖的反馈调节能力，增加发生严重低血糖的风险，尤其是老年糖尿病患者；同时，低血糖也可能诱发或加重患者自主神经功能障碍，形成恶性循环。

（2）机体消耗增多：剧烈运动或长时间重体力劳动、哺乳期妇女因葡萄糖消耗较多，若未及时补充，则容易发生低血糖。

（3）药源性低血糖症：磺酰脲类口服降糖药能刺激胰岛 B 细胞分泌胰岛素，其低血糖不良反应的发生率较高，常发生于老年患者、肝肾功能不全或营养不良者，这是因为这些患者对药物的转化代谢能力降低。注射胰岛素属于外源性胰岛素，当注射剂量不当或与饮食配合不当时，容易引发药源性低血糖症。

低血糖刺激交感神经受体后，儿茶酚胺分泌增多，作用于 β 受体，影响心血管系统。中枢神经系统对低血糖极度敏感，低血糖症时，脑细胞供能不足，患者很快出现神经症状，初始表现为精神活动轻度受损，继之大脑皮质和延髓受累，最终导致呼吸系统、循环系统功能障碍。

三、病情评估

（一）健康史

1. 一般资料　了解患者的年龄、性别、饮食习惯等。

2. 既往史　快速简明地了解病史，应询问患者的既往史、用药史、外科手术史、过敏史。了解患者有无糖尿病病史，有无急性感染、外伤、手术、脑血管意外、胰岛素突然治疗中断或不适当减量、饮食不当等诱因。了解患者饮食情况或体力活动情况，有无服用降糖药和注射胰岛素。

（二）临床表现

1. 高血糖症

（1）DKA：早期主要表现为"三多一少"症状（多饮、多食、多尿、体重减轻）加重。随后失代偿阶段出现乏力、食欲缺乏、恶心、呕吐，常伴头痛、嗜睡、烦躁、呼吸深快有烂苹果味（丙酮味）。随着病情进一步发展，出现严重失水，尿量减少、皮肤弹性差、眼球下陷、脉搏细速、血压下降、四肢厥冷。晚期各种反射迟钝甚至消失，患者出现昏迷。少数患者表现为腹痛，酷似急腹症，易被误诊。虽然患者常有感染，但感染的临床表现可被 DKA 的表现所掩盖。

（2）HHS：起病缓慢，最初表现为多尿、多饮，但多食不明显或反而食欲缺乏。随病程进展，逐渐出现严重脱水和神经、精神症状，患者表现为反应迟钝、烦躁或淡漠、嗜睡、定向力障碍、偏瘫等，易被误诊为中风。晚期逐渐陷入昏迷、抽搐、少尿甚至尿闭，无酸中毒样深大呼吸。与 DKA 相比，失水更为严重，神经精神症状更为突出。

2. 低血糖症　临床表现呈发作性，发作时间、频率随病因不同而异，与血糖水平以及血糖下降速度有关。临床表现可分为如下两类。①交感神经兴奋：如饥饿感、大汗、焦虑不安、感觉异常、心悸、肢体震颤、面色苍白、心率加快、脉压加大、腿软、周身乏力等。老年糖尿病患者由于常有自主神经功能紊乱而掩盖交感神经兴奋表现，导致症状不明显，特别应注意观察夜间低血糖症状的发生。②中枢神经症状：初期为精神无法集中、思维和语言迟钝、头晕、嗜睡、视物模糊、步态不稳，后可有幻觉、躁动、易激惹、性格改变、认知障碍，严重时发生抽搐、昏迷。持续6小时以上的严重低血糖症常导致永久性脑损伤。

（三）体格检查

1. 生命体征　严重的高、低血糖症均可导致生命体征不稳，出现呼吸、心率加快、血压下降等表现，若未及时处理，患者可出现心搏、呼吸骤停。

2. 意识障碍　严重的高、低血糖症均可导致患者出现意识障碍，如意识模糊、嗜睡，严重者可昏迷。

3. 其他　DKA和HHS有脱水表现，如嘴唇干燥、皮肤弹性差、眼球下陷、尿液减少等。低血糖患者可出现面色苍白、出汗、手抖等异常表现。

（四）辅助检查

1. 实验室检查

（1）血液检查：具体如下。①DKA：血糖升高，多数为16.7～33.3mmol/L；血酮体＞1.0mmol/L；CO_2结合力降低，动脉血pH下降。②HHS：血糖明显升高，一般33.3～66.8mmol/L，血浆渗透压达到或超过320mOsm/L（一般为320～430mOsm/L）。一般无明显酸中毒。③低血糖：对于非糖尿病患者来说，低血糖症的诊断标准为血糖低于2.8mmol/L，而接受药物治疗的糖尿病患者只要血糖≤3.9mmol/L就属于低血糖范畴。

（2）尿液检查：DKA时尿糖、尿酮体均呈阳性或强阳性。HHS时尿糖强阳性，尿酮体阴性或弱阳性。

2. 其他　糖尿病患者根据病情需要，可选用B超、CT及眼科检查，判断有无心、肝、肾、脑、眼等其他器官并发症。

四、急救与护理

（一）急救原则

1. DKA　①尽快补液以恢复血容量、纠正失水状态，是抢救DKA的首要措施。②给予小剂量胰岛素，降低血糖。③纠正电解质代谢紊乱及酸碱平衡失调。④积极寻找和消除诱因，防治并发症，降低病死率。

2. HHS　急救原则基本同DKA，但补液量更多，一般无须补碱。

3. 低血糖症　①立即测定血糖，遵医嘱进行其他相关检查。②升高血糖：根据病情口服含糖溶液或静脉注射50%葡萄糖，必要时遵医嘱采用抑制胰岛素分泌的药物治疗。③去除病因：及早查明病因，积极治疗原发病。

知识拓展

胰岛素的发现与研究

胰岛素于1922年由加拿大外科医师班廷（Banting）和贝斯特（Best）首先发现。1955年英国科学家桑格（Sanger）首先确定了牛胰岛素的全部氨基酸序列。1965年9月，我国学者首次用化学方法人工合成具有全部生物活性的"结晶牛胰岛素"，这是世界上第一个人工合成的蛋白质，标志着人类在探索生命奥秘的征途中迈出了关键性的一步。胰岛素的发现和相关研究改变了全球数百万人的生活，挽救了几代人的生命，是人类历史上的伟大成就。

（二）护理措施

1. DKA

（1）补液：立即开放两条静脉通路，准确执行医嘱，确保液体输入。若患者无心力衰竭，开始时补液速度应快，在1～2小时内输入生理盐水1000～2000ml，前4小时输入所计算失水量1/3的液体，以后根据血压、心率、每小时尿量、末梢循环、中心静脉压，以及有无发热、呕吐等决定输液量和输液速度。24小时输液总量应包括已失水量和部分继续失水量。若治疗前患者已有低血压或休克，应输入胶体溶液并进行抗休克处理。鼓励患者喝水，昏迷患者可分次少量管喂温开水或生理盐水。

（2）遵医嘱给予小剂量胰岛素：每小时给予0.1U/kg胰岛素，加入生理盐水中持续静脉滴入或泵入，以达到血糖快速、稳定下降而又不易发生低血糖的治疗效果，同时还能抑制脂肪分解和酮体产生。每1～2小时复查血糖，根据血糖情况调节胰岛素剂量。当血糖降至13.9mmol/L时，改输5%葡萄糖溶液（或葡萄糖生理盐水）并加入短效胰岛素（按每2～4g葡萄糖加1U胰岛素计算），此时仍需4～6小时复查血糖1次，调节液体中胰岛素比例。尿酮体消失后，根据患者尿糖、血糖及进食情况调节胰岛素剂量，也可改为每4～6小时皮下注射短效胰岛素1次，待病情稳定后再恢复常规治疗。

（3）纠正电解质代谢紊乱及酸碱平衡失调：①轻、中度酸中毒，经充分静脉补液及胰岛素治疗后可纠正，无须补碱。PH≤6.9的严重酸中毒者，应采用1.4%碳酸氢钠等渗溶液静脉输入，但不宜过多、过快，以避免诱发或加重脑水肿。补碱后需监测动脉血气。②治疗前已有严重低钾血症应立即补钾，当血钾升至3.5mmol/L时再开始胰岛素治疗；在开始治疗后，如患者每小时尿量在40ml以上，血钾低于5.2mmol/L即可静脉补钾。在整个治疗过程中，需定时监测血钾水平，并结合心电图、尿量调整补钾量和速度。病情恢复后，仍需继续口服钾盐数天。

（4）病情观察：具体如下。①生命体征：观察患者有无低体温和低血压，及时采取措施。②心律失常、心力衰竭：血钾过低、过高均可引起严重心律失常，应密切观察患者心电监护情况。老年或合并冠心病患者，补液过多可导致心力衰竭和肺水肿，应注意预防。一旦患者出现咳嗽、呼吸困难、烦躁不安、脉搏加快，应立即减慢输液速度，并立即报告医师。

③脑水肿：可能与补碱不当、长期脑缺氧和血糖下降过快、补液过多等因素有关，需密切观察患者意识状态、瞳孔大小及对光反射。④尿量：准确记录24小时液体出入量。

（5）其他：注意保持呼吸道通畅，有低氧血症者给予吸氧；及时正确采血、留取尿标本；加强基础护理，昏迷患者应勤翻身，做好口腔和会阴护理，防止发生压疮、感染等长期卧床并发症。

2. HHS　　HHS的护理措施与DKA相似，不同点主要是HHS失水比DKA更严重，应积极补液以恢复血容量，纠正高渗和脱水状态，24小时补液量可达6000～10 000ml。治疗开始时用生理盐水，当血糖降至16.7mmol/L时，即可改用5%葡萄糖溶液加入短效胰岛素控制血糖。补钾要更及时，一般不补碱。

3. 低血糖症

（1）补充葡萄糖：一旦确定患者发生低血糖症，应尽快补充糖分，解除脑细胞缺糖症状。具体处理方法见图7-8。

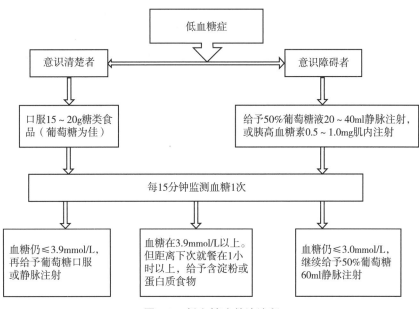

图7-8　低血糖症救治流程

（2）严密观察病情：定时监测血糖，意识恢复后，继续监测血糖至少24～48小时；严密观察生命体征、意识、心电图、尿量等，注意低血糖症诱发的心脑血管意外事件；要注意观察是否有出汗、嗜睡、意识模糊等再度低血糖状态，尤其是服用促胰岛素分泌药和注射胰岛素的患者。老年患者常有自主神经功能紊乱而导致低血糖症状不明显，除应加强血糖监测外，对患者血糖不宜控制过严。

（3）加强基础护理：意识不清患者按昏迷常规护理。抽搐者除补充葡萄糖外，按医嘱可酌情使用适量镇静药，注意保护患者，防止外伤。

本章小结

思考题

　　1. 发热患者一定要用抗生素进行治疗吗？为什么？

　　2. 大咯血导致的窒息和喉水肿导致的窒息，在护理措施上有何区别？

　　3. 心房颤动与心室颤动，在心电图上有何区别？

更多练习

（陈元健　李英华）

第八章 灾害护理

学习目标

1. 素质目标

（1）具有灾害救援所需的快速反应、冷静思考的专业素质和自我心理调适能力。

（2）具有良好的沟通能力、组织管理能力及团队合作精神。

（3）在开展灾害救援时具有高度的耐心、责任心、同理心，关心和关爱受灾人员。

2. 知识目标

（1）掌握：灾害、突发公共事件的概念，灾害的特点，灾害现场检伤分类的标识及灾害现场与转运途中的救护要点。

（2）熟悉：灾害医学救援准备的要素、灾害现场检伤分类的目的、原则和类型。

（3）了解：灾害医学救援预案的编制原则、灾害医学救援演练的基本过程。

3. 能力目标

（1）能及时、准确判断伤病员伤情，并进行灾害现场检伤分类。

（2）能配合团队开展灾害现场医学救援与护理。

案例

【案例导入】

汶川地震中，武警从废墟中发现一名中年男性，施救过程中发现该男子被石板压住大腿下段，众人合力移开石板救出男子后，发现该男子同时存在窒息、股骨开放性骨折、腹部内脏脱出的情况，血压82/65mmHg，脉搏120次/分。

【请思考】

请问医护人员该如何对该男子实施现场救护？

【案例分析】

灾害是人类社会面临的严重挑战之一，它不仅对人们的生命和财产造成严重威胁，还对社会和经济造成巨大的影响。随着全球气候变化的加剧和人类活动的不断扩张，灾害频发的情况日益严重。联合国发布的《2022全球评估报告》指出，在过去20年间，每年都会发生350～500起大中型灾害事件。预计到2030年，灾害事件的数量将达到每年560起，即每天1.5起。护士作为灾害医学救援队伍中的主力军，应该充分掌握灾害医学救援的知识和技术，努力减少灾害造成的人员伤亡、提高受灾人群的健康水平。

第一节　概　　述

一、相关概念

（一）灾害

世界卫生组织（world health organization，WHO）对灾害的定义为"一种对社区或社会功能的严重损害，包括人员、物资、经济或环境的损失和影响，这些影响超过了受灾社区或社会应用本身资源应对的能力"。国际减灾委员会对灾害的定义为"一种超过受影响地域现有资源承受能力的人类生态环境的破坏"。虽然目前还没有关于灾害的统一概念，但可见其具有以下两个要素：第一，灾害是自然或人为破坏事件；第二，其规模和强度超过了受灾地区本地资源所能应对的限度，需要国内或国际的外部援助。

（二）灾难

灾难是指由于自然变异、人为因素，或是自然变异与人为因素相组合的原因所引发的对人类生命、财产和人类赖以生存的客观环境造成破坏性影响的各类现象或过程，可分为自然灾难和人为灾难，其形式复杂多样。灾害与灾难的概念相似，但又有所不同。在发生的原因上，灾害更偏重自然因素，而灾难的社会性质突出。在危害的程度上，灾害的程度较低，受害范围较小，若继续扩张和发展，则可以演变成灾难。

（三）灾害护理学

灾害护理学（disaster nursing），目前国内还没有提出统一的定义，世界灾害护理学会将其界定为"系统、灵活地应用护理学独特的知识和技能，同时与其他专业领域合作，为减轻灾害对人类的生命或健康所构成的危害而开展的活动"，其具有工作量庞大且复杂、工作环境艰险、心理负荷沉重、护理工作重点随阶段变化等特点。

（四）突发公共事件

在我国，常用"突发公共事件"或"突发事件"来代表与灾害相似的事件。2007年颁布的《中华人民共和国突发事件应对法》中对突发事件的定义为"突然发生，造成或者可能造成严重社会危害，需要采取应急处置措施予以应对的自然灾害、事故灾难、公共卫生事件和社会安全事件。"按照社会危害程度、影响范围等因素，突发公共事件可分为四级：特别重大、重大、较大、一般。

二、灾害的分类

（一）按发生的原因分类

1. 自然灾害　由自然因素引起的各种灾害，包括气象灾害、地质灾害、水文灾害和生物灾害等。

2. 人为灾害　以人的影响为主的灾害，包括火灾、建筑事故、工伤事故、交通事故、爆炸、核泄漏、矿难、空难、科技事故，以及战争及恐怖活动等。

（二）按发生的顺序分类

1. 原生灾害　灾害反应链中最早发生作用的灾害，如地震、洪水、火山喷发等。

2. 次生灾害　原生灾害后引发出来的灾害，如火山喷发后造成的火灾、地震后引发的海啸等。

3. 衍生灾害　原生、次生灾害引发的间接灾害，破坏人类生存的和谐条件，如核事故后核放射对环境和人体健康的影响、火山喷发后气候的反常等。

（三）按发生的方式分类

1. 突发性灾害　发生突然、往往难以预测，因此造成的危害较大，如地震、洪水、火山喷发等。

2. 渐变性灾害　发生缓慢，但影响时间长、范围广，且具有隐蔽性而容易被忽视，如土地沙漠化、水土流失、物种灭绝等。

（四）按灾害反应规模分类

1. 一级灾害　指发生地区的内部资源能够自然恢复的灾害。

2. 二级灾害　指灾害破坏的规模比较大，需要周边地区支援才能恢复受灾地区的基础设施和生活条件的灾害。

3. 三级灾害　指需要国际社会的支持和援助的大规模灾害。

三、灾害的特点

（一）复杂性

灾害种类繁多、原因复杂，有的灾害可直接造成人体或财产的损害，有的只有潜在的危害，有的会引发更严重的突发事件，导致伤病员病种多样、伤情复杂、发展迅速。

（二）群体性

灾害通常在短时间内导致大规模、大量的受伤人员需要救治。

（三）破坏性

灾害带来或可能带来严重的社会危害，对人类的健康和生存产生深远影响。

四、护理人员在灾害医学救援中的作用

国外学者将灾害的医学救援分为三个阶段，即准备/预备期（preparedness/readiness）、反应/实施期（response/implementation）和恢复/重建/评价期（recovery/reconstruction/evaluation）。护士在不同时期有不同的优先活动，也就是护士在灾害医学救援不同阶段所扮演的角色作用不同。

（一）第一阶段（准备/预备期）

此阶段护士的主要作用在于预防、保护和准备，以提高应对灾害的能力和效率。护士的灾害应急准备训练分为如下三个层次。①个人准备训练：包括身体适应性训练、了解不同灾害的特点和应对方法、军事技能训练、情感预期及家庭的支持等。②临床技能训练：包括创伤救护训练、伤病员的分类和现场疏散、熟悉灾害救护工作程序、临床评估和设备使用等。③单位或团队训练：包括操作能力、灾害应急相关知识、领导和管理能力及团队合作和认同的训练等。

（二）第二阶段（反应/实施期）

即灾害救援的实施阶段，护士的主要作用和任务包括如下五个方面。①建立与救援机构内人员的通信联系。②建立伤病员安置点，并根据伤情分类合理安置伤病员，方便医疗机构的处理。③对其他医辅人员（如担架员、志愿者）进行分配。④安排伤病员分流或转诊。⑤做好灾害现场的安全防护，避免无关人员进入处置区域。

（三）第三阶段（恢复/重建/评价期）

主要是灾后重建与总结，护士的主要作用与任务如下。①护理安置区的伤病员，并根据伤病员病情的轻重程度进行合理的转诊。②对医疗用具及时进行恢复和补充。③恢复和重建医疗设施，维修或更换损坏的设备。④合理评估现有的灾害应急计划，发现不足并进行修改和完善。⑤识别灾害救援中的积极和消极行为，表彰和奖励积极行为，矫正和处理消极行为。⑥撰写灾害救援中的严重事故总结报告。

第二节　灾害医学救援

一、灾害医学救援准备

（一）组织准备

为了有效地应对灾害和突发状况，需要加强政府、组织和相关部门的技术与管理能力，并做好充分的准备工作，最大程度地预防和减少灾害或突发公共事件及对生命与健康造成的危害，保障公众的生命财产安全，促进社会的稳定和发展。灾害医学救援管理体系是在政府的领导下，由具备独立开展灾害医学管理活动的医疗卫生机构组成，涉及党、政、军、群的协调与分工。灾害医学救援管理体系建设应该遵循以下基本原则：统一指挥、综合协调、分类管理、分级负责和属地管理为主。同时，需要妥善处理与国家应急指挥机构、地方各级政

府应急指挥部、现场指挥部、军队武警系统以及各医疗卫生救援机构之间的关系。应由党政群领导、医疗机构和企业领导等共同制定政策和计划，加强应急措施，以减少灾害损失和挽救生命。卫生行政部门和医疗机构应制定详细的组织准备计划，包括灾害处理、角色责任确认及事件准备、应对和恢复的流程。

（二）预案准备

灾害医学救援预案可以提高卫生部门应对不同种类突发公共事件的应急反应能力，提升医疗卫生救援水平，是有效应对灾害的必备要素之一。有效的救援计划应包括风险评估、灾害分析、易损性评估、应对能力评估四个部分。救援预案应具有科学性、可操作性、体系性和一定开放性，同时能够根据实际情况进行调整和完善。预案需要整合整个灾害响应系统、公共安全机构、应急管理机构、医疗机构、企业及社会团体，并充分考虑资源的稀缺性和操作的连续性。

（三）救援队伍准备

灾害医学救援队伍是灾害医学救援体系的重要组成部分，是预防和应对灾害或突发事件的重要力量。根据组建级别不同，可将灾害救援队伍分为国家救援队、部门救援队、省市级救援队；根据救援装备类型的不同，可分为重型救援队和轻型救援队；根据救援任务特点，可分为行业救援队和综合性救援队。灾害医学救援队伍的组建原则为：统一指挥、纪律严明，反应迅速、处置高效，平战结合、布局合理。救援队伍中应涵盖急诊科、内科、外科、妇产科、儿科、重症医学科、护理学、麻醉科、流行病学、新闻宣传等各个专业的人员，并且职称结构合理，医护比例合适。救援队伍的准备除了人员准备，还包括能力准备，要强化培训和定期演练，确保灾害现场救援效果。培训内容包括通用技能、基本技能和专业技能，如搜索与营救知识、外语、通信设备的使用、野外生存知识、体能和心理、检伤分类技术、心肺复苏、救援医疗设备的使用、救援运行机制等。

（四）物资准备

物资准备包括应急救援中的医学救援装备和后勤装备，充足的药物器械、仪器设备和生活物资是灾害医学救援保障的基础。

医学救援装备是开展现场紧急医学救援和日常培训演练的物资基础，其合理的配置是保障区域灾害医学救援效果的必要条件。灾害医学救援装备应具备时效性、通用性、移动性、易维护性和多功能性等特征，满足灾害医学救援实效化、模块化、机动化、集成化的配置要求。

准备灾害医学救援后勤装备时，要根据不同灾害类型确定物资准备的范围、品种和数量，选择轻便易携带、坚固耐用、综合性好、适应性强的物资。

承担灾害医学救援的医疗机构应建立储备仓库，遵循专人负责、分类入库、数字化管理及定期维护的管理原则。医学救援队伍对配有的交通工具要集中管理，并设专人负责，长期维护，如遇级别较高的灾害等时，要依靠政府预案，调用飞机、火车、轮船等运输工具，保障救援的实施。

（五）通信准备

灾害通信是灾害紧急应变系统的核心机制之一，及时、准确、权威的信息不仅有利于政府与公众清晰地了解灾害本身，更有利于应急救援工作顺利、高效地开展。通信准备应在灾害发生之前做好，并根据救援系统基础需求进行改变。卫生行政部门和相关机构开发和建立突发事件信息数据库，数据库中包含预警监测信息、救援物资、应急救援力量、药物和器材等信息。应急通信准备一方面要在任何时间、任何地点能够迅速部署指挥通信系统。另一方面要求所构建的通信系统可以提供稳定、灵活的通信手段，可以在指挥中心和灾害救援现场之间实时进行语言、数据、视频等信息的交互。平时由专门的信息保障机构负责应急通信的常态化管理与维护，确保通信畅通。同时，建立"平急转换"机制，以保证突发状态下能够立即进入应急救援指挥。

（六）培训准备

有效的教育和培训可使灾害的影响和恢复成本降至最低。在省级市或直辖市建立国家和省级紧急医疗救援培训基地，在有条件的城市建立区域性灾害医学救援培训中心，由卫生部统一培训要求，设置培训项目，并负责编制或指定培训教材，设立专项培训基金或培训经费。定期对应急救援队伍进行系统或专项培训，形成长效的培训机制，确保灾害医学救援队伍在现场救援中沉着应对、有效处置。

二、灾害医学救援预案

灾害医学救援预案是针对可能发生的突发灾害事件，为了保证迅速、有序、有效地开展医学救援行动，最大限度降低灾害对民众生命健康的危害，而预先制订的有关医学救援的应急管理、指挥、救援计划及具体处置计划或方案等。

（一）预案编制步骤

预案编制由专门的编制组负责执笔，但在编制过程中或完成后，必须征求各部门的意见和建议，包括政府部门、卫生行政部门、医疗机构、卫生管理人员、卫生监督部门、疾控机构、卫生和环境保护部门、法律顾问、财务等。各级各部门的广泛参与，有助于形成协同合作、资源共享的应急救援体系，提升整体的灾害防范和救援能力。

1. 组建编制队伍。

2. 分析危险与救援能力。主要包括法律法规分析、风险分析和救援能力分析三部分。①法律法规分析：涉及对国家法律、地方政府法规与规章的分析，并对政府与各级卫生行政部门现有的预案内容进行调查。②风险分析：通常考虑历史、地理、物理、人为等因素及技术问题等。③救援能力分析：涵盖了救援团队是否能够准时到达现场，以及所需的资源和能力是否已经配备完备等诸多问题。

3. 编制预案草案。预案草案编制完成后，应组织专家评估与论证，并正式向同级政府上报。

4. 预案评审与发布。报送的预案经政府卫生行政部门应急管理办公室审核后发布实施。

（二）预案编制原则

1. 针对性原则　灾害医学救援预案的核心出发点和落脚点要围绕最大限度减少人员伤亡、保障人员的生命健康安全这一中心。

2. 全局性与系统性原则　灾害医学救援预案既要能满足当前已知灾害救援的需要，还要考虑未来未知灾害救援的需要。同时，预案还应与灾害救授的全局相适应，充分考虑与其他部门、组织（如公安、武警、消防、军队、电信、当地政府）的配合、协调及补充。此外，救援预案应成体系，并在国家的法律框架内。

3. 现实性原则　对救援工作中的救援队伍、救援装备、运输工具、后勤保障、后方救援场所等提出设想和要求，其内容不仅要在理论上可行，还要在实践上可行，具备充分的现实可操作性。

4. 科学性原则　预案的内容应针对不同类型灾害作出相应科学规划调整，需对搜寻、检伤分类、心肺复苏、止血包扎、骨折固定搬运、后送转移、移动医院的开展等多个专项行动方案进行科学规划，并充分考虑医学救援过程中次生灾害的防御、警戒、治安和物资保障等内容。

5. 严密性原则　预案中应设定灾害伤害综合评估的机制、应急响应的步骤、预案启动的条件及启动权的归属、预警机制、救援信息的发布机制、医学救援工作步骤安排等，以保证预案的严密性、连贯性和有机性。

6. 严肃性原则　落实灾害医学救援的组织、活动、职责时，须执行与遵从等责任体系，并附以严肃的奖励惩罚措施。

（三）预案编制要素

1. 预案名称　要明确体现预案执行的范围（单位、部门），针对灾害事件的名称要规范、统一。

2. 总则　说明编制预案的意图、运行准则、编制依据、适用灾害事件的范围等。

3. 组织体系及职责　将灾害事件应急响应作为主线，清晰地划分出在灾害发生、预警、响应、结束、善后处置等阶段的领导者和辅助者，并将应急准备及保障机构作为辅助，明确每个相关部门和人员的任务、权限和责任。

4. 预警和预防机制　包括灾害事件医学信息监测与报告、预警预防行动措施、预警支持系统、预警级别及发布机制等。

5. 灾情分级　根据灾害发生的规模大小及其造成的医学危害程度，对灾害进行相应分级，设定相应的医学救援响应级别，以便灾害发生时调动与灾害相匹配的医学救援力量。

6. 应急响应　包括分级响应流程、信息共享和处理、通信保障、救援指挥、救援协调、紧急处置、救援人员与群众的安全防护、社会力量参与及管理、救援效果评估、灾害医学事件后果评估、新闻信息共享、救援反应终止等内容。

7. 后期处置　包括善后处置、社会医学救助、伤害保险、伤害调查报告、救援经验教训及改进建议等内容。

8. 保障措施　包括通信与信息保障、救援装备、救援技术储备与保障、公众灾害自救互救培训、救援演习、监督检查等。

9. **预案管理与更新**　明确救援预案管理和更新的主管部门，预案更新的条件、流程及期限等。

10. **责任与奖惩**　根据单位和个人的责任与贡献，明确相应的奖励或惩罚条件和实行机制。

11. **附则**　明确有关专业名词术语的定义和说明、救援预案的实施或生效时间等。

12. **附录**　包括相关的应急预案、预案总体与分预案目录、各种规范化格式文本、相关机构、人员通讯录等。

三、灾害医学救援演练

（一）演练的类型

1. **根据演练规模划分**　可分为局部性演练、区域性演练和全国性演练。①局部性演练：是指针对特定地区进行的演练活动，通常会选择符合该地区特点的特定突发事件进行模拟，如针对某地区发生的具有区域特性影响的自然灾害。②区域性演练：是指针对某一行政区域进行的演练活动，通常涉及省级范围，旨在模拟复杂的突发事件，如灾害事故导致的灾害链条，需要多级、多部门的协调合作的情况。③全国性演练：是针对较大范围的突发事件进行的演练活动，通常涉及全国范围，只在模拟大规模传染病等复杂事件时进行该演练，需要地方和中央及不同职能部门之间的协调合作。

2. **根据演练内容与尺度划分**　可分为单项演练和综合演练。①单项演练：类似部队的科目操练，可以是针对某一灾害现场的救援设备操作、特殊建筑物废墟的人员搜救，或是单一事故处置过程的演练。②综合演练：是一种复杂的演练形式，旨在模拟救援人员的派出和应急反应的全过程，这种演练包括对实际场景的模拟、单项实战演练、对模拟事件的评估等多个环节。

3. **根据演练形式划分**　可分为模拟场景演练、实战演练和模拟与实战结合的演练。①模拟场景演练：又称桌面演练，通过桌面练习和讨论等形式模拟和演练救援过程。②实战演练：涉及实际的应急和救援处理等，可以是单项或综合性的演练。③模拟与实战结合的演练：则是对前两种形式的综合。

（二）演练的过程

1. **制订演练计划**　首先确定演练目的和预期效果，然后分析演练需求，包括人员、技能、设备、流程和职责，并根据需求、经费、资源、事件等条件确定演练范围。最后制订具体的日程计划和经费预算，确定经费来源。

2. **设计演练方案**　遵循简单化、具体化、可量化、可实现的原则确定演练目标。然后根据可能发生的不同紧急情况，设计出具体的演练情境和实施步骤，包括对演练情境的简要概述和演练中需要准备和实施的具体步骤和要求。根据演练目标设计评估标准和方法。最后需要编制演练人员手册、演练控制与评估指南、演练宣传方案和演练脚本。对于重大的综合性、示范性和风险较大的演练，还需要对方案进行评估审核，以确保方案的科学可行性和演练的顺利实施。

3. **演练动员与培训**　在进行正式演练之前，需要向参与人员清晰地传达演练的重要性和意义，让他们明白演练对于提高应急响应能力的必要性。同时，要详细介绍演练的流程和步骤，确保每位参与人员都了解自己在演练中的具体任务和职责。培训还应包括相关技能和知识的传授，以提升参与人员在紧急情况下的应对能力。并保障所有参与人员积极主动参与演练。

4. 演练保障　要确保演练的顺利进行，需要充分保障人员、经费、场地、物资与器材、通信、安全六个方面的内容。在准备阶段，需要演练组织单位和参与单位合理安排工作，并提前向参与单位通知演练计划和安排，确保所有相关人员能够预留出足够的时间参与演练活动。此外，组织单位的年度财务预算中应包括演练经费，确保专款专用并节约、高效使用。根据演练文案，需要对演练场地进行现场勘察，以确保情境的真实性和安全性，并尽可能避免对民众生活造成干扰。最后，需要逐一确认物资和器材，并测试通信设施，以保障在演练过程中及时可靠地传递信息。

5. 演练实施　演练正式启动前举行简短的启动仪式，由演练总指挥宣布开始，并负责指挥与监控整个过程。根据医学救援预案，应急指挥机构或人员指挥参与人员进行模拟灾害事件的医学救援活动，总策划则按照演练方案进行控制。在实施过程中，安排专人记录时间、人员表现、意外情况与处置情况，以及演练控制情况。对于大型综合、示范性演练，可安排专人进行解说。演练结束时，由总策划发出结束信号，总指挥宣布结束，所有人员停止活动，按预定方案疏散或现场总结反馈。遇到突发状况可提前结束演练。

6. 演练总结与归档　演练总结包括现场综合和事后总结。组织单位在演练结束后，根据演练记录对照演练方案进行全面分析，评估演练实施过程中参与人员的表现、演练目标的实现情况、组织与保障情况等，评估内容包括预案中的各项指标是否合理与具体，是否能够有效指导行动，救援人员的应急处置能力、指挥协调能力，设备是否符合实际要求以及演练目标的达成情况等，针对评估中发现的问题和不足之处，提出具体的改进措施的建议。通过评估与评价，发现问题，总结经验与教训，持续改进与完善预案，推动救援实践和教育培训工作。组织单位需归档保存演练计划、实施方案、评估总结报告等资料，并对参演人员进行考核评价。

第三节　灾害现场医学救援

一、灾害医学救援组织体系

2006年国务院发布了《国家突发公共事件总体应急预案》，之后又陆续颁布了《国家自然灾害救助应急预案》《国家突发公共事件医疗卫生救援应急预案》《国家突发公共卫生事件应急预案》《国家突发重大动物疫情应急预案》等法规，意味着国家灾害医学救援逐步走上规范化与制度化。根据上述制度规定，完备的灾害医学救援组织体系应包括如下内容。

1. 医疗卫生救援领导小组　国务院卫生行政部门成立突发公共事件医疗卫生救援领导小组，领导、组织、协调、部署特别重大突发公共事件的医疗卫生救援工作。国务院卫生行政部门卫生应急办公室负责日常工作。省、市（地）县级卫生行政部门成立相应的突发公共事件医疗卫生救援领导小组，领导本行政区域内突发公共事件医疗卫生救援工作，承担各类突发公共事件医疗卫生救援的组织、协调任务，并制定机构负责日常工作。

2. 医疗卫生救援专家组　各级卫生行政部门应组建专家组，对突发公共事件医疗卫生救援工作提供咨询建议、技术指导和支持。

3. 医疗卫生救援机构　各级各类医疗机构承担突发公共事件的医疗卫生救援任务。其中，各级医疗急救中心（站）、化学中毒和核辐射事故应急医疗救治专业机构承担突发公共事件现场医疗卫生救援和伤病员转送；各级疾病预防控制机构和卫生监督机构根据各自职能做好突发公共事件中的疾病预防控制和卫生监督工作。

4. 现场医疗卫生救援指挥部　各级卫生行政部门根据实际工作需要在突发公共事件现场设立现场医疗卫生救援指挥部，统一指挥、协调现场医疗卫生救援工作。

二、灾害现场医学救援原则

1. 安全原则　任何灾害救援都要确保救援人员的安全，尽最大可能减少人员伤亡，争取最佳的救援效果。

2. 时效性原则　灾害救援具有时效性，救援人员要坚持"时间就是生命"的理念，快速反应，在最佳救治时间内进行最适宜的救援与治疗。

 知识扩展　●●●

急救白金十分钟

　　急救白金十分钟（emergency platinum ten minutes，EPTM）是何忠杰教授在10余年创伤总结及多种危重病救治经验的基础上借鉴国际急救进展提出的急救新理念，具有广义和狭义之分。①狭义的白金十分钟：在紧急情况下，从紧急事件发生到最初的十分钟左右是急救或处置的关键时期，这段时间定义为白金十分钟，在此段时间内进行急救处理可以缩短抢救时效时间或提高抢救成功率。②广义的白金十分钟：指紧急事件发生为起点，到最初的十分钟左右为终点，这一时间具有十分重要的社会意义，值得向社会公众推广和普及相关的急救知识。其不仅是一个急救医学范畴的时间概念，更是一个社会范畴的时间概念。

---

3. 先救命后治伤原则　现场救援中，要根据病情的严重程度来确定救治的优先级，遵循先救命后治伤、先重伤后轻伤的原则，最大限度地减少死亡。

4. 统一指挥原则　灾害现场救援需要医疗、军队、通讯、公安、交通等多部门配合行动。因此，需要各部门形成一个有机整体，实行统一指挥，保证救援的高效性。

5. 检伤分类原则　先检伤分类，待伤情稳定或好转后，再进行后送，这样可以保证以有限的急救资源与服务救治更多的伤病员，达到最优的救护效果。

三、灾害现场医学救援的特点

1. 社会性　灾害现场医学救援需要政府主导，多学科、多领域人员的参与，是一项社会系统工程。

2. **协作性**　灾害医学救援需要强有力的组织体系和多部门的协调合作，以确保救援工作的顺利进行。

3. **特殊性**　灾害医学救援涵盖了在灾害现场进行大规模伤病员的搜索、分类和救治，危重伤病员的转运，建立和运作移动医院，恢复和重建当地医院，以及进行灾区的卫生防疫等方面的任务，其工作内容的复杂性导致了灾害现场医学救援不同于院内急诊救治和院前急救。

4. **物品供应的紧迫性**　短时间内需要大量的救援人员和救援物资进入灾区，而灾害发生后，灾区的卫生设施受损严重，交通受阻，导致救援人员与物资无法及时进入灾区。

5. **卫生防疫的重要性**　灾害发生后，灾民居无定所，缺衣少食，加之环境恶劣及失去家人和财产的精神创伤，导致机体抵抗力下降，很容易发生传染病流行。

6. **灾害救援机构的随机性**　灾害发生时，通常会根据灾害的特点和规模，有目的地组织高效率的临时机构，负责灾害初期的救援抢险，因此具有很大的随机性。

7. **救援现场的危险性**　救援工作通常在灾害发生后立即展开，并持续进行，即使在灾害还未完全平息的情况下也要进行，因此存在着潜在的安全风险。此外，救援现场生态环境通常会遭到严重破坏，还可能会遇到通讯中断、水电供应中断等问题，给救治工作带来了极大地挑战。

8. **伤情的复杂性**　灾害可在短时间内造成人员的大量伤亡，其中危重伤病员所占比例较高，如伤病员救治不及时，可能会面临创伤感染的风险，如感染得不到有效救治，甚至会危及生命。有时，灾区可能还会出现一些特发病症，这就要求救援医务人员掌握多学科知识，迅速、高效地进行复苏与救治。

9. **救护活动的阶段性**　当灾区的医疗机构不足甚至不能同时处理大量的灾区伤病员时，可采取分类阶梯治疗，以有效降低死亡率和伤残率。一般可分为现场抢救、早期治疗、专科治疗三个阶段。

四、灾害现场检伤分类

（一）检伤分类的目的

检伤分类（triage）指根据伤病员需要得到医疗救援的紧迫性和救治的可能性决定哪些人优先治疗的方法，可分为急救伤病员分类、ICU 伤病员分类、突发事故伤病员分类、战场伤病员分类、大规模伤病员分类等。其中突发事故伤病员分类、战场伤病员分类及大规模伤病员分类适用于灾害现场救援时的伤病员分类，其目的是在医疗救援资源严重不足的情况下，分配急救优先权和确定需要转运的伤病员，确保尽可能多的伤病员得到最优的治疗效果。

（二）检伤分类的原则

1. **快速准确原则**　快速检伤，每名伤病员要在 2～5 分钟内完成检伤分类，并准确记录轻重伤的具体人数，使重伤人员优先得到救治。

2. **分类分级原则**　灵活掌握分类标准，先危后重，再轻后小，合理调配。

3. **救命优先原则**　在灾害现场进行检伤分类时通常不包括治疗，但如果出现危及生命的情况，如气道梗阻、开放性损伤大出血但尚未接受初期处理、需心肺复苏伤病员，可以先进行现场紧急救助，然后再进行检伤分类或在救助的过程中进行分类。

4. 自主决策原则　检伤人员有权根据现场情况和可用资源等，自行决定伤病员的流向和医疗处理方式。

5. 持续评估原则　医护人员应每隔一段时间重新评估伤病员情况。

6. 公平有效原则　现场检伤分类时要遵循公平性和有效性的基本伦理原则。

（三）检伤分类的类型

1. 收容分类　是接收伤病员的首要步骤，旨在迅速确定需要紧急救治的伤病员，将其从危险的环境中转移出来，并安置到适当的区域接受进一步的评估和治疗。

2. 救治分类　救治实施的顺序由伤病员的轻重程度来决定。首先对伤病员进行伤情严重程度的评估，然后根据现场可用的救护资源和伤病员数量来确定救治的优先顺序。

3. 后送分类　根据伤病员的紧急情况和耐受能力，需要采取的救治护理措施及后续可用的工具等因素，决定伤病员的后送顺序、后送工具和目的地。

（四）检伤分类的常用方法

1. 简明检伤分类法（simple triage and rapid treatment，START）　适用于灾害救援中短时间内评估批量伤病员的检伤分类，该方法是根据呼吸、循环及意识状态进行快速检伤分类的方法，其分类流程见图8-1。通过评估将伤病员分为四类，即紧急处置、优先处置、常规处置和期待处置。

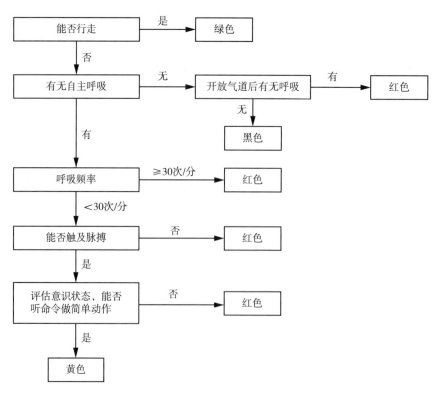

图8-1　START法检伤分类流程

2. Jump START法　　适用于8岁以下受伤儿童检伤分类的方法，是基于START分类系统的原则，根据成人和儿童之间的主要生理差异，即呼吸衰竭概率、呼吸频率和遵循指示，对START进行了相应修改，见图8-2。

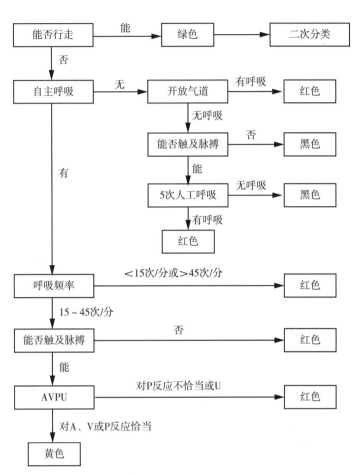

图8-2　Jump START法检伤分类流程

注：A表示"清醒"；V表示"对声音刺激有反应"；P表示"对疼痛刺激有反应"；
U表示"对任何刺激均无反应"。

3. SALT法　　适用于大规模人员伤亡事件的检伤分类，简单易用。包括分类（sort，S）、评估（assessment，A）、挽救生命（life-saving intervention，L）、处置/转运（treatment/transport，T），操作流程见图8-3。

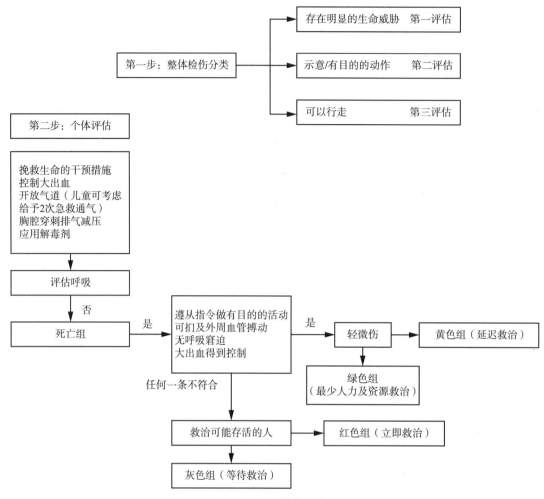

图 8-3　SALT 法检伤分类流程

知识拓展

MARCH顺序法

MARCH顺序法是一种适用于战争现场的伤情评估方法，其中，"M（massive hemorrhage）"指有无致命性大出血，"A（airway）"指是否存在气道阻塞，"R（respiration）"指有无张力性气胸、开放性气胸等，"C（circulation）"指有无失血性休克等，而"H（hypothermia）"指是否存在低体温。平时的创伤救治中，一般推荐使用ABCDE的顺序对伤病员进行现场的伤情评估，但从战争经验中得出，大出血、气道阻塞和张力性气胸等是阵亡伤员中可预防性死亡的重要原因，因此，建议使用MARCH顺序法进行战争现场伤情评估。

（五）检伤分类的标识

1. START和Jump START法 包括红、黄、绿、黑4种标识。

（1）红色标识（危重伤）：第一优先。表示伤病员情况危重，短时间内有生命危险，需要立即救治，紧急救治后有存活希望的伤员。如昏迷、气道阻塞、大出血、开放性及张力性气胸等，此类伤病员需立即给与基础生命支持，并在1小时内转运到确定性医疗机构进行救治。

（2）黄色标识（重伤）：第二优先。表示伤情重但暂时还未危及生命，不需要立即处理，但又需要进行手术的伤病员。如脑外伤、腹部损伤、挤压伤、骨折等，此类伤病员允许在一定时间内暂缓治疗和后送，在4～6小时内得到有效救治。

（3）绿色标识（轻伤）：第三优先。表示损伤较轻，可自行走动的伤病员。如关节脱臼、软组织损伤、扭伤、轻度烧伤等，此类伤病员可不立即入院治疗。

（4）黑色标识（致命伤）：指已经死亡，此类伤病员意识丧失，呼吸、心搏停止。

2. SALT法 包括红、黄、绿、灰、黑5种标识。

（1）红色标识（急需抢救者）：通过紧急处理可以存活的伤病员。

（2）黄色标识（可延迟处理者）：需要治疗，但可以延迟处理而不影响生存率的伤病员。

（3）绿色标识（轻微伤者）：轻微受伤或生病，不需要治疗也可存活的伤病员。

（4）灰色标识（姑息治疗者）：即目前存活，但在现有的医疗资源条件下存活率低。

（5）黑色标识（死亡者）：已无自主呼吸、心搏骤停。

五、灾害现场伤病员的安置与救护

（一）伤病员的安置

伤病员在检伤分类区的伤病情评估和分类后，会被安置到治疗区进行进一步的治疗。治疗区通常设在安全的建筑物或者帐篷内，以提供合适的医疗环境和条件。如果伤病员人数众多，为了更好地组织救援工作和提供医疗救治，应当单独设立治疗区，并将治疗区细分为轻、重和危重区，以免受到干扰，提高抢救效率。如果伤病员人数不多，可以考虑将治疗区与检伤分类区合并，可以更高效地利用医疗资源，减少伤病员的搬动和转移次数。

（二）伤病员的现场救护

伤病员现场救护的内容具体如下。①呼吸、心搏骤停者：立即开放气道，看呼吸、心搏是否恢复，如仍未恢复立即行心肺复苏。②昏迷者：置合适体位保持呼吸道通畅，防止窒息。③张力性气胸者：用带有单向引流管的粗针头穿刺排气，有条件时行胸腔闭式引流。④有活动性出血者：采取有效止血措施。⑤有伤口者：进行有效包扎，对怀疑有骨折者进行临时固定；对肠膨出、脑膨出者行保护性包扎；对开放性气胸者做封闭包扎；大面积烧伤者给予创面保护；伤口污染严重者给予抗菌药物，防治感染。⑥休克或有休克先兆者：立即建立静脉通路，行抗休克治疗。⑦有明显疼痛者：给予镇痛药。⑧中毒者：及时注射解毒药或给予排毒处理。

六、灾害现场伤病员转运与途中监护

由于灾害现场环境恶劣及救援条件有限，伤病员必须转到相对安全的地方或医疗机构才能实施有效的救治。因此，快速、有效的转运对伤病员的抢救成功至关重要。

（一）转运前准备

1. 转运指征

（1）转运指征：符合以下条件之一者即可转运。①伤情需要，现场救援能力有限或处理后出现并发症。②伤病员或家属要求，确保伤病员不会因为搬动和转运而使伤情恶化危及生命。

（2）暂缓转运指征：①病情不稳定，如休克未得到纠正、出血未完全控制者。②颈髓损伤导致呼吸功能障碍者。③胸、腹部损伤后伤情不稳定，随时有生命危险者。④颅脑外伤可能存在颅内压增高，可能发生脑疝者。⑤心、肺等重要脏器功能衰竭者。⑥被转运伤病员或家属缺乏合作性。

2. 转运前的注意事项

（1）转送顺序：危及生命需立即治疗的严重创伤者＞可能有生命危险需急诊救治者＞需要医学观察的非急性损伤者＞不需要医疗帮助或现场已死亡者。

（2）确保安全：在进行转运前，做好必要的医疗处置，严格遵循转运指征，选择适当可靠的转运工具，以确保伤病员在转运途中的生命安全。

（3）知情同意：在与伤病员及其家属沟通时，必须如实告知病情，清楚说明转运的必要性及转运途中可能存在的风险，征得伤病员或其家属同意并签字后再实施转运。

（4）备齐物品：准备好转运工具和监护、急救设备及药品。

（5）安全评估与记录：认真检查每位伤病员，并进行全面的评估和处理，注意保护伤口。并做好伤病员情况登记和伤情标记，准备好相关医疗文件。

（6）保持通讯畅通：转运方和接收方应随时保持联系，及时沟通转运和接收的要求与注意事项。

（二）转运中的护理要点

1. 安置合理体位　一般取平卧位；昏迷者，取平卧位头偏向一侧，防止舌后坠或分泌物阻塞呼吸道；恶心呕吐者，取侧卧位，防止呕吐物吸入气管引起窒息，必要时将舌头牵出；颅脑损伤、脑出血者，可适当垫高头部，取头高足低位，降低颅内压；胸部创伤、心肺疾病引起的呼吸困难者，可将背部垫起取半坐卧位，极度呼吸困难者，可采取端坐位，减轻呼吸困难；下肢损伤者，应抬高下肢，减轻肿胀。

2. 妥善固定各种导管　保持输液管、吸氧管、引流管、导尿管引流通畅，防止途中因体位变动、颠簸导致导管扭曲、弯折、脱落。

3. 担架转运患者的护理　①防止坠伤：将伤病员妥善固定在担架上，固定带松紧适宜。上下楼梯时头部在高处一端，行进过程中担架应尽量保持水平状态，防止颠簸，避免伤病员从担架上跌落摔伤。②加强病情观察：应使伤病员下肢在前，头部在后，方便随时观察病情，及时处理。

4. **卫生车辆转运患者的护理**　①准备转运工具和器材，统一编号多辆运输工具，备好物资、器械、药材、护理用具和医疗文件等。②根据伤病员的病情和晕车情况，遵医嘱给予相应药物，如镇痛、止血、镇静、防晕车药。③合理安置体位，防坠床和二次伤害。④妥善安置患者，做好登车工作，重伤病员安排在下铺，轻伤病员协助观察和照顾。⑤加强途中病情观察，保证途中治疗。⑥下车时安排危重者先下车，并清点好伤病员总数，做好交接工作。

5. **水上转运患者的护理**　①防晕船，如有晕船的伤病员与医护人员，预先口服茶苯海明等药物。②使用固定带将伤病员妥善固定于舱位上。③实施抢救护理措施时注意保持自身平衡，安全实施护理操作。④做好病情观察及其他护理措施，同卫生车辆转运护理。

6. **空运患者的护理**　①合理安放伤病员的位置：一般以横向为宜，休克者头部朝向机尾，以免引起脑缺血。大型运输机中伤病员可横放两排，中间留出过道。在直升机中，根据伤病员病情的轻重程度从上到下安置担架，重伤者安置在最下面。②加强呼吸道护理：高空中应注意气道湿化，对气管切开者应用雾化器、加湿器等，或定时向气管内滴入等渗盐溶液，防止气道分泌物结痂，阻塞气道。对气管插管者，气囊中的注气量要适当减少，并随时监测气囊压力，以免在高空中气压降低导致气囊过度膨胀，压迫气道黏膜造成缺血性坏死。③特殊伤情者：如颅脑外伤导致脑脊液漏者，漏出量可因气压的降低而增加，所以需用多层无菌纱布保护并定时更换敷料，以防逆行感染的发生；中等量以上的气胸或开放性气胸患者，空运前应反复抽气，或做好胸腔闭式引流，使气体减少至最低限度；腹部受伤或手术者，应在空运前行胃肠减压术，避免引起或加重腹部胀气、疼痛，甚至伤口裂开。

7. **心理护理**　与伤病员沟通时态度亲切、和蔼体贴，并通过鼓励、暗示、解释等方式缓解其紧张的情绪。

8. **记录**　客观、真实、及时、准确地做好抢救记录，以备交班查询。

本章小结

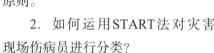

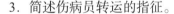

思考题
1. 简述灾害现场检伤分类的原则。
2. 如何运用START法对灾害现场伤病员进行分类？
3. 简述伤病员转运的指征。

更多练习

（李　魏）

第九章 严重创伤

学习目标

1. 素质目标

（1）具有最大限度争取抢救时间，挽救患者生命的急救意识。

（2）具有创伤救治所需要的团队协作的职业素质。

（3）具有准确识别和综合判断创伤的伤情严重程度，实施适当紧急救护措施的临床思维。

2. 知识目标

（1）掌握：创伤、损伤、创伤评分、多发性损伤、复合性损伤等概念，多发性损伤的早期创伤评估以及急救与护理要点，复合性损伤的急救与护理要点，创伤救护基本技术的适应证、物品准备、操作要点及其注意事项。

（2）熟悉：不同创伤机制损伤特点及危重创伤的监护要点，不同复合伤的病因、致伤机制、临床特点和急救原则。

（3）了解：创伤的病理生理变化。

3. 能力目标

（1）能运用不同的创伤评分对创伤严重程度进行判断。

（2）能及时识别需进行紧急救护的创伤伤员并提供合理有效的急救措施。

（3）能配合其他救护人员对伤员进行紧急救护。

【案例导入】

患者，男性，37岁。因"头面部腹部外伤疼痛2小时"入院，头面部挫伤出血，意识清楚，语言流畅，四肢活动自如，二便正常，既往健康，否认家族史及肝炎等传染病史。主诉伤后无意识不清，上腹部被撞伤后，疼痛逐渐加重伴有恶心，未呕吐。T 37.0℃，P 92次/分，BP 121/72mmHg，R 26次/分，SPO_2 90%，神志清醒，双瞳等大等圆，对光反射灵敏，颈软，四肢活动自如，面部散在皮肤表浅挫伤渗血。结膜苍白，巩膜无黄染，全身皮肤黏膜未见出血点，双肺呼吸音粗，未闻及干湿啰音。胸部检查正常，无阳性体征，腹软，上腹广泛压痛，反跳痛可疑，下腹无明显压痛，移动性浊音阴性，四肢肌力正常，无畸形及血肿，肌张力正常，双侧巴宾斯基征（-）。辅助检查：WBC $11.32×10^9/L$，Hb 110g/L，凝血功能、肝肾功能无异常、血清淀粉酶2118U/L，腹部CT示胰腺体部有中断损伤改变，周围有渗出。头部CT、胸腹部X线检查均未见异常。

【请思考】

1．该患者的创伤类型是哪一种？

2．该患者的初步诊断是什么？诊断依据是什么？

3．下一步医护人员应重点观察哪些项目？

【案例分析】

随着现代化的不断推进，创伤引发的损害已上升为全球范围内危害人类健康的第四大杀手。提升院前急救的效率与水平，以及规范院内治疗程序，成为减少死亡率至关重要的环节。积极投身于创伤的救治与预防工作中，已成为急危重症护理学研究领域的一项重要核心使命。

第一节 概 述

一、基本概念

创伤（trauma）的概念有广义和狭义之分。①广义的创伤：也称为损伤，指外界某些物理性（如机械性、高热、电击）、化学性（如强酸、强碱，以及农药等毒剂）或生物性（如虫、蛇、犬等动物咬蜇）致伤因素作用于机体所引起的组织结构的破坏和/或功能障碍。②狭义的创伤：指机械性致伤因素作用于机体所造成的组织结构完整性的破坏和/或功能障碍。

严重创伤指危及生命或肢体的创伤，通常涉及多个部位和器官，具有病情危重、变化迅速和高死亡率的特点。

二、创伤的死亡高峰

创伤的死亡高峰有三个主要时段。

1. 第一死亡高峰　伤后初始的数分钟内为第一死亡高峰，约占死亡人数的50%，死亡多发生在现场，死因多为心脏破裂、大出血、严重颅脑或脑干损伤、严重脊柱损伤等。

2. 第二死亡高峰　伤后数分钟到数小时内为第二死亡高峰，约占死亡人数的30%，死亡多发生在急诊室内，死因主要是颅内血肿、血气胸、肝脾破裂、骨盆骨折伴大出血等。

3. 第三死亡高峰　伤后数天至数周为第三死亡高峰，约占死亡人数的20%，死亡多在重症监护室内，主要死因是严重感染和多器官功能障碍。

其中，第一死亡高峰受医护人员到达时间、现场抢救条件等因素的制约。第三死亡高峰受前期治疗和危重症整体救治水平的影响。第二高峰的存活率受到院前急救和急诊科救治质量的影响极大，及时有效的抢救能显著降低死亡率。因此，充分发挥急救医疗服务体系的功能至关重要。

三、创伤的致伤机制

创伤的致伤机制是外界能量传递并作用于人体造成的，破坏严重程度主要取决于能量类型、传递速度及作用部位的叠加之和，是造成物理损伤的关键因素，来源包括机械能、热能、化学能、电能和辐射能等。

除此之外，还可以根据不同的致伤因素和损伤类型来进行创伤的致伤机制划分。

1. 爆炸伤　由气体压缩引起的伤害，特征是伴随冲击波释放大量压力和热能。

2. 坠落伤　从高处坠落时，以足部或头部先着地造成的轴向负荷伤害。

3. 烧伤　由热力、化学、电力或放射能引起的损伤，表现为细胞蛋白凝血功能异常。

4. 刀伤　由尖锐物体刺入、划过或掉落造成的损伤，损伤程度取决于物体的长度、力度和角度。

四、创伤分类

创伤涉及范围广，具有多组织、多部位和全身累及性，可根据不同的标准进行分类。

1. 根据损伤类型分类　分为开放性创伤（皮肤或黏膜表面与外界相通）和闭合性创伤（皮肤或黏膜表面结构完整，不与外界相通）。

2. 根据致伤因素分类　可分为挫伤、刺伤、坠跌伤、火器伤、冷武器伤、挤压伤、烧伤、冻伤、化学伤、放射损伤及复合伤等。

3. 根据损伤部位分类　可分为颅脑伤、颌面伤、颈部伤、胸部伤、腹部伤、骨盆部伤、脊柱脊髓伤、四肢伤（左右、上下肢伤）、多发伤等。

4. 根据受伤组织与器官的多少分类　分为单发伤和多发伤。

5. 根据伤后伤情轻重及是否需要紧急救治分类　分为轻伤（无生命危险，现场无须处理或只需小手术）、重伤（暂无生命危险，需及时治疗处理，但可有一定检查和准备时间）、危重伤（有生命危险，或存在治愈后严重残疾风险，需立即紧急手术或治疗。）

五、创伤的病理生理变化

人体遭受创伤后，为了保持内环境的稳态，机体会迅速地展开一系列局部和全身的防御反应机制。

1. **局部反应** 创伤后的局部反应主要为局部炎症反应，具体表现为红、肿、热、痛。其严重程度与创伤的原因、持续时间、组织受损情况、污染程度及是否有异物留存等因素密切相关。当出现多发伤时，因为组织细胞损伤严重，常伴随组织破坏和细胞坏死，加之伤口的污染和异物的存在，会使局部微循环受阻，导致缺血、缺氧及炎症介质和细胞因子的释放，从而引发继发性损伤。表现为局部炎症反应剧烈，血管通透性增加，渗出物增多，炎症细胞的浸润突出，造成炎症反应持续时间变长，并对全身造成的影响加重。通常情况下，局部反应在创伤后3～5天内开始消退，炎症反应得到控制。

2. **全身反应** 严重的创伤造成细胞变性、坏死，从而释放大量炎症介质和细胞因子，引发一系列的神经内分泌活动的增强，从而将局部的损伤影响到全身，导致全身炎症反应综合征（systemic inflammatory response syndrome，SIRS）的出现，由此引起组织的各种功能和代谢的改变，是一种全身性的非特异性应激反应。

（1）神经、内分泌系统反应：创伤后诱发应激反应后，首先体现在神经内分泌系统的变化上。在有效循环血量不足、器官功能障碍、创伤并发症、精神和疼痛刺激等因素的综合作用下，下丘脑-垂体-肾上腺皮质轴和交感神经-肾上腺髓质轴分泌大量儿茶酚胺、肾上腺皮质激素、生长激素和胰高血糖素，同时肾素-血管紧张素-醛固酮系统也被激活，以维护机体内环境稳定，达到保证重要脏器的灌注和对抗致伤因素损害的作用。

（2）代谢反应：创伤后神经内分泌系统诱发多种内分泌激素（如肾上腺皮质激素、儿茶酚胺、胰高血糖素、甲状腺激素、肿瘤坏死因子、白细胞介素及生长激素等）的分泌增加，使机体处于高分解代谢和高能量消耗的状态。

创伤后，特别是创伤早期，糖、蛋白质、脂肪分解加速，患者出现高血糖、高乳酸血症，血中游离脂肪酸和酮体增加，尿素氮排出增加，导致负氮平衡。另外水、电解质代谢紊乱可致水钠潴留、钾排出增多及钙磷代谢异常。

（3）免疫反应：严重的多发伤可能导致机体免疫功能紊乱，表现为免疫功能抑制，机体易继发感染，容易发生脓毒症（创伤最常见并发症）或SIRS（创伤最严重并发症），二者为创伤后期患者的主要死因。

（4）体温变化：创伤后分泌增多的肿瘤坏死因子、白细胞介素等炎症介质作用于下丘脑的体温中枢，从而引起发热。一般为吸收热，表现为伤后的3～5天内，体温可能略有升高，通常低于38.5℃。体温中枢直接受损时，可出现中枢性高热或者体温过低；创伤性休克时，可表现为体温过低；合并感染时，体温会出现明显升高。

六、创伤伤情评估

伤情评估是创伤救治至关重要的第一步，它为后续的治疗和护理提供了基础，分为初级评估和进一步评估两个阶段。特别要注意的是，在初级评估前，应首先确定现场环境安全，并做好标准防护措施。

（一）初级评估

初级评估的核心任务是快速识别患者是否面临生命威胁，并采取紧急救治措施，以确保患者生命安全。它需要救护人员能够快速、准确地对患者的气道、呼吸、循环和意识状态等情况进行检查，由此判断首优问题，并因地制宜地作出迅速判断和决策，给予最优的抢救措施，旨在减少死亡率和伤残率，提高患者的生存质量。评估内容包括ABCDE五个方面：气道及颈椎保护、呼吸、循环、神经系统的状况评估，以及暴露与环境控制。

1. 气道及颈椎保护（airway with simultaneous cervical spine protection，A） 首先要对神志改变且伴有颌面部及颈部损伤的患者重点进行气道通畅性评估。观察有无造成气道阻塞的原因（如舌体阻塞、呕吐物或分泌物、血液或血凝块、食物或脱落的牙齿、口腔软组织肿胀）。同时鉴于许多致伤机制可能伴随脊髓损伤风险或在转运以及从现场处理时有潜在的二次伤害，故需特别注意评估和保护颈椎。在处理气道的同时，应保持患者仰卧，固定颈椎并保持轴向稳定，移除头部饰物，适当使用颈托，避免二次伤害。

2. 呼吸（breathing，B） 确保气道安全后，立即评估患者的呼吸状况。观察患者有无自主呼吸及胸廓起伏、呼吸频率和形态是否正常、是否为胸式呼吸或存在辅助呼吸肌的使用，观察胸部皮肤颜色、胸廓软组织和骨骼的完整性，以及双侧呼吸音情况。同时检查是否存在气管移位、颈静脉怒张、胸廓塌陷及反常呼吸等征象。

3. 循环（circulation，C） 检查脉搏是否存在，脉搏的频率、节律、强弱程度是否正常，通过测量血压，观察有无明显的外出血、有无皮肤颜色和温度的改变，毛细血管再充盈情况是否正常，以对患者循环状态作出判断。

4. 神经系统（disability，D） 通过AVPU法（表9-1）快速评估患者的清醒程度。若患者意识不清或有肢体瘫痪，需查看瞳孔大小及对光反射，或应用格拉斯哥昏迷量表（Glasgow coma scale，GCS）进行评分（表9-2），并在进一步评估中详查神志情况。

表9-1　意识状态分级（AVPU法）

意识状态	分级
A-警醒	清醒、位置感明确，服从指令
V-对声音刺激有反应	意识模糊或意识不清，但是对声音刺激有反应
P-对疼痛有反应	意识不清，但是对疼痛刺激或触摸有反应
U-无反应	无呕吐或咳嗽反射

表9-2　格拉斯哥昏迷量表

睁眼反应	得分	语言反应	得分	动作反应	得分
自然睁眼	4	说话有条理	5	可依指令动作	6
呼唤睁眼	3	应答混乱	4	对疼痛有明确的定位	5
疼痛刺激睁眼	2	发出不恰当的单字	3	疼痛刺激时肢体会退缩	4
无反应	1	发出不可理解的声音	2	疼痛刺激时肢体会屈曲	3[1]
		无反应	1	疼痛刺激时肢体会过伸	2[2]
				无反应	1

注：①去皮质强直。②去大脑强直。

5. 暴露与环境控制（exposure and environmental controls，E）尽可能将检查所需位置完全暴露，以避免伤情检查时发生遗漏，特别是枪伤、腹部及骨盆创伤和开放性骨折。在暴露过程中，应注意为患者保暖，避免低温导致的心律失常、凝血功能障碍、心输出量下降等问题。同时要确保救治团队成员不受暴露伤害。

（二）进一步评估

进一步评估是一项更全面的检查，是对患者"从头到足"各个部位的伤情进行细致检查，并对初级评估中忽略的高危伤情作出识别和判断的一种方法，这项工作既避免了漏诊，又为后续的治疗提供了基础。

1. 头颈部创伤评估

（1）颅脑创伤：观察意识水平、瞳孔反应、颅内压变化、运动障碍和神经系统体征。若合并颅底骨折，可出现皮下瘀斑、脑脊液外漏和脑神经损伤。若颅内压持续增高可能导致脑疝，而"中间清醒期"是硬脑膜外血肿的典型表现。"库欣反应"一般发生在颅内压急剧升高时，出现"脑膜刺激征"应考虑蛛网膜下腔出血。除此之外，还应注意头面部外伤的观察。

（2）颈部创伤：所有创伤类型都应考虑颈椎损伤的可能性。应评估气管位置、颈椎轴线稳定性、颈后中线疼痛、肢体活动及感觉障碍，并关注颈部血管损伤。

2. 颌面部创伤评估 观察窒息和休克征象，鉴别是否合并颅脑损伤。有无肿胀、疼痛、出血、组织缺损和面部畸形等情况。若伤及面神经，可发生面瘫。

3. 胸部创伤评估 观察呼吸的频率、节律和幅度，有无呼吸困难和发绀缺氧症状，胸腔引流液的颜色、性质和量。特别要警惕心脏压塞和张力性气胸。肋骨骨折时可触及骨擦感，若多根多处肋骨骨折，会发生胸壁软化而出现"反常呼吸"，称为连枷胸；反常呼吸会使两侧胸膜腔压力不等导致纵隔移位，随呼吸运动而左右摆动，称"纵隔扑动"。若发生气胸和血胸时，患侧呼吸音减弱或消失。

4. 腹部创伤评估 观察腹痛的特点、部位、持续时间、伴随症状，有无进行性加重、有无腹膜刺激征，及时识别高危型腹痛。警惕腹腔内大出血和空腔脏器破裂。

5. 四肢创伤评估 观察骨折的专有体征（畸形、异常活动、骨擦音和骨擦感）。是否有休克、肿胀、畸形、疼痛、血管损伤等情况。了解患肢远端感觉、运动和末梢血运是否正常。若肢体感觉异常和肌肉主动屈伸或被动牵拉时出现疼痛，肌腹处有压痛，要警惕骨筋膜室综合征的发生。

6. 脊柱创伤评估 观察损伤部位是否局部疼痛、活动受限，有无躯体及肢体感觉和运动障碍。若脊髓高位损伤会出现心率慢、血压低，脊髓损伤48小时内要警惕脊髓损伤导致的呼吸抑制。

7. 骨盆创伤评估 观察全身情况，特别是意识、生命体征、尿量和出血征象。是否有髋部肿胀、疼痛，不敢屈髋或挺髋，有无休克早期表现。有无骨盆挤压和分离试验阳性。

8. 背部创伤评估 由三位医护人员采用轴线技术进行翻身，检查患者的背部、两侧肋骨区域、臀部以及大腿后侧，观察是否有裂伤、水肿或疤痕等损伤。同时，通过触诊检查脊椎和背部，确认是否存在畸形、肿胀或压痛等异常情况。

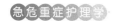

七、创伤的急救与护理

（一）急救原则

在现场环境安全和做好标准性防护的基础上，创伤急救需遵循时效性原则，强调及时、有效抢救生命是关键。通常将伤后的第1小时，称为"黄金1小时"，是决定患者预后的关键时期。但对于某些严重创伤患者的救治，1小时太长，应控制在以分钟计时的更短时间内，而对于多数闭合性损伤患者来说，救治时段可能允许超过1小时，故创伤后最佳救治的时间段称为"黄金时段"更为贴切。早期采取快速有效的评估和复苏措施，可大大降低可预防性死亡的比例。

救护时，应先确定创伤急救优先级，首先保障气道、呼吸、循环的安全，然后根据具体创伤部位和严重程度采取相应的救治与护理措施。

 知识拓展 ● ● ●

创伤急救优先级

军事医学在确定创伤治疗的最佳做法方面发挥了关键作用。其有研究，已经确定了院前可预防的3种主要死亡原因，分别是大量肢体出血、气道阻塞和张力性气胸。且在2003—2006年美国在伊拉克的军事行动期间，死于肢体出血的患者明显多于死于气道阻塞的患者。故从军事经验中推断，训练和注重对可预防原因的管理可以大大减少创伤造成的死亡。借鉴军事战术紧急伤情救护（TCCC）（MARCHE）和战术医学（XABC）中的算法，可以确定并强调主要的急救内容，如表9-3所示。

表9-3　创伤急救优先级

XABC	说明/适合大众的院前急救	MARCHE（TCCC）
X-大出血	识别和治疗出血，治疗包括应用止血带、加压包扎	M：控制大量出血
A-气道	打开气道，确保充分的通气和氧合；但并不一定意味着一定要有创气道，通过气道管理和基础生命支持（BLS）气道操作，如创伤推颌法、气道辅助（OPA/NPA）和/或球囊面罩（BVM）即可满足需要	A：气道保持畅通
B-呼吸	穿刺减压治疗张力性气胸；注意过度通气可减少心脏静脉回流，对颅脑损伤有一定危害	R：呼吸支持
C-循环	评估和治疗休克，表现为低血压、心动过速或呼气末二氧化碳浓度低；除创伤性脑损伤外，低血压复苏有助于减少进一步出血和减少晶体输入；如果可以，考虑应用氨甲环酸和输血	C：循环和休克管理
	尽量减少低温情况的发生，以防止凝血功能障碍和出血增加	低体温症
	维持中枢神经灌注和氧合	H：头部损伤
	环境（高热、体温过低）、眼外伤、准备转运、镇痛	E：其他

（二）各部位创伤护理措施

1. 头颈、颌面部创伤　取平卧位，呕吐时，头偏向一侧，防止误吸。保持呼吸道通畅，给予氧气吸入或辅助机械通气，及时清理气道，必要时放置口、鼻咽通气管；对颌面部创伤合并急性呼吸道梗阻的抢救，要迅速明确病因、解除梗阻，必要时行环甲膜穿刺术或气管切开。活动性出血时，及时止血，预防失血性休克。固定颈椎位置，怀疑颈部损伤时应制动，防止二次伤害，并应及早识别脊髓休克并给予相应措施。应预防窒息、感染等并发症。

2. **胸部创伤**　胸腔内有心、肺等重要脏器，严重创伤时常危及生命，以下情况发生时，须立即处理。开放性气胸立即用急救包、衣物或手掌等堵塞伤口，将开放性气胸变为闭合性气胸。张力性气胸立即在伤侧锁骨中线第2肋间插入粗针头，排出胸腔积气，降低胸内压，转运时用活瓣排气法。连枷胸呈反常呼吸时立即用敷料等固定软化部位，加压包扎，稳定呼吸形态。血气胸行胸腔闭式引流，当置管后一次引出1000～1500ml以上血量或引流3小时内，引流速度仍在200ml/h以上者，应准备行开胸探查术。

3. **腹部创伤**　控制出血，防治休克，同时警惕实质性脏器损伤造成的内出血。如腹内脏器或组织自腹壁伤口脱出，切勿还纳，以免加重腹腔污染。急腹症诊断未明确之前应禁食水，尽早行胃肠减压，避免热敷，及时补液，维持内环境平衡。

4. **四肢、脊柱和骨盆创伤**　如发生四肢创伤，第一时间制动和固定，避免造成二次损伤。若发生活动性出血，加压包扎止血的同时尽快开放足够静脉通路，确保循环安全；若发生大血管出血，使用加压止血带。严密观察肢体末端有无发生麻木、疼痛、皮肤表面温度降低、皮肤苍白或发绀、脉搏跳动减弱或消失等血液灌注量不足的表现。需时刻警惕骨筋膜室综合征和神经、周围血管损伤的发生。若发生骨筋膜室综合征，尽早切开减压，严禁局部热敷、按摩，避免加重组织缺血及损伤。若发生脊柱创伤，早期需卧于硬板床上以稳定脊柱，同时注意轴线翻身。如使用颈托或支具固定颈椎者，疑有脊柱骨折，应尽量避免移动。使用骨盆固定带可减少骨盆容积，在控制出血的同时有利于减轻疼痛。警惕腹膜后血肿、血栓及股动脉损伤。

 知识拓展

创伤团队

为了最大限度地提升救治效率，提高救治水平，欧美国家通过创伤体系的建立以及创伤团队的培养，极大地推动了创伤救治水平，降低了15%～50%严重创伤的病死率。在美国，医院如果符合美国外科医师协会制定的创伤中心标准并通过委员会现场审核，根据其特定功能的不同，以不同的级别来进行标识。Ⅰ级为最高级，是指创伤患者能够在该创伤中心获取完整的创伤专科医疗和护理，包括急诊急救、创伤手术、重症监护、神经外科、骨科、麻醉科、放射科及高度复杂的外科手术和诊断设备。在国内，虽然尚未形成统一的创伤救治体系和创伤团队模式，但近年来也在不断地探索和建立符合我国国情的创伤基地与救治体系，尤其在国际上率先提出"以综合医院为核心的闭环式区域性创伤救治体系"，即以一个政府主辖区（100万至300万人口）作为体系建设的区域单位，协调院前和院内救治联络；以当地一家大型三级医院为创伤救治中心，以区域内五六家二级医院为创伤救治点，形成闭环式区域性创伤分检、转运救治流程，最短时间内将患者转运至相应医院。

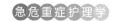

第二节　创伤评分

创伤严重程度评分（trauma scoring），亦可简称为创伤评分，是一种综合患者的生理和解剖状态以及诊断信息，通过量化和加权处理这些参数，运用数学模型计算得出一个反映患者伤情严重程度和预后的数值。现有的创伤评分体系主要分为两类：院前评分和院内评分。院前评分主要用于指导患者的转诊和现场急救措施，而院内评分则侧重于治疗指导、预后评估和救治效果评价。本节将重点介绍几种常用的创伤评分方法。

一、院前评分

（一）创伤评分和修正创伤评分

1. 创伤评分　创伤评分（trauma scoring，TS）是根据呼吸频率（respiratory rate，RR）、呼吸幅度（respiratory amplitude，RA）、收缩压（systolic blood pressure，SBP）、毛细血管充盈（capillary refilling）和格拉斯哥昏迷量表（Glasgow coma scale，GCS）5项指标进行相加得分。总分1～16分，伤情越重分值越低，见表9-4。

创伤评分中，毛细血管充盈和呼吸幅度两项指标在现场评估时存在难度，尤其是在夜间，这导致TS的灵敏度不足，可能会忽视严重伤情的患者。

2. 修正创伤评分　为了提高评估的可靠性和准确性，在TS基础上进行了改进，去除了毛细血管充盈和呼吸幅度这两个难以现场确认的指标，同时增加了GCS评分（表9-2）的权重。最终形成采用GCS评分、SBP、RR三个指标构成的修正创伤评分（revised trauma score，RTS），见表9-5。目前是院前创伤严重程度评估中运用最广泛的工具。

表9-4　创伤评分表

评估项目	得分					
	5	4	3	2	1	0
呼吸频率/次·分⁻¹	—	10～24	25～35	＞35	＜10	未测出
呼吸幅度	—	—	—	—	正常	困难或表浅
收缩压/mmHg	—	＞90	70～90	50～69	＜50	未测出
毛细血管充盈	—	—	—	正常	迟缓	不充盈
GCS总分	14～15	11～13	8～10	5～7	3～4	3

表9-5　修正创伤评分表

评估项目	得分				
	4	3	2	1	0
呼吸频率/次·分⁻¹	10～29	＞29	6～9	1～5	未测出
收缩压/mmHg	＞89	76～89	50～75	1～49	未测出
GCS评分	13～15	9～12	6～8	4～5	3

RTS分为两个版本：创伤分类修正创伤评分（Triage-RTS）（现场分类用）和严重创伤转归研究修正创伤评分（MTOS-RTS）（用于预测创伤结果）。T-RTS通过将GCS、SBP和RR的分值相加得出，RTS评分范围为0～12分，总分低于11分或任何一项低于4分，表明患者伤势严重。而MTOS-RTS则为这些参数分别赋予不同的权重（MTOS-RTS值＝0.9368×GCS＋0.7326×SBP＋0.2908×RR）。尽管RTS评分简便易行，但它对隐匿性致命伤和迟发性内脏损伤的评估能力有限，且对多发伤和复合伤的评估效果不佳。

（二）CRAMS计分法

CRAMS计分法，是另一种常用的院前创伤评分系统，涵盖循环（circulation，C）、呼吸（respiration，R）、腹部（abdomen，A）（含胸部）、运动（motor，M）和语言（speech，S）五个方面。评分标准分为轻度、中度和重度异常，分别对应2分、1分和0分。CRAMS总分是五个项目评分的总和，分数越低，死亡率越高。在欧美，根据创伤救治水平，创伤中心分为三级，评分≤4分的重伤患者应送往高级创伤中心以提高生存率。CRAMS评分法经过克莱默（Clemmer）等人的修正，提高了准确性，见表9-6。

表9-6　修正后的CRAMS评分表

评估项目		得分		
		2	1	0
循环	毛细血管充盈	正常	迟缓	不充盈
	收缩压/mmHg	≥100	85～99	＜85
呼吸		正常	困难（费力、表浅）或RR＞35次/分	无自主呼吸
胸腹		无触痛	有胸或腹部压痛	连枷胸、腹肌紧张，或有胸、腹部的穿透伤
运动		正常（正确执行指令）	对疼痛刺激有反应	无反应或去大脑强直
语言		正常（正确回答问题）	言语错乱、语无伦次	仅能发音但不能被理解，或不能发音

注：分值≥7分为轻伤，死亡率为0.15%；≤6分为重伤，死亡率为62%。

（三）院前指数

院前指数（prehospital index，PHI），也称现场指数，是一种基于生理指标的评分方法，适用于15岁以上创伤患者。它包括收缩压、脉搏、呼吸和意识状态四个参数，每项0～5分，总分0～20分，见表9-7。PHI主要用于评估创伤严重程度、患者分流和预后判断，尤其在处理大量突发创伤患者时尤为重要。PHI对重伤的判断灵敏度高，但精确度不足，可能导致过度诊断重伤，且缺乏定量评价标准，预后判断能力有限。

表9-7　院前指数评分表（PHI）

评估项目	得分					
	0	1	2	3	4	5
收缩压/mmHg	＞100	86～100	75～85			0～74
脉搏/次·分$^{-1}$	51～119			≥120		≤50
呼吸	正常			费力或浅		＜10次/分或需插管
意识	正常			模糊或烦躁		不能理解的言语

注：若伴有胸腹穿刺患者需另加4分；得分0～3者为轻伤，得分4～20者为重伤。

二、院内评分

（一）简明损伤分级法

简明损伤分级法（abbreviated injury scale，AIS）是一种基于解剖指标对器官和组织创伤进行量化的损伤分级标准。AIS评分由诊断编码和AIS分值两部分组成，每位患者的伤情可以用一个7位数字来表示，例如"*****.*"。在此基础上，如需要，可进行损伤定位编码（4位）和损伤原因编码（4位），即AIS其完整编码为15位。损伤定位编码和损伤原因编码由使用者根据需要采用，属可选编码。见图9-1。

1. 诊断编码　小数点前的6位数字构成创伤的诊断编码（表9-8），小数点后的第1位数字代表创伤的伤情严重性评分（AIS分值）。

2. AIS分值　小数点后的第1位数字表示创伤的严重性，分为6个等级，即AIS 1～AIS 6。AIS 1代表轻度伤，AIS 2为中度伤，AIS 3为较严重伤，AIS 4为严重伤，AIS 5为危重伤，AIS 6为最严重伤。若创伤发生的器官或部位不明确，则编码为AIS 9。

在使用AIS时，需遵循几个原则：AIS以解剖指标为基础，因此每一处创伤都应有一个对应的AIS分值。评分时要求创伤资料具体确切，否则无法进行编码。AIS主要用于单个创伤的评定，不适用于多发伤的评估。

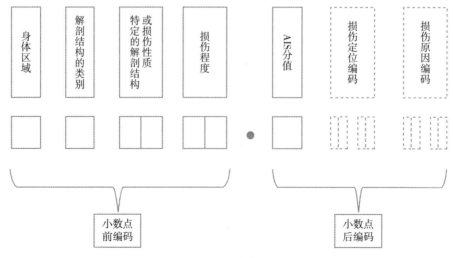

图9-1　AIS诊断编码

表9-8 AIS前6位数字编码表

第1位 身体区域		第2位 解剖结构的类型		第3、第4位 特定的解剖结构或创伤性质		第5、第6位 损伤程度
1	头部	1	全区域	**全区域**		从02开始，用两位
2	面部	2	血管	02	皮肤擦伤	数字顺序编排以表示
3	颈部	3	神经	04	皮肤挫伤	具体的损伤。在AIS
4	胸部	4	器官（含肌肉及韧带）	06	皮肤裂伤	编制范围内，尽可能
5	腹部及骨盆	5	骨骼（含关节）	08	皮肤撕脱伤	的程度上，00表严
6	脊柱	6	头-意识丧失LOC（Loss	10	断肢	重程度未指明的损伤
7	上肢		of Consciousness）	20	烧伤	或该解剖结构只有一
8	下肢			30	挤压伤	项条目的损伤；99表
9	皮肤或NFS 未特定指明 的部位（not further speci- fied）			40	脱套伤	示损伤性质或严重程 度都不明确
				50	损伤-未进一步指明或分类	
				60	穿透伤	
				90	非机械性损伤	
				头-意识丧失		
				02	意识丧失时间	
				04,06,08	意识水平	
				10	脑震荡	
				脊柱		
				02	颈椎	
				04	胸椎	
				06	腰椎	

注：NFS（not further specified）表示已知创伤发生在某一器官或部位，但创伤的准确类型不明确。例如，若患者肾脏受伤，但具体是挫伤还是撕裂伤未详细记录，这种情况应编码为NFS。

（二）损伤严重度评分

损伤严重度评分（injury severity score，ISS）是在AIS评分的基础上推出的，同样以解剖创伤为基础的相对客观且易于计算的评分方法，适用于评价多部位、多发伤和复合伤患者的伤情程度评估。目前是临床中应用最广泛的创伤严重程度评价指标。

ISS将人体分为6个区域（表9-9），选择损伤最严重的3个区域，计算各区域最高AIS值的平方和。ISS的有效范围为1～75分，分值越高，创伤越严重，死亡率越高。通常，ISS≥16分被视为重伤的解剖标准，其死亡率约为10%；ISS＜16分为轻伤，死亡率较低；16～25分为重伤；＞25分为严重伤。

表9-9 ISS区域代码

编码	ISS身体区域	所包含的具体损伤范围
1	头部或颈部	脑或颈椎损伤、颅骨或颈椎骨折，窒息归入头部
2	面部	口鼻、眼、耳、颌面骨骼
3	胸部	胸腔内脏、横膈、胸廓、胸椎、溺水
4	腹腔或盆腔	腹腔内脏、盆腔内脏、腰椎
5	肢体及盆腔	四肢、肩胛带、骨盆
6	体表	任何体表部位的挫伤、裂伤、擦伤、烧伤，电击伤，低体温

注：在3个损伤最严重的ISS身体区域中，各选出一个最高分的AIS分值，分别平方后相加即为ISS分值。

ISS评分结合了解剖部位和损伤程度，具有评估多发伤严重程度的简便性，能快速反映患者整体伤情，有助于帮助医护人员更准确地评估和预测创伤后患者的死亡率。但ISS也有局限性，如在处理同一解剖部位的多处损伤时，只能取最高分，且对AIS评分的微小变化敏感，这可能导致总分的显著波动。此外，ISS未能考虑患者的生理变化、年龄和伤前健康状况对损伤程度和预后的影响。

第三节　多发性损伤的救护

一、概述

多发性损伤（multiple injuries），简称多发伤，指在同一致伤因素作用下，人体同时或相继有两个或两个以上的解剖部位的损伤，其中至少一处损伤危及生命。我国首届全国多发伤学术会议建议并将其定义为单一因素造成2个或2个以上解剖部位（根据AIS 1990年版所指的9个部位）的损伤，其严重程度根据ISS值来判断，ISS值超过16分则被认定为严重多发伤。在国际上，多发伤通常指AIS评分AIS≥3的损伤发生在2个以上部位，且ISS评分通常超过18分。

多发伤与多处伤和复合伤是三个不同的概念。多处伤指的是在同一解剖部位或脏器上发生的2处或2处以上损伤。复合伤是由2种或2种以上不同的致伤因素同时或连续作用于人体造成的损伤。多发伤则是指在单一致伤事件中，人体2个或2个以上解剖部位同时受到损伤，且至少有1处损伤可能危及生命。

多发伤在临床上是一种严重的创伤类型，它不仅是致死、致残和导致器官功能障碍的重要原因，而且在救治过程中，医疗团队需要在黄金时间内迅速应对，进行确定性止血、骨折固定、血肿清除等紧急处理。此外，多发伤患者还面临多器官功能障碍综合征（multiple organ dysfunction syndrome，MODS）、凝血功能障碍和脓毒症等严重并发症的风险，不仅治疗过程中需要积极应对，后期还可能存在需要多次计划性手术和康复治疗等处理。因此，多发伤的治疗并非仅仅是伤情的简单叠加，还通常需要多学科团队以全身多系统为落眼点进行协作救治甚至分阶段处理。多发伤的治疗强调的是严重威胁生命安全并可能导致高风险并发症的创伤，通常由多学科团队负责急诊复苏、紧急手术、ICU治疗及稳定后的确定性手术等整体化救治措施的综合救治模式现已成为多发伤治疗的标准。

二、病因、病理生理与临床特点

（一）病因及病理生理特点

多发伤的病因来源广泛，可分为钝性损伤和锐器伤两大类。在非战争时期，最常见的原因是交通事故，其次是坠落、挤压、刀伤和塌方等，其发生率占所有创伤的1.0%～1.8%。战争期间，多发伤的发生率更高，可达4.8%～18.0%，有时甚至高达70%。创伤发生后，为了维持内环境稳定，机体会迅速激发局部和全身性的防御反应启动。具体病理生理特点同创伤的病理生理变化（见本章第一节）。

（二）临床特点

1. 高死亡率　多发伤往往伴随复杂的生理紊乱和病理生理变化过程，机体对这些紊乱和变化的代偿能力有限，且影响广泛，可涉及多个部位和器官。任一部位伤情较重时，均会因创伤反应强烈而持久，以致容易迅速出现多器官功能障碍或衰竭，故早期病死率较高。创伤部位越多，死亡率越高，据有资料统计，2处、3处、4处和5处受伤的患者死亡率分别为49.3%、58.3%、60.4%和71.4%，颅脑伤伴休克者的死亡率可达90%。

2. 高休克发生率　多发伤由于损伤范围广泛，常导致大量失血，使得休克的发生率较高且出现较早，其中低血容量性休克是最常见的类型；而在损伤后期，感染性休克最常见。多发伤引起的休克发生率通常不低于50%，且多为中度至重度。当胸腹部联合损伤出现严重心、胸损伤时，低血容量性休克的发生率可达67%，且可同时存在心源性休克。

3. 高严重低氧血症发生率　多发伤会导致低氧血症的发生且出现较早，发生率可达90%。特别是在颅脑损伤、胸部损伤伴休克或意识丧失的情况下，动脉血氧分压可能低至30～40mmHg；而严重的创伤可能直接引起或继发急性肺损伤，甚至发展为急性呼吸窘迫综合征。同样低氧血症也会加剧组织和器官的损伤，导致多系统器官进一步损伤，逐渐发生功能障碍。

4. 高漏诊和误诊发生率　多发伤具有多部位性，闭合性和开放性损伤往往并存，某些损伤初期症状不明显，部分患者可能存在意识障碍或耐受力较高，以及分诊人员缺乏经验等情况，这些均会使多发伤在常规伤情评估、判断和分类流程中，较其他疾病更容易发生诊断失误和病情遗漏，进而发生漏诊或误诊。

5. 高感染发生率　由于绝大多数多发伤的受伤场所、受伤原因（开放性或消化道破裂等）均存在污染，故容易造成局部感染的发生，重症患者甚至形成脓毒血症继发全身感染。创伤部位较深且污染较重时可能合并厌氧菌感染。

6. 高多器官功能障碍发生率　多发伤多因伴组织损伤而产生大量坏死组织，从而引发机体的严重且持续的炎症反应。加之休克、应激反应、免疫功能失调以及全身性因素的共同作用，极容易发展为急性肾衰竭、急性呼吸窘迫综合征、心力衰竭，甚至多器官功能衰竭。

7. 高治疗困难率　多发伤涉及的器官或深部组织损伤程度不同，当2个以上器官损伤均需及时处理时，处理不当可能导致病情加重。故对于较严重多发伤来说，确定救治顺序困难。

8. 高并发症发生率　由创伤导致的应激性溃疡、凝血功能障碍和脂肪栓塞综合征等并发症发生率较高。

三、早期创伤评估

在急诊护理中，快速、准确地进行创伤评估并掌握创伤护理的相关知识与技能至关重要。根据高级创伤生命支持（advanced trauma life support，ATLS）和中国创伤救治培训，创伤初始评估分为两个阶段：初级评估和进一步评估（同创伤的伤情评估，见本章第一节）。同时对于多发伤患者来说，伤情的再评估同样重要。

（一）初级评估和进一步评估

在初级评估阶段，需要迅速遵循ABCDE原则识别并处理危及生命的情况。在进一步评估阶段，需进行更详细的全身系统检查，以确定伤情的全面性和严重程度（同创伤的伤情评估，见本章第一节）。

在初级评估和进一步评估中，应特别关注可能危及生命的情况，如严重颅脑损伤、张力性气胸与大量血胸、连枷胸与反常呼吸、外伤性主动脉破裂、腹部内脏器官破裂出血、血流动力学不稳定的骨盆骨折及股骨骨折。

（二）多发伤伤情的再评估

多发伤的伤情是动态变化的，初期评估可能无法全面反映实际情况，故需要对多发伤伤情进行再评估。

1. 再评估的重要性

（1）深部隐匿损伤：如腹膜后脏器损伤，可能在早期评估时体征不明显。

（2）继发性损伤：如迟发性血气胸，可能在数天后发生。

（3）外伤后果：如失血性休克和应激反应的动态变化。

（4）对治疗的反应：患者对治疗的反应可能影响伤情的评估。

2. 再评估的重点

（1）腹膜后脏器损伤：如十二指肠破裂、胰腺损伤，这些损伤可能在早期不易确诊。

（2）隐性大出血：如胸部挤压伤后的迟发性血气胸，骨盆骨折和闭合性腹部损伤可能导致腹膜后大出血。

（3）软组织损伤合并脏器破裂：如腰背部软组织损伤并发腹膜后结肠破裂，可能在全身败血症时才被发现。

四、急救与护理

多发伤患者的病情通常较为严重，急救和护理的及时性和准确性直接关系到患者的生命安全和功能恢复，因此，遵循创伤急救原则正确给予救治措施至关重要。

（一）急救原则

急救过程应遵循VIPCO程序，具体如下。

1. 通气（ventilation，V）　确保呼吸道通畅、通气和充分给氧。对于头、颈、胸部创伤患者，维持呼吸道通畅是首要任务。

2. 输注（infusion，I）　迅速建立静脉通路，进行输液、输血，扩充血容量及细胞外液，以抗休克治疗。多发伤休克的主要病理生理变化是有效循环血量不足和微循环障碍。在患者出现休克症状时，应迅速建立多个静脉通路，开始液体复苏。

3. 搏动（pulsation，P）　监测心泵功能，包括心电图和血压。对于心搏骤停患者，应立即进行心肺复苏。多发伤患者可能同时存在低血容量性休克和心源性休克，应针对病因采取相应措施，如胸腔闭式引流、心包穿刺等。

4. 控制出血（control bleeding，C）　控制出血，包括控制明显和隐匿性出血。对于外部出血，可采用局部加压止血、抬高患肢等方法。对于隐匿性出血，如骨折导致的软组织内大量血液丢失，在大量快速输血、输液后仍出现低血压时，应警惕胸、腹部及腹膜后大出血的可能，并进行紧急手术止血。

5. 手术（operation，O） 急诊手术治疗。对于严重多发伤，手术处理是决定性措施，控制出血是最有效的复苏手段。应争取在伤后的黄金时间（1小时内）进行尽早手术治疗。

（二）护理措施

1. 现场救护

（1）紧急脱离危险环境：迅速将伤员从危险区域移至安全地带，排除任何可能继续造成伤害的因素。急救需在通风良好、安全且能遮蔽风雨的环境中进行。

（2）注意脊柱、脊髓保护：如果存在脊柱骨折、脊髓损伤或脊柱损伤，应立即使用颈托等设备进行固定，确保有效呼吸，切忌因脊柱及脊髓的二次损伤导致瘫痪。在不影响急救的情况下，救护人员可协助伤员采取舒适且安全的体位。

（3）解除呼吸道梗阻：呼吸道梗阻是导致伤员死亡的常见原因。应立即尽可能松解领带和衣扣，将伤员置于侧卧位或头部转向一侧以保持呼吸道畅通；迅速清除口腔、鼻腔、咽部和喉部的异物、血块、呕吐物、痰液和分泌物。颅脑损伤导致深昏迷和舌后坠时，应牵出舌，托起下颌，解除气道入口梗阻；下颌骨折但无颈椎损伤时，应采取托颈的方法，使头部尽量后仰以开放气道；喉部损伤导致呼吸困难时，可进行环甲膜穿刺术或切开气管；心搏骤停时，在心肺复苏的同时，应尽快进行气管插管，以确保呼吸道畅通和充分供氧，有利于循环复苏。

（4）注重保暖：体温过低或有明显出血、休克症状时，应积极采取被动加温措施。

（5）控制活动性出血：控制明显的外出血是减少现场死亡的关键。最有效的止血方法是加压止血，压迫伤口或肢体近端主要血管，然后用敷料加压包扎，并抬高伤部。止血带应慎用，但对于四肢大血管破裂出血不止的情况，可使用橡皮止血带或充气止血带，并衬以衬垫。注意记录好止血带的使用及松解时间。

（6）处理创伤性气胸：张力性气胸时，应迅速在伤侧锁骨中线第二肋间插入带有活瓣的穿刺针进行排气减压。开放性气胸时，应尽快用无菌敷料封闭伤口。胸壁软化伴有反常呼吸时，应固定浮动胸壁。

（7）保存离断肢体：离断的肢体应先用无菌敷料或干净布包裹，放入无菌或洁净的无漏孔塑料袋中，扎紧袋口后，放入0～4℃冰水混合物中低温保存，以减缓组织变性和防止细菌繁殖。冷藏时避免冰水直接接触创面，切勿将离断肢体浸泡在任何液体中。离断肢体应随伤员一同送往医院，以备再植手术。

（8）伤口处理：保护伤口，减少污染，固定骨折。避免随意移除伤口内的异物或血凝块；对于外露的骨折断端、肌肉、内脏，严禁现场回纳；脑组织脱出时，应在伤口周围加垫圈保护，避免加压包扎。

（9）抗休克：现场抗休克的主要措施包括迅速临时止血、输液扩容和使用抗休克裤。

（10）现场观察：旨在掌握受伤的原因、具体时间、位置，暴力事件的情况，以及意识的清晰程度及出血量的多少等。为后续救治提供详尽的伤情报告，从而协助准确评估伤者的状况并指导后续的治疗措施。

2. 转运途中救护

（1）根据患者病情有计划进行转运，病情危重有望存活者应优先转运。转运途中确保反应迅速，减少途中时间，准备必要物品，保持抢救、治疗连续性。

（2）根据伤情调整体位。一般创伤伤员仰卧位；颅脑、颌面部伤员侧卧位或头偏向一侧；胸部伤员半卧位或低斜坡卧位；腹部伤员仰卧位，膝下垫高；休克患者仰卧中凹位。

（3）搬运脊柱骨折伤员时，使用担架俯卧运送，仰卧时在骨折部位垫枕头，保持脊柱后伸，多人协同搬运，避免头部和躯干弯曲，防止脊髓损伤。

（4）转运时，伤员头部在后，下肢在前，便于观察病情；车速适中，减少颠簸。飞机转运时，伤员横放，防止头部缺血。

（5）持续观察病情。持续监测生命体征，特别关注神志、瞳孔反应、面色、肢端循环、血压和脉搏，及时处理异常。

3. 院内救护　在患者到达医院急诊科后，分诊护士应立即进行分诊分级，开通急救绿色通道，进行伤情评估。迅速采取针对性救治措施，明确诊断，必要时尽快安排手术。在评估和处理患者时，应遵守标准预防措施，如穿防护服，戴手套、防护镜等。

（1）创伤气道管理：气道损伤或梗阻引起的低氧血症和失血是创伤患者早期死亡的常见原因。护理人员应确保气道通畅，提供有效氧供。评估气道时可遵循"CHANNEL"原则，具体如下。

1）崩溃气道（collapse airway，C）：对于深度昏迷或循环崩溃的患者，需紧急处理气道。

2）低氧血症（hypoxia，H）：首先纠正低氧血症，稳定自主呼吸的患者可使用鼻导管或面罩给氧，不稳定或氧合不足的患者需使用球囊面罩通气。

3）人工气道（artificial airway，A）：根据患者情况判断是否需要建立人工气道。

4）颈部活动度（neck mobility，N）：气管插管时需调整体位至嗅探位，注意颈部活动度和可能的颈部损伤。

5）狭窄（narrowing，N）：评估气管内径减小或阻塞情况。

6）评估（evaluation，E）：使用3-3-2法则（张口大于3指，颏至下颌舌骨处大于3指，甲状软骨上窝至下颌舌骨处大于2指，表明气道的开放程度正常，没有受到严重限制）。评估口轴、咽轴和喉轴的相关性。

7）外观（look externally，L）：观察外观，如颈部短粗等特征，必要时清除口腔异物。

（2）循环支持与出血控制：多发伤患者常伴有休克，应迅速建立至少两条静脉通路进行液体复苏，优先选择肘前静脉或颈外静脉。复苏液体的选择包括晶体液、胶体液和混合液。对于活动性内出血未控制的患者，应采用限制性液体复苏策略，即允许性低血压，直至止血。同时，控制外部出血，如采取加压包扎，对大血管损伤进行压迫止血等措施，并准备手术。备血及输血，补充有效循环血量，留置导尿观察尿量。若出现心搏或呼吸骤停，立即进行心肺复苏，找出原因并协助处理，如心包穿刺或开胸手术。

（3）保温和复温：对于低体温或高风险患者，应结合被动和主动复温方法，帮助患者恢复正常体温。因创伤后出现低体温可能导致或加重DIC和酸中毒，增加死亡率。故低体温、凝血功能障碍、代谢性酸中毒是严重创伤患者死亡的三大主要原因。

（4）生命体征监测和辅助检查：密切监测患者的生命体征（血压、脉搏、呼吸频率、氧饱和度和体温的变化）。配合医师进行诊断性操作和辅助检查，如心电图、血氧饱和度监测、血液化验、配血、妊娠试验等。必要时，留置胃管以预防呕吐和减轻肺部压力，辅以超声和影像学检查。

（5）控制性复苏：损伤控制（damage control，DC）策略旨在避免对严重创伤和多发伤患者造成"第二次打击"，通过简化手术、ICU复苏治疗和确定性修复重建手术三个阶段来处理。损伤控制性复苏要求迅速识别和控制大出血，允许性低血压复苏，预防和纠正低体温和酸中毒，早期补充凝血药。

（6）人性化关怀：在评估过程中，无论患者清醒与否，都应关注患者的疼痛评估和内心感受。注意昏迷患者也可能感到疼痛。观察患者体征和表情，及时识别不适和不安情绪。鼓励家属陪伴，参与救治过程，了解家庭成员需求。

（7）防治感染：遵循无菌操作原则，按医嘱使用抗菌药物。对开放性创伤患者，应加用破伤风抗毒素血清治疗。

（8）支持治疗：维持水、电解质代谢和酸碱平衡，提供营养支持，保护重要脏器功能。

（9）配合医师治疗：协助医师对各脏器损伤进行治疗。

（10）信息沟通：与创伤团队中的辅助科室人员、会诊人员保持沟通，及时与指挥者沟通，参与并监测严重多发伤患者的转运过程。

第四节　复合性损伤的救护

一、概述

（一）概念与致伤特点

1. **概念**　复合性损伤（combined injury）简称复合伤，是两种或两种以上不同性质的致伤因素同时或相继作用于机体，造成的损伤。致伤因素包括但不限于热能（如火焰、沸水、蒸汽、光辐射等）、射线（如α射线、β射线、γ射线、中子等）、机械力（如冲击波、撞击力、挤压力等）以及特殊损伤因素（如激光、微波、次声）等。

2. **致伤特点**

（1）一伤为主：在复合伤中，通常有一个主要致伤因素在疾病的发生和发展中起主导作用。

（2）复合效应：是复合伤区别于单一伤的最显著特点。复合效应指的是机体在遭受两种或两种以上不同性质致伤因素作用后，不同因素之间及致伤因素与机体之间发生的综合性反应。这种效应并非简单的叠加，而是包含了损伤与抗损伤、协同叠加和拮抗消减等复杂的病理生理反应。研究表明，复合效应在很多情况下表现为"相互加重"，但在某些情况下也可能表现为不加重甚至减轻。例如，同时遭受12Gy放射损伤和15%Ⅲ度烧伤的患者，在伤后48小时内可能比单一放射损伤更严重，但在伤后72小时，由于肠上皮的再生修复，恢复情况可能比同期单一放射损伤患者更好。复合效应可以在整体、组织、脏器、细胞和分子的不同层次上表现出来，且在病理发展的不同阶段，由于致伤因素作用的先后顺序和间隔时间的不同，实际发生的复合效应也会有所不同。

（二）病因与命名

1. 病因　复合伤通常发生在工矿事故、交通事故、火药爆炸、严重核事故等意外事件中。致伤因素多样，包括热能、射线、机械力及激光、微波等。在煤矿瓦斯、锅炉、鞭炮厂爆炸事故中，患者往往同时合并烧伤、冲击伤和挤压伤。交通事故可能导致挤压伤、机械性损伤和烧伤的复合。核电站事故中，中、重度放射病患者通常伴有烧伤。且核爆炸事故中，复合伤的发生率极高，伤类复杂，伤情严重，病情发展迅速，诊治困难，是核爆炸事故造成人员伤亡的重要原因。其复合伤患者是救治工作的重点。

2. 命名　由于复合伤涉及多种单一伤的组合，伤类复杂，因此需要合理命名以便于识别和处理。命名规则如下。

（1）突出主要损伤的命名：如烧伤复合伤、创伤复合伤、放射复合伤。

（2）按主要损伤和次要损伤依次简略命名：如果主要损伤是烧伤，次要损伤是冲击伤，则称为"烧冲复合伤"。如果有三种损伤复合，如放射性损伤、烧伤和冲击伤，可命名为"放烧冲复合伤"或"烧放冲复合伤"。

（3）按致伤因素类别命名：由多种化学毒剂引起的复合伤称为"毒剂复合伤"。核武器爆炸产生的复合伤，包括放射性损伤、冲击伤、烧伤和机械性损伤，统称为核爆炸复合伤（combined injury from nuclear explosion）。

（4）按是否包括某些特殊损伤分类和命名：特殊损伤包含与否对整体伤情有重要影响。如战时核爆炸与平时核事故中的复合伤，根据是否包括放射性损伤，分别命名为"放射复合伤"和"非放射复合伤"。

（三）伤情评估与判断

复合伤具有致伤因素多样、伤情严重、伤类复杂、治疗困难的特点，通常见于群体性突发事件，多突然发生，变化迅速，严重时可导致短时间内死亡，对伤者的生命安全构成极大威胁。护士在处理时，须掌握检伤分类和急诊护理评估方法，迅速识别危及生命的情况，准确判断症状，以最大限度地挽救生命和降低伤残率。

1. 受伤史　通过了解事故发生的相关信息和伤员周围环境，推断杀伤范围、致伤因素和可能的复合伤类型。

2. 临床表现　复合伤的临床表现因致伤因素和损伤部位的不同而异。例如，肺冲击伤可能伴有胸闷、咳嗽或呼吸困难；放射复合伤可能引起广泛性出血；胃肠道功能紊乱、食欲缺乏、恶心、呕吐、腹泻等消化道症状；挤压伤可能导致急性肾衰竭；爆炸冲击伤可能伤及内脏，如胃出血、肝脾破裂等。局部创面（或伤口）和全身性反应的特点均为评估伤情的重要依据。

3. 辅助检查　实验室检查（如白细胞计数、血清谷草转氨酶水平）、心电图、X线检查、CT检查、肺分流量和血气分析、超声检查、脑电图、穿刺等有助于诊断和评估伤情。

4. 病情判断　明确的受伤史、外在伤口（如烧伤）、全身症状（如意识障碍、耳鸣、呼吸障碍、心力衰竭等）有助于确诊复合伤。

为了有效进行急救、诊断、后送和治疗，复合伤的伤情分度应基于各单一伤的伤情，并考虑复合效应。分度通常分为轻度（两种或三种损伤均为轻度）、中度（一种损伤达中度）、重度（一种重度损伤或三种中度损伤或中度放射伤叠加中度烧伤）和极重度（一种极重度损伤或二种重度损伤或一种重度叠加两种中度损伤）四级。

（四）急救原则

在处理复合伤时，由于复合效应可能导致病情加重，特别是多脏器复合伤，病情严重且发展迅速，增加了救治和护理的困难。应遵循以下急救原则。

1. **总原则**　先救命，后降残。在保证救护人员和患者双方安全的情况下进行救治，且避免造成新的损伤。

2. **优先处理危及生命的伤情**　重要血管和脏器损伤、开放性颅脑损伤、严重挤压伤、大出血、窒息、心搏骤停等威胁生命的复合伤，应考虑优先处理。不危及生命或肢体存活的复合伤，可待患者病情稳定后再处理。以降低死亡率和伤残率。

3. **首先处理主要矛盾**　在治疗主要致伤因素损伤时，如果主要致伤因素损伤与其他合并伤相互影响，应优先处理主要矛盾，并兼顾其他损伤的救治。

4. **合理安排手术顺序**　根据受伤器官的严重性和重要性，区分紧急、急性和择期手术。紧急情况下，优先进行气管切开和颅脑损伤手术。手术时，先行无菌手术，再处理污染部位。

5. **加强早期脏器保护**　复合伤患者内脏器官损伤往往较早出现，及时治疗有助于功能恢复，影响救治效果和预后。

6. **重视感染防治**　复合伤患者，尤其是合并烧伤、开放性损伤和空腔脏器损伤时，感染风险增加。应及早使用有效抗生素，防治细菌和厌氧菌感染。同时，注意破伤风等特殊感染，及时使用破伤风抗毒素或免疫球蛋白。

二、烧冲复合伤的救护

烧冲复合伤（burn-blast combined injury）是指个体同时或相继遭受热能和冲击波的直接或间接作用，导致烧伤和冲击伤的复合性损伤。常见于核爆炸、炸药爆炸或其他爆炸事故。此种冲击波作用于人体产生的损伤，常被称为冲击伤（blast injury）。

（一）病因与致伤机制

1. **病因**　烧冲复合伤在战争和在日常生活中由锅炉、煤气罐等使用不慎导致的爆炸事故中都可能发生。爆炸瞬间会释放巨大能量，导致高温、高压气体迅速膨胀，使周围介质遭到破坏、变形和移位。高温和冲击波与破片飞散共同作用，造成复合性损伤。临床上，单纯冲击波损伤较少见，大多数表现为复合性损伤。

2. **致伤机制**

（1）热力致伤：爆炸产生的高温热力可造成人体体表烧伤，吸入高温蒸气或烟雾可能导致呼吸道烧伤。

（2）冲击波致伤：包括原发性损伤（如空腔脏器损伤）、继发性损伤（如实质脏器破裂出血、肢体骨折、颅脑和脊柱损伤）和三次损伤（如压力差、内爆效应、破裂效应、惯性、抛掷和撞击等）。其中，肺是最容易受冲击伤的内脏器官。冲击伤的外部征象不明显，伤情复杂且发展迅速，需高度重视。

（3）复合效应：烧伤本身可引发应激性溃疡、全身性炎症反应综合征、脓毒症和多器官功能障碍等继发性反应。而冲击波的超压、负压和动压作用，会进一步加重实质和空腔脏器损伤。烧冲复合伤的严重程度和预后主要取决于烧伤的严重性，重度烧冲复合伤往往表现为两种损伤因素相互加重，彼此促进，共同推进，即复合效应的结果。

（二）伤情评估与判断

1. **受伤史**   在评估核爆炸引起的烧冲复合伤时，需关注核爆炸的规模、方式和伤员距离。百万吨级核爆炸可能造成远距离烧冲复合伤，十万吨级核爆更易引发烧冲复合伤，尤其在低空爆炸时还可能伴有放射性损伤。万吨级以下核爆通常不涉及烧冲复合伤。

2. **临床表现**   烧冲复合伤患者会表现出烧伤和冲击伤的症状，以及一些综合性症状和体征。可因烧伤程度和冲击伤涉及的组织器官损伤程度的不同而表现各异。

（1）全身情况和症状：冲击波可产生动压抛掷、撞击、直接挤压导致的坠落、位移、脏器破裂出血、骨折、碎片伤，以及火焰和灼热气体可引起的皮肤烧伤与吸入性损伤。且合并颅脑损伤时可能出现意识障碍，合并胸腹脏器伤时出现相应症状。

（2）烧伤创面：烧伤深度不同，临床表现各异。烧伤与外伤在同一部位时，局部反应剧烈，循环障碍严重，创面组织水肿显著，愈合延迟，并发症多。

（3）呼吸道烧伤：表现为口鼻周围深度烧伤、鼻毛烧焦、口唇肿胀、口腔及咽部红肿，可能伴有气管支气管炎症状。

（4）冲击伤的临床表现：包括听器冲击伤（耳聋、耳鸣等）、肺部冲击伤（肺出血、水肿等）、腹部冲击伤（腹痛、恶心、呕吐等）。

（5）休克与感染：重度烧冲复合伤后可能出现持续性发热和全身感染，这是主要并发症和致死原因。

（6）常见并发症：具体如下。①多器官功能障碍综合征：低血容量性休克、低灌注、缺血再灌注损伤，可能导致心、肺、肝、肠等器官功能障碍。②心肺功能障碍：冲击波直接作用可能导致胸闷、胸痛、呼吸困难等症状。③肾损伤：严重烧冲复合伤时，肾功能障碍明显，可能出现少尿、血尿、急性肾损伤。④造血功能变化：血小板数量减少、功能降低，白细胞计数和血红蛋白浓度在休克期可能升高，随后下降，贫血严重。

3. **辅助检查**

（1）血液检查：血清谷草转氨酶（glutamic-oxaloacetic transaminase，GOT）的升高程度与伤情一致，极重度伤情时血清GOT显著升高。血中非蛋白氮（non-protein nitrogen，NPN）的升高表明伤情严重，可能伴有肾脏病变。二氧化碳结合力的降低也是伤情严重的标志。

（2）特殊检查：心电图变化（如P波增高、ST段移位等）可反映心肺病变。肺分流量和血气分析可评估肺损伤程度。影像学检查如X线和CT检查对诊断骨折、胸部冲击伤、腹部冲击伤等有价值。听器检查、超声检查、脑电图、脑血流图等也有助于评估伤情。

4. **伤情判断**   结合病史和辅助检查结果，全面细致地评估伤情。迅速判断是否存在危及生命的复合伤，如内脏大出血、呼吸道梗阻、心搏骤停等。迅速评估烧伤面积和深度，判断是否合并吸入性损伤，以及休克的严重程度。冲击伤外轻内重、伤情变化快，可通过烧伤严重程度推断冲击伤伤情。进行全面的体格检查和辅助检查，如实验室检查，X线、B超、CT检查等，并注意多发伤的可能性。根据单一损伤的严重程度和复合效应，对烧冲复合伤进行分级，对临床治疗具有指导意义，有助于制定治疗计划和预测预后。

（1）轻度烧冲复合伤：烧伤和冲击伤均为轻度，通常2～3周痊愈。

（2）中度烧冲复合伤：中度烧伤复合中、轻度冲击伤，一般在1个月痊愈。

（3）重度烧冲复合伤：重度烧伤复合轻度或中度冲击伤，或者中度烧伤复合中度冲击伤，伤员常伴有休克，临床表现严重，伤情叠加效应明显。

（4）极重度烧冲复合伤：极重度烧伤复合不同程度冲击伤，或者重度烧伤复合中度或重度冲击伤，伤员均发生休克，多在伤后1～2天内死亡，治疗得当可能有个别伤员存活。

（三）急救与护理

烧冲复合伤的急救与护理需要综合考虑体表烧伤、创伤及内脏的病理变化，治疗过程比单纯烧伤更为复杂。

1. 急救原则　在积极抗休克、纠正低血容量的同时，防止继发损伤，优先处理危及生命的复合伤。

2. 护理措施

（1）迅速脱离致伤环境，就近进行急救和转运。

（2）早期判断复合伤的部位、类型、程度，并进行全面检查。

（3）给氧，保持呼吸道通畅，必要时进行人工辅助呼吸或气管切开。

（4）对出血伤口进行加压包扎，大动脉出血使用止血带，并优先后送。

（5）迅速建立静脉通路，给予液体治疗，密切监测尿量、红细胞压积、电解质、氧饱和度及血流动力学指标。

（6）保护创面，预防感染，清除失活组织，封闭创面，预防瘢痕发生挛缩畸形。

（7）防治肺水肿和脑水肿，包括卧床休息、给氧、控制输液速度和量，使用脱水药。

（8）抗感染，针对性使用抗生素，调节免疫功能。

（9）防治低钾血症、DIC和多器官功能障碍等并发症。

（10）在爆炸发生前，如无法及时躲避，应立即就地或在附近凹地处卧倒，足朝向爆炸点，以减轻冲击波损伤。

三、化学复合伤的救护

化学复合伤（chemical combined injury）是指化学致伤因素与其他致伤因素同时或相继作用于机体引起的损伤。在战时使用军用毒剂时较为常见，非战时民用化学致伤因素较常见，如农药、强酸、强碱、工业有害气体和溶剂等。

（一）病因与致伤机制

1. 神经性毒剂　可通过呼吸道、皮肤、眼睛、消化道和伤口进入人体（如沙林、梭曼、维埃克斯），迅速与胆碱酯酶结合，导致神经系统紊乱，出现瞳孔缩小、流涎、多汗、呼吸困难、肌颤、惊厥等症状，严重者可迅速死亡。

2. 糜烂性毒剂　可直接损伤细胞组织（如路易氏剂），皮肤接触后出现水疱、糜烂，引起化学性烧伤，并可吸收引起全身中毒。

3. 全身中毒性毒剂　可通过吸入引起中毒（如氢氰酸、氯化氢），导致组织中毒性缺氧，全身功能障碍。

4. 窒息性毒剂　可通过呼吸道吸入（如光气、双光气），引起中毒性肺水肿。

5. 刺激性毒剂　可对眼和上呼吸道黏膜有强烈刺激作用（如西埃斯、苯氯乙酮、亚当氏剂等），引起流泪、喷嚏、恶心、呕吐等症状，一般不致命。

6. 失能性毒剂　可通过吸入（如毕兹）引起中毒，导致思维和运动功能障碍。

（二）伤情评估及判断

在处理化学复合伤时，伤情评估和判断是至关重要的，需要综合考虑受伤史、临床表现、辅助检查和伤情判断。

1. 受伤史和中毒史　详细了解患者的受伤情况和中毒史，包括是否闻到特殊气味，是否在化学袭击区或污染区停留，是否饮用污染水源或食物，是否发现特殊炮火袭击现象等。这些信息对于确定中毒类型和程度至关重要。

2. 临床表现　观察伤员的中毒和复合伤症状。神经性毒剂中毒可能导致肌颤；糜烂性毒剂如路易氏剂，可能导致局部剧痛和水疱形成；全身中毒性毒剂如氢氰酸，可能导致呼吸困难和呼吸衰竭；窒息性毒剂如光气，可能导致中毒性肺水肿；刺激性毒剂如西埃斯，可能导致流泪和喷嚏。同时，注意创伤伤员的局部伤口、疼痛、压痛、胸痛、咳嗽等症状。

3. 辅助检查　化学侦检结果对于确定毒剂种类具有决定性作用。其中化学毒剂中毒多可以通过检测特异性的化学或生物化学指标来支持诊断，例如有机磷农药中毒时全血胆碱酯酶活力下降，氰化物中毒时血液氰离子浓度和尿硫氰酸盐浓度升高。

4. 伤情判断　根据伤口情况和患者身上的气味进行初步诊断。例如，芥子气中毒时，伤口红肿、水疱，可能伴有坏死。结合初步判断，通过取衣服或伤口内的毒物组织进行毒物鉴定，以确定染毒种类。

（三）急救与护理

化学复合伤的急救与护理需要特别关注毒剂伤和创伤的复合效应，以及伤口染毒后的快速吸收问题，这些都可能危及伤员生命。急救时必须迅速识别并处理主要矛盾。

1. 急救原则　尽快撤离染毒区，送至外科或中毒中心处理；采取防护措施，防止伤员持续吸收毒剂；及时使用抗毒剂并根据需要给予创伤后止血、包扎、固定。

2. 护理措施

（1）清除毒物：皮肤沾染毒物时，先用纱布等去除可见液滴，避免扩大污染，再用消毒剂消毒，后用清水冲洗；伤口沾染毒物时，近心端上方扎止血带，立即清除伤口内毒液，再用大量消毒液或清水反复冲洗伤口，简单包扎半小时后松止血带；眼部沾染毒物时，用2%碳酸氢钠液或清水冲洗；经口中毒者，催吐并反复洗胃，用活性炭粉导泻；呼吸道吸入中毒者，转移到通风处，给氧或高压氧治疗。

（2）实施抗毒疗法：根据毒剂种类，通过外涂、口服、吸入、静脉给药等不同途径应用抗毒剂。

（3）处理重要伤情：对危及生命的伤情立即救治，对应使用人工呼吸、止血、输血、封闭气胸伤口的紧急手段。

（4）保护重要器官功能：使用正压人工呼吸维持生命，注意清除呼吸道分泌物。必要时给予气管插管或切开，给氧。心搏骤停时进行胸外心脏按压。

（5）防治并发症：注意中毒性休克、失血性休克的处理，及时纠正电解质代谢紊乱和酸碱平衡失调，使用抗生素预防感染。

四、放射复合伤的救护

放射复合伤（radiation combined injury）是人体同时或相继遭受光辐射、冲击波、早期核辐射和放射性沾染等两种或两种以上不同致伤因素引起的复合伤，这些致伤因素所造成的损伤中，以放射性损伤起主导作用。这种伤害在核战争和核事故中较为常见，且由于伤情严重、发展迅速、诊治困难，是导致伤亡的重要原因。放射复合伤主要发生在核战争和核事故中，常合并烧伤、冲击伤。可分为放烧冲复合伤、放烧复合伤、放冲复合伤三种类型。

（一）病因与致伤机制

1. 病因

（1）放烧冲复合伤：由放射损伤、烧伤、冲击伤三种不同性质的致伤因素同时引起的复合伤。且以放射损伤为主。

（2）放烧复合伤：由电离辐射与光辐射两种损伤所致的复合伤，以放射性损伤为主复合烧伤。

（3）放冲复合伤：由电离辐射与冲击波两种损伤所致的复合伤，以放射性损伤为主复合冲击伤。

2. 致伤机制

（1）伤情轻重主要取决于辐射剂量，即放射损伤占主导作用，剂量越大，伤情越严重，死亡率越高，存活时间越短。

（2）放射损伤与其他类型伤害（如烧伤、冲击伤）结合时，会产生复合效应，具体如下。①休克：放射损伤与其他伤害合并时，尤其是与烧伤同时发生，可能导致早期休克，这是早期死亡的一个主要原因。根据广岛和长崎的伤员调查，复合伤休克发生率约为20%。②炎症与免疫：放射复合伤会降低免疫功能，特别是细胞免疫，导致早期严重感染的风险增加，甚至可能发展为败血症或脓毒血症。③代谢：放射复合伤会导致血浆蛋白减少、电解质紊乱和体重减轻等代谢问题，这些问题比单一伤害更为严重。④造血功能与出血：放射损伤会持续影响造血功能，而复合伤可能进一步加重造血组织的损伤。血小板减少和血管通透性增加可能导致更早、更严重的出血。⑤组织修复：放射复合伤会延缓组织修复过程，导致伤口愈合不良。

（二）伤情评估与判断

1. 放射性物质接触史　了解核爆炸的方式、当量，伤员当时所处的状况（如距离爆炸中心的距离、防护情况等）。

2. 临床表现

（1）创面伤口愈合延迟：炎症反应减弱，白细胞浸润减少，伤口愈合不良，易并发感染。

（2）消化系统损伤：胃肠道功能紊乱，食欲缺乏，恶心、呕吐，腹泻等。

（3）造血系统损伤：白细胞总数下降，红细胞破坏，贫血，出血倾向。

（4）全身反应：休克、感染。

3. 辅助检查

（1）白细胞计数、中性粒细胞和淋巴细胞数值降低。

（2）淋巴细胞染色体畸变检测可估计放射性损伤程度。

4. 伤情判断　根据复合伤的伤情判断标准，放射复合伤从轻度到极重度，核辐射剂量分别为1、2、3和4Gy以上。

（三）急救与护理

1. 急救原则　注重休克治疗和心脏保护，及时进行外科手术以加速创伤愈合，同时预防和治疗感染，增强免疫系统；管理肠道感染并促进肠道健康；维护血液生成能力并助力血液系统恢复；尽早使用抗辐射药以减轻放射损伤。

2. 护理措施

（1）自救与互救：迅速离开辐射污染区域，对暴露皮肤进行局部清洗，用清水冲洗鼻腔和口腔，并佩戴防护面罩。实施催吐，并用力咳出痰液。

（2）现场急救：救护人员应做好个人防护，如佩戴口罩、围巾，扎紧袖口裤脚，必要时穿戴特制防护服。迅速移除伤害源，先清洗再处理伤口，并将清洗后的污水和废弃物妥善处理。根据伤情进行针对性急救，如止血、镇痛、包扎、固定、开放气道、治疗气胸、抗休克等。迅速撤离现场，关闭辐射区域，根据伤情紧急程度安排伤员转送。

（3）伤口处理：使用大量清水清洗污染伤口，扎止血带减少出血。剪去伤口周围毛发，避免使用刀片。使用等渗盐水或稀释漂白粉液清洗，避免使用乙醇。清洗时先覆盖伤口，防止放射性物质进入。清创后一般不立即缝合。骨折应尽早复位，固定时间根据临床表现和X线检查结果调整。手术应在初期或假愈期进行，紧急情况除外，其他手术应推迟至恢复期。麻醉时可选择静脉复合、局部或硬膜外麻醉，严重肺损伤者避免使用乙醚，以免加重肺部症状。

（4）早期抗辐射治疗：遵循医嘱使用抗辐射药（如胱胺、半胱胺、雌激素类药物、中药制剂），并采用阻吸收和促排泄方法，如皮肤用盐水、苯扎溴铵、柠檬酸钠、二乙烯三胺五乙酸冲洗液，胃肠道用含漱、催吐、洗胃、导泻或口服吸附沉淀剂，呼吸道可采用雾化吸入法。促进排泄可使用二乙烯三胺五乙酸（促排灵）、喹胺酸或巯基络合剂，并多饮水，使用利尿药。

（5）积极抗休克，预防和治疗感染及出血。

（6）保持体液平衡，提供营养支持。

第五节　创伤救护基本技术

一、止血术

创伤现场中患者常常伴有不同程度的出血，尤其是在出血量较大时，为控制出血，维持有效的循环血量，避免休克的发生，止血就成为急救中首先需要解决的问题。这就奠定了止血术在急救中的重要地位。

（一）适应证

凡有外出血的伤口均需止血处理。

（二）物品准备

常用的止血材料包括创口贴、无菌敷料、绷带、止血带、三角巾、绷带等。在现场缺乏止血材料且情况紧急时，可现场取材（干净的毛巾、手绢、丝巾、布料、领带、衣物等）进行止血。特别注意的是，除了传统的橡皮止血带和绷带外，近年来军用急救止血绷带（图9-2）和旋压式止血带（图9-3）因其操作简便和止血效果好而受到广泛关注。

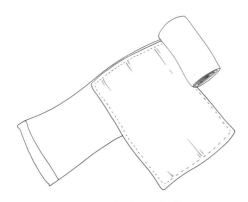
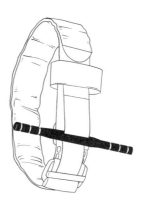

图9-2　急救止血绷带　　　　　　图9-3　旋压式止血带

（三）操作方法

在急救中，止血方法的选择应基于伤员的出血部位、出血量和伤口状况。常用的止血方法包括指压止血法、直接压迫止血法、包扎止血法、填塞止血法和止血带止血法。

1. 指压止血法　用手指将伤口近心端的动脉压向骨骼表面，以阻断血流，实现临时止血。执行时需准确定位按压点，力度适中，以伤口不出血为宜。此法存在局限性，如动脉血供存在侧支循环，会影响止血效果，且可能因不熟悉血供动脉走行而造成延误止血。因此，不推荐作为首选。

2. 直接压迫止血法　适用于大多数外伤出血，是目前最安全，且快速有效的止血方法。先检查并清除伤口内的异物（但有异物嵌入或插入时，不能盲目取出，以免造成出血量骤增），再使用无菌敷料或干净布料等覆盖伤口，持续用手直接施加压力进行止血。如敷料浸透，直接叠加新的敷料继续压迫。此法可与加压包扎法结合使用，以增强止血效果。

3. 包扎止血法　是通过敷料包扎或加压包扎进行止血的方法。

（1）创口贴止血法：将创口贴的一端固定在伤口一侧，然后拉紧绕至另一端粘贴。适用于伤口表浅的小血管或毛细血管出血。

（2）敷料包扎止血法：使用无菌纱布或清洁布料覆盖伤口，并用胶布、绷带或三角巾固定。注意覆盖范围应超过伤口周边至少3cm。适用范围同创口贴止血法。

（3）直接加压包扎止血法：包扎方法同敷料包扎法，但需在固定时使用绷带、三角巾等施加压力（急救止血绷带的操作与此类似）。适用于体表或小动脉、中、小静脉或毛细血管出血。

（4）间接加压包扎止血法：当伤口内有异物时，附着物或浅表异物可清除，异物嵌入或插入（如匕首、碎玻璃、尖锐木削），应保留异物，用敷料固定异物，后用绷带、三角巾等加压包扎伤口边缘的敷料。适用于伤口内有较深或较难清理异物时止血。

4. **填塞止血法**　适用于深大伤口或盲管伤、穿透伤，可使用消毒纱布等填塞伤口内部，再使用加压包扎法，见图9-4。

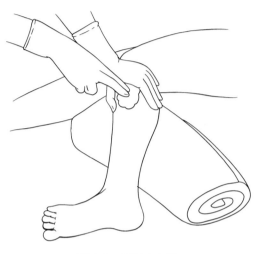

图9-4　填塞止血法

5. **止血带止血法**　适用于四肢大血管损伤，伤口大、出血量多的损伤，且其他止血方法无效的情况。在伤口近心端通过止血带施加压力，阻断血流，进行止血。常用的止血带有橡皮止血带、卡式止血带、充气式止血带、旋压式止血带等。紧急情况下，无法获得上述止血带时，也可使用现场材料制成布条进行代替，即布带式止血带。

（1）橡皮止血带：常用传统止血带，但因安全性、舒适性和操作便捷性等问题，已不推荐作为首选。操作方法：左手持止血带头端，尾端绕肢体一圈在指上压住头端，再绕一圈，用示指和中指夹住尾端，从两圈下拉出，形成活结。放松时，拉出尾端即可。见图9-5。

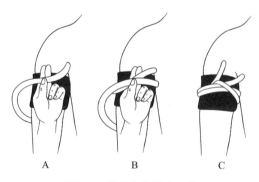

A　　　　　　B　　　　　　C

图9-5　橡皮止血带止血法

（2）卡式止血带：即表带式止血带。具有快速锁紧和松解功能，便于单手操作，但存在止血效果不确切和解扣困难等问题，已被逐渐淘汰。见图9-6。

（3）充气式止血带：即气囊止血带，分为电动和手动两种。具有压迫面积广、压力可控、操作简单、安全性好等特点，目前已被临床广泛使用。电动型充气式止血带携带不便但可解放人力，主要用于手术室；手动型充气式止血带便于携带，适用于院前急救。

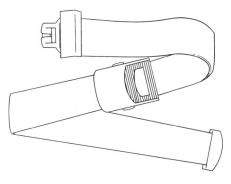

图9-6　卡式止血带

（4）旋压式止血带：源自战场急救，具有使用方便、可携带行强，止血效果可靠，以及可单手操作等特点，目前已是多项指南中推荐的院前急救的止血首选。操作方法：将止血带环套在肢体上，拉紧自黏带，转动旋棒加压并卡在C型锁内固定，最后通过旋转旋棒以调整至压力适当，完成止血，最后同样卡在C型锁内固定，并标明操作时间（图9-7）。

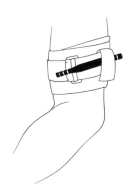

图9-7　旋压式止血带止血法

（5）布带式止血带：即绞棒止血带，在无旋压式止血带时作为临时替代的止血方法。操作方法：将三角巾等布料折成10～15cm带状，绕伤肢两圈（内加衬垫），打活结固定，用绞棒（可用木棒、筷子等易获取的硬质棒形作为绞棒）穿过布带外圈后，提棒拉紧布带，顺时针拧紧，调整适当压力后，将绞棒一端插入活结环内，拉紧活结以固定（图9-8）。

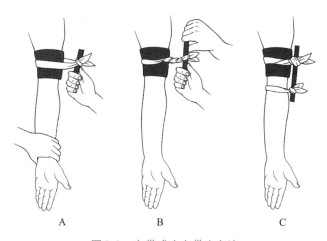

A　　　　　　　B　　　　　　　C

图9-8　布带式止血带止血法

（四）注意事项

1. 在执行止血操作时，应佩戴橡胶手套，进行个人防护。

2. 在进行包扎止血之前，不可直接将药棉、有绒毛的布料或日常使用的纸巾覆盖在伤口上。

3. 在实施各种止血方法的同时，抬高受伤部位的肢体，可以增强止血效果。

4. 使用止血带时，操作不当可能导致神经、软组织或肌肉损伤，甚至危及伤员生命。因此应注意以下事项。

（1）材料选择：严禁使用铁丝、电线、细绳等接触面窄或不好松解的材料替代止血带。

（2）部位定位：止血带应绑扎在伤口的近心端，距离伤口5～10cm处（上肢约在上臂上1/3处，下肢约在大腿中上部），同时需避开关节、伤口或穿刺部位。如受环境等因素影响，在无法快速确定伤口的情况下，推荐上肢尽量靠近腋下，下肢尽量靠近腹股沟，遵循"高而紧"的原则。

（3）皮肤保护：橡皮止血带不应直接接触皮肤，使用前应在止血带下放置衬垫。

（4）压力控制：止血带的松紧度应适中，在保证出血停止、远端脉搏消失的前提下，止血带处于最松状态为标准。并在使用过程中根据实际情况进行动态评估及调整压力。止血带的止血效果有压力和袖带宽度决定，袖带越宽，所需压力越低，反之亦然。如使用电动止血带，压力设置推荐上肢高于收缩压70mmHg，下肢高于收缩压100mmHg。

（5）标记清晰：使用止血带应注明止血带使用的时间（采用24小时制，且精确到分钟），并标记在手腕或胸前衣物等明显处，以便于后续处理。

（6）时间控制：止血带使用时间应尽可能短，使用后应尽快将伤员送至医院接受确定性治疗。如在2小时内无法将伤员送至医院且无其他有效止血方法，除有正规医疗援助外，不推荐松解止血带。

（7）松解准备：在松解止血带前，应补充血容量，并准备好抗休克和止血用器材。故在院前条件下，一旦使用止血带，除有效替代止血措施外，不建议松解止血带。

二、包扎术

包扎在创伤急救中，具有防止进一步感染，保护伤口，止血和减轻疼痛，保护重要解剖结构，以及固定敷料和骨折部位的作用，是一项利用纱布、绷带、三角巾或其他现场可用布料对伤口进行迅速、准确、牢固包扎的技术。

（一）适应证

除需要暴露疗法（如厌氧菌感染、大面积伤口）外的其他表浅伤口。

（二）物品准备

常用的包扎材料包括无菌敷料、尼龙网套、各种类型的绷带、三角巾、四或多头带、胸腹带等。同样在现场缺乏止血材料且紧急情况下，可现场取材（如干净的衣服、毛巾、床单、领带、围巾）进行临时包扎。特别注意的是，近年来军用急救创伤绷带因其良好的适应性和简便的操作性，且自救时可单手操作等特点而被广泛应用于院前急救。

（三）操作方法

常用的包扎方法包括绷带包扎法、尼龙网套包扎法、三角巾包扎法、胸带包扎法和腹带包扎法等。

1. 绷带包扎法　绷带包扎是最基础的包扎术，有加压止血，减少组织液渗出、促进组织液吸收，促进静脉回流，固定敷料和夹板及制动止痛的作用。常用的绷带类型有普通绷带（纱布绷带、弹力绷带、自黏绷带、石膏绷带）和急救创伤绷带。

（1）普通绷带包扎法：①纱布绷带，有助于伤口分泌物的吸收。②弹力绷带，适合关节部位损伤的包扎。③自粘绷带，末端可自粘，便于固定。④石膏绷带，可协助骨折的固定。

操作方法：用无菌敷料覆盖伤口后，用一手展平绷带头端，另一手握住绷带卷，从伤员肢体远端向近端均匀包扎。不同部位采取的具体包扎方法各不相同，使用方法、适用范围见表9-10，常用普通绷带包扎法示例见图9-9。但需注意的是每一种包扎方法的起始端和结束端均需采取如下方法操作。

表9-10　常用普通绷带包扎法

方法名称	包扎操作方法	适用范围
环形包扎法	绷带环形缠绕，每圈位置不变	适用于粗细均匀的部位（颈部、腕部、胸腹部等），亦用于每一种包扎法的起始和结束时
蛇形包扎法	环形包扎起始后，斜向上缠绕，每圈之间间隔宽度与绷带宽度相同，最后以环形包扎结束	适用于夹板固定等简易固定，亦用于需要由一处迅速延伸到另外一处时
螺旋形包扎法	环形包扎起始后，以绷带螺旋向上缠绕，每圈需压住前一圈的1/3~1/2，最后以环形包扎结束	适用于粗细基本相同的部位（如肌肉不发达的四肢、躯干等）
螺旋反折包扎法	环形包扎起始后，再以绷带螺旋向上缠绕同时，每圈均需向下反折[1]，并压住前一圈的1/3~1/2；反折时使用一手拇指压住绷带的正中处，另一手将绷带向下反折后，做向后缠绕，最后以环形包扎结束	适用于粗细不等，但呈由粗到细均匀过渡的部位（如肌肉不发达的前臂、小腿等）
"8"字形包扎法	环形包扎起始后，以绷带在伤处上下重复做"8"字形螺旋缠绕，每圈需压住前一圈的1/3~1/2，最后以环形包扎结束	适用于手部及屈曲的关节处（踝部、肘部、膝部等）
回返式包扎法[2]	环形包扎起始后，由助手或一手在额前将绷带固定，向后反折经头顶绕至枕后，由助手或伤员一手按住固定，再返折回额前；反复重复上述步骤，每一次折返绷带均需压住上一回的1/3~1/2，直至包住整个头顶，最后以环形包扎压住前后反折端数圈后结束	适用于头顶部、肢体末端、断肢端

注：①螺旋反折包扎法时，反折部应在同一轴线并避开伤口及骨隆突。②回返式包扎法的操作方法以头部为例，其他部位包扎方法与之相同。

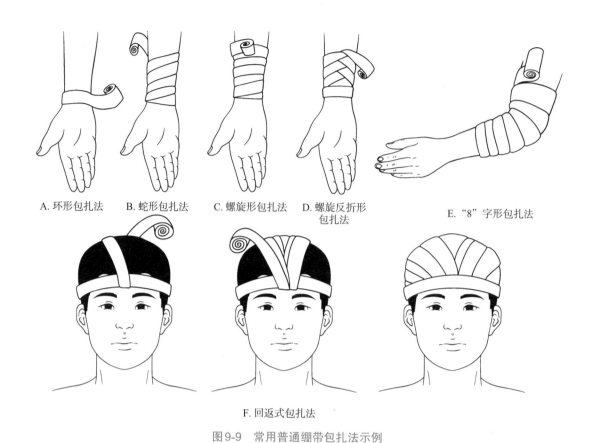

A. 环形包扎法   B. 蛇形包扎法   C. 螺旋形包扎法   D. 螺旋反折形
                                                              包扎法

E. "8"字形包扎法

F. 回返式包扎法

图9-9   常用普通绷带包扎法示例

1）起始端：包扎开始时，为固定绷带，应在起始端倾斜绷带，预留出一角，环绕第一圈后，将斜出的角向下翻转，以便在环绕第二圈时将其压入环形圈内固定（图9-10）。

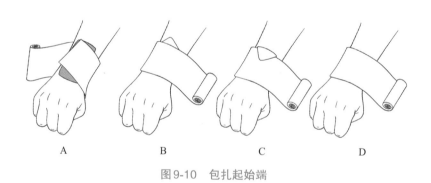

A   B   C   D

图9-10   包扎起始端

2）结束端：包扎完成后，需在绷带最后环绕所在平面处再环绕2～3周，然后剪断绷带末端，分为两股打结或直接用胶布固定。

（2）急救创伤绷带包扎法：可选择大、中、小不同型号，可对全身几乎所有体表部位的伤口包扎。

操作方法：①先用自带敷料垫覆盖伤口区域。②再用绷带缠绕一周，然后将绷带穿过加压环。③反向拉紧，调整适当压力。④绕肢体缠绕，此过程应确保绷带能够完全覆盖住敷料垫。⑤将绷带末端固定钩的两端分别挂于上一层绷带（图9-11）。由于急救创伤绷带头端设计有环套，在上肢创伤需自救时，可以先将伤肢套入环套内，然后按照上述步骤完成单手操作。

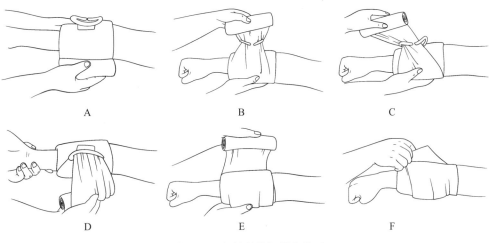

图9-11 急救创伤绷带包扎法

2. **尼龙网套包扎法** 适用于头部及四肢伤口的包扎。尼龙网套具有使用便捷且弹性良好的特点。在包扎前，需用敷料覆盖伤口，做简单固定后，将尼龙网套套在此部位，注意避免伤口敷料和尼龙网套移位（图9-12）。

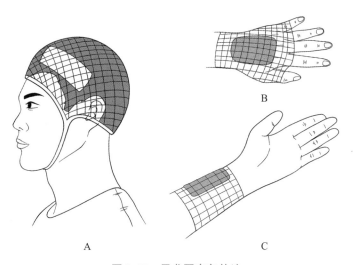

图9-12 尼龙网套包扎法

3. **三角巾包扎法** 标准三角巾是等腰三角形，其底边长130～135cm，两边侧边均为85cm，且顶角上有一条带子长约45cm（图9-13A）。使用前，需根据部位及目的将三角巾折成几种常见的形状。①条带状：是将顶角向底边中央折叠，根据需要折叠成10～15cm或其他宽度的长条（图9-13B）。②燕尾式：是将三角巾的两底角对折，并错开形成夹角（图9-13C）。③蝴蝶式：则是将两块三角巾通过顶角打结的方式进行相连（图9-13D）。各部位三角巾包扎操作方法如下。

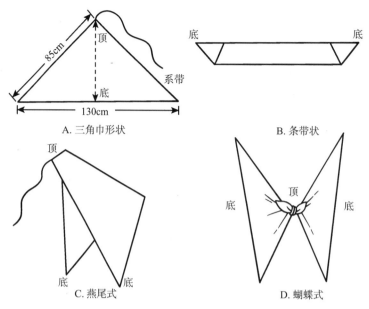

图9-12　三角巾及折法

（1）头面部：有以下两种方法。①头顶部包扎法（图9-14A）：将三角巾底边向内折叠两横指宽，置于伤员前额齐眉处，两底角沿耳上向后拉至枕下进行交叉，压住经头顶垂于枕后的顶角，再绕回额前打结。最后顶角向下拉紧后，将多余部分折叠嵌入底边内。②面具式包扎法（图9-14B）：将顶角打结套于颌下，整体覆盖头面部，再将底边两端拉至枕后交叉，再绕回前额打结。最后在眼、鼻、口对应部各剪一小口。

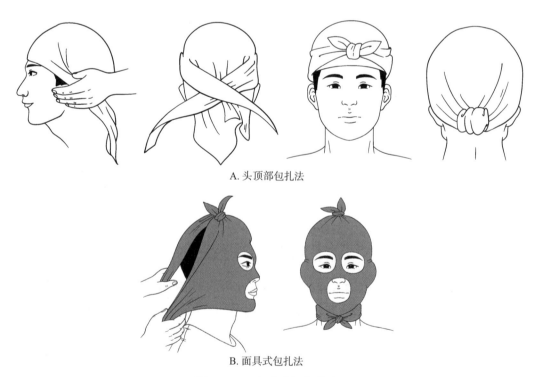

图9-14　三角巾头部包扎法

（2）肩部：有以下两种方法。①单肩燕尾巾包扎法（图9-15A）：三角巾折成夹角约90°的燕尾式，将燕尾夹角（大片在后压住小片）对准伤侧颈部搭在肩上，燕尾底边两角包绕上臂后打结，拉紧两燕尾角，分别在胸、背部至对侧腋下打结。②双肩燕尾巾包扎法（图9-15B）：三角巾折成两片等大夹角约100°的燕尾，将燕尾夹角对准颈后正中部，双尾披在双肩上，燕尾角分别经两侧肩绕到腋下拉紧与燕尾底角打结。

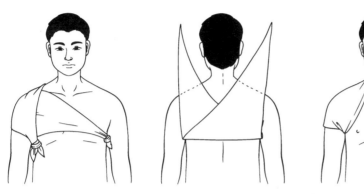

A. 单肩燕尾巾包扎法　　　　　　　　　　B. 双肩燕尾巾包扎法

图9-15　三角巾肩部包扎法

（3）胸部：有以下两种方法。①单侧胸部三角巾包扎法（图9-16A）：将三角巾的顶角覆盖在受伤肩上越至背部，自然垂挂。底边中央部分置于伤口的正下方，然后将底边向内折叠约两横指。再将底边的两端拉到背部打结。最后，将三角巾顶角的带子向下拉紧并与底边的结点处相连，并打结以固定。②双侧胸部燕尾巾包扎法（图9-16B）：三角巾折成燕尾巾，夹角约100°，底边反折后横放胸前，夹角对准胸骨上凹，两燕尾角向上过肩，顶角系带与燕尾底边在背后打结，燕尾角系带拉紧绕横带后上提并与另一燕尾角打结。

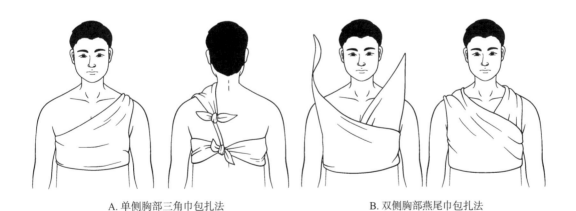

A. 单侧胸部三角巾包扎法　　　　　　　　　　B. 双侧胸部燕尾巾包扎法

图9-16　三角巾胸部包扎法

（4）臀（腹）部：有以下两种方法。①单侧臀（腹）部三角巾包扎法：三角巾折成夹角约60°的燕尾式，将燕尾夹角（大片在后压住小片）朝下对准外侧裤线，底边中央与顶角分别过腹腰部到对侧打结固定，两底角拉紧包绕伤侧大腿根部后进行打结。单侧腹部包扎时，将三角巾置于侧腹部，其余操作同单侧臀部包扎法。②双臀蝴蝶巾包扎法：取两块三角巾连成蝴蝶式，打结部放于腰骶处，两侧上底角在腹部打结，两侧下底角自大腿后方绕至前方，在与各自底边的合适位置进行打结。

（5）四肢：有以下两种方法。①上肢三角巾包扎法：将三角巾一底角预留一端尖部后打结，展开打结部分套包于伤侧手上，沿手臂后方经背后拉另一底角至对侧肩上；之后用顶角包裹好伤肢，再将顶角带子与自身打结；最后将包好的前臂屈过胸（功能位），拉紧两底角后打结。②上肢悬吊包扎法：将三角巾折成宽一点的带状，两底角于颈后打结，悬吊伤侧上肢，即为小悬臂包扎法（图9-17A）。将三角巾一底角置于健侧肩部（底边朝外），伤侧肘屈曲于内，后将另一底角向上反折至伤侧肩部，两底角在颈后打结，顶角拉紧旋转后向肘部反折或用安全别针固定，此为大悬臂包扎法（图9-17B）。③手（足）三角巾包扎法（图9-18）：将手（足）的指（趾）朝向顶角放在三角巾上，指（趾）缝间需放置敷料；将顶角折回盖在手（足）背上，拉平并折叠多余三角巾于手（足）两侧，然后将两底角绕腕（踝）部进行打结固定。

4. 腹带包扎法 腹带用于固定腹部。将伤员平卧，在腰下送腹带绕至伤员对侧，腹带的大片置于腹前，然后选择合适的力度将小片拉至于大片黏合，并注意调整至适宜松紧度。

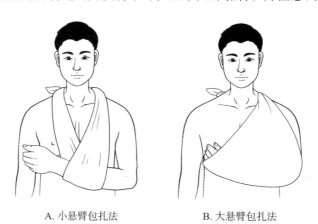

A. 小悬臂包扎法　　　　　　B. 大悬臂包扎法

图9-17　上肢悬吊包扎法

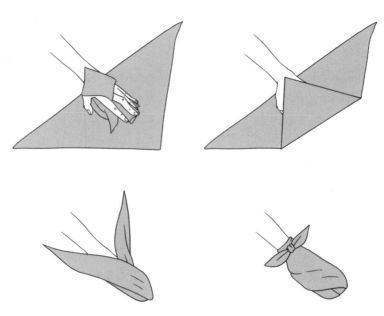

图9-18　手（足）三角巾包扎法

5. 胸带包扎法　胸带仅比腹带多两根竖带。使用时，应先将两竖带从颈旁两侧下置于胸前，交叉包扎横带，并压住竖带，最后于胸前完成固定。

（四）注意事项

1. 注意防护　在包扎过程中，应避免用未戴手套的手直接接触伤口。伤肢应保持在功能位，皮肤皱褶处和骨隆突处应使用棉垫或纱布作为衬垫。

2. 伤口处理　在包扎前，应先检查伤口，进行简单清创，并覆盖消毒敷料。除非有特殊处理要求，否则避免用水冲洗伤口；保护好脱出体外的内脏，严禁将其还纳。

3. 保证血液循环　包扎时应从远心端向近心端进行，确保静脉血液顺利回流。特别是在包扎四肢时，应外露指（趾）端，以便判断血液循环、神经和运动功能。

4. 打结位置　需要打结的包扎法中，结应最后落于肢体的外侧面，避免打结在伤口、骨隆突处或易受压部位。

5. 包扎效果　包扎应牢固且松紧适中。包扎部位应不遗漏任何伤口且准确、严密。若出现包扎过紧的迹象（如指端皮肤发绀、麻木或感觉消失），应立即松解并重新包扎。

6. 得当松解　在解除包扎时，应先解开固定结或取下胶布，然后双手相互传递以松解。必要时，可以使用剪刀或刀片剪切。

三、固定术

固定术主要用于骨折患者，其目的是制动并提供支撑以减轻疼痛，防止骨折断端对血管、神经和周围组织的进一步损伤，以及便于伤员的转运。

（一）适应证

所有四肢骨折患者均需进行固定，对于锁骨、脊柱、骨盆等部位的骨折，也应实施相应的固定措施。

（二）物品准备

固定四肢骨折最常用材料是夹板和石膏绷带。对于锁骨固定带、颈托、脊柱板等其他部位的骨折，可使用专用固定器。

1. 夹板　常用于四肢、颈部等部位的外固定，与绷带结合使用，能迅速固定肢体或关节。材质可分为木质、金属、充气性塑料及可塑性树脂材料。近年来，卷式夹板（由高分子材料与金属材料复合成的软式夹板）因其便于携带和易于塑形的特点而被广泛应用。且其还具有柔韧、强度高，X线透视性好，可剪裁、易塑性的优点。

2. 石膏绷带　主要用于伤员入院后的骨折固定。由熟石膏粉和纱布绷带制成，泡水后能在一定时间内硬化并定型，塑形好和稳定性强。种类包括传统医用石膏绷带、粘胶石膏绷带和高分子石膏绷带（高分子夹板）。近年来，高分子石膏绷带因其硬化速度快、X线透视性好、防水透气、重量轻、硬度大等优点，在临床应用越来越广泛。

3. 其他　在现场缺乏固定材料且紧急情况下，可现场取材（健侧肢体、树枝、竹片、木块、厚纸板、雨伞等）作为临时固定物。在选择替代夹板时，应确保替代物足够牢固。

（三）操作方法

1. 四肢骨折固定技术

（1）上臂骨折固定术：①无夹板情况下，使用三角巾大悬臂包扎法将伤侧上臂固定在胸前。且伤肢与躯干之间需加衬垫，再用另一条三角巾固定伤肢，范围需超过骨折上、下两端。②卷式夹板固定时，将卷式夹板对折，屈肘后将夹板一端置在患者的腋下，越过肘关节使另一端定位于肩关节（如有超出的部分，可以选择将其剪短或卷起以适应肩关节形状），使夹板贴合于上臂的内侧和外侧（即贴合肱骨）；且应在肩关节、肘关节及腋窝等处加衬垫；固定包扎时，如使用弹力绷带应按蛇形包扎法自下而上（由远心端向近心端）缠绕至肩关节；如使用三角巾，则折成三横指的宽度按自上而下（先固定肩部再固定上臂）的顺序固定伤肢后于夹板外侧打结。最后使用小悬臂包扎法将上肢悬挂在胸前（保持肘关节功能位）（图9-19A）。③普通夹板固定时，单块夹板置于上臂外侧；双块夹板则分别置于上臂内（肘窝至腋下）、外侧（超过尺骨鹰嘴至肩关节上），加衬垫后用绷带或三角巾固定骨折上、下端，最后同样使用小悬臂带的方法将上肢悬挂于胸前（图9-19B）。

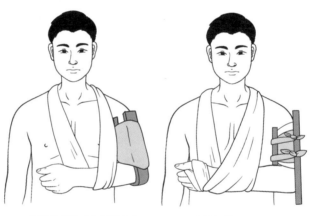

A. 上臂骨折卷式夹板固定术　　　B. 上臂骨折普通夹板固定术

图9-19　上臂骨折夹板固定术

（2）前臂骨折固定术：①无夹板情况下，伤侧以大悬臂包扎法用三角巾悬挂于胸前，再用一条三角巾将伤侧上臂固定于躯干。紧急且现场无材料时，可用伤员衣服代替三角巾完成上述固定。②卷式夹板固定时，先根据伤者的前臂长度塑形夹板。将卷式夹板于伤者前臂掌侧和背侧，确保前端越过腕关节，后端越过并包住肘关节（如有超出的部分，将其弯曲折于手心内），且应在关节处加衬垫。固定包扎时，使用弹力绷带按蛇形包扎法自下而上（由远心端向近心端）缠绕至肘关节，最后将肘关节屈曲约90°后，用自粘弹性绷带将受伤的前臂悬吊在胸前或使用三角巾大悬臂包扎法悬吊整个上肢于胸前（图9-20A）。③普通夹板固定时，需要先确保伤侧的肘关节处于屈曲状态（功能位），拇指应指向上方。单块夹板托于前臂下方；两块夹板则应分别将它们置于前臂的内侧和外侧；加衬垫后，用绷带将骨折的上端、下端以及手掌部分固定；最后用大悬臂包扎法将上肢悬挂在胸前（图9-20B）。④充气式夹板固定时，只需将充气夹板套在前臂上，通过夹板上的充气孔充气，以达到固定的目的。其具有操作简便，且压力可调的特点。

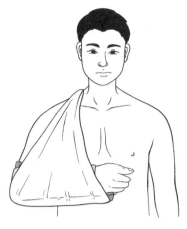
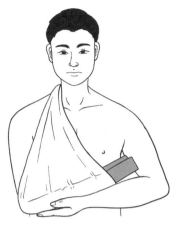

A. 前臂骨折卷式夹板固定术   B. 前臂骨折普通夹板固定术

图 9-20 前臂骨折夹板固定术

（3）大腿骨折固定术：①卷式夹板固定时，取两块卷式夹板延长轴方向根据需要塑形；一块置于伤肢内侧，超出部分在足底折回；另一块置于伤肢外侧（超过髋关节至踝关节下），需在关节内、外侧及大腿根部加衬垫；最后使用三角巾条带在骨折上端、下端，以及髋关节、膝关节处分别绕两圈打结于外侧夹板进行固定，踝关节则采用"8"字形固定（打结时注意足部需呈功能位）（图 9-21A）。②普通夹板固定时，取长夹板置于伤肢内外侧（从腋窝至足跟），短夹板置于伤肢内侧（从大腿根部至足跟）；在关节及骨隆突部放衬垫，空隙处用柔软物品填实；用宽条带固定骨折上端、下端等 7 个部位（图 9-21B）。③若仅有一块夹板，应置于伤腿外侧，长度最好从腋下延伸至足部，同上法固定在健肢上。④若无夹板，可并紧双下肢，并加衬垫于两腿间，用宽条带分别固定骨折上端、下端、小腿和踝关节（"8"字形固定）。

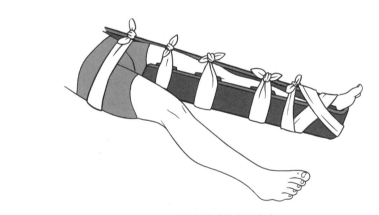

A. 大腿骨折卷式夹板固定术

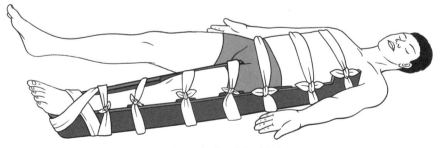

B. 大腿骨折普通夹板固定术

图 9-21 大腿骨折夹板固定术

（4）小腿骨折固定术：①卷式夹板固定时，取两块卷式夹板延长轴方向根据需要塑形；一块置于伤员小腿内侧（或外侧），上端超过膝关节约10cm，下端多出部分沿足底折向对侧，另一块同法处理；在关节两侧加衬垫。使用自粘弹性绷带在踝关节处做"8"字形缠绕后按蛇形包扎法自下而上（由远心端向近心端）缠绕至膝关节上（图9-22A）。②普通夹板固定时，长夹板置于伤肢外侧（从髋关节外侧至外踝），短夹板置于伤肢内侧（从大腿根部内侧至内踝）。在骨隆突部加衬垫，空隙处用柔软物品填实。用宽条带固定骨折上端、下端等5个部位，且踝部以"8"字形固定（图9-22B）。③无夹板情况下，固定方法与大腿骨折无夹板固定方法相同。

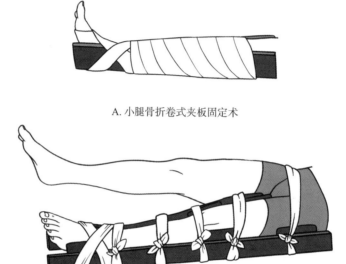

A. 小腿骨折卷式夹板固定术

B. 小腿骨折普通夹板固定术

图9-22　小腿骨折夹板固定法

2. 锁骨骨折固定术　伤者取坐位并保持挺胸的姿势。操作者用膝部顶在伤者背部的肩胛骨之间，双手拉住伤者的肩膀，逐渐向后施力，放置锁骨固定带并调节至适当松紧度以确保固定效果。无锁骨固定带情况下，可用条带三角巾悬吊肘部后，取另一条条带三角巾在肘上将伤肢固定于躯干（图9-23）。

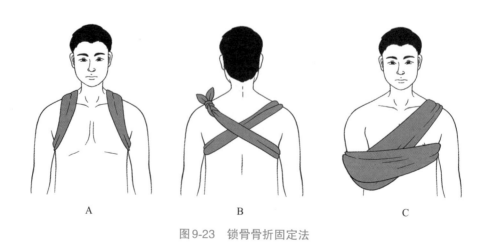

A　　　　　　　　B　　　　　　　　C

图9-23　锁骨骨折固定法

3. 脊柱骨折固定术

（1）颈椎骨折固定术：通常联合使用颈托和脊柱板。①颈托固定：操作者先用手稳定伤者头部呈正中位后，采取五指并拢的方式测量颈部的高度（从锁骨到下颌角的距离），根据结果选择合适的颈托或者调整现有颈托的尺寸以适应伤者颈部的固定；将颈托的上部固定点对准伤者一侧的下颌角，并前颈托固定于下颌位。再绕至颈后部放置后颈托，最后使用颈托自带的粘贴进行粘贴固定（图9-24）。②脊柱板固定：先确保伤者的身体长轴呈一条直线后，救护人员同步协力侧翻伤者，将脊柱固定板紧贴伤者立于伤者身后平面，再协力翻转伤员于脊柱固定板上；最后使用专用固定装置固定头部后，用宽带依次将伤者双肩、骨盆、双下肢以及足部固定在脊柱板上。

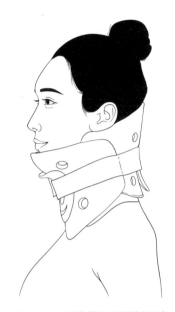

图9-24　颈椎骨折时颈托固定

（2）胸腰椎骨折固定术：单纯胸椎或腰椎骨折时，为免加重损伤，禁止伤员站立、坐起或脊柱扭曲。固定方法同脊柱板固定。

4. 骨盆骨折固定术　伤员仰卧位，双膝屈曲，膝下空隙处用柔软物品填实；将三角巾置于身下，底边对腰，两底角在前腹部拉紧打结；会阴处垫衬垫后，将顶角从臀下、会阴部拉出，并将其带子拉向腹前与两底角打结处进行再次打结；最后双膝间加衬垫厚，用绷带捆扎固定（图9-25）。

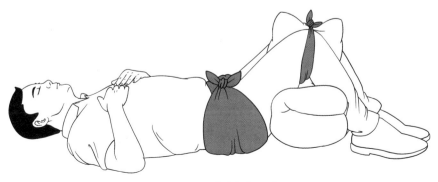

图9-25　骨盆骨折固定

5. **肋骨骨折固定术**　处理闭合性肋骨骨折时，伤员取坐位，在受伤侧的胸壁上加厚衬垫，确保衬垫的覆盖范围超过身体的前后中线；固定前，需伤员深呼气并屏气后，用3条约10cm的宽条带自下而上以叠瓦状的方式进行缠绕固定，在健侧腋前线或腋后线打结。

（四）注意事项

1. **生命优先**　在处理严重创伤伤员时，首先评估伤员意识、呼吸、脉搏及大出血情况，优先处理致命创伤。如有出血和伤口，应先止血和包扎，再进行骨折固定。

2. **加强衬垫**　夹板不应直接接触皮肤，应在夹板与皮肤之间加衬垫，特别是在夹板两端、骨隆突处和悬空部位应加厚衬垫。

3. **夹板尺寸适当**　夹板的长度和宽度应适当。长度应遵循"超关节固定"原则，即需超过骨折上下两个关节。除固定骨折部位上、下两端外，应特别注意还需固定上、下两个关节。

4. **固定效果确切且便于观察**　固定应松紧适宜，牢固稳定，且不可影响血液循环。固定时，为便于观察末梢血液循环、感觉、运动等情况，四肢指（趾）端需露出。

5. **保护患肢**　固定后应避免不必要的活动，以防继发损伤。

四、搬运术

搬运术是将伤员从事故现场转移到转运工具（担架或救护车）的过程。其目的在于迅速帮助伤员脱离危险环境，防止伤情恶化或发生二次伤害；改善伤员救治环境，利于开展抢救；尽快获取专业医疗援助，挽救生命及降低伤残。

（一）适应证

适用于活动受限且需要转运的伤员。

（二）物品准备

搬运伤员最常用的工具是担架，可供选择的担架类型如下。

1. **帆布担架**　适用于内科疾病患者，可提供较为柔软的支撑。

2. **折叠楼梯担架**　适用于在狭窄走廊或曲折楼梯等空间进行搬运。

3. **铲式担架**　主要用于脊柱损伤伤员的搬运，以减少对脊柱的进一步损伤。

4. **漂浮式吊篮担架**　固定伤员头部后，可其使完全露出水面，适用于海上救援。

5. **脊柱固定板**　专为脊柱骨折伤员设计，确保在搬运过程中脊柱的稳定。

用担架搬运伤员时可加用真空固定垫，它能够自动成型，或者通过打气或抽气成型。使用真空固定垫时，先将伤员固定在垫中，再使用担架进行搬运。

在紧急情况下，如不能获得担架，可采用徒手或利用椅子、折叠床等简易工具进行搬运；也可以使用毛毯、绳索、门板等制成临时担架替代工具，自制简易。但切忌不可因寻找工具而延误转动伤员的时机。

（三）操作方法

1. 常用搬运方法

（1）徒手搬运：适用于病情较轻且现场无担架、短途搬运的伤员。①单人搬运时，可使用扶持、抱持、爬行、侧身匍匐、牵拖和背负等。②双人搬运时，可采用椅托式、拉车式、平抬（平抱）和轿桥式等。③多人搬运时，三人可并排平抬伤员，四人及以上搬运可面对面水平抱起伤员（由一人专门负责固定头部）。

（2）椅子搬运：适用于呼吸困难和无法配合徒手搬运的伤员（无下肢骨折），且空间有限、无法使用担架的场所。搬运时，伤员坐于轻而牢固的椅子上并固定，两名救护者位于伤员两侧或前后，协同抬起椅子前行，且保持伤员面向行进方向。

（3）担架搬运：适用于病情较重、不宜徒手搬运或转移路途较远的伤员。由3～4人组成搬运组，伤员平卧于担架上并固定（昏迷者头部偏向一侧），头后足前，便观察病情。担架员步伐一致且平稳前进。无论是低处还是向高处搬运时，均需前低后高（即头部位于高处）。

2. 特殊现场伤员搬运技巧

（1）从驾驶室移出伤员：伤员头部两侧由一名救护者双手抱住，并向上牵引颈部（能够获得颈托的情况下，务必使用颈托固定）；双踝部由另一名救护者向下牵引，使双下肢伸直；余救护者（至少两名）双手托住伤员肩背部及腰臀部，平稳搬出伤员。此过程中，需注意牵引力务必与轴线平行，且搬运过程中脊柱应保持中立位。

（2）从倒塌物下移出伤员：达到现场后迅速清除压在伤员身上的重物，并保持呼吸道通畅（尽可能地清除口腔鼻腔中的异物）。其余搬出操作同从驾驶室移出伤员。注意在重物不能及时清除时，切忌避免用力拖拉伤员，以免造成进一步损伤。

（3）床至平车之间的转移：可采用单人、双人或多人搬运法。将伤员与平车间进项双向移动。

 知识拓展

医用过床易

　　医用过床易也称医用转移板、医用过床器，分常规型和高落差型。因其具有减轻护理人员劳动强度，避免职业损伤，以及稳定性好，可减轻患者在搬运过程中的痛苦且降低损伤的优点，目前已成为临床上常用的床与平车之间的移动工具。使用方法：把推车的高度升降到和病床、手术台一样的高度（之间落差不能超过15cm），推车紧靠病床，在手术台两侧各站一人。患者从床上过床到推车上时，病床一侧的人两手各扶持患者的肩部和臀部，轻轻地将患者推向对侧，身体与床面角度应在30°左右，另一侧的人将医用过床易滑入患者身体下方1/3或1/4处，病床一侧的人托住患者肩部和臀部向上45°左右用力慢慢往下推，另一侧的人也要托住患者的肩部和臀部，防止滑得太快，发生意外。当患者完全过床到推车上时，推车一侧的人员要侧搬患者，另一人将医用过床器取出，实现安全、平稳、省力的过床。

3. 特殊伤员搬运技巧

（1）腹腔脏器脱出伤员搬运：伤员取双腿屈曲体位，使放松腹肌，以防内脏进一步脱出。严禁将脱出的内脏回纳至腹腔，以避免感染。使用干净的湿敷料覆盖外露的肠管，再用保鲜膜覆盖湿敷料（或直接用保鲜膜覆盖）；用三角巾或现场取材做一环形圈（略大于脱出物）围住脱出物；再将内脏和环形圈一起用碗（盆）扣住；再用三角巾折成条带绕腹部固定碗（盆）于健侧腹部打结；最后采用腹部三角巾包扎法进行包扎。包扎后，伤员应取屈膝仰卧位，双膝间加衬垫后固定，膝下空隙处用柔软物品填实。在搬运前，应注意观察，确定伤员呼吸道通畅，病情稳定且已加强腹部保暖。

（2）骨盆骨折伤员搬运：搬运前需完成骨折固定术。搬运时，三名救护者位于伤员同侧，双手平伸于伤员身下尽量至对侧（一人负责胸部，一人负责腿部，一人专门保护骨盆），同时发力抬起伤员置于硬质担架上并固定。伤员膝部微屈，膝下加垫，以减轻疼痛；用沙袋或衣物于骨盆两侧固定，以防途中晃动。

（3）脊柱、脊髓损伤伤员搬运：搬运时应保持伤员脊柱伸直，避免颈部与躯干前屈或扭转。①颈椎损伤伤员：通常由四人搬运，一人双手抱伤员头部并轴向牵引颈部；余三人在伤员同侧，分别负责肩背部、腰臀部、膝踝部。双手平伸于伤员身下尽量至对侧；四人同时发力，平稳抬起伤员置于脊柱板上（注意保持脊柱中立位）；使用颈托和头部固定器，再用带子将伤员胸部、腰部、下肢固定于脊柱板上。②胸、腰椎损伤伤员：则可由三人搬运，方法同颈椎损伤伤员同侧三人搬运法。

（4）伤口异物伤员搬运：搬运前需妥善固定伤口内刺入物并做好包扎（图9-26）；搬运时需避免震动、挤压、碰撞，以防刺入物脱出或进一步深入。

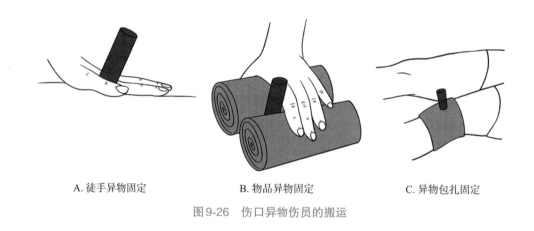

A. 徒手异物固定　　　　　　　　B. 物品异物固定　　　　　　　　C. 异物包扎固定

图9-26　伤口异物伤员的搬运

（四）注意事项

1. 充分准备　在进行搬运前，应对创伤处进行必要的止血、包扎和固定处理，确保伤员的基本状况稳定。

2. 选择适宜方法　根据现场环境、伤员的具体状况、救护人员的人数和体力，以及转运的距离，选择最合适的搬运方式。

3. 病情观察　搬运过程中，应持续观察伤员的病情变化，防止因搬运不当造成皮肤压伤或缺血性坏死。在双人抬担架时，伤员头部应位于后方，以便于观察病情。

4. 确保安全　搬运动作应轻柔、迅速且协调一致，避免粗暴操作和震动。应注意在搬运过程中，须先确保伤员在搬运设备（如担架或椅子）上得到妥善固定，特别是汽车转运时，更应将伤员和担架都固定在汽车上，以避免在搬运过程中造成二次损伤。

5. 保护脊柱　对于疑似脊柱骨折的伤员，搬运时应始终保持脊柱的轴线位置，防止脊髓损伤。转运时应使用硬质担架（如脊柱板），避免使用软担架。

五、清创术

清创术是通过手术方法清除伤口内无活力或受污染的组织，直至暴露出周围健康组织的技术。其目的是通过及时、正确的方法清理伤口，以修复关键组织，可将开放性污染伤口转变为清洁伤口，用以预防感染，从而为伤口愈合创造有利条件。创伤后应尽早开展清创术，伤后6～8小时内清创通常可以实现一期愈合。

创伤患者可能存在多种类型的伤口，包括清洁伤口、污染伤口和感染伤口。针对不同类别的伤口，处理策略有所差异：①清洁伤口（如无菌手术切口），可以直接进行缝合。②污染伤口，开放性创伤初期形成的伤口通常为污染伤口，虽然存在细菌污染但尚未发展为感染，可以通过清创术处理，然后进行直接缝合或延期缝合。③感染伤口，通常需要先进行充分引流，再进行其他处理。

（一）适应证

除擦伤、浅而小且出血较少的伤口外，开放性创伤造成的6～8小时内新鲜伤口及24小时内污染程度较轻的伤口均需实施清创术。头面部伤口因其血运较好，故通常在伤后24～48小时内仍可争取清创时机以进行一期缝合。

（二）物品准备

无菌手术包、麻醉用品、帽子、口罩、无菌手套、无菌生理盐水、75%乙醇或0.5%聚维酮碘、3%过氧化氢溶液、0.5%苯扎溴铵（新洁尔灭）、止血带、无菌敷料或纱布、绷带等。

（三）操作方法

1. 操作前评估

（1）伤员总体情况评估：综合评估伤员病情及其与家属的心理-社会情况，并签署知情同意书，确保伤员配合。在评估过程中如发现存在颅、胸、腹的严重创伤或休克迹象，应先给予急救措施。

（2）伤口情况评估：评估伤口的形状、大小、边缘、深度、出血情况、污染程度，以及是否有外露组织、异物残留和伤道位置，特别注意判断是否有重要血管、神经、肌腱和骨骼损伤；同时可通过X线片等方法确定伤口内或附近是否存在骨折情况。对于刺伤和投射物造成的损伤，应寻找入口和出口，注意可能的多处损伤和内部损伤；对于无法探查的深部伤口，注意是否存在其他体征可以帮助甄别病情（如头部外伤后鼻腔、耳道流出脑脊液，提示可能存在颅底骨折）。

2. 操作步骤

（1）清洗伤口周围皮肤：用无菌纱布覆盖伤口后，剪去伤口边缘毛发，范围大于伤口边缘5cm。更换无菌纱布，用肥皂液刷洗伤口周围皮肤至清洁，用生理盐水冲洗，伤口覆盖无菌纱布。

（2）清洗伤口：除去覆盖伤口的纱布，用生理盐水反复冲洗伤口，清除伤口内的污物和异物后，用3%过氧化氢溶液冲洗，再用生理盐水将产生的泡沫冲洗干净，连续重复3遍上述冲洗步骤。

（3）消毒伤口周围皮肤：更换无菌手套后，用75%乙醇或0.5%聚维酮碘由内向外消毒伤口周围皮肤，直径＞15cm。对于重度污染或感染伤口的清创消毒则应由外向内（即自直径＞15cm的边缘起）消毒伤口周围皮肤。注意勿使消毒液流入伤口内。铺无菌治疗巾准备手术清理伤口。

（4）探查伤口：术者快速完成手术准备后，按解剖层次由浅入深探查伤口。识别组织活力，检查血管、神经、肌腱和骨骼损伤。

（5）皮肤清创：伤口边缘不整齐、有血供的皮肤，沿伤口边缘切除1～2cm以进行修整；对于失去活力的皮肤组织直接切除。

（6）失活组织清除：彻底清除污染及失去活力的组织。并注意应充分显露潜在创腔，必要时可切开表面皮肤、沿肢体纵轴切开深筋膜、"S"形切开关节，以彻底清除严重挫裂、失去活力、丧失血供的组织。①血管清创时，如仅污染而未断裂，可切除污染的血管外膜；如完全断裂或有挫伤、栓塞时，需切除后吻合或血管移植；如为小血管则切除后断端结扎即可。②神经清创时，如污染较轻，用生理盐水棉球轻轻擦拭；如污染严重，则剥离切除污染的神经外膜，保留分支。③肌腱清创时，未受伤的肌腱应加强保护；但对于污染、严重挫裂、失去活力的肌腱应予切除。

（7）再次清洗伤口：彻底清创完毕，先用生理盐水冲洗伤口2～3次，然后进行伤口浸泡3～5分钟（常规用0.1%苯扎溴铵溶液；伤口污染严重或受伤时间长时选用3%过氧化氢溶液），再用生理盐水冲洗干净。更换无菌物品准备修复伤口手术。

（8）组织修复：①血管修复时，应在无张力下尽可能进行一期吻合。缺损较多时，需自体移植其他血管进行修复。②神经修复时，力争一期缝合修复。轻度缺损时，需游离神经近、远两端靠拢后缝合；缺损＞2cm时则需自体神经移植。③肌腱修复时，创缘平整、无挫裂伤的肌腱可清创后直接缝合。

（9）伤口引流：表浅、止血良好、缝合后无死腔的伤口一般无须引流。伤口深、损伤范围大、污染严重、有死腔或可能形成血肿时，应在伤口低位或另做切口放置引流物，并保持引流通畅。

（10）缝合伤口：根据伤口污染程度、大小、深度等情况决定开放或缝合伤口，一期缝合或延期缝合。缝合时应按组织层次分层进行缝合，注意排列均匀，张力适中，以伤口边缘对合为度，且不可留有无效腔。缝合后需用乙醇消毒皮肤，并覆盖无菌纱布后妥善包扎固定。①未超过6～8小时的清洁伤口、污染程度轻、清创及时且彻底者，可一期缝合。②头面部血运丰富且愈合能力强，如无明显感染，伤后24～48小时仍应争取一期缝合。③污染重或特殊部位清创不能彻底时应延期缝合，需先在清创后于伤口内放置引流物，一般4～7天后，伤口组织感染消除后，可再做缝合。④感染伤口清创后不可缝合，敞开引流，1～2周后肉芽创面形成，择期行二期缝合。⑤显露的重要组织，应转移皮瓣修复伤口，覆盖外露组织；皮肤缺损者可行植皮术。

（四）注意事项

1. 清创及时　伤口清创应尽快进行，越早越好。避免延迟，以减少感染风险和争取一期愈合。

2. 病情监测　在清创过程中，应密切观察伤员的病情变化，特别是血压、心率和意识状态，对任何潜在的致命性损伤均应先行及时有效处理。

3. 预防感染　必要时遵医嘱合理使用抗生素、破伤风抗毒素或免疫制剂，以预防感染的发生。

4. 术后体位　术后应适当抬高患侧肢体，以促进血液和淋巴回流，减少肿胀，减轻疼痛。

5. 术后监测　定期检查患肢的血液循环、感觉和运动功能。注意观察伤口是否有红肿、压痛、渗液或分泌物等感染迹象。一旦发现立即采取相应措施，如拆除部分或全部缝线，以开放伤口进行引流。

本章小结

思考题

1. 创伤现场救治中，伤情评估的顺序和原则是什么？

2. 多发伤和复合伤怎么区别？

3. 简述常见止血方法及适用范围。

更多练习

（高 鸢）

第十章 环境及理化因素损伤

教学课件

学习目标

1. 素质目标

（1）具备处理环境与理化因素损伤所需的急救意识。

（2）具备处理环境及理化因素损伤所需的整体护理思维。

2. 知识目标

（1）掌握：中暑、电击伤、淹溺、冷损伤、烧伤、动物咬伤，以及高原病的概念及急救护理措施。

（2）熟悉：中暑、电击伤、淹溺、冷损伤、烧伤、动物咬伤，以及高原病的病情评估。

（3）了解：中暑、电击伤、淹溺、冷损伤、烧伤、动物咬伤，以及高原病的病因和发病机制。

3. 能力目标

（1）能及时识别中暑、电击伤、淹溺、冷损伤患者的受伤类型，并且能正确地进行现场急救处理和院内护理工作。

（2）能对烧伤、动物咬伤、急性高原病患者实施恰当的紧急救护。

案例

【案例导入】

患者，30岁。某建筑工地工人，每天在烈日下工作10余小时。今日因"高热、意识障碍伴抽搐2小时"而被工友紧急送入医院急诊科。来诊时，患者T 40.5℃、P 135次/分、R 32次/分、BP 80/45mmHg、双侧瞳孔等大等圆、直径约2.0mm、对光反应迟缓，皮肤干燥、双肺呼吸音均正常，同时还伴有口吐白沫和双下肢阵发性抽搐的症状，李某平素体质良好，在工地干活时发病。

【请思考】

1. 该患者发生了何种情况？

2. 医护人员应采取哪些抢救措施？

【案例分析】

第一节　中　暑

一、概述

（一）概念

中暑（heat illness）是指当人在高温环境下，由于体温调节中枢功能障碍、汗腺功能衰竭和水、电解质丧失过多而引起的以中枢神经和/或心血管功能障碍为主要表现的急性热损伤性疾病。

（二）分类

中暑是一种常见的疾病，可分为先兆中暑、轻度中暑、重度中暑。重度中暑又可分为热痉挛（heat cramp）、热衰竭（heat exhaustion）和热射病（heat stroke）。

二、病因与发病机制

（一）病因

中暑的病因可以归结为多种，包括机体内热量积聚、散发不畅及机体对高温环境的适应性降低。

1. 机体内热量积聚　孕妇及肥胖者产热增加；高温环境中进行重体力劳动者产热增加，如建筑工人、蔬菜大棚里劳作的农民等，由于重体力劳动或工作及运动强度大、持续时间长，会导致机体产热增加，散热又不足，极易发生热积聚。

2. 机体热量散发不畅　由于处于高温、湿度大的环境且穿着不透气的衣物，以及汗腺功能受损，如先天性汗腺缺乏症、大面积烧伤后遗症、瘢痕皮肤等导致机体散热减弱。

3. 机体对高温环境的适应性降低　当机体面临非常高的热负荷时，热适应能力会随之降低，这将导致机体产生快速应激反应，从而影响正常生理功能。机体通过神经内分泌的各种反射调节来不断地适应环境变化，以维持正常的生理功能。但是，当这种调节能力受到损害，机体就无法有效地适应高温，从而导致代谢失衡，甚至出现中暑的情况，尤其是糖尿病、心血管疾病、产妇及长期处于低温环境的人群对高温环境的适应性更低。

（二）发病机制

人体在下丘脑体温调节中枢的控制下，通过产热和散热来保持体温的稳定，从而实现体温的动态平衡。当外界的温度低于35℃时，人们可能会利用辐射、传导和对流等多种方式来释放大部分的热量，约占人体总热量的70%。然而，如果外界的温度高于35℃，那么蒸发就会变得至关重要，甚至可能会成为主要的散热方式。当机体产热大于散热或散热受阻，则体内就有过量热蓄积，产生高热，引起组织损害和器官功能障碍。

在炎热的天气里，从事重体力劳动或运动时，汗液大量流失，会造成机体缺乏水和盐。当机体大量失盐或仅补水充分而补盐不足时，则会导致低钠血症、低氯血症，出现肌肉痉挛，发生热痉挛；当大量体液流失会导致机体失水、血液浓缩、血容量不足，血压降低，血管收缩功能下降，则易发生循环衰竭；此外，由于身体的蒸汽散热能力减弱，汗腺疲劳，皮肤也会变得更加干燥，体温调节中枢受损，导致体温骤然升高，机体出现严重的病理生理变化，从而发生热射病。

三、病情评估

（一）健康史

为了确定患者的健康状态，须对其进行全面的评估，包括：检查其身处的环境情况，以确定导致其身体过度产热、散热受阻的原因，例如长期处于高温的环境、没有及时补充水分等。

（二）临床表现

1. 先兆中暑　如长期处于高温的环境中而不及时补充水分和盐分，会发生先兆中暑，表现为口干、疲劳、大量流汗、眩晕、视物模糊、听觉障碍、呼吸困难、心率加快、精神恍惚、注意力分散、体温上升。但是，只要能够立即脱离这种高温环境，并适当补充水分、盐分和休息，就能够恢复。

2. 轻度中暑　由先兆中暑进一步发展而来，表现为面色潮红、发热、呼吸困难、头晕、恶心，甚至会导致体温超过38℃。此外，轻度中暑患者常常会感到虚弱、手足发凉，并伴随着严重的呼吸困难和低氧血症。采取脱离高温环境、降温等迅速而有力的措施，数小时之内就能够恢复。

3. 重度中暑　重度中暑患者通常会出现热痉挛、热衰竭和热射病等症状。然而，在实际的治疗过程中，这些症状往往很复杂，会混合存在。

（1）热痉挛：一般见于青壮年人。当患者处于炎热的天气中，并且有较强的体力消耗时，就会出现肌紧张、肌肉不规则收缩及突然的肌肉酸痛。上述表现持续约数分钟后可自行缓解，多数在活动停止后发生。热痉挛常发生在四肢肌肉、咀嚼肌和腹直肌，最常见于腓肠肌，也可发生于肠道平滑肌。患者意识清楚，其体温并未明显上升。热痉挛症状的发生可能与体内严重钠缺失和过度通气有关。

（2）热衰竭：此型较为常见，常发生在老年人、儿童及有长期慢性病史的人群。当受到极端高温的刺激时，由于身体无法适应这种温度，就会产生严重的脱水、电解质紊乱失衡、外周血管扩张、循环血量减少等情况，表现为大汗淋漓、疲乏、无力、眩晕、恶心、呕吐、头痛、呼吸增快、肌痉挛、心动过速、直立性低血压或晕厥等。此时体温可轻度增高，中枢神经系统损害不明显。热衰竭可以是热痉挛和热射病的中间过程，如不治疗可发展成热射病。

（3）热射病：是中暑最严重的一种表现，是一种致命性急症。典型表现为高热、无汗和意识障碍。分为劳力性热射病和非劳力性热射病两型。在炎热、潮湿的环境下，进行体力劳动或剧烈运动的健康年轻人易发生劳力性热射病。热射病是由机体产热过多，散热不良而引起。严重者可出现急性脑水肿、急性肺水肿、急性肝肾衰竭、DIC、多脏器功能障碍，甚至昏迷、休克、死亡。非劳力性热射病多发生在儿童、老年人和有基础性疾病的人群，表现为皮肤干燥、发热和发红，84%～100%患者无汗，体温高达40～42℃，甚至更高。热射病是中暑最严重的类型，其病死率与持续高温程度有关，年老体弱和有长期慢性病史的患者死亡率常常高于普通人群。

（三）辅助检查

血常规检查表现为：在发病初期血红蛋白含量升高、红细胞压积增加，血小板计数先正常继而迅速下降，白细胞、中性粒细胞增多，其增多的程度与中暑的严重程度相关。如果有感染，还会伴有C反应蛋白、降钙素原和IL-6的升高。谷草转氨酶、谷丙转氨酶、肌酐、血清尿素浓度均会显著上升。血液电解质浓度也会出现较大的波动。此外，在某些情况下，尿常规检查还会发现蛋白尿、血尿、管状尿等。严重病例常出现肝、肾、胰和横纹肌损害的实验室改变。有凝血功能异常时，应考虑DIC。尿液分析有助于发现横纹肌溶解和急性肾衰竭。

四、急救与护理

应采取有效措施，以尽快将患者从高温环境中解救出来，并迅速降低体温以保护其重要器官。

（一）现场救护

1. **脱离高温环境**　立刻使患者脱离高温环境，转移到通风良好的阴凉处或20～25℃的房间内。在这个过程中，协助患者脱去外衣，充分散热、充分休息。

2. **降温**　轻症患者可通过多次使用冷水来缓解发热，如果发热严重，则需要使用冰块。同时，也需要使用扇子、电风扇和空调等物品来辅助降温。在使用这些物品时，要确保患者感觉舒适。如果患者出现了血液循环障碍，则需要通过静脉输液来缓解症状，但要控制好输液滴速，避免大量输注液体。

通过及时有效的现场救护，大多数先兆中暑或轻度中暑患者都能够康复，然而，如果怀疑是重度中暑，就必须尽快将其转送至医疗机构。

（二）转运途中救护

1. **转运指征**　①患者体温＞40℃。②在采取了冷敷、喷水、吹风等降温措施后，患者的体温仍＞40℃。③患者的意识状况没有明显好转。④现场没有足够的医疗设备。

2. **转运途中降温方法**　①把救护车的空调设置到较冷的状态，并且打开车窗。②给予20～25℃温水不断地用力搓揉患者皮肤，帮助患者的皮肤排汗，同时要保证患者体表得到充分冷却，如用冰袋对患者的头部、腋下和腹股沟等部位进行冷敷。③对于清醒患者，可以口服4～10℃生理盐水或林格氏液500～1000ml，0.5～1.0小时复测体温1次。

3. **转运途中的生命支持与监护**　①在转运过程中，应当给予患者充足的氧气，采取面罩或鼻导管吸氧，氧流量为 3 ～ 5L/min，对 SpO₂ 进行持续监测，以确保 SpO₂ 维持在 90% 以上。②保持呼吸道通畅，防止窒息。

4. **转运途中联络**　在转运过程中，如果患者出现病情变化，应立即与后方医院取得联系，以便提供有效的治疗。建议在抵达医院 30 分钟前，及时与后方医院取得联系，并做好接待准备。

（三）医院内救护

1. **热痉挛**　热痉挛的患者，清醒者，一般建议采取口服补液盐的方法。对于发生脱水的患者，立即静脉滴注生理盐水，并在痉挛较为严重的情况下，每次静脉注射 10% 葡萄糖酸钙 10 ～ 20ml。

2. **热衰竭**　①迅速降温。②补液，纠正水、电解质紊乱。

3. **热射病**　正确的诊断和及时采取有效的治疗方法是改善预后的关键。救治的关键点：迅速降低核心温度，血液净化，防治 DIC。具体救治措施为"九早一禁"，即早降温、早扩容、早血液净化、早镇静、早气管插管、早纠正凝血功能紊乱、早抗感染、早肠内营养、早免疫调理，在凝血功能障碍期禁止手术。

（1）降温：及早采取有效的降温措施是抢救重度中暑患者的关键，尤其对于那些处于高热状态的患者来说，这将会对其预后产生极大的影响。因此，目标是让患者的核心体温在 10 ～ 40 分钟之间快速降低，降至 39℃ 以下，争取在 2 小时内降至 38.5℃ 以下。降温措施包括物理降温和化学降温。

（2）循环监测与液体复苏：持续监测体温、脉搏、呼吸、血压、血氧饱和度和血气分析，以及每小时的尿量和尿液颜色，必要时还需要对中心静脉压进行监测。为了获得最佳的恢复效果，建议采用晶体液进行液体治疗，并且调节输液使尿量保持在到 200 ～ 300m/h，第一个 24 小时的输液量应该在 6 ～ 10L。动态监测血压、心率、尿量，并根据实际情况适当控制输液流速；密切关注水、电解质情况，及时补钾；补充碳酸氢钠碱化尿液。

（3）血液净化：具备以下一条可考虑行持续床旁血液滤过，如有以下两条或两条以上者应立即行血液滤过治疗。①普通物理降温方法无法使体温下降而且体温持续高于 40℃ > 2 小时。②血钾 > 6.5mmol/L。③肌酸激酶 > 5000U/L，或每 12 小时增高速度超过 1 倍。④少尿、无尿，或难以控制的容量超负荷。⑤血肌酐每日递增值 > 44.2μmol/L。⑥难以纠正的水、电解质代谢紊乱和酸碱平衡失调。⑦严重的血流动力学不稳定。⑧重症感染、脓毒血症。⑨合并多脏器障碍或出现多器官功能障碍综合征（MODS）。如其他脏器均恢复正常，仅肾功能不能恢复的患者，可考虑行血液透析或腹膜透析维持治疗。

（4）其他：采取以下措施维持呼吸系统的稳定。给予吸氧治疗，针对昏迷或呼吸衰竭的患者，可以采用气管插管，并采用呼吸机实施辅助通气。此外，还可以应用抗生素来预防感染；针对发生心律失常的患者，使用药物控制心律失常。出现躁动、抽搐者，适当给予镇静药。及时纠正凝血功能障碍。热射病患者早期常合并有凝血功能障碍，较易发生 DIC，因此，应尽可能减少有创操作。

（四）护理措施

1. **体位** 心力衰竭的患者应保持半卧位，血压较低的患者应该保持平卧位。昏迷患者保持呼吸道畅通，并充分提供氧气，必要时进行机械通气。

2. **保持有效降温**

（1）现场降温：①立即将患者脱离高热、潮湿的环境，转移到一个空气流通、阴凉的地方或者是有空调的房间，迅速将患者平卧并去除外衣，保持有效散热。②用凉水喷洒或用湿毛巾不断地擦拭患者全身。③用扇子扇风、吹冷风，促进蒸发散热和对流散热。④连续监测患者体温。

（2）转运途中降温：①开窗通风或将救护车内的空调开放。②用湿毛巾不断擦拭患者全身或全身冷敷。③给予输液治疗。④连续监测患者体温。

（3）病房内降温：①将室内温度控制在20～24℃。②给予静脉输液治疗。③使用有效的降温措施，如使用降温毯、冰帽等。④将冰袋或冷却剂置于双侧颈部、腋下、腹股沟。⑤用4℃生理盐水200～500ml进行洗胃和/或直肠灌肠。⑥病情需要可使用血液净化。⑦为了达到有效降温，可联合使用冬眠合剂。⑧有条件者可采用血管内降温仪或将患者浸入冷水浴中（水温为15～20℃）。

3. **密切观察病情变化**

（1）降温效果的观察：①在降温过程中应监测肛温，每15～30分钟测量一次，根据降温情况及时调整降温方案。②监测的同时要观察患者末梢循环情况，以便更好地评估降温效果，若患者出现高热而四肢末梢湿冷、发绀，则可能表明病情正在恶化。治疗后，若体温明显下降、四肢末梢变得温暖、发绀明显减轻或消失，则说明治疗取得了良好的效果。③若出现呼吸困难、深度昏迷、血压下降等情况，则应立即停止药物降温。

（2）并发症的监测：①监测水、电解质代谢紊乱情况。②给予留置导尿，监测尿量、尿液颜色、尿比重，以了解肾功能状况，出现浓茶色尿和肌肉疼痛常提示有横纹肌溶解。③定期检测动脉血气及凝血功能，监测凝血酶原时间、凝血活酶时间、血小板计数和纤维蛋白原，以防DIC。④密切观察患者的神志、瞳孔、脉搏、呼吸的变化，注意脑水肿发生。⑤定期检查血压和心率变化，如果情况允许，建议使用脉搏指示连续心输出量（pulse indicator continuous cardiac output，PICCO）监测中心静脉压、心输出量及外周血管阻力情况。这样就能够更好地指导合理补液，防止肺水肿，防治休克。降温时，应保持收缩压在90mmHg以上，同时注意有无心律失常发生，必要时应及时给予处理。

（3）监测高热的其他表现：例如出现畏冷、出汗、呼吸困难、恶心、消化不良、呕血、排泄物中带血等，可帮助更准确地作出诊断。

4. **对症护理**

（1）口腔护理：应该重视口腔护理，以防止感染和溃疡的发生。

（2）皮肤护理：因高热而大量出汗者，应及时更换潮湿的衣物，要尽快为患者换上干爽的衣服和床单，并且要经常检查皮肤情况，及时翻身，防止压疮发生。

（3）高热惊厥护理：将患者置于四周有护栏的床内，做好坠床和碰伤的防护工作。患者惊厥发作时，使用牙垫等防止舌咬伤。同时床边备好开口器及舌钳。

第二节　电击伤

案例

【案例导入】

　　患者，男，46岁。因"高压电击伤1小时。"收入院。查体：T 36.5℃，P 100次/分，R 20次/分，BP 115/70mmHg，四肢、躯干受到电击损伤的烧伤面积为体表总面积的20%，Ⅲ度烧伤；双上肢及双下肢有不规则的创面，呈炭化样；腹部创面凹陷暴露腹直肌；右前臂创面焦黑，周围软组织肿胀明显，皮温低。实验室检查：心肌酶升高，动脉血气分析示代谢性酸中毒。入院诊断："重度电击伤合并深度烧伤、心肌损害、代谢性酸中毒"。入院后经伤者签字同意，给予受伤创面清创及右前臂筋膜松解术治疗。

【请思考】

　　1．电击伤后烧伤部位有哪些典型的临床表现？

　　2．电击伤患者入院后，给予哪些护理措施？应重点观察什么？

【案例分析】

一、概述

　　电击伤（electric shock injury）指一定量的电流通过人体引起的全身或局部组织损伤和功能障碍，甚至发生呼吸、心搏骤停。电流对身体的危害涉及电流自身及电流转换成能量后的光和热效果两种。电流自身对机体的致死影响有两点：一是触电诱发心室颤动，以致心脏停搏，常因低压力触电引发；二是触电对延髓呼吸中枢的影响，诱发循环控制、瘫痪，以致循环暂停，常因高压电触电引发。电流转换成能量后的光和热效果对机体的影响多见于高压电流所造成的电烧伤，轻者仅表现为部分表皮和浅层肌腱的灼伤，重者灼伤可至肌体深部，甚至骨髓。

　　电击伤程度与致伤电流类型、电流强度、电击时间、压力大小、电流路径及人体电阻相关。不同人体组织电阻亦不同，电阻由小到大依次为神经、血管、肌肉、脂肪、皮肤、骨，电流通常会穿过电阻较低的组织，导致组织受损。

二、病因与发病机制

（一）病因

　　电击伤常见的原因主要是缺乏安全用电的知识、违反用电操作常规、地震、火灾或者暴风雪致电线折断等导致人体直接接触电源或在高压电和超高压电场中，电流或静电电荷经空气或其他介质电击人体。

（二）发病机制

人体是导电体，在接触电流时，即成为电路中的一部分。电击造成的损伤包括电流对细胞的直接损伤和电阻产热引起的组织和器官损伤。电击伤对人体的危害与接触的电流类型、电流强度、电压高低、通电时间、电流方向和所在环境的气象条件等有密切关系。

1. 电流类型 交流电具有极强的危害性，它可以导致肌肉持续抽搐，"牵引住"接触者导致其无法摆脱交流电影响。家用低频（50～60Hz）交流电的危害要高于高频直流电的3～4倍，人体对它的敏感度也是极高的。同是500V以下的电流，交流电比直流电危险性高3倍。而50～60Hz的低压交流电更容易造成严重的心脏疾病（心室颤动）。因此，在使用交流电时，应特别注意安全。

2. 电流强度 不同强度的交流电，可产生不同的生理效应。通过人体的电流越大，对人体造成的损害越重，危险性也越高。

3. 电压 电压越高，人体所接受的电流也越多，这会导致机体更容易受到损害。电压越高，就越容易造成深部灼伤，而低电压则易导致接触肢体被"固定"于电路。220V的电压可造成心室颤动，1000V以上电压可使呼吸中枢麻痹而致死。低压电击伤伴心搏骤停的情况大多不能有效复苏，多数患者在到达医院前就已经死亡。

4. 电阻 电流在体内优先沿电阻小的组织前行，引起组织损伤。在一定电压下，机体组织的电阻越小，通过的电流越大，造成的损伤也越大。组织不同，电阻不同，由大到小依次为骨、皮肤、脂肪、肌肉、血管和神经。皮肤干燥时电阻高，反之电阻降低。

5. 通电时间 随着接触电源的时间增加，电流对人体的危害也会随之增大，而且这种危害会更加严重。因此，在使用电源时，应该尽量减少接触时间，以减少对身体的损害。

6. 通电途径 当电流通过多种方式进入人体时，它们所带来的影响是各异的。如果电流是以头部、上臂等部位进入全身，由下肢流出，或由一只手进入，再从另一手流出，就会导致严重的后果。这种情况的风险很高，因为会导致严重的心脏问题，甚至死亡。当电流从一侧下肢的某个部位进入，然后由另一侧下肢某个部位流出，它的风险就会大大降低。

三、病情评估

（一）健康史

评估患者电击伤的情况。询问患者或者陪同者当时所处的环境，是否有直接或间接接触带电物体的情况。

（二）临床表现

1. 全身表现

（1）触电后，触电者的面部和身体都将出现异常表现。可表现为面色苍白、心悸、头晕、四肢无力、惊慌、表情木讷，呼吸、心率加快，同时会有不同程度的肌肉疼痛、头痛、神经兴奋、心律失常等。重者亦可有各种内脏损伤，如肾损伤、肺损伤等，甚至由于各脏器功能受损而发生急性衰竭，如急性肾衰竭、急性心力衰竭等。

（2）低压电击可致触电者发生心室颤动，呼吸断续，继而停止，甚至进入呼吸、心搏极其微弱或暂停的"假死"状态，多数经积极治疗可恢复，如复苏不及时可死亡。

（3）当人体受到高压电击时，出现呼吸麻痹、皮肤发绀、意识模糊和血压下降，如果没能得到及时治疗，可最终死亡。存活者可有定向力障碍，出现癫痫、低血容量性休克或昏迷等。如触电时电流强、电压高，伤者可因呼吸中枢、心血管运动中枢同时受损，而立即死亡。

2. 局部表现

（1）由低压电击伤导致的烧伤通常发生在电流的接触和流出处，受压损伤的区域伤口比较小，局部皮肤呈灰白色或焦黄的圆形或椭圆形，且干燥、边缘整齐，与正常皮肤界限清楚，并且很少会对人体器官造成破坏。

（2）由于高压电的作用，烧伤通常会在人体的某些部位发生，这些部位通常会有一个入口和多个出口，而且这些入口的面积通常不会很大，但是它们会深入到肌肉、血管、神经和骨骼中，这是"口小底大，外浅内深"的典型特征。烧伤部位的机体组织可炭化或坏死成形，或因肌肉剧烈收缩致肢体骨折、关节脱位。随着病情进展，烧伤部位的机体组织可发生坏死、感染、出血等。如电击损伤血管，血管壁可发生变性、坏死或血管内血栓形成，近而该部位组织发生坏死、出血，甚至肢体发生广泛性坏死，致残率高。

3. 并发症　可能会导致严重的后果，包括短暂的精神症状、心脏病变、肢体瘫痪、血液循环障碍、局部组织损伤或感染、酸中毒、高钾血症、急性肾衰竭、内脏损伤、关节脱位和骨折、永久性失明或听力丧失。电击对孕妇来说是一种致命的打击，可能导致流产。

（三）辅助检查

1. 实验室检查　肌酸激酶（creatine kinase，CPK）及其同工酶（CK-MB）、丙氨酸转氨酶（alanine transaminase，ALT）、乳酸脱氢酶（lactate dehydrogenase，LDH）的水平都会升高。此外，肌酐、尿素和尿淀粉酶也会升高。尿液检测还会发现血红蛋白尿和肌红蛋白尿。血液循环检查能够发现酸中毒和低氧血症。

2. 心电图　可见各种心律失常。

3. X线检查　可见骨折、关节脱位等。

四、急救与护理

即刻脱离电源，提供有效生命支持，密切心电监护，严密病情观察，防治并发症。

（一）现场救护

1. 迅速脱离电源　①断开电源插头和开关，并尽快切断电源。②立刻把电线从人体上分离，可以选择一些可靠的绝缘材料，如干燥的木棍、竹棍等，以防止施救者被电流击伤。③切断电线，远离电源开关，在野外或存在电磁场效应的场所发生触电时，施救者可使用绝缘的工具或干燥的木柄刀、斧等斩断电线。中断电流后再对触电者施救，但需注意妥善处理电线残端。④当发现有人受到电击，不能轻易脱离的情况下，应该马上采取措施，如用一根绝缘的绳子将触电者套住，使其与电源脱离，施救者切忌用手直接牵拉触电者。

在将触电者与电源脱离的过程中，应注意：①为了防止触电者受到再次伤害，应该采取有效的预防措施，如在高空脱离电源时，要及时采取有效的保护措施，以防止从高处坠落而导致骨折等危险发生。②施救者必须特别小心，不得在电源未断或没有采取任何预防措施的情况下进行施救，如不得用手直接去牵拉触电者。

2. 心肺复苏　呼吸、心搏骤停者应立即进行心肺复苏。在对触电者进行心肺复苏时，不要轻易终止心肺复苏，应警惕触电者的"假死"现象。

3. 转运　轻型触电者不需特殊处理，一般就地休息、严密观察1～2小时即可，较重的轻型触电者需卧床休息，严密观察，必要时入院给予对症支持治疗。重型触电者经现场心肺复苏、畅通气道、吸氧等救护后，在严密监测心率、心律的情况下，须迅速转运至有条件的医院做进一步的救治。电击伤合并烧伤者转运时要注意保护创面，用无菌或清洁敷料覆盖伤口。必要时持续心肺复苏。

（二）医院内救护

1. 维持有效呼吸　为了确保良好的呼吸状态，及时给予氧气吸入。对于有气道分泌物者，需及时进行吸痰，保持呼吸道通畅。必要时行气管插管，呼吸机辅助通气。

2. 纠正心律失常　电击伤会对心脏造成严重的损害，其中最严重的是心室颤动，一旦发生，应在静脉给予肾上腺素救治的基础上及早行电除颤。

3. 补充血容量　电击导致严重烧伤及低血容量性休克者，应迅速静脉补液扩容，补液量应根据触电者的尿量、周围循环情况、中心静脉压（CVP）等进行调整。如出现肌红蛋白尿，则应在充分补液维持尿量的同时，给予碳酸氢钠碱化尿液，保护肾功能。

4. 保护创面　电击灼伤的创面处理与烧伤处理相同。应在积极去除电击灼伤创面的坏死组织、防止创面感染和污染的同时，对创面较深、伤及深部组织，且有坏死发生的创面进行开放治疗。

5. 筋膜松解术和截肢　高压电击灼伤的肢体可导致肢体局部软组织水肿、小血管内血栓形成和肢体远端发生缺血性坏死等。经过筋膜松解术和截肢治疗后，可有效缓解局部软组织水肿、血栓形成及缺血性坏死的症状，同时还能够降低组织压力，改善远端肢体血液循环，因此，在必要时，可以考虑进行截肢术。

6. 对症处理　对于触电后需要进行心肺复苏或昏迷的患者，应当采取脱水治疗和糖皮质激素治疗，以预防和减轻脑水肿的发生。根据触电者的伤情，必要时实施抗感染、抗休克、抗脏器功能衰竭及纠正水、电解质代谢紊乱的救治措施。

（三）护理措施

1. 即刻护理措施　为了确保安全，尽快采取必要的急救措施。首先，请保持良好的体位，平卧、保持头偏向一侧，开放并畅通呼吸道。立即建立有效静脉通路，遵医嘱用药。呼吸、心搏骤停者立即配合医师实施心肺复苏术，并做好气管插管和呼吸机辅助通气的准备。

2. 严密观察病情变化

（1）定时监测生命体征：定期测量触电者的生命体征，包括体温、脉搏、呼吸、血压等，以确保没有出现呼吸抑制或喉痉挛导致的窒息情况。

（2）注意观察意识状态：清醒者做好心理安慰，消除恐惧心理，积极配合治疗。触电后发生精神兴奋、躁动不安者应劝服其卧床休息，必要时强制卧床。意识不清者用床挡，必要时加用约束带，防止坠床。

（3）持续心电监测：密切监测触电者的心率、心律变化，尤其是心肺复苏者的心率、心律变化，及时发现心律失常，及时救治。

（4）严密监测肾功能：准确记录尿量，必要时给予留置导尿。监测尿液的颜色、性质、比重和量的变化，及时发现急性肾衰竭。

（5）严格遵循补液原则：根据补液的量、性质及补液者的病情变化、血压情况、每小时尿量、中心静脉压监测结果等调整补液速度和顺序，防止发生心力衰竭和肺水肿等。

（6）测定心肌损伤标志物：及时采集血标本送检，监测心肌损伤标志物，以判断有无心肌损伤。一旦确定，应在减少活动、降低心肌耗氧量的同时，严格控制输液的量和速度，遵医嘱应用心肌保护药和心肌营养药。

3. 用药护理　应用抗心律失常药预防和控制心律失常时，应在心电监护下给药，并根据心率、心律情况调整给药速度。应用脱水药和利尿药时要及时记录24小时出入量，注意观察有否乏力、恶心、呕吐、腹胀等低钾血症的表现。应用抗生素预防和控制感染时方法要正确，注意观察用药后的作用和副作用。为预防破伤风的发生，及时正确注射破伤风抗毒素。

4. 合并伤的护理

（1）触电者自电源中脱离，或从高处坠下，会受到头部外伤、腹腔破裂、气胸、血胸、髋关节骨折和四肢骨折的影响，因此，医护人员需密切协作，进行急诊抢救。

（2）当搬运触电者时，应该特别注意是否存在颈部和脊柱损伤。如果存在颈部损伤，应给予颈托保护；如果存在脊柱骨折，则应使用硬板床。

（3）对于有烧伤或外伤的患者，要保持创面或伤口辅料的清洁、干燥，以避免污染或脱落，有污染时及时更换。创面或伤口换药时，注意无菌操作，防止交叉感染。

5. 一般护理　保持病室安静、整洁、舒适、空气新鲜。根据触电者的伤情做好基础护理及饮食护理，防止压疮、口腔炎、坠积性肺炎及营养失衡的发生。

第三节　淹　　溺

案例

【案例导入】

　　患者，男，19岁。早春在江里游泳时因江水寒冷双足抽筋意外溺水，被他人发现获救，控水处理后由"120"送往医院急诊科救治。查体：T 36℃，P 142次/分，R 24次/分，BP 85/40mmHg，神志不清，口唇发绀，呼吸浅促，剧烈咳嗽，双肺可闻及湿啰音。腹部膨隆，四肢湿冷。实验室检查：白细胞、中性粒细胞计数增多，血钠、血氯下降，血钾增高。血气分析提示低氧血症。胸部X线检查：双肺纹理增强，两肺野可见云雾状阴影。入院诊断："淹溺；肺炎；电解质紊乱。"

【请思考】

1. 淹溺者入院后，护士应采取哪些急救措施？
2. 护士为淹溺者输液时，应注意哪些内容？

【案例分析】

一、概述

淹溺（drowning）又称溺水，是指人淹没或沉浸于水或其他液体中，由于液体、污泥、杂草等物堵塞呼吸道和肺泡，或因咽喉、气管发生反射性痉挛，引起窒息和缺氧，肺泡失去通气、换气功能，使机体处于缺氧和二氧化碳潴留的危急状态。国际复苏联盟（International Liaison Committee on Resuscitation，ILCOR）对淹溺的定义：淹溺是一种在液态介质中导致的呼吸障碍过程。

淹溺者呼吸道可能会被水、水草、淤泥等杂物堵塞，从而导致呼吸不通畅，引发喉和咽部的反射性痉挛，这一阶段叫作干溺。如果持续处于昏迷状态且呼吸道不通畅，则会有大量的水灌入呼吸道和食管，这种情况被称为湿溺。湿溺还可能导致肺水肿、组织细胞膨胀等症状。据世界卫生组织公布的统计资料显示，全球每年约有372 000人死于淹溺，而据不完全统计，我国每年约有57 000人因淹溺死亡。溺死是意外伤害致死的第三位死因，约90%的淹溺者发生于淡水，其中50%发生在游泳池。

发生淹溺的水质以淡水和海水最为常见，又称为淡水淹溺和海水淹溺。由于淡水和海水所含成分的差异，淹溺后二者的病理生理改变亦不同。淡水淹溺与海水淹溺的病理生理改变特点比较见表10-1。

表10-1 淡水淹溺与海水淹溺的病理生理改变比较

项目	淡水淹溺	海水淹溺
红细胞损害	大量	很少
电解质变化	低钠血症、低氯血症和低蛋白血症、高钾血症	高钠血症、高钙血症、高镁血症
血液性状	血液稀释	血液浓缩
血容量	增加	减少
心室颤动	常见	极少发生
主要致死原因	急性肺水肿、急性脑水肿、心力衰竭、心室颤动	急性肺水肿、急性脑水肿、心力衰竭

二、病因与发病机制

（一）病因

淹溺的病因包括意外事故、投水自杀、游泳时发生低血糖或体力不支等。对于游泳爱好者来说，因不熟悉的河流、池塘而误入险区等都会发生危险，这些均是淹溺的病因。

（二）发病机制

人淹没于水中，本能地屏气，避免水进入呼吸道，由于缺氧，不能坚持屏气而被迫深呼吸，从而使大量水进入呼吸道及肺泡，阻碍气体交换，引起全身缺氧和二氧化碳潴留。由于淹溺的水所含的成分不同，发生的病变也有差异。

1. 淡水淹溺　一般江河、湖泊、池塘中的水渗透压较血浆渗透压低，属于淡水。淡水淹溺时，淡水由肺泡快速地进入血液循环，导致血容量急剧增多，引发肺水肿、心力衰竭及红细胞被破坏，发生溶血，并产生高钾血症、血红蛋白尿。一旦尿液血红蛋白的含量超出正常范围，就会堵塞肾小管，引发重度的肾衰竭。高钾血症甚至会引发心搏骤停。此外，当淡水进入呼吸道时，会造成肺损伤，低渗性液体经肺组织渗透迅速渗入肺毛细血管，损伤气管、支气管和肺泡壁的上皮细胞，使肺泡表面活性物质灭活，肺顺应性下降，肺泡表面张力增加，肺泡容积急剧减少，肺泡塌陷萎缩，进一步阻碍气体交换，造成全身严重缺氧。

2. 海水淹溺　海水钠的浓度是血浆的3倍多。此外，海水中存在大量的钙盐和镁盐。由于海水的高渗透性，血管内的液体会流向肺泡内，导致急性肺水肿、血容量下降、血液浓缩、蛋白水平下降、钠水平升高，最终导致氧缺乏，发生低氧血症。此外，海水常并有钙盐、镁盐。高钙血症导致心动过缓，传导阻滞，甚至心搏骤停。高镁血症则对中枢神经抑制，有扩张血管、降低血压等作用。

3. 其他　如不慎跌入污水池、化粪池或化学物贮槽时，腐生物和化学物的刺激、中毒作用，引起皮肤和黏膜损伤、肺部感染及全身中毒。

三、病情评估

（一）健康史

评估患者淹溺的情况。仔细了解患者或其随行人员被淹没的时间、地点、水源特征，以及在现场进行救援的情况等。

（二）临床表现

淹溺者多表现为无意识、无呼吸及无大动脉搏动，即处于临床死亡的状态。淹溺者的临床表现差异较大，与淹溺持续时间的长短、吸入的液体量、液体的性质及器官受损程度等密切相关，有的症状和体征只发生在淹溺现场。

1. 症状　淹溺者可有意识模糊、呼吸困难、剧烈咳嗽、咳粉红色泡沫样痰，甚至呼吸表浅、心音微弱或消失。复苏成功后常有头痛、呛咳、胸痛。海水淹溺者口渴感明显，在开始的几小时内可能会出现寒战和发热。

2. 体征

（1）皮肤黏膜：可见面部肿胀、口鼻充满泡沫或杂质、双眼结膜充血、皮肤黏膜苍白和发绀。

（2）循环系统：可有血压不稳、脉搏细弱或不能触及、四肢湿冷，甚至出现各种心律失常，如心室颤动。

（3）呼吸系统：可在双肺闻及干、湿啰音，偶有喘鸣音。

（4）神经系统：可见意识不清、烦躁不安、抽搐、昏迷和肌张力增高等，甚至伴有头、颈部损伤。

（5）消化系统：可见腹部膨隆。

3. 并发症　部分淹溺者可合并脑水肿、肺内感染、弥散性血管内凝血、急性肾衰竭、急性呼吸窘迫综合征、溶血性贫血及心力衰竭等并发症。

（三）辅助检查

1. 血、尿检查　可见白细胞和中性粒细胞计数增多，尿蛋白呈阳性。淡水淹溺者可见血钾增高，血钠、血氯下降。海水淹溺者在除了有血氯、血钠增高，还会出现血镁、血钙增高，血钾变化不明显。重者出现弥散性血管内凝血的实验室检测指标。

2. 心电图检查　显示窦性心动过速、非特异性ST段和T波改变。如果出现室性心律失常、完全性房室传导阻滞等则提示病情严重。

3. 动脉血气分析　显示有不同程度的低氧血症发生，多数患者常伴有酸中毒。

4. X线检查　胸部X线片常见斑片状浸润，有时可出现典型肺水肿征象。约20%的患者胸部X线片无异常。大多数患者颈部没有明显异常，如果怀疑淹溺者有颈椎损伤时，应行颈椎X线检查。

四、急救与护理

迅速脱离淹溺环境，即刻恢复有效通气，维持生命体征，对症处理。

（一）现场救护

现场救护的关键是将淹溺者迅速从水中救出，即刻恢复有效通气，迅速纠正缺氧，无反应和无呼吸者立即实施心肺复苏。

1. 水中救护

（1）自救：对于不熟悉游泳技巧者，应保持冷静，并采取仰卧姿势，将口鼻朝上露出水面，以保证呼吸道畅通，这样才能进行有效的自救。呼气时宜浅、吸气时宜深，不要用力挣扎或双手上举，为等待他人救援争取时间。对于会游泳者，如因腓肠肌痉挛导致淹溺时，在浮出水面的同时呼唤救援，然后深吸一口气，把脸迅速浸入水中，用手将发生腓肠肌痉挛的下肢踇趾用力向上方牵拉，使踇趾翘起，直至小腿剧痛消失、痉挛停止，再慢慢游向岸边；若手臂肌肉发生痉挛，则将手指上下屈伸，并仰卧于水面，用两足划水，游向岸边。

（2）他救：一种是将救援物品递到岸边，如木棍或衣服；另一种是向距离岸边较远的淹溺者抛掷绳索。必须下水营救时，施救人员保持镇静，尽可能以最快的速度脱去自己的衣裤，尤其是鞋靴，借助于专用的救援设备或船靠近淹溺者，采取恰当的措施施救。如果淹溺者意识清醒，施救人员应该从背后靠近，用一只手托住淹溺者的颈部，让其面部露在水面上。然后，施救者用另一只手划水，游向岸边，或者用一只手夹住淹溺者的腋窝，通过仰泳的方式将其救起并送到岸边。施救时，施救者应防止被淹溺者紧紧抱住而发生危险，一旦被抱住，则应放手自救，待淹溺者松手后，再施以救援。如淹溺者神志丧失，施救时则应从其头部接近，托住淹溺者的头颈部，在使其面部朝上、口鼻露出水面的情况下，迅速送至岸边。

2. **畅通呼吸道**　一旦将淹溺者从水中救出至岸边，应立即开放气道，清理口鼻内的淤泥与杂草，无呼吸者应尽快实施2～5次的人工呼吸。如初次人工呼吸无反应则立即实施心肺复苏。

（1）控水处理：可选用以下方法快速控出淹溺者呼吸道及消化道的积水。①抱腹法：让淹溺者的身体向前倾斜，抱住淹溺者的腰腹部，使淹溺者头胸部自然下垂，抖动淹溺者以达到控水的方法。②膝顶法：是指在救护时，施救者一条腿跪地支撑身体，另一腿屈膝，将淹溺者腹部横置于屈膝的大腿上，使淹溺者的头胸部垂下进行控水的方法。③肩顶法：施救人员抱起淹溺者，将淹溺者的腹部置于自己肩上，使淹溺者头胸垂下，来回快速走动也可将积水控出。

 知识拓展

淹溺急救专家共识

淹溺急救专家共识推荐：淹溺者的基础生命支持应遵循ABCD顺序，即开放气道（airway，A）、人工通气（breathing，B）、胸外心脏按压（compressions，C）、早期除颤（defibrillation，D）。上岸后立即清理患者口鼻的泥沙和水草，用常规手法开放气道，并应为患者实施各种方法的控水措施，包括倒置躯体或海姆立克手法。开放气道后应尽快进行人工呼吸和胸外心脏按压。

（2）清除呼吸道内异物：为了确保淹溺者能够得到及时救援，立即松解衣领扣和腰带，并且将口鼻腔里的杂草、分泌物及其他异物彻底清理干净。对于意识丧失或是牙关紧闭的情况，使用开口器或用力捏住两侧颊肌，保持呼吸道通畅。

3. **心肺复苏**　对于呼吸、心搏停止者应立即实施心肺复苏，有条件者给予电除颤及高浓度氧气吸入或气管插管。心肺复苏是淹溺者救治中最关键的救护措施，应尽快实施。

4. **迅速转运**　淹溺者经现场施救成功后应根据淹溺者的具体情况转送至有条件的医院行进一步的救治与护理。在转送途中应严密监测生命体征，必要时给予持续生命支持。请确保淹溺者的衣物干燥，并且应把身体擦干，以免体温过低（低于32℃）。同时，要采取保暖措施。搬运时应注意淹溺者有无头、颈部及其他部位的损伤，疑有颈部损伤时要给予颈托保护。

（二）医院内救护

淹溺者经现场紧急救治后虽然意识、呼吸、循环已经恢复，但机体还存在缺氧、酸中毒、低温等情况，应入院治疗与观察，防止病情反复和恶化。如果呼吸、循环均已恢复但仍不稳定者，应即刻送入ICU给予进一步生命支持。

1. 维持呼吸功能 给予高流量氧气吸入，根据淹溺者呼吸情况，必要时行气管插管或气管切开等呼吸机辅助呼吸，必要时给予呼吸兴奋药，如尼可刹米、洛贝林等。对于肺水肿者应限制液体入量，给予强心、利尿、激素治疗。

2. 维持循环功能 当淹溺者的循环功能恢复正常时，血压通常会不稳定或低于正常水平，因此应该密切监测是否出现低血容量，必要时可以给予升压药和补液。补液应在中心静脉压（CVP）监测下进行，结合动脉压和尿量，调整输入液体的量和成分。

3. 对症处理

（1）纠正低血容量，水、电解质代谢紊乱及酸碱平衡失调：淡水淹溺者，由于血液稀释，适度减少水的摄入量，并使用脱水药、静脉输注生理盐水溶液、全血、血清白蛋白等来缓解肺水肿。海水淹溺者，液体进入到肺组织，导致血容量不足，需要立即补充液体，例如葡萄糖、右旋糖酐、血浆，同时要严格控制生理盐水的输入，及时纠正高钾血症和酸中毒。

（2）防治低体温：及时复温是淹溺者救治的一项非常重要的措施，尤其是对冷水淹溺者更为重要，应在严格控制病室内温度的同时，根据淹溺者的体温情况积极实施体外或体内复温措施，促进淹溺者的体温恢复。

（3）防治脑水肿：淹溺者可有不同程度的缺氧性脑损害，应早期及时应用脱水药、利尿药防治脑水肿。必要时应用肾上腺皮质激素保护脑组织，有条件可给予高压氧治疗。

（4）防治肺部感染：淹溺者发生淹溺时大量的水及杂物随着呼吸动作吸入呼吸道及肺，加之淹溺对机体的损害使机体抵抗力下降，极易发生肺部感染。因此，早期应根据淹溺者的情况给予广谱抗生素，控制呼吸道感染。对于受到污水淹溺者，除了常规使用抗生素治疗外，应尽快进行支气管镜灌洗。

（5）防治急性肾功能衰竭：严密监测淹溺者的尿量、尿比重、尿渗透压及血生化指标，如血肌酐、血尿素氮及内生肌酐清除率等。必要时碱化尿液，应用利尿药及血管扩张药，甚至给予透析治疗。

（6）防治合并症：如淹溺者合并有头、颈损伤及骨折时应给予对症处理。

（三）护理措施

1. 即刻护理措施 为了确保淹溺者的快速恢复，应立即采取必要的护理措施，更换淹溺者的寒冷的衣服，用毛巾或棉被覆盖淹溺者。保持呼吸道通畅，高浓度氧气吸入，必要时给予20%～30%的乙醇湿化，以促进塌陷的肺泡复张、改善气体交换、纠正缺氧和改善肺水肿，同时做好建立人工气道及机械通气的准备。迅速建立有效的静脉通路，做好用药的准备。

2. 密切观察病情 严密监测淹溺者的脉搏、呼吸、血压、体温及意识状态的变化。注意观察淹溺者有无咳嗽、咳痰及痰的颜色、性质、量的变化。给予留置导尿，严密监测淹溺者的尿量、尿色、尿比重，注意是否有血红蛋白尿。准确记录液体出入量。

3. 输液护理 淡水淹溺者输液时首先要以较少的剂量、较慢的速度进行，以防止过快的液体输入导致血液稀释并引起肺水肿。如果海水淹溺者出现了血液浓缩的情况，则需要立即补充5%的葡萄糖或血浆，绝对不能使用生理盐水。有条件者应在中心静脉压监测下指导输液。在使用利尿药或脱水药期间，医师需要密切监测患者的体温、心率、呼吸、神志状态及血液中电解质的变化。

4. 复温护理　体温过低是淹溺者死亡的常见原因，给予及时复温的重要性不可忽视。复温的方法包括：①被动复温，如将淹溺者放置在温暖的环境中，脱掉湿冷的衣物，并使用保温毯或棉被。②主动复温，如使用热水浴、热水袋、提高室内温度等来进行体外复温。③体内复温：如果条件允许，可以进行体内复温，如通过加温、加湿、给氧和加温输液（43℃）等方式。在这个过程中，需要保证复温速度的稳定性和安全性，使淹溺者的体温迅速恢复到30～32℃，重度低温者复温速度可略加快。

5. 心理护理　淹溺者常因呼吸困难、肺水肿等所致的不适而烦躁不安，加之对淹溺过程的回忆而产生恐惧。护士应在给予救护措施的同时，向其讲解淹溺救治的措施与目的，消除其不安和恐惧，取得配合。应该尊重自杀者的隐私，并给予其正确的指导，帮助其更好地处理人生、事业和家庭，从而增强其心理承受能力。此外，也要积极做好自杀者家属的思想工作，让家属帮助自杀者摆脱自杀的念头，勇敢地面对人生。

第四节　冷　损　伤

案例

【案例导入】

　　患者，女，31岁。被晨起清雪的工人发现昏迷在路边，报警后由"120"送至当地医院就诊。诊断为醉酒、冷损伤。给予纳洛酮静脉滴注、热水袋、加盖棉被等升温治疗，未清醒，随即转送到某三甲医院就诊。查体：患者全身冰冷，呼之不应，面色苍白，体温不升。P 81次/分，R 30次/分，BP 88/62mmHg，SpO$_2$ 84%，GCS评分3分，双瞳孔等圆等大、直径约3mm、对光反射存在，左下肢胫前见10cm×8cm皮肤发红，压之不褪色，双趾皮肤苍白。实验室检查：血象明显升高，转氨酶、肌钙蛋白均增高，动脉血气分析提示酸中毒。胸部CT：两肺散在炎症。诊断为醉酒、吸入性肺炎、冻僵、多脏器功能障碍。

【请思考】

　　1. 冷损伤患者会出现什么临床表现？

　　2. 冷损伤患者的复温措施及加强监护内容有哪些？

【案例分析】

一、概述

冷损伤（cold injury）为全身性冻伤，也称冻伤，是寒冷环境引起体温过低导致的以神经系统和心血管损伤为主的严重全身性疾病。其发生与在寒冷环境中暴露时间过长且御寒保暖措施不当、积雪掩埋或冷（冰）水淹溺等情况相关。此外，药物过量、酗酒、外伤、神志不清、营养不良和休克等患者在低室温下也可发生冰损伤。

冷损伤的严重程度与冷损伤者暴露在寒冷环境中的温度、湿度、时间、身体部位及机体营养状态有关。人体处于寒冷环境时，通常会出现一些早期的症状，如神经兴奋、皮肤和血管的收缩、汗液流失、散热变慢、肌肉紧绷、寒战和肌肉痉挛。这些症状会导致人体的基础代谢水平升高。人体处于更加寒冷环境时，会逐渐变得更不适，生理和精神变得更差。如果没有及时的医疗干预，极度寒冷的冷损伤者很容易陷入深度昏厥。

二、病因与发病机制

（一）病因

详细询问冷损伤者或知情者有无在寒冷或低温环境中暴露过久且防寒措施不得当等情况，是否存在药物过量、酗酒、外伤、神志不清和休克等诱发因素，以指导救治与护理。

（二）发病机制

冷损伤的损伤程度与寒冷的强度、风速、湿度、受冻时间，以及人体局部和全身的状态有直接关系。寒冷刺激引起交感神经兴奋，外周血管收缩。随着机体暴露时间延长，组织和细胞发生形态学改变，血管内皮损伤、通透性增强，血液无形成分外渗及有形成分聚集，血栓形成，导致循环障碍和组织坏死，组织脱水及变形引起代谢障碍。

三、病情评估

（一）健康史

询问患者是否存在寒冷环境中长时间暴露、未及时保暖等情况。

（二）临床表现

根据冷损伤者体温下降程度将其分为轻度冷损伤、中度冷损伤和重度冷损伤。

1. 轻度冷损伤　伤者体温在35～32℃。表现为皮肤苍白、冰冷、痛觉消失，疲乏，健忘，肌肉震颤，肌张力增加，寒战，多尿，心率、呼吸增快，血压升高等。

2. 中度冷损伤　伤者体温在32～28℃。表现为表情淡漠，感觉及反应迟钝，血压下降，嗜睡，心率、呼吸减慢，血液浓缩、黏稠度增加，可伴有心律失常。当体温降至30℃时，寒战消失，心率、呼吸减慢，意识丧失，瞳孔散大，心电图可出现PR间期、QT间期及QRS波群延长等。

3. 重度冷损伤　伤者体温＜28℃。表现为昏迷，对光反射消失，心率、呼吸极度微弱，血压下降，心律失常，血糖降低、血钾增高及血容量减少等。当体温低至24℃时表现为皮肤苍白或发绀、四肢肌肉及关节僵硬，如体温继续下降至20℃以下，则外周小血管血流停止，可发生代谢性酸中毒、急性肾衰竭、胃黏膜糜烂和出血，甚至脑或肺水肿，心搏、呼吸骤停等，为体温过低的致死原因。

（三）辅助检查

1. 实验室检查　可有氮质血症、代谢性酸中毒、低氧和高碳酸血症、血淀粉酶增高、血液浓缩、凝血功能障碍等。

2. 心电图检查　可表现为心动过缓，传导阻滞，PR、QT和QRS间期延长，T波倒置，心房颤动，室性心律失常等，重者可发生心室颤动、心室静止。

四、急救与护理

迅速脱离低温环境，有效生命支持，积极保暖与复温，改善微循环，防治并发症。

（一）现场急救

1. 迅速脱离低温环境　将冷损伤者迅速转移至温暖环境，避免在寒冷环境中持续暴露；给予有效的生命支持，必要时配合医师开展心肺复苏；吸氧、保暖、脱去湿冷的衣裤和鞋袜，尽快将冷损者送至医院进一步救治。

2. 保温与转运　在转运过程中给予冷损者全身或局部有效的保暖措施，如加盖毛毯或棉被，有条件者合理使用热水袋、电热毯。如冷损伤者意识清醒，可给予温热饮料口服。转运时注意保持水平位，避免因动作粗暴造成骨折或扭伤等二次伤害。

3. 心肺复苏　心搏骤停者应立即行心肺复苏术。但应注意重度冷损伤者易发生心室颤动或其他类型的心律失常，在搬运或气管插管等时更易发生，一旦发生对复苏药物及电击除颤反应极差，应高度警惕避免其发生。

（二）医院内救护

1. 维持呼吸功能　通畅气道，吸氧，但要注意调节给氧的温度和湿度，防止吸入冷气体引起支气管痉挛、心律失常、复温困难等并发症。必要时，行气管插管或气管切开，行呼吸机辅助通气。

2. 维持循环功能　保持有效的循环功能，可给予多巴胺、阿托品等药物维持血压、心率；给予去纤维蛋白原、溶栓等药物降低血液黏度，改善缺血区组织的微循环。

3. 复温　复温是冷损伤者救治的关键措施，应尽早开展局部或全身复温。复温速度要求快速、稳定、安全。重度冷损伤者复温速度应加快，可联合应用体内、外复温措施。

4. 冷损伤局部的处理　Ⅰ度冷损伤：保持创面清洁、干燥。Ⅱ度冷损伤：复温消毒，创面干纱布包扎或暴露。Ⅲ、Ⅳ度冷损伤：去除坏死组织，保持创面清洁干燥、暴露。发生冷损伤坏疽者，可考虑行截指（趾）术。

知识拓展

冻结性局部冷损伤

关于冻结性局部冷损伤，目前国内外公认的是四度分类法：Ⅰ度、Ⅱ度为浅度冷损伤，Ⅲ度、Ⅳ度为深度冷损伤。①Ⅰ度冷损伤：最轻，即常见的"冻疮"，仅伤及表皮，受冻部位皮肤充血红肿、灼痛、热、痒等，数日后症状消失，愈后不留瘢痕。②Ⅱ度冷损伤：伤及真皮浅层，伤后除红肿外，伴有水泡，泡内可为血性液，深部可出现水肿，剧痛，皮肤感觉迟钝。③Ⅲ度冷损伤：伤及皮肤全层，出现黑色或紫褐色，痛觉丧失。伤后不易愈合，遗有瘢痕。④Ⅳ度冻伤：伤及皮肤、皮下组织、肌肉甚至骨骼，可出现坏死，感觉丧失，愈后有瘢痕形成。

5. 对症治疗

（1）补液：复温早期静脉滴注低渗溶液或等渗溶液，但要根据冷损伤者的心率、血压、尿量、皮肤等情况调整补液量和速度。

（2）纠正酸中毒及电解质紊乱：根据血气分析情况，给予碳酸氢钠等碱性溶液纠正酸中毒；根据血离子情况，调整钾、钠、氯离子的用量，防止电解质紊乱。

（3）预防血栓形成及脑水肿的发生：给予纳洛酮、低分子肝素、甘露醇等促醒、抗凝、降颅压治疗。

（4）防治感染：适当应用抗生素，预防感染的发生。

（三）护理措施

1. 即刻护理　将冷损伤者安置在15～30℃的温室中，立即脱去湿冷的衣裤、鞋袜，迅速建立静脉通路，遵医嘱给予氧气吸入；心搏骤停者立即行心肺复苏。

2. 有效复温　复温是冷损伤者有效救治的关键。复温应快速、稳定、安全、有效，且复温实施越早越好。

（1）体外复温：是最常用的复温方法。包括给予冷损伤者加盖温暖的毛毯或棉被及应用热水袋、电热毯和温水浴（40～42℃）等措施。注意事项：①每小时复温速度应控制在1～2℃。②应用热水袋时须防烫伤，不可与皮肤直接接触，可用毛巾、衣服、毛毯等隔开。③复温时应将热源置于胸部，避免因四肢单独加温大量冷血回流使脏器功能受损。④温水浴时要全身浸于足量的40～42℃温水中，且水温要恒定，以加快复温。

（2）体内复温：常用的方法有加温（40～45℃）、加湿给氧，加温（40～42℃）液体静脉输入，加温（40～44℃）灌洗液胃、直肠等部位灌洗，体外循环血液加温技术等。

3. 加强监护　严密监测冷损伤者的生命体征、意识状态，及时准确了解冷损伤者的全身状况及脏器损伤情况，发现异常及时报告医师。

（1）体温：严密监测复温过程中体温的变化，根据体温恢复情况调整复温措施，以保证安全、有效地复温，慎防烫伤。

（2）循环系统：严密监测心率、心律及血压情况，积极防治心律失常。严密观察冻伤肢体动脉搏动、末梢皮温、皮色和肢体柔软度的变化，及时发现肢体功能障碍或坏死等。

（3）水、电解质及酸碱平衡：水、电解质代谢紊乱及酸碱平衡失调是冷损伤者最常见的并发症，应监测离子情况，及时发现血钾、血钠、血氯的异常及酸碱失衡情况。

（4）泌尿系统：留置导尿管，准确记录每小时尿量及有无血尿、血红蛋白尿、少尿现象，必要时留取尿标本送检。

（5）呼吸系统：严密监测冷损伤者的呼吸状态，包括呼吸的节律、频率及咳嗽、咳痰的性质；严密监测冷损伤者的血氧情况，以确定有无缺氧、呼吸窘迫的发生，必要时给予面罩吸氧、机械通气。

（6）消化系统：冷损伤者常因消化道应激反应而发生消化道黏膜溃疡出血，应仔细观察其大便性状、颜色，必要时进行大便常规和隐血试验检查。

4. 用药护理　遵医嘱用药，并做好药物疗效的观察与护理，及时发现药物的不良反应。给予强心药、升压药等，维持心率、血压；给予低分子右旋糖酐、山莨菪碱等改善微循环，防止血栓的形成；给予静脉补充水分、电解质和营养物质，防治水、电解质代谢紊乱；给予抗生素，防治感染；给予胰岛素治疗，控制血糖水平，并注意观察有否发生低血糖反应；正确注射破伤风抗毒素，预防破伤风。

5. 疼痛护理　冷损伤者复温后冻伤肢体常有红、肿、痛发生，应向冷损伤者解释疼痛产生的原因及配合治疗的重要性。在分散冷损伤者的注意力，提供适当的娱乐活动，抬高患肢、促进静脉回流、减轻胀痛的同时，必要时给予伤肢减张治疗。疼痛剧烈者，遵医嘱给予镇痛药。

6. 心理护理　认真倾听冷损伤者的诉说，找到其心理问题，给予有针对性的心理疏导，必要时请专业人员帮助。部分冻僵者会因体像的改变而产生悲观心理，应帮其树立正确的人生观、价值观，正确面对伤残。做好防冻伤知识的宣传教育，尤其是肢体感觉较弱的年老体弱者，防止再次发生冻僵事件。加强冷损伤者家属心理疏导工作，发挥社会支持系统在冷损伤者回归社会中的重要作用。

7. 基础护理　加强皮肤护理，保持皮肤清洁、干燥，定时变换体位，防止因局部组织受压出现皮肤破损。对于复温后局部组织出现的水肿、水泡及破溃，换药时应严格遵循无菌操作原则，防止交叉感染。加强口腔护理，严防口炎的发生。做好留置导尿管的护理，防止泌尿系统感染的发生。

第五节　烧　　伤

案例

【案例导入】

患者，男，45岁。患者"1小时前因瓦斯爆炸被烧伤"，被同事送入急诊室。入院后检查：T 37.3℃，P 125次/分，R 26次/分，BP 86/58mmHg，体重约65kg，双侧瞳孔正圆等大，直径2.0mm，对光反射迟钝。患者主诉疼痛难忍、面部灼烧感、口渴明显。检查患者可见面部、双手、双前臂、双上臂、前胸、会阴部、双大腿前侧烧伤明显，创面皮肤破损，触痛明显，有大小不一的水疱，其余相邻部位皮肤发红。

【请思考】

　　1. 该患者烧伤面积及烧伤程度是?

　　2. 对该患者应立即采取哪些救护措施?

【案例分析】

一、概述

烧伤是指因高温液体、蒸汽、火焰、炽激光、放射线或热金属固体等导致的组织损伤,多见因热力引起的烧伤,本节重点介绍热力性烧伤。

二、病因与发病机制

(一)病因

临床常见的烧伤多由火焰引起,其次是烫伤和接触性烧伤。

(二)发病机制

烧伤所导致的机体损害的本质为组织蛋白变性。热力伤害的主要原因是高温液体、蒸汽、火焰、热金属固体等使皮肤与黏膜各层细胞的蛋白变性与酶活性丧失,最终导致其腐败或者死亡。这不仅可以直接损坏受影响区域的细胞,还可能会间接地影响附近组织的微小血管,诱发红肿等症状。严重烧伤患者,血液中漏出液的量会有所上升,导致整体血容量减少,进一步削弱了器官的供血能力,并可能导致器官功能障碍甚至衰竭。同时,严重烧伤的患者通常也伴有压力反应的发生,导致大脑中儿茶酚胺和皮质醇含量升高,这可能会触发一种高代谢的状态,由此带来心脏泵压增强、新陈代谢加速、心率过快的现象,这可能导致休克。另外,受伤的皮肤和伤口使得身体失去了一道抵御病菌侵袭的防线,因此很容易发生感染。

三、临床分期

依据烧伤的病理和生理特性,可以将其临床进展划分为四个时期。

1. **烧伤后的体液渗出期**　因为组胺、5-羟色胺、激肽、儿茶酚胺等多种血管活性物质的释放,可以导致微循环的改变和毛细血管通透性增加。在伤后6～12小时内达到最快,持续时间为24～36小时,严重烧伤情况下可能延长至48小时及以上。此期主要表现为体液渗出,导致局部组织水肿、水疱等症状;烧伤面积较大时液体丢失越多,会出现循环血量明显下降,进而发生低血容量性休克。大面积烧伤的体液渗出期也称休克期。

2. **急性感染期**　从渗出液吸收开始,即面临感染的危险,直至创面完全愈合。急性感染期一般指烧伤后2～3周，创面尚未形成肉芽组织，此期为烧伤后全身感染的高峰期，若再次受到创伤，易导致机体脓毒症和多器官功能障碍综合征的发生。

3. 创面修复期　伤后不久局部组织就已经开始修复，不同程度的烧伤所需要的修复时间不同。伤口复原所耗费的时间和恢复质量受到多种因素的影响，包括烧伤规模、深度、病菌状态及患者的个人健康状况等。轻微烧伤，通常能够自愈且不会留下疤痕；而中度的Ⅱ度烧伤则可能需要3～4周才能逐步痊愈，主要依靠剩余皮肤的扩张来完成修复过程，但往往伴随着疤痕生长；至于严重的Ⅲ度烧伤，其结果可能是产生疤痕或者肌肉收缩，这可能会引发身体结构异常和运动受限，必要时可通过移植手术来解决。在此时期，应该注重提供充足的食物以增强身体的康复能力和免疫力，同时清理伤口预防感染的发生。

4. 痊愈期　深度烧伤导致的疤痕通常会对外貌与机能产生影响，必须通过康复训练、体力活动治疗法、职业治疗或者美容手术来解决；同时，患者的生理能力和精神状态也需要一定时间恢复。对于Ⅱ度和Ⅲ度的烧伤来说，即使伤口已经愈合，也可能伴随着持续性的瘙痒、疼痛、频繁的水疱爆发，甚至是裂开引发感染的情况，导致剩余的伤口难以完全愈合，这种情况可能会持续很长的时间。而对那些遭受了大规模烧伤的患者而言，其正常汗腺遭到破坏，进而降低散热的效率，这些患者在炎热的夏天会感到极大的不适，这种状况可能需要2～3年才能逐渐适应。

四、病情评估

（一）健康史

对患者的烧伤经历进行评估，主要关注他们受伤的时间、现场状况、是否存在吸入性伤害、现场是否执行了紧急救援措施以及途中转移等相关信息。同时还需要评估患者的年龄、性别、职业、伤前有无任何基础疾病等一般情况。

（二）临床表现

1. 烧伤面积的评估

（1）中国新九分法：是一种把全身皮肤面积划分成11个部分，每个部分占总面积的9%，再加上额外的1%。具体来说，头部、面部及颈部占9%；双上肢占18%；躯干部位如胸腹、腰背和会阴共占27%；双下肢占46%，具体各部位所占百分比见图10-1、表10-2。由于儿童的头部较大，而下肢较短，因此可以按照以下公式来计算儿童的受伤面积：头部与颈部的面积为［9＋（12-年龄）］%；两个下肢的面积则为［46-（12-年龄）］%，见表10-2。

（2）手掌法评估：通过患者自己的手掌来评估其烧伤面积的大小。不分性别和年龄，当患者五指并拢时，手掌面积大约占体表面积的1%，见图10-2。这种方法适用于估算小面积烧伤，同时也可作为九分法评估烧伤面积的辅助。

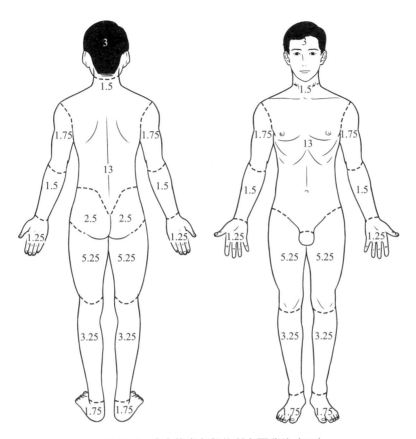

图10-1　成人体表各部位所占百分比（%）

表10-2　中国新九分法

部位		占成人体表面积/%		占儿童体表面积/%
头颈	头部	3	9×1＝9	9＋（12-年龄）
	面部	3		
	颈部	3		
双上肢	双手	5	9×2＝18	9×2＝18
	双前臂	6		
	双上臂	7		
双下肢	双臀①	5	9×5＋1＝46	46-（12-年龄）
	双足①	7		
	双小腿	13		
	双大腿	21		
躯干	躯干前	13	9×3＝27	9×3＝27
	躯干后	13		
	会阴	1		

注：①成年女性的双臀和双足各占6%。

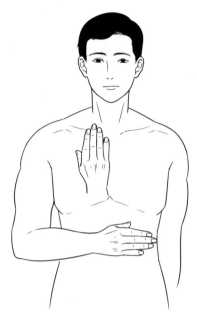

图10-2　手掌法所占面积示意图

2. 烧伤深度的评估　烧伤深度的评估一般采用三度四分法，分为Ⅰ度、浅Ⅱ度、深Ⅱ度、Ⅲ度。其中Ⅰ度和浅Ⅱ度属于浅度烧伤，深Ⅱ度和Ⅲ度属于深度烧伤。不同烧伤深度的特点见表10-3，热烧伤深度的组织学划分见图10-3。

表10-3　不同烧伤深度的特点

烧伤深度	组织损伤	局部表现	预后
Ⅰ度	表皮浅层	皮肤干燥、红斑、烧灼痛，无水疱	3～7天脱屑痊愈，短期内有色素沉着
浅Ⅱ度	表皮全层、真皮浅层	红肿明显，疼痛剧烈；有大小不一的水疱，疱壁薄、创面红润、潮湿	1～2周内愈合，多有色素沉着，无瘢痕
深Ⅱ度	表皮全层、真皮深层	水肿明显，痛觉迟钝，拔毛痛；有较小水疱，疱壁较厚、去疱后创面湿润、红白相间	3～4周愈合，常有瘢痕形成和色素沉着
Ⅲ度	皮肤全层、皮下组织、筋膜、肌甚至骨骼	创面无水疱，痛觉消失，硬如皮革，呈蜡白或焦黄色，甚至炭化，形成焦痂，焦痂下可见树枝状栓塞的血管	3～4周后焦痂自然脱落，愈合后留有瘢痕或畸形

3. 烧伤严重程度的评估

（1）轻度烧伤：Ⅱ度烧伤总面积在10%以下。

（2）中度烧伤：Ⅱ度烧伤面积在11%～30%，或Ⅲ度烧伤面积在10%以下。

（3）重度烧伤：烧伤面积占整体面积的31%～50%，或者Ⅲ度烧伤面积为11%～20%，或者总烧伤面积和Ⅲ度烧伤面积虽然未达到以上范围，但已发生休克、吸入性损伤，或者受到严重复合伤的患者。

（4）特重度烧伤：烧伤的总面积超过50%，或者Ⅲ度烧伤的面积超过20%，或者存在严重的吸入性损伤、复合伤等。

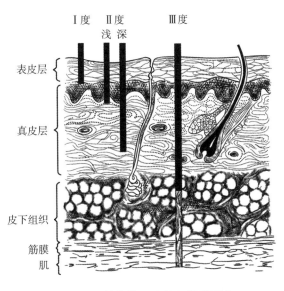

图10-3 热烧伤深度的组织学划分

4. **吸入性损伤的评估** 吸入性损伤又称呼吸道烧伤，是指因蒸汽、火焰、化学烟尘或气体等引起的呼吸道受损，引发损伤的物质通常为一氧化碳、氰化物等热力或燃烧产生的化学物质。重点检查吸入性损伤患者的头、面、颈、前胸部烧伤创面，受伤时有无呼吸声或张口呼吸，有无昏迷或意识丧失。如果口腔与鼻子周边遭受严重灼伤，可能会导致鼻毛破坏及嘴唇肿胀；同时，可能会有黑色分泌物流出并引发刺激性咳嗽，产生类似于碳粉样的痰液；此外，也可能引起声音沙哑、进食障碍、剧痛或者呼吸急促，甚至伴有哮喘的声音。使用纤维支气管镜观察，可以发现在呼吸道内壁上存在红肿、水疱、苍白、腐烂、脱落等，这是识别吸入性损伤的最直观手段。合并重度吸入性损伤者烧伤死亡率增加20%～40%。

5. **烧伤休克的评估** 休克是烧伤常见的严重并发症，常危及生命。烧伤面积大、深度深、合并呼吸道烧伤或其他严重损伤者休克发生早且严重。休克早期患者以有效循环血量减少，心肌损害为主要病因。休克发生后若存在补液延迟、吸入性损伤、严重复合伤、长途转运等情况将不利于休克状态的纠正。较长时间的组织缺氧既容易引发感染，也可造成多器官功能损害，不利于患者的预后。评价烧伤休克可以观察以下表现：心率增加，脉搏细弱；早期血压下降，脉压变小；呼吸快且浅；口渴难受（儿童更为显著）；烦躁不安（大脑供血、供氧不足）；四肢发凉，畏寒，外周静脉充盈不良；尿量减少（成人尿量＜20ml/h常提示血容量不足）；红细胞压积增高，低钠血症、低蛋白血症、代谢性酸中毒。

6. **烧伤全身感染的评估** 感染是烧伤救治中的严重问题，若控制不好，可能会出现多器官并发感染，最终因脓毒症休克、多器官功能衰竭而死亡。预防与处理烧伤感染的首要任务在于尽早发现并采取积极措施，患者可能会出现性格变化，比如可能最初会变得活跃且话多，接着会出现混乱的思维模式或者产生虚幻的感觉，甚至可能会感到被攻击或是冷漠无情。患者的体温也会有所变动，通常会在升高到一定程度后伴随着寒冷感，而体温没有升高则可能是革兰阴性菌的影响。此外，脉搏速度有显著增加，呼吸急促，伤口部位很快就会停止生长，边缘变得模糊不清，干燥发黑并且开始流血腐烂。血液检查结果显示白细胞数量突然大幅度增多或减少，这都提示身体已经出现了广泛性的感染。

7. **其他评估** 疼痛的评估，包括评估疼痛的位置、性质、程度等；肺部并发症（如肺部感染、肺水肿和肺不张）的评估，多发生于伤后2周内；还需评估是否有心功能不全、肾功能不全、应激性溃疡、脑水肿等。

（三）辅助检查

感染患者会出现白细胞计数骤升或骤降，红细胞压积、尿比重、血生化检查、电解质水平、血气分析、影像学检查等，有条件者植入中心静脉导管监测血流动力学。

五、急救与护理

处理原则为迅速脱离热源、评估致命因素、保护创面、保持气道通畅、确保转运安全。

（一）现场急救

1. **尽快离开热源，移除燃烧的衣物**　自我救援可以选择翻滚、用水冲刷火焰或跳入安全的水中。救援人员可以使用湿润的棉被等材料覆盖明火。

2. **冷疗**　用流动水冲洗针对火焰和热液烧伤患者。用流动水冲洗烧伤创面0.5～1.0h，防止余热继续损伤创面，同时可以减轻疼痛，注意冷疗后要及时为患者保暖。

3. **伤口处理**　在清理伤口时，应注意防止二次损伤，不要随意剥离伤处的衣物。如果皮肤出现水疱，也不能刺破。伤口可以用干净的敷料进行简单的包扎，然后尽快送往医院进行处理。在烧伤现场，禁止使用任何颜色的涂抹物，以免对判断伤情产生影响。

4. **确保呼吸道畅通**　由于火焰烧伤后的呼吸道受到热量和烟雾等因素的影响，患者可能会感到呼吸不畅或者呼吸困难。必要时进行气管插管或气管切开以维持呼吸道的畅通。注意评估患者有无致命性损伤，如心搏骤停、复合伤、窒息、开放性气胸、大出血等。若有心搏骤停者应立即心肺复苏；若合并一氧化碳中毒，应尽快转移至通风处，有条件者应给予高流量氧气吸入。

（二）转运途中救护

1. 保障患者转移的安全性，轻度烧伤患者在紧急救治后即可进行转移。对于大面积烧伤患者，如果预计无法在受伤后1～2小时内转移至医院，应考虑在原地进行积极的抗休克疗法，确保呼吸道畅通，待休克得到控制后再进行转运。转运途中应建立静脉通路，持续输液，避免治疗中断。大面积烧伤伴明显休克、需较长时间转运者，应尽早实施留置导尿，以观察尿量。

2. 在转移过程中，如果出现严重的口渴和烦躁情况，通常表明休克已经非常严重。这时候，应立即建立静脉输液系统进行补充液体。若没有静脉输液设备，可以选择口服含盐饮料或烧伤饮料。但是，要注意避免喝大量水导致的水中毒。疼痛剧烈者酌情使用吗啡、哌替啶等。应安慰、鼓励患者，稳定患者情绪。

3. 在转移过程中，如果患者的病情发生变化，应立即与后续医疗机构取得联系以协助治疗。估计到达医院的时间，应尽快与后续医疗机构取得联络，并做好接收准备。

（三）医院内救护

1. **镇痛**　烧伤引发的疼痛属于一种特殊的类型，其严重性不容忽视。根据其产生的原因、时长以及强度的差异，可将其分为急性烧伤疼痛、背景烧伤疼痛、手术后的疼痛，以及突然发作的烧伤疼痛等几种。应在充分评估的基础上，采用非药物和药物镇痛的方法积极镇痛。缓解患者疼痛可以减轻患者痛苦，促进康复。

2. 保持呼吸道通畅　保持患者呼吸通畅，实施氧疗，吸入氧流量在 4～5L/min。要观察呼吸频率、深度、节律，呼吸音及相关症状，判断是否存在吸入性损伤；如果患者出现呼吸困难、刺激性咳嗽、呼吸频率加快、血氧饱和度下降、血氧分压下降等症状，应做好气管插管或气管切开的准备，加强术后护理。及时清除呼吸道分泌物，鼓励患者深呼吸，有效咳嗽、咳痰；对于有较多气道分泌物的患者，要定时翻身、叩背，改变体位，以促进呼吸道分泌物的排出，必要时进行吸痰处理。

3. 补液治疗　为了保持有效的血容量，轻度烧伤患者可以口服淡盐水或烧伤饮料（每 100ml 液体中含有 0.3g 食盐、0.15g 碳酸氢钠和适量糖）。中度以上烧伤患者应积极抗休克。

（1）在烧伤的治疗中，常常依据其初期的液体流失模式来估算所需的补液总量。一般情况下，会基于患者的体重及Ⅱ度或Ⅲ度的烧伤面积来推断所需的补液量。第一个 24 小时内，可按每 1% 烧伤面积（包括Ⅱ度与Ⅲ度）乘以每 1kg 体重提供胶体液和电解质 1.5ml（儿童需增加到 1.8ml，而婴儿则应达到 2ml），同时再加上每天正常的生理需求量的 2000ml（儿童是 60～80ml/kg，而婴儿则是 100ml/kg）。第二个 24 小时内的电解质液和胶体液应该等于第一个 24 小时的数量的一半，并加上额外的 2000ml 日常生理需求量。

（2）对于液体的选择，通常是按照 1∶2 的比例混合胶体和电解质，但如果涉及到大面积或深层烧伤的情况，则可以考虑使用 1∶1 的比例。优先推荐的是用血液制品作为胶体液，而在紧急情况时也可以采用低分子的替代品。在电解质溶液的选择上，建议使用平衡盐溶液，同时也要注意适度添加碳酸氢钠溶液以满足需求。一般来说，应该根据患者的实际状况来确定所需的生理需水量，这可以通过调整 5%～10% 的葡萄糖溶液浓度来实现。然而，存在严重且广泛的深度烧伤患者，往往伴随着较为显著的代谢性酸中毒及血红蛋白尿，可能需要在医师指导下额外输注一定剂量的碳酸氢钠溶液。

（3）对于受伤后的处理方式是立即建立至少两个以上的静脉通路，以便各类液体的快速注入。输液过程需遵守"先晶后胶、先盐后糖、先快后慢"的原则，并根据实际情况调整输液类型与速率。第一个 24 小时内，一半的补液应当在前 8 小时完成，剩余部分则需要在接下来的 16 小时内平均分配。第二个 24 小时补液总量应于 24 小时内均匀输入。

（4）有效实施液体复苏的标志包括成年人在 1 小时内排出的尿量达到 30～50ml，而儿童则需要保证每 1kg 体重至少有 1ml/h 的尿量排出；患者保持平静且没有焦虑情绪；不会感到极度口渴；心脏和脉搏表现出稳定的状态，其中成年人脉搏频率需低于 120 次/分钟，而儿童则要求不超过 140 次/分钟；血压维持在 90mmHg 左右，脉压超过 20mmHg，同时中央静脉压为 5～12cmHg；呼吸状态平缓稳定。

4. 创面处理　主要原则包括保护创面、防止感染、推动愈合、减少瘢痕以及恢复其功能。

（1）初始清理阶段：对于轻微的烧伤伤口，通常无须特别治疗即可自然痊愈，然而需要关注并维护其状态，如果感到强烈疼痛，可以在表面涂抹一层薄油脂以缓解不适。对浅Ⅱ度的水疱表皮应该保存下来，较大的水疱可以通过无菌操作使用注射器吸出疱液。若水疱表皮已剥离，可以用无菌油膏覆盖，只要没有被污染或者出现异常气味等感染征兆，就不必频繁更换纱布，避免破坏新生的皮肤细胞。假如已有感染发生，则需定期更替纱布，去除脓性物质，保证伤口干净卫生，这样往往能够自我恢复。深部烧伤的水疱和腐烂的皮肤必须尽快移除，同时要准确地选用外用抗生素。清创后应根据烧伤部位、面积及医疗条件选择包扎疗法或暴露疗法。

（2）包扎疗法适用于小面积或四肢的浅Ⅱ度烧伤的包扎疗法，可以保护创面、减少污染、引流渗液。包扎时敷料内层采用油质纱布，可适当添加抗生素，再用多层吸水敷料均匀包扎，厚度为2～3cm，超过创缘5cm的范围。手足部包扎时需要将指（趾）间分开包扎，并密切观察创面，及时发现感染征象，如发热、伤口异味、疼痛加剧、渗出液颜色改变等，则需加强换药及抗感染治疗，必要时可转为暴露疗法；同时要注意观察肢体末端血液循环情况，包括肢体末端动脉搏动、颜色和温度；保持肢体抬高，并保持各关节的功能位；保持敷料清洁干燥，如敷料潮湿，应立即更换；包扎的松紧度适宜，压力均匀，要达到规定的厚度和范围。

（3）对于面部、颈部和会阴部的烧伤，如果不适合进行包扎，或是大面积烧伤，或者有严重感染的情况，应该采取暴露疗法。创面可涂1%磺胺嘧啶银霜、碘伏等外用药物，外用抗菌药物只能在一定程度上抑制细菌生长。将患者暴露在清洁、温暖、干燥的环境中，使创面渗液及坏死组织干燥成痂，保护创面。

（4）手术疗法：对于深度烧伤造成的伤口，从初始阶段的固定性损伤经过溶解过程直至与正常组织的分割，这个时间可能持续2～3周。在此期间，任何时候都有被感染的风险。通过尽早手术，可以达到去除坏死组织、控制感染、恢复功能、减少瘢痕的形成、减轻疼痛、提高生存质量等多个综合的目标。因此，应该尽快实施积极的外科干预措施，如清除已死亡的皮肤细胞直至深层肌肉层面，或者去除已经损坏的部分直至健康的皮肤表面。

对于烧伤面积较小的深度烧伤患者，可以选择使用自身能够自由移动的皮肤、皮瓣进行移植、转移等处理。针对大面积烧伤的患者，如果自身皮肤能够供应的区域不够充足，则可以通过大型异物开放式缝合方式插入少量自身皮肤碎片，在异物的下方放置自身的皮肤颗粒，或者是应用网络式的皮肤移植技术等，以此尽可能多地覆盖受伤部位，从而降低感染的可能性，缓解疤痕收缩程度，进而降低残疾的发生概率。①术前准备：受皮区术前用生理盐水湿敷。在移除表皮的前一天需要清理提供皮肤的区域的毛发并避免对皮肤造成伤害；使用肥皂和水来清洗皮肤。②术后护理：供皮区包扎或半暴露，2周后换药，若有渗血、异味、剧痛及时检查。受皮区包扎或暴露，保持清洁，防受压。植皮区需固定制动，移动植皮肢体用手掌托起，勿拉动，大腿根部防大小便污染。

5. 防治感染　烧伤感染源具有多样性，包括外源性、内源性及静脉导管性感染。应全面预防。常见烧伤感染的致病菌有铜绿假单胞菌、金黄色葡萄球菌、大肠埃希菌、白葡萄球菌等。近年来真菌感染逐渐增多。如果患者出现了寒战、高热、脉搏加快，或者创面有脓液、坏死或异常气味等症状，应该密切关注全身状况和伤口的变化。应反复做细菌培养以掌握创面菌群动态和药敏情况。采用以下措施有助于防治感染。

（1）提升机体防护能力：预防和治疗组织器官因缺血或缺氧所造成的伤害，保持身体的防御机制，并维护胃肠黏膜的防护屏障。积极纠正休克，给予营养支持，增强抗感染能力。烧伤患者代谢旺盛，可能会发生负氮平衡，需要进食高蛋白、高热量、富含维生素、清淡易消化的食物，多次少量进食。如果口服摄入不足，可以通过肠内或肠外途径补充营养，确保获得足够的营养素。

（2）正确对待伤口：加强药物更换，并实施必要的消毒隔离手段，防止交叉感染，这是预防全身感染的核心步骤。尤其是对于深度烧伤的伤口，应尽早进行切痂、削痂和植皮等操作。

（3）尽早使用抗生素：在医师的指导下，尽早使用抗生素和破伤风抗毒素，并在之后根据创伤部位的细菌培养和药物敏感试验结果做出相应调整。一般烧伤创面病菌常为多种致病菌的混合感染，耐药性较其他患者高，病区内应避免交叉感染。在烧伤患者出现全身性感染的情况下，可以同时使用一种第三代头孢菌素和一种氨基糖苷类抗生素通过静脉给药，等待收到药敏结果后再进行调整治疗方案。

（四）护理措施

1. **体位护理**　对于烧伤患者，其初期病情严重且有伤口疼痛和绷带包裹等问题，通常需要保持一段时间的不活动状态。因此，其身体姿势的调整应该遵循以下准则：当在床上或者休养时，要确保四肢处于对抗肌肉收缩的状态或者合适的运动体位上，以防出现关节扭曲，并阻止关节固定到非正常姿态。为了实现这个目标，应当根据实际情况采取措施，使用如毛巾、枕头、床头作为支撑物，以及泡沫垫、矫正器械及束缚带等所有能用到的工具来协助调整身体的姿势。卧床的姿势改变的同时也必须调整肢体的摆放位置。

2. **病房环境**　对病房的温、湿度进行调控，确保室内环境清洁、通风良好，室温保持在28～32℃，湿度保持在50%～60%，每天进行2次空气消毒。床上用品经过高压灭菌处理，其他室内物品每天用消毒液擦拭消毒，马桶则需要浸泡在消毒液中。

3. **伤口肌肤管理**　需要遵循严格的清洁和隔离规程。触碰伤口时必须佩戴无菌手套，并且在处理其他患者的伤口之前需先清洗双手并换上新的手套，以此来预防医院内部的交叉传染。确保伤口始终处于干燥状态，定期用干净的纱布清理过多的分泌物，同时外用抗生素，能够抑制细菌等微生物的繁殖，减少感染的风险。防止生成厚疤痕，选择具良好吸收性、透气性和防菌性敷料，定期更换，如果观察到疤痕下方存在感染，应当立刻去除疤痕以便于脓液等排出，并清除已经死亡的细胞。定期调整姿势或者采用翻身床，使伤口轮流被暴露出来，以免因为长期受压导致其无法正常恢复。一旦伤口开始结痂，需要注意不要让其破裂造成出血或是面临感染的风险。

4. **饮食护理**　注意多食用富含营养物质的食物，避免辛辣和海鲜类食物，如辣椒、大蒜、海鱼等。

5. **心理护理**　全面评估烧伤患者心理-社会支持情况，仔细倾听、真诚安慰、积极鼓励、理解信任、感同身受。需要对患者详细说明各种疗法的重要性与安全性，以缓解患者的担忧并协助其接受治疗。同时，也应该分享一些成功的案例来激励患者的信念。借助家庭成员或其他亲友的支持网络，可以进一步激发患者的勇气去直面生活挑战，增强克服疾病的能力。此外，要鼓励患者在离开医院之后持续地进行恢复性的疗养，积极参加社区的活动及规划职业生涯，以此降低内心的恐惧感，释放紧张情绪，从而更好地融入社会。

6. **健康教育**　烧伤重在预防，宣传防火、灭火、安全自救知识和火灾现场逃生技能。引导患者进行康复训练，以最大程度地恢复身体的生理功能。在伤口愈合期间可能会出现皮肤干燥、瘙痒等不适感，告诫患者避免使用刺激性强的物品，使用水时要保持适宜的温度，并且避免挠伤处。烧伤部位一年内应避免阳光暴晒。推动自我照顾能力的培养，激励患者参与家庭和社区活动，以适应生活环境。

 知识拓展 ●●●

敷料分类

有研究表明湿性环境下伤口愈合速度比干性环境快，因此有了全新的湿性愈合理论。敷料使用的目的是营造一个与皮肤相近的环境，让伤口快速愈合。

1. 传统敷料　纱布、凡士林纱布、合成纤维纱布。

2. 密闭性和半密闭性敷料　薄膜类敷料、水胶体类敷料、水凝胶类敷料、藻酸盐或藻酸钙敷料、泡沫类敷料、亲水纤维敷料。

3. 生物活性敷料　生物蛋白海绵。

4. 其他敷料　银离子敷料、高渗盐敷料、液体敷料。

随着不同类型伤口敷料品种的增加，使用上有了更多选择。没有一种敷料适合治疗所有类型的伤口，也很少有敷料适合伤口愈合周期的各个阶段。只有了解各种敷料性能，对所有愈合因素进行评估，才能做出正确的选择，使患者从中获益。

第六节　动物咬伤

案例

【案例导入】

　　患者，男，20岁。因"犬咬伤2小时"入院。患者于2小时前在外玩耍时被自家宠物狗咬伤左侧小腿，由家人送入医院急诊室。入院时查体：T 36.5℃，P 92次/分，R 22次/分；BP 94/60mmHg。患者神志清醒，回答切题，主诉伤口肿胀压痛。专科检查可见左小腿见8cm×4cm咬痕，深约5mm，有明显的出血，周围肿胀，疼痛明显，足背动脉可以扪及，趾末梢血运、感觉正常。

【请思考】

　　1. 对该患者应立即采取哪些急救措施？

　　2. 对该患者进行哪些护理措施？

【案例分析】

一、概述

动物咬伤是急诊外科常见的问题。自然界中能攻击人类并造成损伤的动物有数万种，它们利用其牙齿、指甲、爪子、犄角、刺等袭击人类，造成咬伤、蜇伤和其他损伤（变态反应、中毒、继发感染和传染病等），大多数动物咬伤是由人类熟悉的动物（宠物）所致，其中常见的有狗、猫、鼠咬伤等。伤口严重程度与致伤动物的大小、撕咬力、凶悍性等具体情况有关。咬伤时除造成局部组织撕裂损伤外，还由于动物口腔牙缝、唾液内常含有多种致病菌或病毒，尤其是存在大量的厌氧菌，如破伤风杆菌、气性坏疽杆菌族、梭状芽孢杆菌等，可造成伤口感染。

二、病因与发病机制

（一）病因

绝大多数哺乳动物咬伤是犬咬伤，其次是猫咬伤、啮齿类动物咬伤、人咬伤等，犬咬伤通常是患者熟悉动物所致，猫咬伤通常是它们的牙或爪造成伤口。

（二）发病机制

动物咬伤伤口内的病原体主要由致伤动物口腔菌群和人皮肤菌群构成，混合不同病原体会引发感染。常见的病原体包括巴斯德菌、葡萄球菌、链球菌和厌氧菌等。犬咬伤感染二氧化碳嗜纤维菌是一种革兰阴性杆菌，可能导致菌血症和脓毒症。而猫咬伤可能传播导致猫抓病的微生物汉赛巴尔通体。人咬伤感染涉及的病原体通常为人类口腔和皮肤的正常菌群，与动物咬伤引起的病原体不同，如多杀巴斯德菌、啮蚀艾肯菌（革兰阴性厌氧菌）、需氧性革兰阳性球菌（如A组链球菌）和厌氧菌。

狂犬病毒的主要栖息地是患病的动物的大脑与脊髓部分，同时也在唾液中大量富集，并且随着唾液的排出而散播出去。一旦遭受患狂犬病的狗或猫的攻击或者触碰，狂犬病病毒就有可能通过这些动物的唾液传播至受伤部位进而侵入人类体内造成疾病的发生。由于狂犬病病毒对于神经组织的亲和度极高，因此它可以在损伤区域及其周边的组织细胞里滞留长达1～2周的时间，并在其中不断复制、增殖，如果未能及时消灭该病毒，那么它将会继续向四周扩散直至抵达中央神经系统，从而引起狂犬病的发作。

三、病情评估

（一）健康史

评估咬伤的时间、地点及现场处理情况。有无被动物咬伤史，平常身体健康状况（有无基础疾病）。评估伤口情况，包括伤口的位置、大小、深度、皮肤完整性、伤口周围情况、失血情况等。

（二）临床表现

通常情况下，被动物咬伤的患者其皮肤上存在牙齿印记、伤口或者血迹，同时可能伴随着周边组织肿胀、皮下淤血、局部痛感等问题。有些人在受伤后的8～24小时内，可能会感到伤口疼痛变得更加明显，并且周围开始呈现出炎症反应，并伴有脓液的渗出。此外，咬伤的地方也可能产生向外扩张的红色线状痕迹，向上延伸至淋巴结。总体来说，患者的全身体征往往较为温和，但如果伤口受到严重的感染，可能会有淋巴管炎症、头痛、眩晕和发热等表现。

犬咬伤可能引发损伤的程度从轻微伤口至深度而复杂的伤害，如切割伤、穿透伤或者撕裂伤。巨型犬的牙齿可以施加巨大的压力并且伴随着拉扯，这可能会造成严重的损害。导致死亡的伤害往往出现在婴儿的头颅与颈部区域，也可能是对婴儿重要器官的直击造成的。对于年长一些的儿童或是成年人来说，四肢（尤其是优势手）是最易受伤的部位。犬的咬合力取决于其体型与种类，因为它们的强大咬合力及撕裂能力会造成深层组织的重大伤害，这种伤害通常较为复杂。即使外观上无表现，也有可能会引发严重的神经、血液循环系统，肌肉、韧带甚至骨骼损伤。所以对于所有犬咬伤伤口都必须做深入检查，以防止忽略了潜在的更重的联合损伤情况。

感染狂犬病病毒后是否发病与潜伏期长短、患者年龄、咬伤部位、伤口深浅、入侵病毒的数量、毒力及机体抵抗力有关。潜伏期可以为10天至数月，一般为30～60天。咬伤越深、咬伤部位越接近头部，潜伏期越短、狂犬病发病率越高。

在狂犬病毒开始侵袭人体后，最初的症状是伤口周边感到麻木与痛楚，接着会逐步蔓延至全身各个部位。狂犬病的独特特征包括恐水、恐风、咽部抽搐、渐进性的肌无力（瘫痪），因为患者极度惧水，因此狂犬病也被称为"恐水症"。随后会出现发热、焦虑不安，易激惹、疲劳、畏寒、吞咽困难、喉咙紧缩，常常伴随着唾液溢出、大量出汗及心率加快等症状，最终可能由于肌肉萎缩、意识模糊、循环系统崩溃而死亡。

狂犬病典型的临床经过分为以下3期。

1. **前驱期或侵袭期**　可持续1天或1周发生症状变化。通常在兴奋状态之前，多数患者有发热、呕吐、头痛、关节痛和肌腱炎等，酷似"感冒"，继而出现恐惧不安，对声、光、风、痛等较敏感，可诱发咽肌痉挛等。伤口及附近感觉异常，常有麻、痒、痛及蚁走感等。

2. **兴奋期**　大约80%的症状呈现出一种极度激动的状态，包括焦虑、恐惧、恐水和恐风、认知能力下降、容易被触发愤怒情绪及过度的活动；另外20%的症状则以迟缓的形式显现出来，初始时可能没有明显的认知障碍，主要表现为手脚无力和发热，随后逐渐发展到身体虚弱、腹部肿胀、肢体协调困难、肌肉萎缩及大便和小便无法控制等症状。

3. **麻痹期**　患者的身体开始趋于平静，肌肉痉挛消退并呈现出一种松弛的状态，尤其是四肢最为明显。随着病程的发展，可能会看到患者变得越发无声，心率减慢，血压降低，反应能力丧失，瞳孔散大，最终陷入昏迷状态。除了那些被安置在重症病房接受器官维护治疗的人之外，通常会在昏迷2～3天后离世。死因通常为咽喉肌肉痉挛导致的窒息或呼吸循环衰竭。

（三）辅助检查

1. **常规检查**　血常规、凝血功能，确定是否有感染和出血情况；对已感染伤口可进行分泌物细菌培养和药物敏感试验，以确定感染的病原体种类，并指导抗生素的选择。

2. **病原学检查**　如犬咬伤需检测狂犬病毒抗原、抗体等，评估感染狂犬病的风险。

3. 影像学检查　如X线、CT和/或MRI等，用于检查伤口深处是否有骨折、脓肿和异物。

四、急救与护理

（一）现场急救

1. 立即远离犬只　避免进一步受到攻击，确保自身安全。

2. 伤口冲洗　用大量的肥皂水或清水冲洗伤口，持续至少15分钟。这有助于减少伤口处的病毒和细菌数量。

3. 挤压伤口　在伤口周围轻轻挤压，排出污血，但要避免用力过度，以免导致病毒加速扩散。

4. 伤口消毒　使用聚维酮碘或乙醇等消毒剂对伤口进行消毒，但需注意，对于较深的伤口，避免使用刺激性强的消毒剂直接倒入伤口内部。

5. 简单包扎　用干净的纱布或毛巾覆盖伤口，但不要包扎过紧，以免影响血液循环。

6. 尽快就医　及时前往医院进行进一步的处理。

（二）医院内救护

仔细探查动物咬伤伤口，伤口局部应彻底、有效冲洗。对于高感染风险的伤口，需要每天检查是否有感染征兆。犬咬伤受伤情况差异极大，所以针对犬咬伤的患者进行风险暴露评价和免疫保护处理至关重要。第一次暴露和第二次暴露建议使用人类接种狂犬病疫苗的方案。关于医院治疗犬咬伤的方法，可以参照犬咬伤后狂犬病暴露分级及免疫预防处置程序（表10-4）。

表10-4　犬咬伤后狂犬病暴露分级及免疫预防处置程序

暴露分级	接触方式	暴露后预防处置
I	完好的皮肤接触动物及其分泌物或排泄物	清洗暴露部位，无须进行其他医学处理
II	符合以下情况之一者：①无明显出血的咬伤、抓伤。②无明显出血的伤口或已闭合但未完全愈合的伤口接触动物及其分泌物或排泄物	①处理伤口。②接种狂犬病疫苗。③必要时使用狂犬病被动免疫制剂
III	符合以下情况之一者：①穿透性的皮肤咬伤或抓伤，临床表现为明显出血。②尚未闭合的伤口或黏膜接触动物及其分泌物或排泄物。③暴露于蝙蝠	①处理伤口。②使用狂犬病被动免疫制剂。③接种狂犬病疫苗

注：如果被确诊为狂犬病，那么可能会有一定的风险接触到狂犬病毒。如果暴露过度，可能会导致死亡。

1. 充分冲洗伤口　在遭受咬伤之后，应当立刻利用肥皂水（或者其他弱碱性清洗剂）与流动的自来水轮流清洗所有的受伤部位至少15分钟，接着应用无菌纱布或去脂棉把伤口内的剩余液体全部吸收干净，如果患者在清洗过程中感到极度痛苦，可给予局部麻醉。如条件允许，可以使用专业的清洗设备对伤口内部进行冲洗，以确保达到有效冲洗，最后用生理盐水冲洗伤口，避免在伤口处残留肥皂水或其他清洗剂。

2. 伤口开放引流　特别是撕裂伤，应立即进行清创并移除坏死组织。如有必要，可以进行扩创手术后的开放引流，尽量避免使用缝合或包扎方法。

3. 尽快免疫接种　首次暴露患者应用狂犬病疫苗免疫程序"五针法"（第0、3、7、14、28天各肌内注射1剂）或"四针法"（2-1-1免疫程序，分别于第0、7、21天各肌内注射2剂、1剂、1剂）。人用狂犬病疫苗注射部位在2周岁及以上者选择三角肌，2周岁以下者选择大腿前外侧肌肉。狂犬病为致死性疾病，暴露后进行人用狂犬病疫苗接种无任何禁忌。若曾经在半年内接受过全程主动免疫，则咬伤后不需要被动免疫治疗。完成全程免疫超过半年未到1年再次暴露，仅在伤后当天和第3天强化主动免疫各一次。完成全程免疫1～3年再次暴露，须按0、3、7天加强接种3剂。完成全程免疫超过3年再次暴露，需重新全程免疫接种。可联合使用干扰素，以增强保护效果。

4. 预防感染　常规注射破伤风抗毒素，对犬咬伤高危伤口可以预防性使用抗生素预防感染。

（三）护理措施

1. 减少刺激，保持病室安静，避免声、光、风、水的刺激，输液时注意将液体部分遮挡；专人护理，各种检查、治疗及护理应尽量集中进行，动作轻柔，尽量减少各种刺激。

2. 保持冷静，确保呼吸道通畅。在兴奋期间，按照医嘱使用镇静药，对于狂躁者则需要使用保护带进行约束，以防止自残或伤害他人。要及时清除口腔和呼吸道的分泌物，保持呼吸道通畅，并做好准备进行气管插管或气管切开。

3. 在发作期，患者常常出汗过多、流涎及无法喝水，这使其通常处于缺水的状态。因此，他们需要通过静脉注射来补充能量，保持体内的水和电解质平衡。这一治疗措施可能会在痉挛发作间歇或使用镇静药后进行。

4. 预防感染。遵医嘱应用抗生素并观察用药效果。加强伤口护理，早期患肢下垂，保持伤口充分引流。严格遵守接触隔离规定，患者需要住在单间内，与患者接触时应穿戴防护衣物，头盔、口罩、手套以及鞋子。同时，医院门口也需要实施消毒和隔离措施。患者的分泌物和排泄物须严格消毒。

5. 狂犬病患者的疾病发展迅速且严重，这使患者或其家人在患者失去知觉之前就已经知道了可能的结果。所以，这对患者及其家属而言是一个沉重的精神压力。医护人员需要加强对人性的关注并积极引导其情绪，尽可能减少患者的痛感，让患者平静地走完生命最后一程。

6. 健康教育。针对动物咬伤事件，需要加强健康教育，包括预防措施和紧急处理，并且重要的是提高对犬的管理水平。应该教导人们不要接近或者惹恼犬或猫等动物，特别是不熟悉或流浪动物，避免发生意外。如果被犬抓伤并出现不明显伤口，或者被犬舔舐受损皮肤，应该尽早接种狂犬疫苗。被犬、猫、鼠等动物咬伤后，应该及时彻底处理伤口并接种狂犬疫苗。在接种疫苗期间，应该严格遵照医嘱，确保及时、全程、足量注射，保持规律生活，避免剧烈运动，戒烟、戒酒，不喝浓茶、咖啡，不吃辛辣食物。

第七节　高　原　病

【案例导入】

患者，男，28岁。40分钟前在休息时出现头痛、呕吐、气喘、胸闷、呼吸困难、阵发性咳嗽，由朋友开车送往急诊室。查体：T 36.8℃，P 140次/分，R 28次/分，BP 115/70mmHg，该患者由居住地（海拔1300m）前往营房（海拔3700m），出现头痛、呕吐等轻微反应。第二日继续前往休息地（海拔4400m），休息时症状加重。

【请思考】

1. 该患者很可能发生何种情况？

2. 该患者发生气促、呼吸困难的原因？

3. 对该患者应立即采取哪些救护措施？

【案例分析】

一、概述

高原病，又称高山病或高原不适症，是在海拔超过2500m的高原地区特有的常见疾病。高原病是当从平原地区进入高海拔地区，或从高海拔地区进入更高海拔地区时，由于对低氧环境的适应能力不足或失调而引起的一种特殊疾病。

根据暴露在高原缺氧环境中的时间长短，高原病可分为急性和慢性两种形式。急性高原病可进一步分为轻型和重型，重型主要包括高原脑水肿和高原肺水肿。慢性高原病包括慢性高原反应、高原性心脏病、高原红细胞增多症、高原血压异常症以及高原病混合型。本节重点介绍急性高原病。人们平时说的高原反应就是急性轻症高原病，属于自限性疾病，预后较好，主要症状是头痛、头晕、恶心、呕吐、疲劳等。

二、病因与发病机制

（一）病因

高原病的病因主要是高原地区为低氧环境，当机体快速进入海拔较高、氧分压较低的地区时，身体可能无法迅速适应这种低氧状态，从而引发一系列病理生理改变。具体包括以下几个方面。

1. **缺氧**　高原地区氧气含量减少，导致组织和器官缺氧。

2. **呼吸和心血管系统调节失衡**　身体的呼吸频率、深度以及心血管系统的功能可能无法及时有效地适应低氧环境，影响氧气的摄取和运输。

3. **体液平衡紊乱**　可能会出现水、电解质代谢紊乱等。

4. **个体差异**　个体的心肺功能、代谢能力、遗传因素等也会影响对高原低氧环境的适应能力。

（二）发病机制

急性高原病的发病机制尚不完全清楚。现有观点认为，当个体从平原迁移到高原时，为了适应低氧环境，身体需要做出适应性改变以保持毛细血管内部血液与组织之间的压力差。每个人对于高原缺氧的适应能力各不相同，其适应范围也会有所差异，如果过度缺氧，可能导致适应不全面。适应能力不足常常会涉及多个系统。

1. **神经系统**　由于大脑皮质对缺氧的耐受力最弱，其代谢活跃且消耗氧气量较大，在急性缺氧状态下，可能会导致脑血管扩张、血液流动增多以及颅内压升高，进一步引发一连串的神经病症。

2. **呼吸系统**　抵达高原后，动脉血氧含量降低，会刺激颈动脉窦和主动脉体的化学感受器，促使呼吸加快。过度换气易引发呼吸性碱中毒，还可能诱发高原肺水肿。此外，肺泡壁和肺毛细血管的损伤也会加大肺水肿的发生风险。

3. **心血管系统**　在高原缺氧环境下，颈动脉窦和主动脉体的化学感受器被激活，使心率加快，导致血液重新分布，以保障关键器官的血液供应。严重且持久的缺氧可能造成心肌损伤和肺动脉高压，进一步加重心脏负担。

4. **血液系统**　进入高原后，会出现代偿性的红细胞增多和血红蛋白增加以适应缺氧。低氧血症会刺激红细胞生成素的产生，促进骨髓红细胞系统增生，导致红细胞代偿性增多，血红蛋白增加，从而增强血液的携氧能力。

三、病情评估

（一）健康史

对患者的日常生活环境及疾病发生地点的海拔状况进行评价，并需要了解其到达高原地区及其出现疾病的具体时间，此外还应考虑患者之前是否有过相似的症状。通常来说，患有高原肺水肿与高原脑水肿的患者往往会显示出最近曾有到访高原地区的记录（通常是在海拔超过3000m的地方）。还需要关注患者在发病前是否有任何明显的高原病触发因素，如快速升高攀爬高度、剧烈运动、严寒天气、气温变化、饮食不当、过度疲劳、睡眠不足、晕车、精神压力、感冒等，这些都有可能导致急性高原病的暴发。另外，还要观察患者是否接受了氧气治疗或者被转移到了低于海拔3000m的环境中以改善他们的健康状况。

（二）临床表现

急性高原病常发生于初次由平原快速登高或到达高海拔地区，尤其是在最初的数小时到几天内。急性高原病的临床表现往往与患者所处海拔提升的幅度和速度有关。高原反应也被称为急性轻症高原病，高原肺水肿和高原脑水肿可能会相互交叉或同时存在。

1. **急性轻症高原病**　急性轻症高原病是最常见的急性高原病类型，一般于进入高原地区6～24小时发病。主要的症状包括：头痛、眩晕、恶心、呃逆、心悸、呼吸急促、胸部压迫感、胸痛、睡眠障碍、过度疲劳、食欲缺乏、腹部不适及四肢刺痛等症状。其特征是当身体处于静止状态下，只有微弱的不适反应，如心悸、呼吸困难、胸部压迫感、胸痛等问题，在运动之后症状加重。此外，可能会观察到心率加快、血压波动，嘴唇和指尖呈发绀，眼睛周围和脸颊的水肿现象等。最普遍的症状是头痛，通常集中在前额和两侧太阳穴处，且会在晚上和早上醒来时加剧。这种状况可能在抵达高原后的24～48小时内有所改善，几天以后就会完全恢复正常。然而，也有极少部分的人会出现高原肺水肿和/或高原脑水肿的情况。

2. **高原肺水肿**　是一种常见的并且危及生命的疾病，一般会在人们快速抵达高原环境后的2～4天内发作。主要表现包括静息时呼吸困难、咳嗽、吐痰、头痛、食欲缺乏、皮肤青紫色、肺部杂音、呼吸急迫及心率加快等各种症状与身体特征。其病情特点为夜间加重，即使在休息状态下也难以缓解。但患者在卧床休息、接受吸氧治疗或转移至低海拔地区后，症状通常能迅速改善。容易诱发高原肺水肿的因素众多，如摄入过多的盐和水、急速登高、过度劳累、呼吸道感染、使用镇静催眠类药物以及有过高原肺水肿病史等。

3. **高原脑水肿**　是一种罕见且严重的急性高原病。一般于近期1～3天抵达高原，海拔在3000m以上发病。出现共济失调、剧烈头痛、恶心、呕吐、精神状态改变、癫痫发作、昏迷等症状和体征。其中，意识改变和小脑共济失调是最早出现的特异性症状，可以帮助早期诊断高原脑水肿。可出现肢体功能障碍、脑膜刺激征及锥体束征阳性。

此外，严重的高原肺水肿和高原脑水肿患者可通过眼底镜检查发现视网膜出血。

（三）辅助检查

血常规可出现轻度白细胞增多，血红蛋白浓度和红细胞压积增加。肺功能检测可出现低氧血症、低碳酸血症、呼吸性碱中毒。X线检查及肺部CT检查可协助高原肺水肿的诊断及病情严重程度的判断。当发生高原肺水肿时，胸部X线检查可能会呈现两侧肺叶的广泛分布和模糊不清的阴影，然而，高原心脏病则有可能呈现肺动脉显著凸起、右肺下动脉干宽度增加以及右心室扩大等特征。通过对心电图和心脏超声的检测可以揭示心率加快和心脏负担加重的现象。利用头部的MRI扫描能够评估高原脑水肿的情况。一旦发生了高原脑水肿，脑脊液测试的结果会表明其压力上升，但细胞数量和蛋白质含量并不会有所变动，偶尔会出现含有血液的脑脊液。

四、急救与护理

（一）急救措施

1. **立即休息**　急性轻症患者以休息为主，减少活动，适当运动，因为过度运动会增加机体的耗氧量。对于重症者应绝对卧床休息。

2. **积极氧疗**　轻症患者鼻导管吸氧1～2L/min，重症患者面罩吸氧6～12L/min，重症患者有脑水肿时应尽早使用高压氧治疗，可缓解脑水肿，迅速控制疾病的进展。

3. **合理用药**　根据患者的症状对因进行用药。对头痛患者可口服阿司匹林、对乙酰氨基酚或布洛芬等解热镇痛药来缓解症状。如果出现恶心、呕吐，可考虑肌内注射丙氯拉嗪；病情较为严重时，则可口服地塞米松（4mg，每6小时一次）或联合应用地塞米松（4mg，每12小时一次）和乙酰唑胺（500mg，午后一次）。高原肺水肿患者可选择利尿药呋塞米（40～80mg）静脉注射，以减少循环血量、减轻心脏负荷；氨茶碱可用于缓解支气管痉挛、强心、利尿和明显降低肺动脉压，可稀释0.25g氨茶碱于5%～50%葡萄糖溶液20～40ml中静脉缓慢注射；舌下含服或口服硝苯地平（10mg，每4小时一次）可降低肺动脉压、改善氧合情况，缓解症状；在病情加重时可能需要加用糖皮质激素；若出现心房颤动可以考虑使用洋地黄类药物和抗血小板药。高原脑水肿患者可用地塞米松8mg静脉注射，必要时4mg/6h重复使用，糖皮质激素可预防神经系统的进一步损伤。同时，静脉滴注甘露醇降低颅内压。在发病24小时内，尿量应保持在900ml以上。对于精神紧张、烦躁不安者可酌情给予镇静药。

4. **异地治疗**　轻症患者一般无须特殊治疗，多数人在获得充分休息和适应一段时间后症状自然减轻或消失。经处理，症状缓解不明显的患者应及时转运至低海拔地区。急性轻症高原病患者，如所处海拔下降300m，其症状一般也会有明显改善。多数高原肺水肿病例在到达海拔3000m以下地区2天后即可恢复。对于出现共济失调的高原脑水肿患者，应立即转运，海拔至少下降600m。转运过程中应注意保暖和避免剧烈活动，且转运途中不能中断治疗，注意转运安全。

对于高原脑水肿，早期诊断、早期治疗很关键，越早治疗效果越好。昏迷后再治疗者，死亡率超过60%，认知障碍和共济失调等神经后遗症可能会持续一段时间。使用中草药如人参、黄芪、红景天等可以有效缓解急性高原病的相关症状，同时也能显著降低发病的概率。

（二）护理措施

1. **休息与体位**　①急性轻症高原病：症状未改善前应停止剧烈活动，以休息为主。②高原肺水肿：患者应绝对休息，采取半卧位、高枕卧位或坐位，有条件者可双腿下垂以减少回心血量。③高原脑水肿：患者宜平卧，床头抬高15°～30°，以利于颅内静脉血液回流，减轻脑水肿。昏迷患者应注意保持呼吸道通畅，使头部偏向一侧，以防误吸。

2. **氧疗护理**　①急性轻症高原病：一般经鼻导管或面罩吸氧（1～2L/min）后，症状基本可以缓解。②高原肺水肿：患者早期即应充分给氧，可采用面罩吸入40%～50%氧气（氧流量6～12L/min）。有条件者可应用便携式高压气囊或高压氧治疗，呼吸衰竭者应使用机械通气。③高原脑水肿：患者应早期高流量吸氧（氧流量6～12L/min），尽早使用高压气囊或高压氧治疗。

3. **用药护理**　肺水肿患者在使用血管扩张药时应严密监测血流动力学，使用时注意从小剂量、慢速度开始，避免短时间用药过量导致的血管过度扩张而引起血压明显下降。当有效循环血量减少，肺动脉楔压（pulmonary artery wedge pressure，PAWP）< 15mmHg时，不应单独继续使用血管扩张药，否则可能会因为心脏充盈不足导致血压下降、心率加快，心脏功能恶化。硝普钠应现配现用，避光静脉滴注。在使用吗啡的过程中，需要密切关注血压和呼吸状况。如果出现呼吸抑制症状，可以通过静脉注射纳洛酮来缓解。脑水肿患者应用20%甘露醇快速静脉滴注时，应注意观察尿量，检查肾功能和尿常规。补液应控制滴速和总量，以避免增加心脏负荷。

4. **病情观察**　①监测生命体征，定时测量呼吸、脉搏、血压和体温。注意观察呼吸的频率、幅度。②检测患者的意识变化和瞳孔反应，必要时进行颅内压监测。③密切观察咳嗽和咳痰情况，留意痰液的情况和颜色、量，听诊肺部啰音的变化，如有异常及时告知医护人员并提供协助。④肾功能监测，准确记录尿量，观察尿色有无变化。⑤倾听患者主诉、观察症状和体征的变化。⑥观察患者循环情况，必要时监测中心静脉压，协助判断患者循环血量的变化。

5. 心理护理　首次发生急性高原病，患者会有紧张、焦虑的情绪。应给予患者心理疏导和支持，告诉其不良情绪将会不利于病情进展，积极心态、冷静对待、配合治疗将会取得较好的效果。鼓励患者家属及朋友等多方面的社会支持。

6. 健康教育　对于即将前往高海拔区域的人们来说，需要接受全面的健康检查以评估是否有潜在的高原反应风险因素。如果基础状况可能引发高原反应，那么应该避免去往高海拔区。同时，为了提高人们对高原病的认识和了解，医护人员必须加强宣传工作，让人们知道高原的环境特点和生活习惯，并提醒人们在到达高原后的行为方式要逐步调整。此外，可以考虑通过服用乙酰唑胺或者红景天来预防高原病。虽然地塞米松被认为能有效预防急性高原病，但是并不建议将其作为普遍性的预防措施，特别是针对患有糖尿病或精神疾病的个体。海拔上升阶段和到达高海拔初期，吸氧是一种有效的预防方法。在抵达高原之后，应尽可能降低工作负荷和压力，避免进行剧烈的运动。一旦适应了高原环境，就可以逐步增加活动的频率。同时也需要注意防止冷损伤，加强保暖，避免吸烟和饮酒，并且不要服用催眠药，确保有足够的液体供给。

本章小结

思考题

1. 热射病患者院内有效治疗的关键点是什么？

2. 如何帮助电击伤患者脱离电源？

3. 烧伤患者休克期提示液体复苏有效的表现是？

更多练习

（陆　双　何　婧）

第十一章　危重症患者功能监测和评估

学习目标

1. 素质目标

具备危重症护士对危重患者功能监测和评估的综合专业素质。

2. 知识目标

（1）掌握：危重症患者呼吸系统、循环系统、神经系统、消化系统、泌尿系统的功能监测要点和常用的评估方法；危重症患者疼痛、镇静和营养状态评估方法和急性生理和慢性健康状况评估的概念。

（2）熟悉：呼吸系统、循环系统、神经系统的监测技术。

（3）了解：急性生理和慢性健康状况评估的四种方法。

3. 能力目标

（1）能准确运用评估工具及监测手段，及时识别呼吸系统、循环系统、神经系统、消化系统、泌尿系统的危重症患者，并实施有效的护理措施。

（2）能准确运用评估工具对危重症患者进行疼痛和镇静评估，识别谵妄。

（3）能及时识别危重症患者的营养风险。

（4）能正确使用APACHE Ⅱ对危重症患者进行评分。

案例

【案例导入】

患者，李某，男，51岁。因"头痛、头晕3小时，恶心、呕吐2小时，突发意识不清"来院就诊，该患者于4小时前晚餐中服用野山菌。T 36.0℃，P 128次/分，R 30次/分，BP 76/51mmHg，神志不清，双侧瞳孔缩小，光反射较弱，脉搏细速，四肢厥冷，口角流涎，二便失禁。留置导尿时，引出酱油色尿液。

【请思考】

1．引发该患者出现上述表现的主要原因是什么？

2．针对该患者应重点加强哪些系统的功能监测？

【案例分析】

危重症患者的救治需要对各系统功能进行全面的监测和评估。通过对循环、呼吸、神经、消化、泌尿等系统及营养状况、急性生理和慢性健康的动态监测和细致评估，医护人员能够实时掌握患者的整体状况，预见疾病的发展趋势，并据此制定出更为精准的治疗和护理方案，以避免病情恶化，提高生存质量。

第一节　呼吸系统功能监测与评估

呼吸作为维持生命及机体内环境稳定的重要生理活动之一，其功能的监测与评估是维系生命安全的重要内容，通过对呼吸运动的监测，常用监测技术和监测方法的运用，了解危重症患者呼吸系统通气与换气功能的动态变化，判断呼吸功能障碍的类型和严重程度，为调整治疗方案提供科学依据，确保呼吸治疗的有效性。

一、监测要点

（一）呼吸频率（respiratory rate，RR）

是呼吸系统功能监测的首要且简单基础指标。能直接反映患者通气功能及呼吸中枢的兴奋性。成人正常呼吸频率为每分钟10～18次，小儿的呼吸频率则随着年龄的减小而加快。若呼吸频率出现异常则说明呼吸功能可能发生障碍。

（二）呼吸节律（respiratory rhythm）

在正常生理状态下，呼吸应当是均匀、规律的。观察呼吸节律的变化，能帮助及时识别异常呼吸模式，提示病变位置。

（三）呼吸幅度（respiratory amplitude）

正常情况下呼吸的幅度双侧应对称，起伏一致并自然松弛。在形式上，男性及儿童以腹式呼吸为主，女性以胸式呼吸为主，如腹式呼吸或胸式呼吸的单方面增强或减弱则提示出现病变，如胸式呼吸增强常提示腹部病变；胸式呼吸减弱或消失常提示两侧胸部均有损伤或病变，或高位截瘫、肌松药作用所致等。深度上，可以间接指示潮气量的大小，深大呼吸一般提示酸碱失衡，浅表呼吸一般见于濒死者。

（四）呼吸周期的吸呼比（inspiration-exhalation ratio）

在正常生理状态下，吸呼比大致为1:（1.5～2）。观察其变化，可以反映肺的通气与换气功能。

（五）常见异常呼吸类型的识别

1. 哮喘性呼吸　发生在哮喘、肺气肿或其他喉部以下阻塞的患者，表现为呼气时间明显延长，听诊有哮鸣音，急性发作时通常呈端坐被迫体位。

2. 紧促式呼吸　呼吸运动浅促而带有弹性，通常为胸膜炎、胸腔肿瘤、肋骨骨折、胸背部剧烈扭伤、颈胸椎疾病引起疼痛的限制呼吸幅度引起。

3. 潮式呼吸　表现为交替出现的先由浅慢到深快，再由深快到浅慢，随后出现一段呼吸暂停的特殊呼吸模式。

4. 深浅不规则呼吸　表现为深浅不一且不规则的呼吸模式，常见于各种因素引起的意识丧失。

5. 叹息式呼吸　呈叹息状，可见于循环衰竭的患者。

6. 点头式呼吸　由于胸锁乳突肌的收缩，吸气时下颌向上移动，呼气时下颌返回原位，呈现的点头动作，常见于濒死垂危患者。

7. 蝉鸣样呼吸　因会厌部（上呼吸道）阻塞导致气道变窄，吸气时出现类似于蝉鸣样的高音调啼鸣声，常在吸气时伴有"四凹征"。

8. 鼾音呼吸　由于上呼吸道有大量分泌物潴留，当空气进出气管时，可闻及大水泡音，多见于昏迷或咳嗽反射无力的患者。

综上，呼吸功能的监测不仅包括对呼吸频率的评估，还包括对呼吸幅度、节律以及吸呼比的综合考量。这些参数的准确测量对于理解患者的呼吸状态、诊断呼吸系统疾病以及评估疾病严重程度具有重要意义。

知识拓展　●●●

三凹征与四凹征

吸气性呼吸困难时，由于上呼吸道部分梗阻，气体不易通过声门进入肺部，胸腹辅助呼吸肌代偿性加强运动，迫使胸部扩张，以代偿呼吸运动，但肺叶不能随之相应膨胀，致使胸腔内负压增加，造成胸壁及其周围软组织向内运动，而形成凹陷。普遍认为会出现"三凹征"即胸骨上窝、锁骨上窝、肋间隙出现明显凹陷。近年来越来越多的学者结合临床表现提出"四凹征"即胸骨上窝、锁骨上下窝、胸骨剑突下或上腹部、肋间隙于吸气时向内凹陷的概念，也逐渐被认可。

二、常用监测技术

（一）脉搏血氧饱和度（pulse oxygen saturation，SpO_2）监测

是一种无创、连续的，通过测量动脉脉搏波动并进行分析，而获得动脉血氧饱和度（arterial oxygen saturation，SaO_2）的一种方法，可以间接判断患者的氧供情况，反映组织氧供，被称为第五大生命体征。其正常值一般在96%～100%之间，当$SpO_2 < 90$%常则提示出现低氧血症。

1. 适应证

（1）各系统疾病、创伤导致的低氧血症。

（2）通气或换气功能障碍，需持续监测SpO_2。

（3）大中型手术的术中和术后监测。

（4）指导机械通气患者呼吸模式选择和参数调节。

2. 禁忌证　无绝对禁忌证。监测部位有感染或循环障碍者慎用。

3. 操作方法

（1）连接心电监护仪与血氧探头导线，打开心电监护仪开关，调试探头使之处于正常状态。

（2）根据血氧仪的型号、肢体末端温度及皮肤情况，选择合适的位置放置探头。

（3）妥善对探头进行固定。

（4）定期进行动态观察，确保测量数据准确并记录。若发现SpO_2持续下降，或低于90%时，应立即查找原因并给予及时有效处理。

（5）长期使用者，应定时变换探头位置，避免皮肤损伤。

4. 注意事项　脉搏血氧饱和度测量的准确性受诸多因素影响，具体如下。

（1）末梢循环灌注差。如血压低、体温低，或同侧肢体使用无创血压监测时，测量的数据不准确或测不出。

（2）有灰指（趾）甲或涂指（趾）甲油，皮肤颜色异常（皮肤黄疸、皮肤太黑）时，测量的数据不准。

（3）严重低氧血症和血红蛋白异常时，测量的数据可能不准确，需采集动脉血气分析复核与SpO_2之间的差异。

（4）探头与指（趾）甲、血氧仪与心电监护仪接触不良。

（二）呼气末二氧化碳监测（end-tidal carbon dioxide monitoring，$ETCO_2$）

是使用无创技术进行实时、连续监测呼气末二氧化碳水平的一种临床监测手段。它能够反映肺气体交换情况、肺血流情况和循环功能，现已成为危重症患者一项重要的临床监测项目。

1. 适应证

（1）机械通气患者，提供呼吸支持和呼吸管理参数指标依据，并可判断人工气道的位置。

（2）心肺复苏术。

（3）各种原因引起的呼吸功能不全。

（4）严重休克、心力衰竭、代谢紊乱和肺栓塞患者。

（5）改善创伤的分级。

2. 禁忌证　无绝对禁忌证。

3. 操作方法　根据监测方法的不同，CO_2有主流探头和旁流/微流探头之分，以主流探头为例。

（1）正确连接导线、CO_2模块及监护仪。

（2）检查管路并调节各参数，同时进行校准。

（3）将CO_2探测器接到呼吸机通气道接口上，整理、固定导线。监护仪屏幕则显示

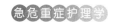

$ETCO_2$浓度、最小吸入CO_2浓度（inhaled minimum CO_2，$IMCO_2$），气道呼吸频率（air way respiration rate，AWRR）的数值及CO_2波形。记录监测结果。

4. 注意事项

（1）定期监测校准，确保监测数据的准确度。

（2）气道分泌物过多或过度湿化，可黏附于主流型装置的监测腔内导致腔变窄，或黏附于旁流型采样管造成堵塞，导致监测数据不准确。同时增加感染风险。

（3）患者发生严重通气血流比例（ventilation/perfusion ratio，$\dot{V}/\dot{Q}$）失调时，监测的$ETCO_2$数据不准确。

（三）动脉血气监测

是目前临床评估呼吸功能、肺部气体交换功能、呼吸衰竭类型最客观准确的方法，是危重症患者快速诊疗保障的重要环节；亦是机械通气时呼吸机参数调节、治疗效果分析和预后判断的依据，又能对呼吸衰竭和酸碱失衡患者治疗提供动态指导，已成为危重病患者抢救过程中常规的监测手段。

1. 适应证　病情危重、急需快速查看通气、换气指标及酸碱度指标检验结果。

（1）各系统疾病、手术、创伤导致的呼吸衰竭。

（2）各种原因导致使用机械通气的患者。

（3）心肺复苏后继续监测。

（4）不明原因神志不清者。

2. 禁忌证　桡动脉穿刺前应进行艾伦（Allen）试验，非阳性者不可穿刺；穿刺部位感染者不可穿刺；出凝血功能障碍者谨慎穿刺。余无特殊绝对禁忌证。

3. 操作方法

（1）选择动脉搏动（首选桡动脉）最明显处严格无菌操作采集动脉血标本0.5～1.0ml。穿刺后按动脉采血要求按压穿刺点，避免出现血肿。

（2）缓慢倾倒采血器3～5次以混匀样品，并排出第一滴血，如混有空气需立即快速排出。

（3）根据血气分析仪型号按要求进行吸取血样，录入吸氧浓度、体温等信息，显示血气分析结果后打印报告单，并将结果报告医师。

4. 主要指标及判读　动脉血气分析主要监测指标见表11-1。

表11-1　动脉血气分析主要监测指标

监测指标	正常值	临床意义	指标判读
动脉血酸碱度（pH）	7.35～7.45	酸碱失衡的诊断指标	酸中毒，pH＜7.35； 碱中毒，pH＞7.45
动脉血氧分压（PaO_2）	80～100mmHg	判断缺氧和低氧血症的客观指标	轻度低氧血症，PaO_2 60～80mmHg； 中度低氧血症，PaO_2 40～60mmHg； 重度低氧血症，PaO_2＜40mmHg
动脉血二氧化碳分压（$PaCO_2$）	35～45mmHg	判断通气过度和通气不足以及代谢性酸碱失衡、高碳酸血症、低碳酸血症的客观指标	呼吸性碱中毒、过度通气、低碳酸血症，$PaCO_2$＜35mmHg； 呼吸性酸中毒、通气不足、高碳酸血症，$PaCO_2$＞45mmHg

续　表

监测指标	正常值	临床意义	指标判读
动脉血氧饱和度（SaO_2）	95%～98%	判断低氧血症的客观指标	轻度低氧血症，SaO_2 91%～95%； 中度低氧血症，SaO_2 75%～91%； 重度低氧血症，$SaO_2 < 75\%$
剩余碱（BE）	－3～＋3mmol/L	反映体内碱储存的量	代谢性酸中毒，BE＜－3mmol/L； 代谢性碱中毒，BE＞＋3mmol/L
动脉血标准碳酸氢盐（SB）和实际碳酸氢盐（AB）	22～27mmol/L	反映代谢因素 HCO_3^- 的储存量； 反映体内 HCO_3^- 的真实含量	代谢性酸中毒，AB＝SB＜22mmol/L； 代谢性碱中毒，AB＝SB＞27mmol/L； 呼吸性酸中毒，AB＞SB； 呼吸性碱中毒，AB＜SB
动脉血 CO_2 总量（TCO_2）	24～32mmol/L	也可代表 HCO_3^- 的含量	代谢性酸中毒，$TCO_2 < 24mmol/L$； 代谢性碱中毒，$TCO_2 > 32mmol/L$

5. 注意事项

（1）使用注射器采血前，需用肝素液湿润内壁，并排尽多余肝素盐水，以免过量的肝素盐水造成气体分压、pH和血钠的水平的变化，影响检测结果。

（2）血标本采集后，尽早完成检测，放置时间过长，可导致pH和PaO_2下降和$PaCO_2$增高。

（3）血标本采集完毕后应避免空气进入，会影响PaO_2值。

（4）体温与PaO_2和$PaCO_2$的检测结果呈正相关，与pH呈负相关。故检测时需正确输入体温信息。

（5）误穿静脉时，血气分析结果与临床不符，要仔细观察采集过程、血液颜色及检测结果，做好甄别。

（6）针拔出后立即用无菌纱布按压穿刺点至少5分钟，以免发生血肿；如为大动脉穿刺或患者有明显出血倾向，应延长压迫时间，且压迫过程中要加强对远端肢体的皮温及色泽变化的观察。

三、常用评估方法

（一）病因及分类

1. 评估气道阻塞性疾病　阻塞性致病因素会导致气道狭窄，影响气体流通，进而造成通气不足和通气血流比例失衡，出现缺氧和二氧化碳蓄积。如COPD、重症哮喘、异物痉挛性瘢痕、气管-支气管炎症等。

2. 评估肺组织病变　肺组织病变会减少肺泡数量，缩小有效弥散面积，降低肺顺应性，导致通气血流比例失衡，从而造成缺氧或二氧化碳潴留。如肺炎、肺结核、肺水肿、弥漫性肺纤维化等。

3. 评估肺血管病变　肺血管病变会导致通气血流比例失衡，使一部分血未经过氧合直接流入肺静脉，造成机体出现低氧血症。如肺栓塞、肺血管炎等。

4. 评估胸廓和胸膜病变　外伤性致病因素能直接造成胸廓和/或肺损伤，可能导致通气减少和气体分布不均等情况而诱发呼吸衰竭。如连枷胸、严重气胸、大量胸腔积液或伴有胸膜粘连肥厚等。

（二）症状与体征

1. 呼吸困难　评估呼吸频率、节律、深度，有无明显呼吸困难（呼吸困难的特点）、呼吸频率增加等，观察有无颜面、口唇、指甲发绀。

2. 精神-神经症状　评估意识障碍和精神病变及神经系统阳性体征。

3. 循环系统表现　评估有无心律失常及血压变化，有无二氧化碳潴留现象，有无心力衰竭表现。

4. 消化和泌尿系统　评估有无上消化道大出血征象、肾灌注量减少等表现。

（三）辅助检查

1. 动脉血气分析　$PaO_2 < 60mmHg$，伴或不伴$PaCO_2 > 50mmHg$为判断呼吸衰竭的主要指标。

2. 影像学检查　胸部X线摄片、胸部CT和放射性核素肺通气/灌注扫描等均可协助分析呼吸衰竭的原因。

3. 肺功能检查　通过对肺通气和肺换气功能进行测定，以了解呼吸系统疾病对肺功能损害的程度和性质的检查方法。临床最常用的是肺通气功能检查，其中肺活量（vital capacity，VC）、余气量（residual volume，RV）、肺总量（total lung capacity，TLC）、用力肺活量（forced vital capacity，FVC）是比较常用的指标。

4. 尿常规检查　可见红细胞、蛋白及管型。

5. 血生化检查　可能出现低血钾、高血钾、低血钠等。肝肾功能检查可存在谷丙转氨酶、尿素氮升高的潜在风险。

第二节　循环系统功能监测与评估

循环系统的功能监测与评估是医学领域中至关重要的环节，它可以通过多种方法对血流动力学与心电图进行监测，从而对心脏功能、容量反应性及恶性心律失常进行客观的评估。不仅为诊断提供依据，还能实时反映治疗效果，确保患者得到及时和恰当的治疗。

一、监测要点

循环系统的监测根据是否使用侵入性手段分为无创监测和有创监测两类。根据监测原理分为血流动力学监测和心电图监测。本节主要依据后者分类进行介绍。

（一）血流动力学监测

1. 无创监测　是一种安全、便捷且并发症较少的方法，通过非侵入性手段获取心血管功能指标。这种方法在急诊和重症监护室中得到了广泛应用。主要包括自动间断测压法和自动连续测压法两种形式。

（1）无创血压监测：是急诊和重症监护室常用的一种自动测压法。①自动间断测压法：

也称为自动无创伤性测压，是目前临床上最常用的动脉压监测技术。主要利用振荡技术，通过充气泵定时对袖带进行充气和放气，根据振荡波的衰减程度来计算血压值。能够自动、定时地显示收缩压、舒张压、平均动脉压和脉率，并且在血压超出预设的报警阈值时能够自动发出警报，同时，还具有较高的伪差检出能力，例如在肢体抖动时，袖带充气会暂停，抖动停止后自动重新开始测量。②自动连续测压法：通过红外线、微型压力换能器或光度测量传感器等技术实现对动脉压的实时监测。能够捕捉到每个心动周期的血压变化，但由于需要与传统的无创伤性测压法进行校对，因此尚未在临床上得到广泛应用。

无创方法监测血流动力学，不仅提高了医疗效率，还减少了对患者的侵入性操作，从而降低了并发症的风险。随着医疗技术的不断进步，未来可能会有更多创新的无创监测技术出现，进一步提升患者的监测体验和治疗效果。

（2）心输出量监测：心输出量（cardiac output，CO）是指一侧心室每分钟射出的血液总量，可反映心脏泵血功能。正常人左右心室的射血量基本成平衡状态，可通过测量结果评价心功能，以及补液与药物治疗的情况和效果。根据压力原理的不同可分为胸腔生物阻抗法和多普勒心输出量监测两种方法。

2. 有创监测　通过体表向心脏或血管腔内插入导管或监测探头，以获得更为精确的生理功能指标。相比于无创监测，操作相对复杂，存在一定的并发症风险，但在某些情况下，如为重症患者监测严重低血压、休克或急性循环衰竭等，有创监测不可或缺。

（1）有创动脉压监测（invasive arterial blood pressure monitoring）：是一种常用的有创血流动力学监测方法。通过动脉穿刺置管，利用压力测量仪实时监测动脉内的压力。能够获得每个心动周期的动脉收缩压、舒张压和平均动脉压的数值和波形，准确反映其变化。有创动脉压监测的抗干扰能力强，测量结果可靠，尤其适用于休克、周围血管收缩、严重低血压等需密切监测动脉压的患者。

（2）中心静脉压（central venous pressure，CVP）监测：是对上、下腔静脉内压力的监测，确切地说是腔静脉与右心房交界处的压力，能反映右心收缩前的负荷，对于严重创伤、休克、急性循环衰竭等危重症患者至关重要。CVP正常值范围5～12cmH$_2$O（0.49～1.18kPa），而异常值可能指示右心房充盈不足或血容量不足（小于2～5cmH$_2$O），或右心功能不全或血容量超负荷（大于15～20cmH$_2$O）。在临床中CVP监测对于了解循环血量和右心功能具有重要意义，是指导临床治疗的重要参考指标之一，见表11-2。但应注意对于左心功能不全的患者，单纯监测CVP则不具备临床意义。

表11-2　CVP与补液治疗的关系

CVP	血压	原因	处理原则
正常	低	血容量不足或心功能不全	进行补液试验①
低	低	血容量严重不足	充分补液
低	正常	血容量不足	适当补液
高	低	血容量相对过多或心功能不全	给予强心药，纠正酸中毒，舒张血管
高	正常	容量血管过度收缩	舒张血管

注：①晶体液250ml（5～10分钟经静脉输入）。

（3）脉搏指示连续心输出量（pulse-indicated continuous cardiac output，PICCO）监测：是一种微创血流动力学监测方法。它通过置入中心静脉导管和带温度感知器的特制动脉导管，利用PICCO监测仪结合经肺温度稀释法和动脉脉搏波形轮廓曲线分析综合技术，对心输出量进行连续监测。以达到多数据应用监测血流动力学变化，指导临床容量管理的目的。PICCO监测不仅能够实现床旁实时、连续监测胸腔内血容量（intrathoracic blood volume，ITBV）、血管外肺水（extravascular lung water，EVLW）、脉搏连续心输出量（pulse continuous cardiac output，PCCO）、每搏输出量（stroke volume，SV）以及动脉压（artery pressure，AP）等关键指标，而且相较于传统的斯旺-甘兹（Swan-Ganz）导管监测，避免了对肺动脉和肺小动脉的直接穿刺，从而减少了对心脏内膜和瓣膜的潜在损伤，同时在准确反映心脏前负荷和肺水肿类型方面表现出色，已经成为Swan-Ganz导管监测的有效替代方案。

 知识拓展

Swan-Ganz导管监测

Swan-Ganz导管监测又称肺动脉压监测或肺动脉漂浮导管监测，是将Swan-Ganz导管插入肺动脉内测得的压力，将导管气囊充气后测得压力为肺动脉楔压（pulmonaryartery wedge pressure，PAWP）。监测肺动脉压（pulmonary artery pressure，PAP）和PAWP可以了解左心室前负荷和右心室后负荷，指导和评价强心药、血管活性药和容量治疗的效果。另外，通过Swan-Ganz导管还可以测定心输出量，判断心功能与心脏前后负荷的关系。

（二）心电图监测

心电图（electrocardiogram，ECG）监测是急危重症患者护理中的常规监测手段，主要反映心脏的电生理活动，具有重要的临床意义。

1. 心电图监测的意义　不仅能够持续观察心脏电生理活动，监测心率和心律变化，还能诊断心肌损害、心肌缺血以及电解质紊乱。此外，心电图监测还能评估药物对心脏的影响，为临床用药提供指导依据。

2. 心电图监测的分类

（1）12导联或18导联心电图：即时心电图。12导联心电图包括标准肢体导联3个、加压肢体导联3个和胸导联6个（$V_1 \sim V_6$），而18导联心电图在此基础上增加了额外的6个胸导联（$V_7 \sim V_9$，$V_{3R} \sim V_{5R}$）。见图11-1。

（2）动态心电图：通过对患者进行24～48小时的连续监测，获得心脏电生理活动的全过程，对动态心电图数据进行回归分析，以发现在常规体表心电图检查时不易发现的心电图变化。特别适用于心律失常和心肌缺血患者的诊断。

（3）心电示波监测：通过心电监护仪实时监测心电图变化，连续、动态获取心电变化，是急诊和ICU中常用的监测手段。目前临床上可由多台床旁监护仪、心电分析仪等构成心电监护系统。

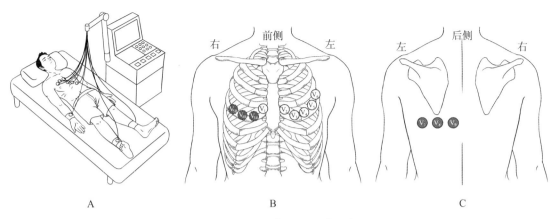

图11-1 12导联及18导联心电图

注：12导联心电图包括肢体导联和胸导联。肢体导联红、黄、绿、黑，分别夹在右腕、左腕、左踝、右踝（图11-1A）。胸导联V_1在胸骨右缘第四肋间；V_2在胸骨左缘第四肋间；V_3在$V_2 \sim V_4$连线中点；V_4在左锁骨中线与第5肋间交点处；V_5在左腋前线与V_4同一水平；V_6在左腋中线与V_4同一水平（图11-1B）。18导联心电图是在常规12导联心电图的基础上，加做右室与后壁的6个导联。即肢体导联位置不变，胸导联将V_1、V_2、V_3分别移到V_{3R}、V_{4R}、V_{5R}（图11-1B）；将V_4、V_5、V_6分别移到V_7、V_8、V_9（图11-1C）。具体位置如下。V_{3R}、V_{4R}、V_{5R}在右胸相对应V_3、V_4、V_5的位置（图11-1B）；V_7在腋后线与V_6同一水平，V_8在腋中线与V_6同一水平，V_9在脊柱旁线与V_6同一水平（图11-1C）。

二、常用监测技术

（一）动脉穿刺置管术

动脉穿刺置管术是一种可以在危重症患者监测中进行连续动脉压力监测和血液分析的有创性操作。这种技术对于需要持续监测血流动力学及无法使用无创方式测量血压的患者至关重要。

1. 适应证

（1）需要持续进行有创血流动力学监测的危重症患者，如各类休克、使用血管活性药、心脏和大血管手术、严重高血压且难以控制、低温麻醉和控制性降压、需频繁检测血气分析、心肌梗死和心力衰竭、严重创伤和多器官功能衰竭以及无法使用无创方法测量血压等患者。

（2）经动脉实施某些治疗或检查的患者，如选择性动脉造影、心血管疾病介入治疗、经动脉行区域性化疗等患者。

2. 禁忌证

（1）凝血功能障碍、存在出血倾向或正在接受抗凝、溶栓治疗的患者。

（2）穿刺处血管闭塞或严重病变，以及脉管炎患者。

（3）当动脉是肢体等部位的唯一血液供应时，不宜进行长时间插管。

（4）穿刺部位存在局部感染者。

（5）在进行桡动脉穿刺前，Allen试验非阳性者。Allen试验见图11-2。

3. 操作方法

（1）物品准备：动脉穿刺套管针、无菌手术衣、无菌治疗巾、洞巾、无菌纱布、无菌透明敷贴、无菌手套、固定前臂的短夹板和垫高腕部的垫子、冲洗装置、换能器、三通开关、延长管、输液器和加压袋，以及含有$2 \sim 4$单位肝素的生理盐水等。

（2）患者准备：清洁皮肤，穿无菌手术衣。躁动者需适当约束。

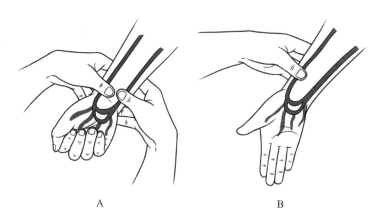

图 11-2　Allen 试验

注：A. 双手同时按压尺、桡动脉；嘱患者反复用力握拳和张开手指 5 ~ 7 次至手掌变白。B. 松开尺动脉压迫，保持桡动脉压迫，观察手掌颜色变化。若手掌颜色 10 秒内迅速变红或恢复正常，即 Allen 试验阳性，表明尺、桡动脉间存在良好侧支循环；若 10 秒手掌颜色仍为苍白即 Allen 试验阴性，表明手掌侧支循环不良。禁做介入、动静脉内瘘等手术。

（3）操作步骤：以最常选择的桡动脉为例介绍操作步骤：①确定穿刺部位，必要时使用多普勒超声脉搏探测仪。穿刺前需进行 Allen 试验，具体方法如图 11-2。②进行消毒、铺无菌治疗巾和洞巾，戴手套，固定前臂的短夹板和垫高腕部。以穿刺点为中心直径大于 20cm 进行消毒，遵循消毒隔离与最大无菌屏障原则。③检查动脉导管完整性，并用肝素盐水冲洗导管。④穿刺前可根据情况，进行局部浸润麻醉（儿童和新生儿通常不使用麻醉）。在脉搏最明显处进针，针头与皮肤成约 15° ~ 30°（股静脉穿刺时 45°）缓慢推进动脉穿刺套管穿刺针，见到鲜红色血液即表明导管在血管内，退出金属针芯，同时推进动脉穿刺导管 3 ~ 5cm。⑤连接加压冲洗管路，如需进行有创动脉压监测，还应连接测压管路系统。最后用无菌透明敷贴固定导管，做好标记并记录。

常见穿刺部位及特点见表 11-3。

表 11-3　动脉穿刺置管常用穿刺部位及特点

部位	特点	临床选用情况
桡动脉	解剖部位表浅、易于穿刺成功、便于固定，且与桡尺动脉构成手部的双重血液供应	是最常用部位之一
足背动脉	其供血部位具有双重血液供应、易穿刺成功	较常用部位之一
尺动脉、胫后动脉	动脉位置较桡动脉及足背动脉略深	在桡动脉或足背动脉不易找到或已多次穿刺时，可以选用
颞动脉	解剖部位表浅，侧支循环丰富，周围无重要器官，使用较安全、易穿刺成功、易固定	新生儿及婴儿常用
股动脉	全身最大的表浅动脉，紧贴腹股沟韧带中点下，在休克状态下多也能扪及	可以在紧急情况下使用。与会阴部相近，易受大小便污染，故一般不列为常规穿刺部位

4. 并发症

（1）血栓形成和动脉栓塞：发生率为 20% ~ 50%，手指缺血坏死发生率为 1%。预防措施包括限制穿刺次数，使用适当大小的导管，以及确保穿刺技术熟练。

（2）动脉空气栓塞：确保换能器和连接管道充满肝素盐水，排尽空气。

（3）局部渗血、出血和血肿：可适当加压处理。

（4）局部或全身感染：严格无菌操作和局部消毒。

5. 注意事项

（1）Allen试验非阳性者禁行同侧桡动脉穿刺。

（2）对婴幼儿、危重症、高龄等特殊患者，可采用超声引导下动脉穿刺。

（3）留置导管期间予以肝素盐水（一般500ml生理盐水中加入肝素2500U）持续冲洗，冲洗速度为3ml，以保证导管通畅。抽取血标本后应立即用肝素盐水进行管路加压冲洗。

（4）严格无菌操作原则，预防感染。

（5）严密观察穿刺侧远端指（趾）的颜色、温度，评估有无远端肢体缺血。

（6）严格掌握适应证，每天评估导管留置的必要性，预防导管相关性血流感染。

（7）拔管后妥善压迫，防止局部血肿或血栓形成。

（二）深静脉穿刺置管术

是临床常见的一种重要的有创诊疗措施，主要适用于危重症患者和重大手术后的患者，不仅用于监测中心静脉压力，还涉及快速扩容、中心静脉给药、术后营养支持等多个方面。通常可选用的深静脉有颈内静脉、锁骨下静脉及股静脉。

1. 适应证

（1）需进行中心静脉压监测的患者。

（2）需静脉反复穿刺输液、给刺激性高或高渗性药物、输血和快速扩容的患者。

（3）长期肠外营养支持的患者。

（4）进行特殊检查、监测或治疗（如血浆置换、血液透析和血液过滤，插入肺动脉漂浮导管或起搏导管）的患者。

2. 禁忌证　无绝对的禁忌证，但在以下情况下应慎选。

（1）对肝素过敏的患者；有凝血障碍者，严重出血性疾病、正在进行溶栓治疗或使用大剂量肝素抗凝的患者。

（2）穿刺部位存在感染或疑似感染。

（3）心脏及大血管内有附壁血栓。

（4）上腔静脉综合征。

3. 操作方法

（1）物品准备：深静脉穿刺包（穿刺套管针和导丝、扩张器、导管、注射器等）、局麻药、肝素盐水、无菌手套、消毒用品、无菌透明敷贴等。必要时准备除颤器和相关急救药品。

（2）患者准备：清洁皮肤，躁动者需适当约束。置管前，应明确适应证并检查患者的凝血功能。

（3）置管途径选择：常用的置管有颈内静脉、锁骨下静脉和股静脉三种途径，各有其优缺点，见表11-4。选择穿刺部位时，应综合考虑术者经验、患者解剖特点和临床情况。若需监测中心静脉压，颈内静脉和锁骨下静脉是首选途径。

表11-4　常用深静脉置管途径及其优缺点比较

置管途径	优点	缺点
颈内静脉	出血时易于压迫； 穿破胸膜的可能性与锁骨下静脉相比较小； 直接进入上腔静脉，放置肺动脉漂浮导管时易于到位	容易误伤颈内动脉（前路>中路>后路）； 可能引起气胸（中路>前路>后路）； 可能误伤迷走神经、臂丛、胸导管（左侧穿刺时）； 气管切开时容易引起感染； 可能引起空气栓塞； 肥胖和水肿患者解剖标志不清楚
锁骨下静脉	解剖标志清楚，肥胖和水肿对解剖无影响； 不会引起颈部结构的损伤； 便于固定和覆盖敷料； 对患者颈部和上肢限制少，患者感觉较舒适； 与颈内静脉和股静脉途径相比相对不易受污染	出血和误穿动脉时不能直接压迫止血； 易造成气胸和血胸； 可能引起空气栓塞； 导管可能异位至颈内静脉； 有时导管不易通过第1肋与锁骨之间的狭窄间隙，致置管或调整导管位置困难
股静脉	出血时易于直接压迫止血； 无气胸等并发症	难以保持无菌，感染危险性增加； 下肢难以绝对固定，易致导管移位； 有血栓栓塞性疾病者下肢深静脉血栓形成的危险性增加

（4）操作步骤：①安置体位，根据已选置管途径选择穿刺部位（表11-5）。②消毒与麻醉：以穿刺点为中心进行消毒，直径大于20cm，铺无菌巾，并进行局部浸润麻醉。遵循消毒隔离与最大无菌屏障原则。③检查导管并试穿刺：检查导管完整性，并用肝素盐水冲洗导管后，使用局麻针进行试穿刺，以确定穿刺方向和深度。④置管：采用经皮穿刺技术（Seldinger技术）进行穿刺置管。静脉穿刺时使用18G或20G穿刺针，沿试穿方向穿刺，抽得静脉血后固定穿刺针；将导丝送入血管，深度25～30cm，然后退出穿刺针和注射器，完成导丝置入；沿导丝旋转扩张器进入皮肤和皮下组织，避免扩张器进入静脉（注意在使用尖刀时，刀背应朝向导丝，以免切断）；沿导丝置入导管，确保导丝伸出导管末端并同时拉出；抽回导管内血液以确认位置，用含肝素的生理盐水冲洗导管，防止血栓形成，并调整导管深度；最后，用无菌透明敷贴将导管固定，做好标记并记录。

表11-5　常用深静脉置管的操作方法

置管途径	操作方法
颈内静脉	去枕仰卧位，头低15°～30°，头转向对侧。根据穿刺点与胸锁乳突肌的关系，将颈内静脉穿刺路径分为前位径路、中央径路和后侧径路； 前位径路：穿刺点于胸锁乳突肌前缘中点，颈动脉搏动的外侧0.5～1.0cm处，针尖朝向同侧乳头和肩部，穿刺深度一般为3～4cm； 中央径路：定位于由胸锁乳突肌胸骨头、锁骨头及锁骨形成的三角形的顶点，针尖朝向同侧乳头，如能摸清颈动脉搏动，则按颈动脉平行方向穿刺； 后侧径路：定位于胸锁乳突肌锁骨头后缘、锁骨上5cm或颈外浅静脉与胸锁乳突肌交点的上方，针尖朝向胸骨上切迹，紧贴胸锁乳突肌腹面，深度不超过5～7cm
锁骨下静脉	去枕仰卧位，头低15°～30°，头转向对侧。可选择锁骨上和锁骨下两种路径； 锁骨上：穿刺点于胸锁乳突肌锁骨头后缘与锁骨夹角平分线，针尖朝向对侧乳头； 锁骨下：穿刺点于锁骨中点或稍偏内、锁骨下1cm处，针头朝向胸骨上切迹
股静脉	仰卧位，大腿外展30°，穿刺点于腹股沟韧带下2～3cm、股动脉搏动点内侧1cm处，针尖朝向剑突与皮肤成45°进行穿刺（心搏骤停或休克等扪不清股动脉搏动时，在髂前上棘与耻骨联合间做一连线，其中点有股动脉穿过，于此中点下2～3cm处的内侧1cm作为穿刺点）

4. 并发症

（1）置管并发症：具体如下。①心律失常：在颈内静脉和锁骨下静脉置管时，心律失常较为常见。预防措施包括术前纠正心肌缺血、休克等高危因素，控制导丝进入深度，缩短导丝在血管中的停留时间，并密切监测心电变化。②出血与血肿：穿刺时误入动脉或静脉壁损伤可能导致出血。预防措施包括正确定位穿刺点，避免反复穿刺同一部位，以及在穿刺后充分按压。③神经及淋巴管损伤：穿刺时应注意解剖结构，避免损伤重要神经和淋巴管。④气胸与血气胸：穿刺针刺破胸膜或血管可能导致严重并发症。应紧急处理，包括高流量吸氧和可能的胸腔引流。⑤其他并发症：包括空气栓塞、肺动脉破裂、导管打结、瓣膜损伤等，应严格无菌操作和密切监测。

（2）留管并发症：具体如下。①感染：导管相关性感染是常见问题。预防措施包括严格无菌操作、定期更换敷料、减少穿刺次数、缩短导管留置时间等。②血栓形成与栓塞：预防措施包括使用肝素生理盐水冲洗导管，定期X线检查核实导管位置。③管腔堵塞：应严格遵守封管制度，避免管腔堵塞。如出现堵塞，应采取适当措施，如回抽血栓或使用肝素盐水冲洗。④血小板减少：必要时应拔除导管并输注血小板。⑤导管打结：在置管过程中应避免导管过深，如遇阻力应考虑导管打结，必要时在X线透视下处理。⑥空气栓塞：在导管破损或连接不良时，应迅速检查并处理，以防止空气进入循环系统。

5. 注意事项

（1）在穿刺过程中，需准确判断穿刺针是否进入静脉。如误入动脉，应在及时拔出穿刺针后，局部按压5～10分钟，凝血功能障碍者按压时间延长，同一穿刺部位避免反复盲目穿刺，应更换穿刺部位。如刺破胸膜，应及时配合医师给予处理，必要时行胸腔闭式引流。

（2）在穿刺和导管维护过程中，必须坚持无菌操作原则，避免在同一部位重复穿刺，以减少血肿和血栓的风险，并预防感染的发生。

（3）治疗期间，应定期更换无菌透明敷贴，建议每7天更换一次，无菌纱布敷料则建议每2天更换一次。若敷料受潮或污染，应立即更换。

（4）密切观察患者是否出现血肿、血栓与栓塞、感染、导管堵塞、局部皮肤过敏、导管折断、血气胸等并发症。一旦发现异常，应立即与医师沟通并采取相应处理措施。

（5）加强患者的健康教育，指导患者不要自行撕下贴膜，洗澡时注意保护敷料，避免高强度的手臂活动，以防导管移位或脱落。

（6）每天对留置导管的患者进行评估。若患者出现发热症状，应考虑导管相关性血流感染的可能性，并进行必要的检查。

（三）有创动脉压监测

1. 适应证

（1）存在或者潜在血流动力学不稳定患者。

（2）重症患者、复杂大手术的术中和术后监测的患者。

（3）需低温或控制性降压的患者。

（4）需用血管活性药进行调控的患者。

（5）特殊治疗需要开放动脉通路。

（6）心肺复苏后患者。

2. 禁忌证

（1）相对禁忌证为严重凝血功能障碍和穿刺部位血管病变的患者。

（2）穿刺局部有感染，动脉炎或动脉血栓形成的患者。

（3）桡动脉穿刺前应进行Allen试验，阳性者不应做穿刺。

3. 操作方法

（1）用物准备：动脉穿刺置管用物、加压装置、压力传感器、监测仪（含压力监测模块及导线）、肝素盐水、无菌治疗巾等。

（2）患者准备：清洁皮肤，躁动者需适当约束。

（3）操作步骤：①动脉穿刺置管（同动脉穿刺置管术）。②用肝素盐水对测压管路系统进行预冲洗，排尽气泡，并确保系统内充满肝素盐水，将冲洗液的加压袋充气至300mmHg。③连接测压管路系统与患者的动脉穿刺导管以及监测仪的压力监测模块。④设置压力传感器的高度，确保其与心脏水平一致（仰卧位时相当于第4肋间腋中线水平，侧卧位时相当于胸骨右缘第4肋间水平），并在患者体位改变时进行相应的调整。打开监测仪开关，将压力传感系统与大气相通，进行调零。⑤将压力传感系统与动脉导管端相通后，监测仪上可显示动脉压力波形与数值，即为动脉压。

4. 注意事项

（1）确保测压管路系统连接正确无误，紧密且通畅。妥善固定管道，避免因受压、弯折或扭曲。

（2）在监测过程中，密切注意压力和波形的变化。一旦发现异常，应立即排除干扰因素，并准确判断患者的病情变化。及时向医师报告并记录相关信息。

（3）选择合适长度的管路，确保管腔内无气泡。尽量减少不必要的三通开关，以减少对测量结果的影响。

（4）压力传感器的位置对有创血压测量的准确性至关重要。根据患者的体位变化，及时调整传感器位置。

（5）若怀疑管路通畅性有问题，可采用方波试验进行判断。

（6）在压力传感器位置改变、管路连续性中断、重新连接监护导线，或对测量准确性有疑虑时，应重新对压力传感器进行零点校准。

（7）在拔除动脉插管后，应对穿刺点进行至少5分钟的持续按压。对于有出血倾向的患者，应适当延长按压时间。如出现出血，应继续按压或采取加压包扎措施。

（四）中心静脉压监测

1. 适应证

（1）急性循环衰竭（各类休克），需鉴别是否存在血容量不足或心功能不全的患者。

（2）需要大量补液、输血时，借以监测血容量变化的患者。

（3）拟行各类复杂大手术的患者。

（4）血压正常而伴少尿或无尿时，以鉴别少尿为肾前性因素（脱水）或肾性因素（肾衰竭）的患者。

2. 禁忌证　无绝对禁忌证，相对禁忌证：穿刺部位已有或潜在感染风险的患者；有血栓形成、凝血功能障碍的患者等。

3. 操作方法

（1）用物准备：深静脉穿刺置管用物、加压装置、压力传感器、监测仪（含压力监测模块及导线）、肝素盐水、无菌治疗巾等。

（2）患者准备：清洁皮肤，躁动者需适当约束。

（3）操作步骤：①中心静脉穿刺置管（同深静脉穿刺置管术）。②用肝素盐水对测压管路系统进行预冲洗，排尽气泡，并确保系统内充满肝素盐水。③连接测压管路系统与患者的中心静脉导管以及监测仪的压力监测模块。④设置压力传感器的高度，确保其与心脏水平一致（仰卧位时相当于第4肋间腋中线水平，侧卧位时相当于胸骨右缘第4肋间水平），并在患者体位改变时进行相应的调整。打开监测仪开关，将压力传感系统与大气相通，进行调零。⑤将压力传感系统与中心静脉导管端相通后，监测仪上可显示动脉压力波形与数值，即为中心静脉压。

4. 注意事项

（1）确保测压管路系统连接正确无误，保持输液加压袋压力在300mmHg，以3～5ml/h的速度持续冲洗管路，以维持压力传感器内的液体流动。

（2）进行间断性中心静脉压（CVP）测量时，应遵循深静脉置管的规范要求，每次测量前后进行冲封管操作。

（3）选择合适长度的管路，避免气泡和不必要的三通开关，以减少对测量结果的影响。确保测量时连接的是与中心静脉导管尖端开口相连的腔，并避免使用含有血管活性药的管路。

（4）压力传感器位置应置于零点。平卧位时，将第4肋间与腋中线交点设定为零点（每次测量CVP时应确保患者处于仰卧位，床头需摇平，且压力传感器与零点保持同一水平）；半卧位（床头抬高60°）时，可将零点定位于胸骨角垂直向下5cm处。

（5）每次测量前，进行方波试验以判断管路通畅性。如果出现正确的衰减波形，表明管路通畅。在测量过程中，观察CVP波形，如波形不理想，应检查管路回血情况，并用生理盐水进行脉冲式冲洗后再次测量。

（6）应选择在患者平静时进行测量。对于躁动的患者，应在其平静10～15分钟后再次测量。在平静呼气末进行读数，此时呼吸肌松弛，胸腔内压稳定，CVP测量结果更为准确。

（五）PICCO监测

1. 适应证

（1）各种血流动力学不稳定，需要监测心功能和循环容量的患者（如休克、急性心功能不全、ARDS、肺动脉高压）。

（2）各种原因引起血管外肺水增加的患者（如ARDS、心力衰竭、水中毒、严重感染）。

（3）高风险外科手术患者的围手术期需监护的患者（大手术及器官移植等）。

2. 禁忌证　无绝对禁忌证。相对禁忌证具体如下。

（1）有出血性疾病的患者；肢体有栓塞史的患者。

（2）接受主动脉内球囊反搏治疗，不能使用动脉脉搏波形轮廓分析方式进行监测的患者。

（3）动脉置管困难的患者。

（4）以下患者热稀释参数可能不准确：瓣膜反流、室间隔缺损、主动脉瘤、肺切除、巨大肺栓塞、心腔肿瘤、心内分流、体外循环期间、严重心律失常、严重气胸患者。

3. 操作方法

（1）用物准备：动脉穿刺置管用物（选择双腔动脉热稀释动脉导管）、中心静脉穿刺置管用物、加压装置、压力传感器、肝素盐水、冰生理盐水、PICCO 监测仪、PICCO 监测导线（压力监测导线与温度监测导线）等。

（2）患者准备：清洁皮肤，躁动患者需适当约束。

（3）操作步骤：①一般选择右颈内静脉或锁骨下静脉穿刺进行中心静脉置管（参考深静脉穿刺置管术）。②选择股动脉穿刺进行动脉置管，并置入双腔股动脉热稀释导管（参考动脉穿刺置管术）。③将压力监测导线和温度监测导线分别连接到 PICCO 监测仪的相应端口。确保动静脉测压管路正确连接到患者的股动脉导管、中心静脉导管以及 PICCO 监测仪的压力监测导线。④设置压力传感器位置，仰卧位时平第4肋间腋中线水平。确保压力传感系统与大气相通，进行系统调零。⑤将压力传感系统与中心静脉导管相连，PICCO 监测仪将显示中心静脉压的波形和数值。同样，与股动脉导管相连后，PICCO 监测仪则可显示动脉压力的波形和数值。⑥暂停中心静脉输液至少30分钟，方可进行定标。通过中心静脉导管在4秒内匀速注入10～15ml的冰盐水，动脉导管尖端的热敏电阻测量温度自动分析变化曲线，计算出心输出量。重复此过程3次，并取平均值以获得 PICCO 定标结果。

4. 注意事项

（1）正确输入身高、体重、类型和性别，确保所显示参数和参数指数的准确性。

（2）定标的冰盐水需与患者血液温度相差12℃以上。一般每8小时定标一次，有病情变化或测量数值突然变化需重新进行定标。

（3）置管和留管过程中严格无菌操作，预防感染。动脉导管留置一般不超过10天，如出现导管相关性感染征象，应及时将导管拔出并且留取血标本进行培养。

（4）保持管路通畅，合理固定，避免弯折、扭曲或滑出。

（5）密切观察股动脉穿刺侧足背动脉搏动、皮肤温度及血液供应情况，注意肢体局部缺血和栓塞。

三、常用评估方法

（一）心功能评估

心功能分级是评估心功能受损程度的一种临床方法，可大体上反映病情严重程度，对治疗措施的选择、劳动能力的评定、预后的判断等有实用价值。

1. 美国纽约心脏病学会的心功能分级　由美国纽约心脏病协会（New York Heart Association，NYHA）在1928年提出，是临床上最常用的心功能分级方法。适用于单纯左心衰竭、收缩性心力衰竭患者。分级标准具体如下。Ⅰ级：患者有心脏病，但体力活动不受限制。一般体力活动不引起过度疲劳、心悸、气喘或心绞痛。Ⅱ级：患者有心脏病，以致体力活动轻度受限制。休息时无症状，一般体力活动引起过度疲劳、心悸、气喘或心绞痛。Ⅲ级：患者有心脏病，以致体力活动明显受限制。休息时无症状，但小于一般体力活动即可引起过度疲劳、心悸、气喘或心绞痛。Ⅳ级：患者有心脏病，休息时也有心功能不全或心绞痛症状，进行任何体力活动均加重不适。

2. 美国心脏病学会及美国心脏学会的心力衰竭发展进程分级　美国心脏病学会（American college of Cardiology，ACC）及美国心脏学会（American Heart Association，AHA）在NYHA心功能分级的基础上，根据客观检查结果（如心电图、运动负荷试验、X线检查、心脏超声、放射学显像等）进行补充更新，对心功能不全患者心功能进行第二类分级。分级标准具体如下。A级：心力衰竭高危患者，但未发展到心脏结构改变，也无症状。B级：已发展到心脏结构改变，但尚未引起症状。C级：过去或现在有心力衰竭症状并伴有心脏结构损害。D级：终末期心力衰竭，需要特殊的治疗措施。

 知识拓展

其他心功能分级

Killip心功能分级适用于急性心肌梗死引起的心功能不全患者。对于应用心导管的急性心肌梗死患者，1977年福里斯特（Forrest）等提出了血流动力学的心功能分级。2003年国外学者根据末梢循环灌注及肺淤血情况对心功能不全患者进行临床心功能分级，是由Forrest心功能分级演变而来。

另外，临床中还常使用6分钟步行心功能分级和Weber心功能分级。前者能较好地反映患者生理状态下的心功能，是一种无创、简单、安全的临床试验。后者评价结果较为客观，更有助于判定患者的病情和预后，对于生存期的预测更精确，是一种按照峰值摄氧量以及无氧阈水平进行心功能分级的新方法。

Killip心功能分级标准具体如下。①Ⅰ级：无心力衰竭，没有心功能不全的临床表现。②Ⅱ级：有心力衰竭，肺部啰音范围＜50%肺野，出现第三心音，静脉压升高。③Ⅲ级：严重心力衰竭，肺部啰音范围＞50%肺野。④Ⅳ级：心源性休克，低血压、外周血管收缩的表现，如少尿、发绀和出汗。

（二）容量反应性评估

休克治疗的关键取决于液体复苏的效果。其通过增加补液量和心脏的前负荷来提升心输出量，以改善组织灌注。但同时液体补充也可能加重组织水肿和器官损伤，因此，对于考虑液体复苏的患者，应先通过容量反应性对液体治疗的获益进行评估。临床上，容量反应性的评估包括静态指标和动态指标。静态指标如中心静脉压（CVP）和肺动脉楔压（PAWP）可以反映血容量的变化，但它们并不直接反映容量反应性。动态指标则通过快速输注500ml液体后心输出量是否增加10%以上来作为评估的"金标准"。

（三）恶性心律失常的评估

恶性心律失常的评估是临床工作中的一个重要环节，关键在于早期识别和及时处理，常见的类型有心室颤动、心室扑动、多形性室性早搏、莫氏Ⅱ型及完全性房室传导阻滞、三度房室传导阻滞、预激综合征合并心房颤动、尖端扭转型室性心动过速、严重缓慢型心律失常等。其评估和管理需要心内科医师或心外科医师、电生理学家和护理团队等多学科团队的合作，以降低患者因心律失常引起血流动力学障碍、晕厥甚至猝死的风险。

第三节 神经系统功能监测与评估

临床实践中为避免单一指标可能带来的局限性，通常需要综合考虑患者的临床表现、神经反射和物理检查结果以及各种仪器监测数据进行分析。多维度的评估方法能够提供更全面、更精确和更及时的诊断，从而制订出更为有效的治疗策略。且有相关研究显示，70%以上的患者在治疗期间存在着焦虑与躁动，失眠或睡眠紊乱的症状，其中疼痛是引起以上症状的主要原因之一，这就使得在抢救生命的同时，还应给予患者充分的镇痛镇静，并对患者及时进行谵妄评估，避免患者感知过多痛苦，从而降低对病情和护理质量的影响，确保治疗安全。故神经系统功能的监测在危重症患者的管理中起着至关重要的作用。本节在介绍神经系统功能监测与评估的同时，还延伸了对疼痛、镇静与谵妄的评估方法。

一、监测要点

（一）神经系统体征动态检查

1. 意识状态 是评估神经系统功能的基础，它能够直观地反映大脑皮质及其联络系统的功能，是评估神经系统功能的最简单、最基础、最常用的监测项目。在正常情况下，个体保持清醒的意识。当神经系统受到损伤或发生病变时，可能出现意识障碍，分为四个级别：嗜睡、昏睡、浅昏迷和深昏迷。这些级别的划分有助于医师判断病情的严重程度和可能的预后。

2. 眼征 在神经系统功能监测中同样关键，包括瞳孔大小、对光反射以及眼球的位置和运动。正常情况下，瞳孔应保持等大等圆，对光反射灵敏。当一侧瞳孔散大，常为可能发生脑疝的征兆。对光反射的灵敏性与昏迷程度成反比。此外，眼球的斜视、偏视或自发性眼颤等眼球位置情况也是需要关注的重要信号。而眼球运动情况有助于脑干的功能状态的评估。

3. 神经反射 分为生理性反射和病理性反射两部分进行检查。生理性反射的减弱或消失，以及病理性反射的出现，都是神经系统功能改变的信号。这些反射的变化可以帮助医师判断疾病的类型、严重程度以及患者的预后。

4. 体位与肌张力 在去大脑强直状态下，患者的四肢可能会呈现伸展体位，甚至角弓反张。而去皮质强直则可能在大脑皮质受损时出现，上肢可能会呈现强直屈曲体位。肌张力的变化可以反映病情的进展，为治疗提供指导。

5. 运动功能 通过观察患者的自主运动能力，可以判断是否存在瘫痪以及瘫痪的类型，这对于制订治疗计划至关重要。

（二）颅内压监测

颅内压（intracranial pressure，ICP）指颅内容物对颅腔壁产生的压力。ICP监测是诊断颅内压增高最迅速、客观与准确的方法，同时，也是观察危重患者病情变化、指导临床治疗与预后判断等的重要手段。ICP的正常范围为5～15mmHg，超过15mmHg则被视为颅内压增高。一般将ICP分为四级：ICP＜15mmHg为ICP正常；15～20mmHg时为ICP轻度升高；21～40mmHg时为ICP中度升高；＞40mmHg为ICP重度升高。

ICP测量途径包括脑室内测压、脑实质测压、硬脑膜下测压与硬脑膜外测压。在选择上需要根据患者的具体情况和监测需求，权衡各种方法的优缺点，以确保获得最可靠的监测数据，为患者提供最佳的治疗方案。

1. 脑室内测压　被认为是目前最准确的ICP测量手段。优点包括能够提供准确的ICP读数和波形，允许通过导管进行脑脊液引流以降低ICP，以及能够从导管中抽取脑脊液进行实验室分析或给药。此外，通过观察容量压力反应，可以了解脑室的顺应性。其缺点在于，当颅内病变导致中线移位或脑室塌陷时，穿刺难度增加，且存在颅内感染的风险，通常建议置管时间不超过一周。

2. 脑实质测压　使用光纤探头直接插入脑实质（通常是非优势半球的额叶）进行测量。优点是测量精度高，颅内感染的风险相对较低，操作简便且易于固定。但成本较高，在一定程度上限制了其在临床上的应用，是其缺点。

3. 硬脑膜下测压　通过将测压管或微型传感器放置在蛛网膜下腔进行测量。优点是可以有多个测量位置供选择，且不穿透脑组织。缺点则是需要打开硬脑膜，使感染的风险增加，可能导致脑脊液漏等并发症。此外，测压结果可能受到多种因素的影响，影响其准确性。

4. 硬脑膜外测压　此方法保持了硬脑膜的完整性，减少了颅内感染的风险，适合长期监测。但通常测得的硬脑膜外测压的结果会比脑室内测压高出2～3mmHg。

（三）脑电图监测

脑电图（electroencephalogram，EEG）是一种记录脑细胞群自发而有节律的生物电活动的一种工具，可显示皮质锥体细胞群及其树突突触后电位的总和。

1. EEG的类型　正常人的EEG波形根据振幅和频率不同，可分为如下四种主要类型。

（1）α波：频率在8～13Hz之间，振幅在25～75μV，是成人在安静闭眼状态下的主要脑电波。睁眼时α波通常会减弱或消失。

（2）β波：频率在18～30Hz之间，振幅平均约为25μV，常在清醒、警觉、注意力集中时出现，在情绪异常激动、焦虑时增加。

（3）θ波：频率在4～7Hz之间，振幅平均在20～50μV，常在浅睡眠阶段出现。

（4）δ波：频率低于4Hz，振幅小于75μV，常见于麻醉和深度睡眠状态。

2. EEG在临床监测中的应用

（1）脑缺血缺氧监测：EEG对脑缺血缺氧非常敏感。在缺血缺氧的早期阶段，EEG可能出现短阵的快波。随着脑血流的进一步减少，波幅会逐渐降低，频率减慢，最终可能变为等电位线。

（2）昏迷患者监测：EEG是评估昏迷患者脑功能的重要指标，有助于判断病情和预后。昏迷时，EEG通常显示δ波。如果EEG波形恢复到α波或β波，这可能表明病情有所好转；相反，如果δ波逐渐变为平坦波形，可能预示着病情恶化。

（四）脑血流监测

脑是对缺氧十分敏感的器官，脑血流的供应对维持脑功能至关重要。脑血流的供应状况受到多种病理状态的影响，如ICP增高。监测脑血流的临床目的是预防脑缺血。常用的方法如下。

1. N₂O法　此法准确度高，但需多次取血，且不能实时监测脑血流变化，且易受脑外污染影响。

2. 经颅多普勒超声技术　结合脉冲多普勒技术，穿透颅骨监测脑底动脉血流速度，适用于无创、连续监测，但仅反映血流速度。

3. 正电子发射断层扫描（PET）　先进的医学影像技术，结合PET/CT，无创伤性地进行功能、代谢和受体显像，是诊断和治疗肿瘤的有效手段。

4. 核素清除法　注射放射性示踪剂后，通过闪烁探测器监测其在脑组织的清除率，绘制清除曲线以估算脑血流。

（五）脑氧供需平衡监测

脑氧供需平衡监测可直接反映脑的供氧情况。而ICP、脑电图和脑血流的监测仅间接反映脑的供氧情况。其主要是通过脑氧饱和度的测定实现的，方法有如下两种。

1. 颈静脉血氧饱和度监测（jugular bulb venous oxygen saturation，$SjvO_2$）　通过颈内静脉逆行置管，测量颈静脉球部以上一侧大脑半球混合静脉的血氧饱和度，反映脑氧供应与需求的关系，间接提示脑代谢状态。$SjvO_2$的正常范围为55%～75%，其降低可能指示脑缺血缺氧。在脑血流增加或脑死亡患者中，$SjvO_2$可能升高，这可能与脑氧代谢减少和动静脉分流有关。

2. 近红外光谱技术　是一种无创脑功能监测技术，通过在患者额部头皮放置探头，利用近红外光在颅骨和脑组织中的反射特性，连续监测脑组织的氧饱和度。是临床上一种较新的无创氧饱和度监测手段。

二、常用监测技术

（一）有创颅内压监测

1. 适应证

（1）急性颅脑损伤患者，GCS评分≤8分者均应考虑密切监测颅内压变化以指导治疗。

（2）脑血管意外的患者，如蛛网膜下腔出血、大面积脑梗死等。

（3）颅内肿瘤的患者，术前、术中、术后均可应用。

（4）任何原因导致的颅内压增高患者。

2. 禁忌证

（1）合并颅内感染的患者，可能增加感染风险。

（2）置管困难的患者，如颅骨结构异常或颅内空间狭小。

3. 操作方法

（1）物品准备：颅骨钻、无菌测压硅胶导管、液压或电子传感器、三通、生理盐水、局麻药、无菌治疗巾与洞巾、注射器、无菌手套、颅内压监测仪等。

（2）患者准备：清洁头面部，去除置管周围头发。安置于平卧位。

（3）操作步骤：具体如下。①局部消毒：在颅骨钻孔位置进行标记，常规消毒，范围至少20cm×20cm，铺无菌治疗巾。②颅骨钻孔：戴无菌手套，使用颅骨钻在标记位置钻孔。③置入测压导管或传感器：根据监测类型（脑室内、脑实质、硬脑膜下或硬脑膜外），将测压导管或传感器正确放置。④监测颅内压：使用液压或光纤传感器进行颅内压的监测，注意测量前均需调零。

4. 注意事项

（1）颅骨钻孔直径应与测压管或传感器直径相匹配，避免过大以减少感染风险。

（2）患者头部位置变化后，需重新调整传感器位置并调零。

（3）为降低感染风险，颅内压监测时间通常不超过1周。

（二）脑电图监测

1. 适应证

（1）脑死亡患者的判定，确认脑功能是否完全丧失。

（2）癫痫患者，监测发作活动。

（3）脑缺血缺氧患者，用于评估脑功能状态。

（4）昏迷患者，帮助判断病情及预后。

（5）脑外伤及大脑手术后患者，监测脑功能恢复情况。

（6）精神性疾病的诊断。

2. 禁忌证 无创性操作，无绝对禁忌证。但下列患者需要注意：①不能配合检查的患者。②躁动不安的患者，可能影响监测结果的准确性。③监测部位有感染者。

3. 操作方法

（1）物品准备：脑电图仪、头皮电极、电极帽、导电膏或火棉胶等。

（2）患者准备：清洁头发，保持干燥。安置于坐位或平卧位，保持安静。

（3）操作步骤：具体如下。①电极固定：使用电极帽或火棉胶固定电极，前者适用于短时间监测，长时间监测则需选后者进行固定。②电极安放：遵循10-20系统电极安放法，确保覆盖关键脑区（图11-3）。③检测电极阻抗：测得电极与头皮间阻抗值，一般在5Ω以下。④描记脑电图：将选定的活动电极与无关电极导线与脑电图仪器相连，记录安静状态下脑电图。同样可根据需要记录睡眠状态下的脑电活动。⑤诱发试验：根据需要进行。如睁闭眼实验、闪光刺激试验、过度换气试验等。

4. 注意事项

（1）检查前与患者充分沟通，消除紧张。保持电极清洁，按要求消毒，防止交叉感染。

（2）出现伪差时，重新检测电极阻抗。

（3）记录重要事件，进行清晰标记。如电极导联方式更换、参数调整、伪差等。

（4）严重心肺疾病、脑血管病、颅内压增高患者不宜进行过度换气试验。

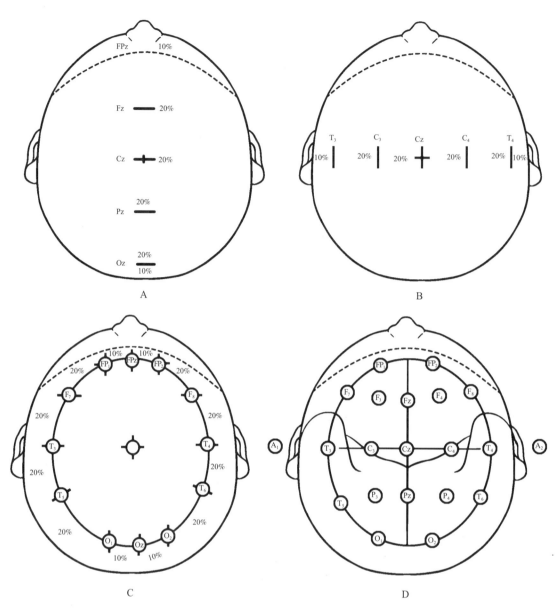

图 11-3 　脑电图电极安放位置示意图

注：A.从鼻根至枕外粗隆、从双耳前凹之间的左右，确定 2 条基线，交点为 Cz 电极的位置。从鼻根向后 10% 处为 FPz（额极中线），从 FPz 向后每 20% 为一个电极的位置，依次为 Fz（额中线）、Cz（中央中线）、Pz（顶中线）及 Oz（枕中线）。Oz 与外粗隆的间距为 10%。

B.双耳前凹连线距左耳前凹 10% 处为 T$_3$（左中颞）电极位置，以后向右每 20% 放置一个电极，依次为 C$_3$（左中央）Cz（中央中线）C$_4$（右中央）和 T$_4$（右中颞）。T$_4$ 距右耳前凹间距为 10%。Cz（正中未标记位置）。

C.从 FPz 通过 T$_3$ 至 Oz 的连线为左颞连线，从 FPz 向左 10% 为 FP（左额极），从 FP$_1$ 向后每 20% 放置一个电极，依次为 F$_7$（左前颞）、T$_3$（左中颞）、T$_5$（左后颞）及 O$_1$（左枕），其中 T$_3$ 为此线与双耳前凹连线的交点，O$_1$ 距 Oz 为 10%。右颞连线与此相对应，从前向后依次为 FP$_2$（右额极）、F$_8$（右前颞）、T$_4$（右中颞）、T$_6$（右后颞）及 O$_2$（右枕）。

D.从 FP$_1$ 至 O$_1$ 和从 FP$_2$ 至 O$_2$ 各做一连线，为左、右矢状旁连线，从 FP$_1$ 和 FP$_2$ 向后每 20% 为一个电极位点，左侧依次为 F$_3$（左额）、C$_3$（左中央）、P$_3$（左顶）和 O$_1$（左枕），右侧依次为 F$_4$（右额）、C$_4$（右中央）、P$_4$（右顶）、O$_2$（右枕）。在 10-20 系统中 FPz 和 Oz 不包括在 19 个记录位点内。

三、常用评估方法

（一）意识障碍评估

格拉斯哥昏迷量表（Glasgow coma scale，GCS）是国际上广泛使用的评估意识障碍程度的工具。它通过评估患者的睁眼反应、语言反应和运动反应三个方面，给予相应的分值（见第九章第一节表9-2）。GCS总分范围从3分到15分，其中15分代表完全清醒，≤8分表示昏迷，总分最低3分，分值越低表明意识障碍越严重。13～14分为轻度障碍，9～12分为中度障碍，3～8分为重度障碍（昏迷状态）。

（二）肌力评估

肌力评估是衡量患者肌肉功能的重要方法，按照肌力由小到大分六个等级。

0级：完全瘫痪、无肌力，肌肉无收缩反应。

1级：肌肉可收缩，但无法产生运动。

2级：肢体能在床面上移动，但不能抬起。

3级：肢体能对抗重力抬起，但无法抵抗外部施加阻力。

4级：肢体能进行抗阻力运动，但对抗能力不强。

5级：正常肌力，能完成所有预期运动。

（三）心肺复苏后患者神经系统功能预后评估

对接受心肺复苏的心搏骤停后患者神经系统功能进行评估，能掌握其病情恢复程度和判断预后。基于患者的临床结局，预后通常分为五个等级，满分为5分。评分越高，表明神经系统功能恢复的可能性越大，预后越好。具体的评分标准和预后等级，见表11-6。

表11-6　心搏骤停患者心肺复苏后神经系统功能评分表

评分	脑功能表现	判定标准（功能活动）
5	完全恢复，功能正常	无神经功能缺陷，能重返社会正常生活和工作能力
4	中度脑功能残疾	不影响日常生活，但因精神或身体残疾仅可在特定环境中部分时间参加社会活动或工作
3	严重脑功能残疾	需依赖他人帮助完成日常生活，保留有限的认知力
2	昏迷及植物状态	无意识，无认知，不能感知环境，眼球不固定或跟随活动
1	死亡	无生命征象，被确认脑死亡或传统标准的死亡

（四）疼痛评估

对于清醒且能语言交流的患者，最可靠、有效的评估指标是患者的自我描述。但目前临床上常用的疼痛评估工具中多数都是以观察患者疼痛的部位、特点、强度和持续时间等反应为主。

1. 评估的时机　一般为常规每日评估。

（1）有以下情况时应再进行疼痛程度评估：①入院时。②由他科转入时。③手术患者返回病房后。④接受可能引起中度及以上疼痛的诊疗操作后。⑤患者主诉疼痛时。

（2）出现以下情况，应对住院患者进行动态评估：①疼痛数字评分≥4或中度及以上疼痛时，应动态评估患者疼痛的部位、性质、开始时间、持续时间、加重或缓解因素、伴随症状、对睡眠的影响。②实施镇痛措施后，疼痛数字评分＜4或轻度及以下疼痛，且可耐受镇痛相关不良反应时，可只评估疼痛程度。

2. 常用的评估方法

（1）视觉模拟评分法（visual analogue scale，VAS）：是一条10cm的水平直线，两端分别定为不痛和疼痛难忍，由被测试者在最接近自己疼痛程度的地方画垂线标记，以此量化其疼痛强度，见图11-4。

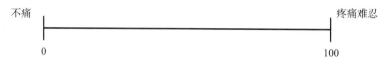

不痛　　　　　　　　　　　　　　　　　　　　　　　　　　　疼痛难忍

0　　　　　　　　　　　　　　　　　　　　　　　　　　　　100

图11-4　视觉模拟评分法（VAS）

（2）数字分级评分法（numeric rating scale，NRS）：常用于可以理解数字并能表达疼痛的患者。NRS是一个从0～10的标尺，将疼痛程度用0～10共11个数字表示，0表示无疼痛，10表示最剧烈的疼痛，数字越大，疼痛程度越重。由患者根据其疼痛程度选择相应的数字，见图11-5。

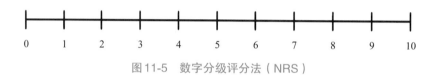

0　1　2　3　4　5　6　7　8　9　10

图11-5　数字分级评分法（NRS）

（3）面部表情疼痛评分法（face pain scale，FPS）：常用于不能理解数字和文字的患者。由6种面部表情及0～10分构成，程度从不痛到疼痛难忍。由患者选择一张最能表达其疼痛程度的面部表情，见图11-6。

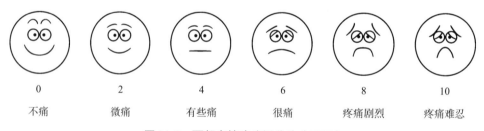

0　　　　　　2　　　　　　4　　　　　　6　　　　　　8　　　　　　10

不痛　　　微痛　　　有些痛　　　很痛　　疼痛剧烈　　疼痛难忍

图11-6　面部表情疼痛评分法（FPS）

（4）其他方法：当患者处于意识障碍或镇静等状态不能对疼痛进行主观表达时，可用客观疼痛评估工具进行疼痛评估。2018年《中国成人ICU镇痛和镇静治疗指南》建议采用重症监护疼痛观察工具（critical care pain observation tool，CPOT）或行为疼痛评估量表（behavioral pain scal，BPS）进行镇痛评价，见表11-7、表11-8。

表11-7　重症监护疼痛观察工具（CPOT）

指标	条目	描述	得分
面部表情	放松、自然	无肌肉紧张表现	0
	表情紧张	皱眉、眉毛下垂、眼窝紧缩、轻微的面肌收缩	1
	脸部扭曲、表情痛苦	出现上述所有面部运动，并有眼睑紧闭（可以表现出张口或紧咬气管插管）	2

续　表

指标	条目	描述	得分
身体活动	没有活动或正常体位	根本不动或正常体位	0
	防卫活动	缓慢、小心地活动，触摸或摩擦痛处，通过活动寻求关注	1
	躁动不安	拉拽管道，试图坐起，肢体乱动/翻滚，不听指令，攻击医务人员，试图爬离床	2
肌肉紧张度（对上肢被动伸屈的评估）	放松	对被动运动无抵抗	0
	紧张、僵硬	对被动运动有抵抗	1
	非常紧张或僵硬	强力抵抗，无法完成被动运动	2
机械通气顺应性（气管插管患者）或发声（未气管插管患者）	耐受呼吸机或活动	无报警，通气顺畅	0
	咳嗽但可耐受	咳嗽，可触发报警但自动停止报警	1
	人机对抗	不同步：人机对抗，频繁报警	2
	言语正常或不发声	说话音调正常或不发声	0
	叹息，呻吟	叹息，呻吟	1
	喊叫，哭泣	喊叫，哭泣	2

表11-8　行为疼痛评估量表（BPS）

项目	描述	分值
面部表情	自然放松	1
	肌肉部分收缩（如皱眉）	2
	肌肉全部收缩（如双眼紧闭）	3
	面部扭曲变形、怪相	4
上臂运动	无活动	1
	部分扭曲	2
	上臂、手指屈曲	3
	强直收缩	4
人机同步性	同步性良好	1
	偶有咳嗽，大部分时间人机同步	2
	人机对抗	3
	机械通气无法进行	4

（五）镇静状态评估

合理的镇静治疗能改善机械通气患者的舒适度和人机同步性，提高特殊疾病的诊断和治疗效果。重症患者理想的镇静水平是浅镇静，患者既能安静入睡又容易被唤醒。与深镇静相比，浅镇静可明显提高患者的转归，如缩短机械通气的时间、降低ICU住院日和总住院日。深镇静适用于颅内压增高等个别情况。因此在镇静治疗开始时需明确所需的镇静水平，定时、系统地进行评估和记录，并随时调整镇静用药以达到并维持所需的镇静水平，实现最佳的镇静目标。目前临床常用的镇静评分系统有Ramsay评分、镇静-躁动评分（sedation-agitation scale，SAS）、Richmond躁动-镇静评分（Richmond agitation-sedation scale，RASS）等主观评分法和脑电双频指数（bispectral index，BIS）等客观评分法。

1. 镇静的主观评分法

（1）Ramsay评分：Ramsay评分分为6级，分别反映3个层次的清醒状态和3个层次的睡眠状态，见表11-9。

表11-9　Ramsay评分

评分	状态
1	患者焦虑、躁动不安
2	患者配合，有定向力、安静
3	患者对指令有反应
4	嗜睡，对轻叩眉间或大声听觉刺激反应敏捷
5	嗜睡，对轻叩眉间或大声听觉刺激反应迟钝
6	嗜睡，无任何反应

（2）Riker镇静-躁动评分（SAS）：SAS根据患者7项不同的行为，对其意识和躁动程度进行评分，见表11-10。

表11-10　Riker镇静-躁动评分（SAS）

评分	描述	定义
7	危险躁动	拉拽气管内插管，试图拔除各种导管，翻越床栏，攻击医护人员，在床上辗转挣扎
6	非常躁动	需要保护性束缚并反复语言提示劝阻，咬气管插管
5	躁动	焦虑或身体躁动，经言语提示劝阻可安静
4	安静合作	安静，容易唤醒，服从指令
3	镇静	嗜睡，语言刺激或轻轻摇动可唤醒并能服从简单指令，但又迅速入睡
2	非常镇静	对躯体刺激有反应，不能交流及服从指令，有自主运动
1	不能唤醒	对恶性刺激无或仅有轻微反应，不能交流及服从指令

（3）Richmond躁动-镇静评分（RASS）：RASS是目前针对ICU患者最可靠、有效的评估工具，也是目前临床使用最广泛的镇静评分标准，见表11-11。

表11-11　Richmond躁动-镇静评分（RASS）

评分	状态	临床症状
+4	有攻击性	有暴力行为
+3	非常躁动	试着拔除呼吸管、鼻胃管或静脉通路
+2	躁动焦虑	身体激烈移动，无法配合呼吸机
+1	不安焦虑	焦虑紧张，但身体只有轻微的移动
0	清醒平静	清醒自然状态
-1	昏昏欲睡	没有完全清醒，唤醒后可维持清醒状态超过10秒
-2	轻度镇静	没有完全清醒，唤醒后无法维持清醒状态超过10秒
-3	中度镇静	对声音有反应
-4	重度镇静	对身体刺激有反应
-5	昏迷	对声音及身体刺激都没有反应

2. 镇静的客观评估法　客观性评估是镇静评估的重要组成部分。对于联合使用神经肌肉阻滞药治疗的重症患者，难以通过主观镇静评分对其进行镇静程度的评估，推荐使用客观脑功能监测作为主观镇静评价的辅助手段。目前临床可用的方法，主要是脑电双频指数（BIS）。BIS的临床应用开始于麻醉学专业，作为监测患者麻醉状态下意识水平的指标，目前其应用延伸至ICU，尤其适合于使用肌松药患者镇静状态的监测。BIS以0～100分表示从深度昏迷到完全清醒的不同程度，0分：完全无脑电活动，0～40分：大脑皮质处于深度抑制状态（麻醉），40～65分：大脑皮质处于浅度抑制状态（镇静），65～85分：睡眠状态，100分：清醒状态。一般ICU中患者的镇静深度应维持于BIS 60～85分。BIS在一定程度上弥补了主观评估的缺陷，能对患者的镇静程度进行客观、实时的监测。

3. 以患者为中心的舒适化浅镇静策略（early comfort using analgesia，minimal sedatives and maximal humane care，eCASH）

（1）ICU镇痛和镇静目标：ICU患者最理想的状态是3C法则：平静（calm）、舒适（comfortable）、合作（cooperative）。

（2）完善疼痛管理：以阿片类药物为核心，联合使用镇痛药，并结合非药物干预的多模式组合，进行镇痛治疗。

（3）最小化使用镇静药：浅镇静策略将患者维持在3C状态。理想状态下患者处于清醒状态，能够配合医务人员进行物理治疗或眼神交流，在不受打扰时可逐渐入睡，即RASS评分-1～0分之间。

（4）核心环节：重视并改善患者的睡眠，早期活动策略，多模式合作，患者/家属与医务人员之间有效的交流，医护人员、患者、家属共同协助达到3C状态。

（六）谵妄评估

谵妄（delirium）是一种意识和注意力的障碍，伴有认知功能的改变或感知障碍，以急性起病和病情反复波动为特征，表现为短时间内患者出现意识障碍和认知能力改变。意识清晰度下降或觉醒程度降低是诊断的关键。目前推荐使用ICU谵妄诊断的意识状态评估法（confusion assessment method for the ICU，CAM-ICU）和重症监护谵妄筛查量表（intensive care delirium screening checklist，ICDSC），见表11-12、表11-13。

1. ICU意识状态估法　是专门为评估ICU患者，尤其是不能进行言语交流的患者是否存在谵妄而设计的评估工具。CAM-ICU对谵妄的评估是由意识水平和意识内容两部分组成。首先评估意识水平，推荐使用Richmond躁动-镇静评分（RASS）进行评估。其次评估意识内容，当处于深度意识障碍时（RASS得分-4和-5分），不能应用CAM-ICU，判断为"无法评估"。当处于轻度意识障碍时（RASS得分在-3分及以上），患者能够做出有意义的反应（如对声音做出反应），可以评估其思维的清晰度，方使用CAM-ICU评估谵妄状态。

表11-12　ICU谵妄诊断的意识状态评估法（CAM-ICU）

特征	评价指标	阳性标准
意识状态急性改变或波动	患者的意识状态是否与基线状况不同？或在过去的24小时内，患者的意识状态是否有任何波动？表现为镇静量表（如RASS）、GCS或既往谵妄评估得分的波动	任何问题答案为"是"

续　表

特征	评价指标	阳性标准
注意力障碍	数字法检查注意力。指导语是跟患者说:"我要给您读10个数字,任何时候当您听到数字'8',就捏一下我的手。"然后用正常的语调朗读下列数字,每个数字间隔3秒。如依次读:6、8、5、9、8、3、8、8、4、7。当读到数字"8"患者没有捏手或读到其他数字时患者做出捏手动作,均计为错误	错误数>2
意识水平改变	如果RASS的实际得分不是0分(清醒且平静)为阳性	RASS不为"0"
思维混乱	是非题。①石头是否能浮在水面上?②海里是否有鱼?③1斤是否比2斤重?④您是否能用榔头钉钉子?当患者回答错误时记录错误的个数。 执行指令:跟患者说:"伸出这几根手指。"(检查者在患者面前伸出2根手指),然后说:"现在用另一只手伸出同样多的手指。"(这次检查者不做示范)如果患者只有一只手能动,第二个指令改为要求患者再加个手指;如果患者不能成功执行全部指令,记录1个错误	阳性指标 错误总数>1

注:CAM-ICU总体评估为前两个特征同时为阳性,再加上后两个特征其中一项为阳性,即为CAM-ICU阳性。符合标准:阳性(谵妄存在);不符合标准:阴性(谵妄不存在)。

2. ICU谵妄筛查表　ICDSC有8项指标:意识变化水平、注意力不集中、定向力障碍、幻觉-幻想性精神病状态、精神运动型激越或者阻滞、不恰当的语言和情绪、睡眠-觉醒周期失调、症状波动。每个症状得分为1分,总分8分,≥4分为谵妄。ICDSC的敏感度较高,能够在较短的时间内完成,易于纳入到护士的日常工作中。ICDSC的不足之处为:特异度较低,评估方法较为主观,且评估指标中仍包含对患者言语能力的评估,因此对于机械通气患者的应用具有一定的限制。

表11-13　重症监护谵妄筛查量表(ICDSC)

项目及评判标准		
1.意识变化水平(如果为A或者B,该期间暂时终止评价)	A.无反应	(评分:0分)
	B.对于加强的和重复的刺激有反应	(评分:0分)
	C.对于轻度或者中度刺激有反应	(评分:1分)
	D.正常清醒	(评分:0分)
	E.对正常刺激产生夸大的反应	(评分:1分)
2.注意力不集中		(评分:0分或者1分)
3.定向力障碍		(评分:0分或者1分)
4.幻觉-幻想性精神病状态		(评分:0分或者1分)
5.精神运动型激越或者阻滞		(评分:0分或者1分)
6.不恰当的语言和情绪		(评分:0分或者1分)
7.睡眠-觉醒周期失调		(评分:0分或者1分)
8.症状波动		(评分:0分或者1分)

注:总分(0~8分)。

第四节　消化系统功能监测与评估

消化系统功能障碍时会引起机体与全身功能状态的改变，故危重症患者消化系统的监测也尤为重要。尤其是肝功能和胃肠功能状态的评估对于临床治疗和预后判断至关重要。

一、监测要点

（一）肝功能监测

1. 临床症状监测

（1）黄疸：是血液中胆红素水平异常升高导致的皮肤、黏膜和巩膜发黄。它是肝功能障碍的一个显著标志，尤其是在肝细胞损伤或坏死时。黄疸的出现通常迅速且进展快，需要及时识别。

（2）腹水：是腹腔内液体积聚的现象，常见于肝功能失代偿期。虽然少量腹水可能无症状，但大量腹水会引起腹部不适、呼吸困难和心悸。

（3）精神症状与意识状态：是识别肝功能发生异常的一种简单的方法。肝性脑病是肝功能失代偿时的一种以代谢紊乱为基础的中枢神经系统功能失调综合征，表现为意识障碍、行为异常和昏迷。监测这些症状有助于评估肝功能异常的程度。

2. 常用监测指标

（1）血清酶学监测：血清酶学变化是评估肝功能具重要临床价值的指标。谷草转氨酶（glutamic-oxaloacetic transaminase，GOT）和碱性磷酸酶（alkaline phosphatase，ALP）的升高反映了肝细胞损伤或胆汁淤积。谷丙转氨酶（glutamic-pyruvic transaminase，GPT）和 AST 的升高通常与肝细胞损伤相关，其中肝细胞受损时 ALT 增高显著，坏死时 AST 明显增高。

（2）血清胆红素监测：胆红素与肝代谢功能密切相关。高胆红素血症通常与肝细胞损伤或胆汁淤积有关。血清总胆红素的正常范围为 3.4 ～ 17.1μmol/L，直接胆红素的增加可能表明发生梗阻性黄疸。

（3）血氨监测：肝可将蛋白分解的有毒性的氨代谢为尿素排出，当肝代谢功能受损时血氨水平升高，严重损伤时可导致肝性脑病。

（4）凝血功能监测：凝血酶原时间（PT）、国际标准化比值（INR）、活化部分凝血酶原时间（APTT）等指标反映了肝脏合成功能。PT 和 INR 的延长通常表明肝合成功能减退。

（5）血清蛋白监测：血清总蛋白（TP）、白蛋白（ALB）和球蛋白（GLB）的水平反映了肝的合成功能。白蛋白水平的下降可能预示预后不佳，而白蛋白/球蛋白（A/G）比例的减少或倒置则提示肝功能损害严重。

（二）胃肠功能监测

1. 胃肠道症状监测

喂养不耐受综合征（feeding intolerance syndrome，FI）是各种原因导致的肠内营养无法实施。通过观察患者的胃肠道症状（如腹部不适、恶心、呕吐等）可以判断是否发生喂养不耐受。然而对于无法沟通的患者，这些症状可能不易被及时发现。故临床工作中常结合床旁超声及其他新技术新方法共同监测胃肠道症状。

2. **胃残余量（gastric residual volume，GRV）监测**　GRV的监测有助于评估胃肠动力和喂养不耐受。回抽法和超声法是常用的监测方法。回抽法，操作简便且成本低廉，但其准确性存在争议，且可能导致营养液和消化液的损失。随着重症超声技术的发展，近年来超声法因其准确度高、操作便捷，且能观察到胃窦的蠕动情况，可为肠内营养的实施提供依据的特点，已成为监测胃残余量的常用手段。2018年《重症患者早期肠内营养临床实践专家共识》，对GRV的监测频率和阈值指导肠内营养的实施做了具体要求。

3. **腹腔内压力（intra-abdominal pressuer，IAP）的监测**　IAP是指腹腔内潜在的压力，正常成人的范围在0～5mmHg。在某些病理状态下，如肠道功能衰竭，腹腔内压力可能会增高，这会导致腹腔内脏器的灌注压下降。腹腔内高压（intra-abdominal hypertension，IAH）被定义为在6小时内至少两次测量到的IAP≥12mmHg，其临床表现包括腹胀、腹肌紧张、低血压、气道压力升高、高碳酸血症和少尿等。IAH根据IAP的高低分为四个等级：Ⅰ级（12～15mmHg）、Ⅱ级（16～20mmHg）、Ⅲ级（21～25mmHg）和Ⅳ级（＞25mmHg）。腹腔间隔室综合征（abdominal compartment syndrome，ACS）是一种更严重的状况，指的是IAP持续增高，4～6小时内至少三次IAP测量均超过20mmHg，或者6小时内两次测量腹腔灌注压（APP）＜50mmHg，并伴有新的器官功能障碍。ACS与严重的并发症和死亡率增加有关。

为了预防和治疗ACS，监测IAP至关重要。临床上有多种测量IAP的技术，其中经膀胱测量技术是最常用的方法。是通过测量膀胱内的压力来间接反映IAP，因为膀胱在排空后可以作为一个被动的液体容器，其内压力可以传递腹腔内的压力。被认为是监测IAP的金标准，因为它相对无创且准确性较高。通过定期监测IAP，可以及时发现IAH的迹象，采取适当的治疗措施，从而降低ACS的风险，改善危重患者的预后。

二、常用评估方法

（一）肝功能评估

肝功能评估是衡量肝健康状况的重要工具。1954年，首次提出了肝功能分级的概念，通过血清胆红素、腹水、血清白蛋白浓度、凝血酶原时间及一般状况等五个指标的不同程度，将患者分为三个层次（1、2、3）进行计分，并根据计分结果分为A、B、C三级。在此基础上，蔡尔德（Child）和特科特（Turcotte）1964年又以血清胆红素、血浆白蛋白、腹水、肝性脑病和营养状况为肝功能评估指标，对这一分级进行了改进，形成了Child-Turcotte分级，即通常所说的Child分级。其具有经典、简便且实用的优点，是目前国内外最常用的肝功能分级方法。见表11-14。

表11-14　Child-Turcotte分级

临床或生化项目	计分分级		
	A	B	C
血清胆红素/μmol·L⁻¹（mg·dl⁻¹）	＜34.2（＜2）	34.2～51.3（2～3）	＞51.3（＞3）
血浆白蛋白/g·L⁻¹	＞35	30～35	＜30

续　表

临床或生化项目	计分分级		
	A	B	C
腹水	无	轻度，易控制	中重度，难控制
肝性脑病	无	轻度，药物控制	重度，难控制
营养状况	良好	良好	差

　　皮尤（Pugh）在1973年以Child-Turcotte分级为基础，用凝血酶原时间的延长代替营养状况评估，并采用综合评分法评价肝功能，同时对肝性脑病的程度也进行了分期，见表11-15，形成了Child-Turcotte-Pugh分级（也称为Child-Pugh分级），见表11-16。此分级能够更全面考虑多个指标，减少了单一指标对评估结果的影响，但相对不够简便。

表11-15　肝性脑病分期

分期	主要症状表现
0期（潜伏期）	无行为、性格异常，无神经系统病征，仅有心理测试或智力测试时有轻微异常
Ⅰ（前驱期）	精神活动迟钝、性格行为改变，意识恍惚，可有扑翼样震颤
Ⅱ（昏迷前期）	定向力和理解力障碍，行为失常（精神错乱、欣快）或睡眠障碍，有明显神经系统体征，有扑翼样震颤
Ⅲ（昏睡期）	明显意识不清（昏睡和精神错乱），可唤醒。各种神经体征持续存在或加重，扑翼样震颤仍存在
Ⅳ（昏迷期）	神志完全丧失，不可唤醒，翼样震颤无法引出。浅昏迷时，对疼痛刺激有反应，腱反射肌张力亢进；深昏迷时，各种反射消失，肌张力降低

表11-16　Child-Pugh肝性脑病严重程度分级

临床或生化项目	异常程度记分		
	1	2	3
肝性脑病	无	1～2，药物控制	3～4，难控制
腹水	无	轻度，易控制	中重度，难控制
血清胆红素/[μmol·L^{-1}（mg·dl^{-1}）]	＜34.2（＜2）	34.2～51.3（2～3）	＞51.3（＞3）
血清白蛋白/（g·L^{-1}）	≥35	28～34	＜28
凝血酶原时间延长/秒	＜4	4～6	＞6

　　注：A级，5～6分，手术危险度小，预后最好，1～2年存活率100%～85%；B级，7～9分，手术危险度中等，1～2年存活率80%～60%；C级，≥10分，手术危险度较大，预后最差，1～2年存活率45%～35%。

（二）胃肠功能评估

　　随着重症医学的进步和对重症患者胃肠功能损伤认识的加深，2012年欧洲重症医学会（European Society of Intensive Care Medicine，ESICM）提出了急性胃肠损伤（acute gastrointestinal injury，AGI）的概念。AGI是指重症患者由于急性疾病本身导致的胃肠道功能异常。为了更好地评估和治疗AGI，ESICM制定了AGI分级，此分级有助于识别和处理重症患者的胃肠功能障碍，从而改善患者的临床结局。目前已经被临床广泛接受和应用。见表11-17。

表11-17　急性胃肠损伤（AGI）严重程度分级

AGI分级	定义	临床表现
Ⅰ级	存在胃肠功能障碍和衰竭的风险（界定为有明确病因，胃肠道功能部分受损）	表现为一过性、已知原因的胃肠道障碍： 腹部手术早期恶心、呕吐； 休克早期肠鸣音消失； 肠动力减弱
Ⅱ级	胃肠功能障碍（定义为肠道不具备完整的消化和吸收功能，无法满足机体对营养物质和水的需求）	表现为胃肠道不能够完成消化和吸收，通常需要外在的治疗介入： 胃轻瘫伴大量胃潴留或反流； 胃内容物或大便中可见出血； 下消化道麻痹、腹泻； 腹腔内高压Ⅰ级（IAP=12～15mmHg）； 喂养不耐受（肠内营养72小时未达到84kJ（20kcal）/（kg·d）目标）
Ⅲ级	胃肠功能衰竭（定义为给予干预处理后，胃肠功能仍不能恢复，整体状况没有改善）	肠内营养持续不耐受，治疗后亦无改善，导致MODS持续存在或恶化： 大量胃内容物潴留； 持续胃肠道麻痹； 出现或加重的肠道扩张； 腹腔内高压进展至Ⅱ级（LAP=15～20mmHg）； 腹腔灌注压下降（＜60mmHg）
Ⅳ级	胃肠功能障碍伴有远隔器官功能障碍（定义为AGI逐步进展，MODS和休克进行性恶化，随时有生命危险）	一般状况急剧恶化，伴远隔器官功能障碍： 肠道缺血坏死； 导致失血性休克的胃肠道出血； 假性结肠梗阻（Ogilvies综合征）； 需要积极减压的腹腔间隔综合征（ACS）

第五节　泌尿系统功能监测与评估

关于危重症患者的泌尿系统功能检查和评定，就是利用检查设备和检查方法，来衡量他们的健康状态，从而准确地了解他们的疾病严重性，并在适当的时候察觉到病情的改变，这将为医疗机构的紧急医疗和照顾任务提供关键的参考。

一、监测要点

（一）尿液监测

1. **尿量**（urine volume）　是最直观且最简单的一项临床监测指标。主要取决于肾小球的滤过率，肾小管重吸收及肾小管浓缩与稀释功能。同时，尿量也会受到每天的饮水量、进食的种类、周围环境的温度和湿度、排汗及运动的强度等多方面的影响。通常，成人的尿量在每24小时1～2L或者每小时每公斤体重1ml。白天和夜间的尿量比例在（2～4）:1之间，儿童的尿量差异较大，他们的尿量比成人多3～4倍。当24小时尿量超过2.5L时，就被定义为多尿。少尿是一天中的尿量不足400ml或者每小时的尿量持续不足17ml。无尿是24小时尿量少于100ml或者在12小时内完全没有尿液。

2. 尿常规检查　在临床实践中，尿常规往往在许多肾脏疾病早期就可能形成蛋白尿或者尿沉渣中含有形成物。一旦检测到尿液异常，通常是肾脏或尿路疾病的首要征兆，也常是揭示病理过程实质的关键信息。尿液常规检查的项目涵盖了尿液的颜色、透明度、酸碱度、红细胞、白细胞、上皮细胞、管状结构、蛋白质含量、比重以及尿糖的定性分析。

（二）肾小球功能监测

肾小球滤过率（glomerular filtration rate，GFR）　它是衡量肾功能的重要指标之一，指单位时间内（指每分钟）两侧肾生成的滤液量。在医学实践中，我们经常利用血液和尿液中的肌酐、尿素氮以及内生肌酐的清除率作为衡量肾滤过效率的参考，并根据这些数值来估算肾滤过率。

1. 血肌酐（serum creatinine，SCr）　是由内源性和外源性肌酐构成的，其中，内源性肌酐是由人体肌肉中的肌酸生成的代谢废物，每20g肌肉的代谢过程中可以产生1g的肌酐。肌酐的外源性来源于肉类食品的消化过程，当这些消化过程中的肌酐被排出到血液中，就会形成血肌酐。血肌酐的正常值是88.4～176.0μmol/L，血肌酐浓度与肾小球滤过率成反比。血肌酐增高代表肾功能不全。

2. 血尿素氮（blood urea nitrogen，BUN）　是蛋白质在体内的代谢过程中的产物，通常会被肾小球过滤并随尿液排出。成人BUN的正常值为3.2～7.1mmol/L。BUN的监测能够帮助我们识别出肾衰竭，特别是对尿毒症的诊断意义重大。BUN的增长与肾功能的损害程度成正比，当肾前性和肾后性因素导致尿量减少或尿闭时，BUN会升高。同样，体内蛋白质分解过多也可能导致BUN升高。

3. 内生肌酐清除率（endogenous creatinine clearance rate）　是衡量肾小球滤过能力的关键指标之一。正常成人内生肌酐清除率的正常值为80～120ml/min。一旦内生肌酐的清除率下滑到80%或更少，就表明肾功能在衰退。例如，内生肌酐的清除率在51～70ml/min的范围内，被视作是轻度的，而在31～50ml/min的范围内，则被视作是中度的，若是在30ml/min的范围内，则被视作是重度。大部分急性和慢性肾小球肾炎的患者都可能出现内生肌酐清除率下降的情况。

（三）肾小管功能监测

肾小管有重吸收、分泌和排泄的功能。肾小管的正常功能受到了严重的损害，如严重的创伤、缺血、感染、免疫力下降和中毒等因素的影响。肾小管功能监测指标包括尿比重、尿渗透压、尿浓缩稀释试验等。

1. 尿比重监测　是指在4℃下尿的重量与相同体积的水的重量之比。是尿液中所含溶质浓度的指标，主要用于估计肾浓缩功能。在健康的情况下，尿比重应在1.010～1.025之间。当尿比重超过＞1.025时，这表明尿液的浓度升高，这也意味着肾功能相对健康。当尿比重小于＜1.010时，这表明尿液的浓度下降，这通常出现在肾功能衰退的恢复阶段、尿崩症、利尿药治疗之后、慢性肾病以及肾小管浓度下降的情况中。

2. 尿渗透压监测 主要用于评估患者的血容量及肾浓缩功能。在临床实践中，血浆和尿液的渗透压通常会同时被测量，用以反映肾小管的浓缩功能。尿渗透压的正常值为600～1000mOsm/L，血浆渗透压的正常值为280～310mOsm/L，尿/血浆渗透压的比值为25±0.8。急性肾衰竭时尿渗透压接近于血浆渗透压，两者的比值降低，可小于1.1。

3. 内生肌酐清除率 是反映肾小球滤过功能的重要指标。正常成人内生肌酐清除率的正常值为80～120ml/min。当内生肌酐清除率降低至正常值的80%以下时提示肾小球功能减退，如内生肌酐清除率降至51～70ml/min为轻度，降至31～50ml/min为中度，降至30ml/min为重度。多数急性和慢性肾小球肾炎患者可发生内生肌酐清除率降低。

二、常用评估方法

（一）急性肾损伤

急性肾损伤（acute kidney injury，AKI）是指在相对较短的时间内发生的肾功能急剧下降的病症。

1. 急性肾损伤监测 对于急性肾损伤的评估涉及临床症状、生化指标、尿液分析、影像学检查等多个方面。

（1）病史与体格检查：获取患者详细的病史，包括药物使用、慢性疾病、外伤等因素。进行全面的体格检查，注意水肿、血压变化等症状。

（2）生化指标检测：具体如下。①血清肌酐和尿素氮：肌酐和尿素氮的升高是肾功能损伤的指标，常用于评估AKI的严重程度。②电解质：特别是血清钠、钾的测定，有助于判断电解质紊乱。

（3）尿液检查：具体如下。①尿常规：观察尿液的颜色、比重、酸碱度等，检查是否有蛋白尿、红细胞、白细胞等异常。②尿沉渣检查：检测尿沉渣中的颗粒，可帮助确定肾小管损伤或炎症。③尿液电解质测定：测定尿液中的电解质水平，可提供有关肾对电解质的排泄情况。

（4）蛋白尿检测：测定尿液中的蛋白质水平，对于判断肾小球功能和肾病有重要作用。

（5）影像学检查：具体如下。①超声检查：用于评估肾结构，检测是否有梗阻、肾积水等问题。②CT扫描和MRI：提供更详细的图像，可帮助确定肾结构和功能异常。

（6）临床评估：观察患者的症状，包括水肿、高血压、恶心、呕吐等；监测患者的体重变化，水肿是肾功能损伤的一个常见表现。

2. 急性肾损伤评估 2012年，全球肾脏病预后组织（Kindey Disease：Improving Global Outcomes，KDIGO）制定了急性肾损伤的诊疗指南，明确指出，只要满足以下任一条件，就可以判断为AKI：48小时内SCr增加≥26.48μmol/L（≥0.3mg/dl）。预测或已知在过去的7天里，SCr的增长率将超过基准值的1.5倍。尿液量小于<0.5ml/（kg·h），并且持续6小时。AKI的分级见表11-18。

表 11-18 KDIGO 关于 AKI 的分级

分级	血清肌酐	尿量
1	基础值的 1.5～1.9 倍，或48小时内增加≥26.48μmol/L（≥0.3mg/dl）	＜0.5ml/（kg·h）持续6～12小时
2	基础值的 2.0～2.9 倍	＜0.5ml/（kg·h）持续≥12小时
3	基础值的 3.0 倍，或升高至≥353.6μmol/L（≥4.0mg/dl），或开始进行肾脏替代治疗，或年龄＜18岁时eGFR下降至＜35ml/（1.73m²·min）	＜0.3ml/（kg·h）持续≥24小时，或无尿≥12小时

（二）慢性肾损伤

慢性肾脏病（chronic kidney disease，CKD）是一种渐进性的肾功能下降的疾病，通常指肾损伤大于等于3个月的慢性肾病患者。

1. 慢性肾损伤监测　对于慢性肾损伤的评估包括多方面的指标，以便全面了解患者的肾功能和疾病进展情况。

（1）生化指标检测：具体如下。①血清肌酐和肾小球滤过率（glomerular fitration rate，GFR）：用于评估肾功能，血清肌酐水平的升高和GFR的降低是慢性肾病的常见指标。②血尿素氮（BUN）：血尿素氮水平也是评估肾功能的指标之一。

（2）尿液检查：具体如下。①尿蛋白和尿微量白蛋白：检测尿液中的蛋白质，有助于评估肾小球功能。②尿沉渣检查：观察尿液中的细胞、颗粒等，以发现可能的肾小管问题或炎症。

（3）电解质水平：检测血清中的电解质水平，特别是钠、钾等，以了解电解质平衡情况。

（4）蛋白尿检测：测定尿液中的蛋白质水平，对于判断肾小球功能和肾病有重要作用。

（5）炎症标志物：检测血液中的C反应蛋白（CRP）等炎症标志物，以评估是否存在慢性炎症。

（6）骨代谢标志物：检测血液中的磷、钙、碱性磷酸酶等，以评估骨代谢情况，因为慢性肾病患者通常伴随骨代谢异常。

（7）糖代谢标志物：检测血液中的血糖和糖化血红蛋白，以评估糖代谢情况，因为慢性肾病患者容易发生糖代谢异常。

（8）血压监测：长期血压控制对于减缓慢性肾病的进展至关重要。定期监测和管理血压是慢性肾病患者病情监测的一部分。

（9）影像学检查：具体如下。①超声检查：用于评估肾结构，检测是否存在肾囊肿、肾积水等问题。②CT扫描和MRI：提供更详细的图像，可用于检测肾结构异常。

2. 慢性肾损伤评估　目前，临床主要采用慢性肾脏病（chronic kidney disease，CKD）分期来评估慢性肾功能损害的严重程度，见表11-19。根据估算的肾小球滤过率（eGFR）的降低程度来确定分期标准，eGFR的降低越明显，表示肾排毒效果越优秀，肾功能受损的程度越轻。

表 11-19　CKD 分期

分级	eGFR 的下降程度	肾功能损害程度
1 期	$\geqslant 90ml/(1.73m^2 \cdot min)$	正常或 GFR 轻微下降
2 期	$60 \sim 89ml/(1.73m^2 \cdot min)$	肾功能下降期
3 期	$30 \sim 59ml/(1.73m^2 \cdot min)$	氮质血症期
4 期	$15 \sim 29ml/(1.73m^2 \cdot min)$	肾衰竭期
5 期	$< 15ml/(1.73m^2 \cdot min)$	尿毒症期

第六节　营养状态评估

因为高分解代谢和营养摄入的缺乏，以及应激反应的产生，重症患者可能会出现能量消耗增多、糖代谢失调、蛋白质分解代谢过度、脂肪代谢失调等营养不良的表现。尽管营养援助无法彻底阻止和逆转重症患者的病情进展，但它在降低患者并发症的发生率和死亡率以及推动他们恢复健康方面起着至关重要的作用。

一、危重症患者的代谢变化

1. 研究结果显示，在受到创伤、感染或大型手术之后，患者的休息能量消耗会提升 20% ～ 50%，特别是在烧伤患者中，这种情况更为显著，在严重情况下，这个数值甚至可以超过 100%。

2. 糖代谢失调的主要包括糖异生增强、血糖水平上升以及胰岛素的抵抗力下降。

3. 蛋白质分解代谢的速度大于合成代谢的速度会导致负氮平衡。

4. 间接能量测定结果表明，在重症患者中，糖类物质的氧化速度减慢，脂肪的氧化速度加快。

二、危重症患者营养评估的意义

危重症患者因多种原因可引起机体高分解代谢、营养物质摄入不足、免疫紊乱、应激反应等营养不良表现。营养不良会使伤口愈合延迟，呼吸动力受损，压力性损伤发生率增加，病情加重，增加医疗费，增加病死率。因此，评估危重症患者的营养状态尤为重要。危重症患者的营养支持需要制定个体化营养支持方案，合理确定目标热量和蛋白质摄入量，选择适当的营养途径，确保营养成分的吸收，加速患者的康复。

三、危重症患者营养风险评估方法

尽管传统的营养状况评估方法如人体测量和实验室检测可以在临床上提供一些有价值的预测数据，但对危重症患者缺乏特异性。目前推荐使用营养风险筛查 -2002 评分和危重症营养风险评分对收入 ICU 且预计摄入不足的患者进行营养风险评估，识别高风险患者。

（一）营养评估初筛

也被称为营养评估筛查的营养评估初筛，主要使用的评估工具是欧洲肠外肠内营养学会（European Society of Parenteral and Enteral Nutrition，ESPEN）推荐的基于循证医学方法开发的营养风险筛查-2002（nutritional risk screening，NRS-2002）。请参阅表11-20。

表11-20 营养风险筛查-2002（NRS-2002）

筛查项目	是	否
1．BMI＜20.5	□	□
2．在过去的3个月中体重是否减轻	□	□
3．在过去的1周饮食是否减少	□	□
4．患者是否有严重的疾病（如：入ICU治疗）	□	□

若上述任何一个问题的答案是"是"，那么就意味着营养风险的检测呈阳性，需要对其进行更深入的营养评估。假设所有的选择都是"否"，那么就需要在每个星期进行一次再次检验。若患者被安排进行大型手术，应当思考预防性营养疗法以减少手术带来的风险。

（二）营养评估终评

1．营养评估终评即营养评定　常用的评估工具有ESPEN推荐的营养评估终评量表及危重症营养风险（nutrition risk in critically，NUTRIC）评分，见表11-21。分值等于三个部分的得分相加，7分最高。如果总分超过3分，那么这个患者可能面临营养不良的风险，需要执行营养补充计划；如果总分低于3分，那么应该每周进行一次评估。

表11-21 营养评估终评量表

营养状态受损	疾病严重度（营养需求量增加）	年龄因素
0分：正常营养状态	0分：正常营养需求	0分：＜70岁
1分：近3个月体重下降＞5%，或者在最近1周内包含减少到正常需求的50%～75%	1分：有慢性疾病，合并有并发症。患者虚弱但不卧床，蛋白质需求增加，但绝大多数情况下能通过口服饮食满足	1分：≥70岁
2分：在近2个月内体重下降＞5%或BMI在18.5～20.5，一般情况受损或最近1周内包含减少到正常需求的25%～60%	2分：因疾病卧床的患者，如腹部大手术。蛋白质的需求大量增加，虽然在许多情况下需人工喂养，但依旧可以满足需求	
3分：在近1个月内体重下降＞5%或BMI＜18.5，一般情况受损或最近1周内包含减少到正常需求的0～25%	3分：在ICU需要辅助通气的患者。蛋白质需求增加，但不能通过人工喂养提供足够的底物。蛋白质分解，明显负氮平衡	

2．危重症营养风险（NUTRIC）　评分是目前应用较广泛的危重症患者营养评分系统。当NUTRIC评分≥5分时，说明患者存在营养风险，见表11-22。

表 11-22　危重症营养风险（NUTRIC）评分

参数	范围	分值/分
年龄	＜50岁	0
	50～74岁	1
	≥75岁	2
APACHE Ⅱ评分	＜15分	0
	15～19分	1
	20～27分	2
	≥28分	3
SOFA评分	＜6分	0
	6～9分	1
	≥10分	2
引发器官功能不全	0～1个	0
	≥2个	1
入ICU前的住院天数	0天	0
	≥1天	1
白细胞介素-6（IL-6）	＜400pg/ml	0
	≥400pg/ml	1

传统的血清蛋白标记物（白蛋白、转铁蛋白等）结果反映机体急性期的状态，不能作为重症患者的营养指标。在进行营养评价时，必须全面考虑到并发症、消化系统的健康状况以及误食的可能性。

第七节　急性生理和慢性健康状况评估

急危重症患者不仅需要医院给予高水平的生命支持、保护各脏器功能平衡、进行综合性治疗等措施，更需要医护人员准确预测和评估患者病情变化和疾病预后，快速客观地反映患者病情发展趋势。

一、概述

（一）概念与发展历程

对快速的身体反应以及长期的身体健康情况的评价（Acute Physiology and Chronic Health Evaluation，APACHE）是一种以评分方式来衡量危重症患者的急性生理和慢性健康状况的量表，特别是对ICU患者的病情严重程度和预后的评估起着关键的作用。

在20世纪70年代，美国健康治疗财政署的援助下，华盛顿大学医学中心的克瑙斯（Knaus）医师带领的一个研究团队，致力处理严重疾病的评价问题。他们从1978年起，开展了严重疾病的评价研究。三年的持续努力后，Knaus团队成功地对2000个病例进行了深入的探讨，并在1981年推出了APACHE原型（也就是APACHE Ⅰ）。APACHE Ⅱ在1985年被引入，这种评估工具的精度、易操作性以及稳健性使得它成为目前被普遍采纳的疾病分级与预后判断手段。该工具能够对患者的疾病状况进行数字化的衡量，得分越高，意味着疾病程度越严重，预后状况越糟糕，死亡率也会相应提升。Knaus团队于1989年对APACHE Ⅱ进行了升级，并成功发布了APACHE Ⅲ。APACHE Ⅳ是在2006年由齐墨尔曼（Zimmerman）和其他人对APACHE Ⅲ的研究和优化后得到的。

（二）应用现状

APACHE评估系统可以准确地识别出重症患者可能遭遇的致命或严重副作用的风险，同时也被广泛地应用在评估治疗方案、资源的运用、品质的监督、ICU的运行情况以及病房的使用效率、医疗开销、康复后的生活品质、残障情况、医务与照顾的品质、医院及各个部门的运营，以及领导的决定等方面。这个方法也被应用于对持续的医疗教育、培训和成果进行评估。

APACHE评分系统在护理领域的应用主要体现在四方面：①解决了目前分级护理制度在ICU不能完全体现分级本质的问题，可根据不同的护理级别采取不同的护理对策。②患者院内安全转运评估的依据之一，保证了危重患者在院内的安全转运。③作为护理科研对象筛选的指标之一，如有研究者在ICU营养支持方面的护理研究中将APACHE评分≥10分作为选择患者的标准。④可作为肠内营养方式选择的指标之一，如危重患者APACHE评分＞60分宜持续鼻饲；APACHE评分≤60分宜间歇鼻饲。目前，APACHE评分系统在护理工作中的应用和研究相对临床医学较少，主要原因在于临床护士对其认知不足，因此有必要加强临床护士对APACHE评分系统的培训。

二、评分方法

（一）APACHE Ⅰ评分方法

APACHE Ⅰ是由两个部分构成的：一是用于衡量急性疾病严重性的急性生理学评分（acute physiology score，APS），二是用于评估患病前的慢性健康状况评分（chronic health score，CHS）。在患者进入ICU的前32小时，对其34个生理指标进行了检查并记录。然后，选择这些指标中的最低分值作为评分标准，每个指标的分值范围是0～4分，所有这些分值的总和就是APS，分值从0开始，一直到128分。CHS代表患者在进入ICU前3～6个月的健康状况，用字母A～D来表示：A表示健康，没有功能性问题。B表示慢性疾病的轻度到中度活动受限的情况。C表示种症状严重，但并未严重影响活动的慢性疾病。D表示的活动范围严重受限，例如需要卧床休养或需要住院治疗的长期疾病。APACHE Ⅰ的总得分是由APS和CHS共同决定的，这个得分的区间是0-A到128-D。

Knaus团队在582名ICU患者中使用APACHE Ⅰ，他们观察到APACHE Ⅰ的得分和疾病的死亡率以及各组患者的治疗水平有着紧密的联系。然而，当APACHE Ⅰ被应用来估算单一患者的生存概率和医疗需要的数量时，它的错误率却非常高。APACHE Ⅰ的应用主要是对ICU患者的治疗效果进行对照，但对于单一患者的预后以及必要的检查、治疗程度的预估并不合适，因此现在已经停用了。

（二）APACHE Ⅱ评分方法

Knaus在临床试验的基石之上，对APACHE Ⅰ做了优化，并发布了APACHE Ⅱ，以提高其精度与应用性。APACHE Ⅱ是由三个主要部分构建的：急性生理学评分（APS）、慢性健康状况评分（CHS）以及年龄。APACHE Ⅱ的评分系统应在患者被送入ICU或启动紧急救治后的24小时内，对其11个生理指标进行检测和记录，然后选取这些指标的最低分值来进行打分，每个指标的分值范围在0～4分之间（如果出现急性肾衰竭，Cr分值将会翻倍）。APS是由格拉斯哥昏迷量表所得评分（15减去实际GCS评分）除以所有分值得出的，分值范围从0～60。CHS的定义是在患者进入ICU之前的3～6个月内的身体健康状况，分值范围从0～5。CHS的评估需要符合在患者入院之前的慢性器官功能衰退或免疫功能受损的诊断标准，具体的评分规则见表11-23。只有那些患有慢性器官功能衰退或免疫系统受损的患者才会得到CHS评分。如果不满足慢性器官功能衰退或免疫功能受损的诊断标准，不管患者的入院状态如何，都不会得到CHS评分（也就是说CHS评分为零）。年龄最低为0分，最高为6分。APACHE Ⅱ的评分等式为＝APS评分＋CHS评分＋年龄评分，总分从0分到71分不等，大于等于15分的被视为重症，小于15分的则被视为非重症。分值越高，疾病越严重。

表11-23　慢性器官功能不全或免疫功能抑制状态的诊断标准

项目	诊断
肝	活检证实的肝硬化及明确的门静脉高压；既往因门静脉高压引起的上消化道出血；或既往发生肝衰竭/肝性脑病
心血管	纽约心脏病协会心功能Ⅳ级
呼吸	慢性阻塞性、梗阻性或血管性肺疾病导致活动重度受限，即不能上楼或不能做家务；或明确的慢性低氧、二氧化碳潴留、继发性真性红细胞增多症、重度肺动脉高压（＞40mmHg）或呼吸机依赖
肾	接受长期透析治疗
免疫功能抑制	应用治疗影响对感染的抵抗力，如免疫功能抑制治疗、化疗、放疗、长期或近期使用大剂量激素或罹患疾病影响对感染的抵抗力，如白血病、淋巴瘤和AIDS

APACHE Ⅰ相较于APACHE Ⅱ，主要有以下优点（总分为71分，但大多数患者的得分都大于55分）：①将APS中一些不常用、价值不大或者在基层单位检测上有困难的参数，例如血浆渗透压、血乳酸浓度、血糖、白蛋白、中心静脉压、尿量等，从原来的34项减少到12项，使得其更加便捷和实用。在没有GCS的情况下，最高的分值为11×4＝44＋4＝48分，而急性肾衰竭的肌酐最高分值为8分。②通过记录患者在进ICU之前24小时的最低分值，可以缩短检查的时间，从而降低评估结果对治疗的干扰。③对部分检测项目进行调整，例如将血尿素氮替换为血肌酐（SCr），在没有血气分析的情况下，将动脉血pH替换为静脉血碳酸氢根（HCO_3^-）测定等。④对某些指标的权重进行了调整，突出了损害对预后的影响。例如，单独计算格拉斯哥昏迷量表（GCS），然后将15减去实际GCS评分，再加入APS总分（最高15-3＝12分）。在急性肾衰竭的情况下，SCr的得分将被倍增。⑤将年龄（最高6分）以及CHS（最高5分）作为一个明确的评分标准，并将其整合到APACHE Ⅱ的评分表中，详细的评分信息见表11-24。

APACHE Ⅱ目前已经被大量地运用于严重疾病的患者，它可以精确、完整地评估患者

表11-24　APACHE Ⅱ评分表

A. 年龄

≤44 □0；　45～54 □2；　55～64 □3；　65～74 □5；　≥75 □6　　　A计分

B. 有严重器官系统功能不全或免疫损害

非手术或择期手术术后 □2
不能手术或急诊手术术后 □5
无上述情况 □0　　　B计分

GCS评分

	6	5	4	3	2	1
1. 睁眼反应			□自动睁眼	□呼唤睁眼	□刺痛睁眼	□不能睁眼
2. 语言反应		□回答切题	□回答不切题	□答非所问	□只能发音	□不能言语
3. 运动反应	□按吩咐动作	□刺痛能定位	□刺痛能躲避	□刺痛肢体屈曲	□刺痛肢体伸展	□不能活动

GCS计分＝1＋2＋3　　　　C计分＝15 － GCS

C. 生理指标

生理指标	分值								
	+4	+3	+2	+1	0	+1	+2	+3	+4
1. 体温（腋下）/℃	≥41.0	39.0～40.9		38.5～38.9	36.0～38.4	34.0～35.9	32.0～33.9	30.0～31.9	≤29.9
2. 平均动脉压/mmHg	≥160	130～159	110～129		70～109		50～69		≤49
3. 心率/（次·分$^{-1}$）	≥180	140～179	110～139		70～109		55～69	40～54	≤39
4. 呼吸频率/（次·分$^{-1}$）	≥50	35～49		25～34	12～24	10～11	6～9		≤5
5. PaO$_2$（mmHg）FiO$_2$<50% / A-aDO$_2$（FiO$_2$>50%）	≥500	350～499	200～349		>70 / <200	61～70		55～60	<55
6. 动脉血pH	≥7.70	7.60～7.69		7.50～7.59	7.33～7.49		7.25～7.32	7.15～7.24	<7.15
血清HCO$_3^-$/（mmol·L^{-1}）（无血气时用）	≥52	41.0～51.9		32.0～40.9	23.0～31.9		18～21.9	15.0～17.9	<15
7. 血清Na$^+$/（mmol·L^{-1}）	≥180	160～179	155～159	150～154	130～149		120～129	111～119	≤110
8. 血清K$^+$/（mmol·L^{-1}）	≥7	6.0～6.9		5.5～5.9	3.5～5.4	3.0～3.4	2.5～2.9		<2.5
9. 血清肌酐Cr/（mg·dl^{-1}）	≥3.5	2.0～3.4	1.5～1.9		0.6～1.4		<0.6		
10. 红细胞压积/%	≥60		50.0～59.9	46.0～49.9	30.0～45.9		20.0～29.9		<20
11. WRC/L	≥40×10^9		(20.0～39.9)×10^9	(15.0～19.9)×10^9	(3.0～14.9)×10^9		(1.0～2.9)×10^9		<1×10^9

D. 计分

APACHE Ⅱ总计分＝A＋B＋C＋D

注：1. 急性肾衰竭时的Cr值加倍。
2. 急诊手术指限期24小时内内的手术。
3. 动脉压的平均值应等于（收缩压＋2×舒张压）/3，如果采用有创血压监测，应记录下有创动脉压。
4. 呼吸频率应记录患者的自主呼吸频率。

的即刻状况、治疗成果以及未来的发展，这对于医学界来说是非常关键的。APACHE Ⅱ 的预测死亡率（指住院患者的死亡比例，而非ICU患者的死亡比例）的计算方法是 ln（R/1-R）＝-3.517＋（APACHE Ⅱ评分×0.146）＋（0.603，如果是急诊手术）＋（诊断分类系数）。在这里，R代表了预计的死亡率，ln 则是自然对数。根据患者进ICU的主要原因，而不是基本疾病，可以确定诊断分类系数。

（三）APACHE Ⅲ评分方法

APACHE Ⅲ同样包含APS、年龄评估以及CHS，然而这三个要素的评估规范（或项目）以及得分的比例已经有所提升。主要包括：①APCHE Ⅱ的所有参数的得分和总得分都超过了APS（例如，APS的得分范围在0～252之间，年龄的得分范围在0～24之间，CHS的得分范围在0～23之间，而总得分则在0～299之间），并且所有的参数的最高得分并非完全一致，在同样的参数中，其分值的变动幅度会逐渐扩大。②APS在APACHE Ⅱ的基础之上，扩大了对急性生理学评估的范围，并且新添加了6个关键指标，包括尿素氮（BUN）、总胆红素（TB）、血糖（blood sugar，BS）、血清白蛋白（albumin，Alb）、动脉二氧化碳分压（$PaCO_2$）以及尿液的浓度。③在评估中枢神经系统的功能时，并没有使用常规的GCS方法，而是依据患者是否能够通过疼痛或语言刺激来睁开眼睛，以及他们的语言和运动能力受到的影响来打分，评分标准见表11-25。据研究显示，这种方式的精度超过了GCS。④在APS系统里，pH与$PaCO_2$两个酸碱度的评估参数并非各自独立，而是需要结合两者来确定得分，评分标准见表11-26。⑤为了消除ICU治疗和人为因素的干扰，APS参数不会选择24小时内的最低值，而是选择ICU入住时的最初的数值。⑥对年龄评分和CHS进行了更深入的分析，并且相较于APACHE Ⅱ，其得分有了显著的提升。CHS明确了特定疾病的得分，无须区别已经接受治疗和尚未接受治疗的状态。除了记录这些疾病的严重伤害，还需要记录中等程度的伤害，并进行评分，评分标准见表11-27。⑦预测APACHE Ⅲ患者的死亡风险的公式是 ln（R/1－R）＝APACHE Ⅲ的总分×0.0537＋患者在ICU中的主要疾病评分＋在ICU之前接受治疗的地点评分。APACHE Ⅲ的疾病评分标准与APACHE Ⅱ的疾病种类和相关的评分标准（风险系数）一致，但是APACHE Ⅲ将疾病的种类和对应的评分标准提升至75项。

表11-25　APACHE Ⅲ神经学评分标准　　　　　　　　　　单位：分

疼痛或语言刺激		运动			
		按嘱运动	疼痛定位	肢体屈伸或去皮质强直	去大脑强直或无反应
能自动睁眼	回答正确	0	3	3*	3*
	回答错乱	3	8	13*	13*
	语句或发音不清	10	13	24	29*
	无反应	15	15	24	29
不能自动睁眼	回答正确	*	*	*	*
	回答错乱	*	*	*	*
	语句或发音不清	*	*	24*	29*
	无反应	16	16	33	48

注：*表示不常见和不可能的临床组合。

表 11-26　APACHE Ⅲ酸碱失衡评分标准　　　　　　　　　　　　　单位：分

pH	PaCO₂/kPa								
	≤3.32	3.33～3.99	4～4.66	4.67～5.32	5.33～5.99	6～6.66	6.67～7.32	7.33～7.99	≥8
≤7.19				12					4
7.20～7.29		9		6			3		2
7.30～7.34					0			1	
7.35～7.44		5							
7.45～7.49							2	12	
7.50～7.59			3						
≥7.60	0								

表 11-27　APACHE Ⅲ CHS 和年龄评分标准

年龄/岁	分值/分	CHS	分值/分
≤44	0	艾滋病	23
45～59	5	肝衰竭	16
60～64	11	淋巴瘤	13
65～69	13	转移癌	11
70～74	16	白血病/多发性骨髓瘤	10
75～84	17	免疫抑制	10
≥85	24	肝硬化	4

与 APACHE Ⅱ相比，APACHE Ⅲ的检验力和辨别力均较高，但辨别力仅有轻度改善。APACHE Ⅲ与 APACHE Ⅱ在评估严重患者的疾病状况上存在相似之处，然而，实际的医疗实践表明 APACHE Ⅲ的方法更加科学且合适。然而，由于 APACHE Ⅲ提出时间较晚，计分规则较为复杂，目前在临床还未完全广泛使用。尤其在国内，APACHE Ⅲ提出所需数据库来源于国外，其人群、地区不同，在国内的适用性、准确性及有效性尚需进一步多中心、大样本的研究验证。尽管如此，APACHE Ⅲ仍然代表了评分系统的显著进步，并且成功地解决了 APACHE Ⅱ的某些重要问题。

（四）APACHE Ⅳ评分方法

2003 年以后，针对 APACHE Ⅲ的这些不足又做了相应改变，将用于预测诊断发生频率和死亡率的疾病分组扩展到 116 个。同时，根据新的临床观察治疗，在更新数据库的基础上，修改了原有的计算公式。这些公式中有 42（55%）个被重新修改，24（31%）个被保留，11（14%）个被删除。其他的几个重要的变化具体如下。①缺失的实验室数据的处理：以前模式是将缺失数据默认为"正常"。APACHE Ⅳ中采取了移后原则。也就是用前一天的数值代替，如果前一天的数值仍然缺失就用更前一天的替代。②排除了从其他 ICU 中转过来的患者，因为早期的治疗会导致收入第一天的生理指标的测量对预后的判断产生偏移。将过去的住院时长视为一个连续的变量。④新增四个指标，包括患者是否接受机械通气、急性心肌梗死患者是否接受溶栓疗法、调整后的 GCS 评分以及 PaO_2 与 FiO_2 的比值，以及是否能够进行 GCS

评分。

此外，APACHE Ⅳ较APACHE Ⅲ增加了ICU住院时间的预测计算，对评价ICU病房是否有效运转具有重要指导价值，能更好地评价影响ICU住院时间长短的影响因素如医院结构、医院管理和患者情况等。

研究人员在国内外发现，APACHE Ⅳ在预测患者病情方面的准确性和有效性超过APACHE Ⅱ，两者在预测总体死亡率方面的差异并无统计学意义。然而，APACHE Ⅳ的参数较多且复杂，其性能并不十分出色，所以它还没有被广泛地在临床上使用。

本章小结

思考题

1. 常用的呼吸系统监测技术有哪些？危重症患者发生呼吸衰竭时，最首选的监测技术是什么？

2. 对于清醒的患者，有哪些疼痛评估工具可以适用？

3. 请简述APACHE Ⅱ的评分方法。

更多练习

（高　鸢　王雅宁）

第十二章 危重症患者功能支持

教学课件

学习目标

1. 素质目标

（1）以患者的安全为中心，恪守道德，具有良好的身体素质、职业道德、合作精神、沟通技巧、协调能力以及较强的洞察力和慎独精神，并且拥有法律和保护患者隐私的意识。

（2）具备能够正确识别患者的病情变化并给予危重症患者功能支持的职业素质。

2. 知识目标

（1）掌握：有创及无创机械通气、体外膜肺氧合的适应证，连续性血液净化的概念，危重症患者镇痛镇静治疗的实施流程、观察与护理，危重症患者营养支持的原则、肠内营养支持与肠外营养支持评估的主要内容和护理要点。

（2）熟悉：有创和无创机械通气患者的护理措施，体外膜肺氧合的护理配合要点，常用镇痛镇静药物的不良反应。

（3）了解：呼吸机使用和体外膜肺氧合过程中并发症的预防。

3. 能力目标

（1）能正确实施有创及无创呼吸机管路连接技术并处理机械通气常见报警，能够叙述血液净化基本原理。

（2）能合理实施镇痛和镇静治疗，并准确观察患者镇痛和镇静的效果及其不良反应。

（3）能有效预防和解决危重症患者营养支持过程中的并发症。

第一节　机　械　通　气

【案例导入】

　　患者，女，54岁。主诉"咳嗽、咳痰5天，发热伴呼吸困难1天"，急诊收入RICU。查体：浅昏迷，T 38.9℃，P 111次/分，R 34次/分，BP 122/64mmHg，口唇发绀。血气分析：pH 7.19，PaO_2 48mmHg，$PaCO_2$ 33mmHg，HCO 3 ～ 13mmol/L，BE −8mmol/L。

【请思考】

　　1.医师是否会对此患者采取机械通气支持？是进行有创还是无创机械通气支持？医师是否会为患者建立人工气道？最可能选择哪一种人工气道？

　　2.医师会如何选择机械通气模式和设置参数？

　　3.机械通气过程中应如何进行病情观察？

【案例分析】

　　危重症患者病情起伏很快，稍有不慎就会造成不可挽回的结果。所以，必须动态地根据各系统功能监测与评估的结果，给予患者针对性的功能支持，包括机械通气、体外膜肺氧合、连续血液净化、镇痛和镇静、营养支持等，确保其生命体征的平稳，促进早日康复。

一、概述

　　机械通气（mechanical ventilation，MV）指患者在自然通气和/或氧合功能出现障碍时，借助呼吸机建立气道口与肺泡间的压力差，从而为呼吸功能不全的患者提供必要的呼吸支持。简而言之，这是一种通过机械设备来代替、控制或改变自主呼吸运动的通气方式。这种方法已经被广泛地应用于处理各类病症引起的呼吸衰竭、手术中及术后恢复期的呼吸支持与治疗。机械通气的正确使用，能够预防和治疗呼吸衰竭、挽救或延长患者的生命；反之如使用不当，可加剧疾病的进展，甚至危及生命。

（一）原理及目的

　　呼吸的原理在于建立大气−肺泡压力差。机械通气患者由于各种疾病影响，吸气时不能有效建立大气−肺泡压力差，必须借助呼吸机产生的正压建立气道口和肺泡之间的压力差，进而完成吸气动作，而呼气动作与正常人相同。机械通气时产生的肺内正压影响肺通气血流比例、肺循环阻力和静脉血回流等，进而对呼吸、循环、胃肠和肝肾等器官功能产生影响。机械通气的目的主要包括改善肺泡通气，纠正呼吸性酸中毒，改善肺氧合状况，降低呼吸功耗及缓解呼吸肌疲劳等。

（二）分类

机械通气按照呼吸机与患者的连接方式可以分为有创机械通气和无创机械通气两种。

1. 有创机械通气 呼吸机通过经口/鼻气管插管、喉罩、经气管切开插管等人工气道与患者连接。

2. 无创机械通气 不需建立人工气道，呼吸机通过口鼻罩、鼻罩等方式与患者连接。

二、有创机械通气

有创正压通气技术呼吸机通过经口/鼻气管插管、喉罩、经气管切开插管等人工气道与患者连接，实施有创机械通气。

（一）适应证

有创机械通气可用于改善具有如下病理生理状态的疾病。

1. 通气泵衰竭为主的疾病 COPD、支气管哮喘、重症肌无力、吉兰-巴雷综合征，胸廓畸形、胸部外伤或胸部手术后所致外周呼吸泵衰竭，脑部炎症、外伤、肿瘤、脑血管意外、药物中毒所致中枢性呼吸衰竭。

2. 换气功能障碍为主的疾病 ARDS、肺炎、间质性肺病、肺栓塞等。

3. 需加强气道管理者 保持气道通畅，在使用有呼吸抑制作用的药物时要特别小心，以免发生窒息。

（二）禁忌证

对于以下状况，使用有创机械通气时需要谨慎考虑。某些特殊情况如气胸、纵隔气肿且未进行引流的患者，以及存在肺大疱、肺囊肿等病症的患者，通常被视为机械通气的相对禁忌条件。同样，低血容量性休克患者在未补充足够血容量之前，也不宜立即使用机械通气。此外，严重肺出血和气管-食管瘘等情况也需谨慎评估机械通气的适用性。然而，当患者出现致命性的通气和氧合障碍时，情况则截然不同。为了避免患者因严重的二氧化碳潴留和低氧血症而面临生命危险，即使患者存在上述的相对禁忌条件，我们仍需在积极治疗原发病（如迅速进行胸腔闭式引流、及时补充血容量）的同时，毫不犹豫地应用机械通气作为抢救手段。因此，虽然上述病症和情况在常规情况下被视为机械通气的使用限制条件，但在面对致命性通气和氧合障碍时，机械通气并无绝对的禁忌证，而是需要根据患者的具体情况和需要来灵活决策。

（三）操作方法

1. 医务人员准备 由医师、护士、呼吸治疗师、营养师等组成治疗小组，能够敏锐地观察和判断患者的病情，灵活地调整机械通气方案，迅速、精准地处理机械通气中的突发情况。

2. 患者准备

（1）明确患者的年龄、性别、身高、体重、诊断、病情、既往病史和对呼吸机支持的特殊要求等。

（2）向家属及清醒患者解释使用呼吸机的目的、需要注意的事项等。

（3）根据患者病情和治疗需求建立合适的人工气道。

（4）选择舒适的体位，若患者无特殊禁忌建议床头抬高30°～45°。

3. 呼吸机准备

（1）根据患者治疗需要选择合适的呼吸机及配套装置。

（2）连接呼吸回路、电源和气源。

（3）用模拟肺测试呼吸机能否正常工作或机器自检各功能部件有无故障。无故障后关机置于床旁，在呼吸机醒目处标记"备用"。

（4）设置呼吸机治疗模式、参数和报警限。

4. 物品准备　床旁常规备有吸引装置、给氧装置和简易呼吸器，以便紧急时行吸痰、给氧和人工呼吸等。

5. 模式选择　机械通气是由呼吸机提供的一种具有指定控制变量［压力控制（pressure controlled，PC）或容积控制（volume controlled，VC）］的呼吸方式。呼吸机的通气类型包括强制控制通气和允许患者自主呼吸的辅助通气两种。因此机械通气过程中存在三种呼吸方式：所有呼吸都是强制通气的持续指令通气（continuous mandatorg ventilation，CMV），既有强制通气也有自主呼吸的间歇指令通气（intermittent mandatory ventilation，IMV），以及所有呼吸都是自主呼吸的持续自主通气（continuous spontaneous ventilation，CSV）。

（1）容量控制通气

1）持续指令通气：指无论患者自主呼吸次数的多少和强弱，呼吸机都在预设吸气时间（inspiratory time，Ti）内，按照预设潮气量（定容型模式）或通气压力（定压型模式）等对患者每次呼吸给予通气辅助，故称持续指令通气。

2）容量控制持续指令通气（VC-CMV）：以容量为目标的CMV通常使用容量目标模式。潮气量（tidal volume，VT）、呼吸频率（RR）、吸呼比或吸气时间（Ti）完全由呼吸机控制。

3）容积辅助/控制通气（volume assist-control ventilation，V-A/C）：简称辅助/控制通气（A/C）。当患者自主RR低于预设RR或吸气努力不能触发呼吸机送气时为容积控制通气；患者吸气能触发呼吸机送气时为容积辅助通气的通气模式类型。预设RR起"安全频率"作用，可以很好地防止通气过度或不足，改善人机配合。

容量控制通气主要应用于中枢或外周驱动能力很差的患者，如麻醉、神经肌肉疾病、重症COPD等；对于心肺功能储备较差者，可提供较大的呼吸支持，以减少氧耗量，如ARDS、休克、急性肺水肿患者；需过度通气者；需准确测定呼吸力学指标，如静态顺应性、气道阻力和内源性呼气末正压通气（positive end-expi-ration pressure，PEEP）。

（2）压力控制通气

1）定压型持续指令通气（pressure-continuous mandatory ventilation，P-CMV）：指无论自主呼吸次数的多少和强弱，呼吸机皆在预定Ti内，按预设通气压力对患者每次呼吸给予通气辅助。现代压力辅助/控制通气（presser assist-control ventilation，P-A/CV）与P-CMV也有相同的含义，即按压力控制或压力辅助完成的持续指令通气也称为P-CMV。

2）P-A/CV：A/C模式是由事件触发或患者触发的P-CMV模式，由医师设置最小呼吸频率、触发灵敏度和压力。当患者的自主呼吸频率低于预设的呼吸率（RR）或吸气努力不足以触发呼吸机送气时，会启用压力控制通气模式。而当患者能够成功触发呼吸机时，则会进入压力辅助通气的模式。预设的RR在这里扮演着"安全阀"的角色，它旨在防止通气过多或通气不足，从而优化人机同步效果。当前，多数现代呼吸机已采纳此策略，摒弃了单纯的控制通气和辅助通气方式。当患者由于药物、脑功能障碍、脊髓或膈神经损伤、运动神经瘫痪或者必须要给予镇静肌松药（癫痫发作和强直性收缩），导致患者安全无自主呼吸努力，控制通气是最合适的通气模式。

（3）同步间歇指令通气（synchronized intermittent mandatory ventilation，SIMV）：与间歇指令通气（intermittent mandatory ventilation，IMV）[指呼吸机按照预先设定的时间间隔（时间触发）来进行周期性容量或压力控制通气]类似，指呼吸机以容量控制或压力控制方式进行指令通气，在指令通气的间歇如若患者有自主触发则呼吸机允许其进行自主呼吸，并且呼吸机的指令通气可与患者的自主呼吸同步。SIMV根据指令通气分为定容型同步间歇指令通气（volume-controlled synchronized intermittent mandatory ventilation，VC-SIMV）和定压型同步间歇指令通气（pressure-controlled synchronized intermittent mandatory ventilation，PC-SIMV）。VC-SIMV模式中，呼吸机按照预设的呼吸频率进行控制通气，每个呼吸过程按照预设的潮气量和吸气时间进行机械通气，而在PC-SIMV模式中呼吸机按照预设压力和吸气时间进行机械通气。

SIMV模式中，呼吸机为患者提供的支持水平可以从最少的支持水平到完全支持的控制通气。现代SIMV通常和自主通气模式结合，通常为PSV模式，为患者在自主呼吸阶段提供压力支持，减少患者自主呼吸做功。主要用于患者的脱机，随着预设呼吸频率的减低，患者自主呼吸做功逐渐增加，逐步适应脱离机械通气。

（4）压力支持通气（pressure support ventilation PSV）：指依靠患者自主吸气努力来完成触发呼吸机送气，是一种辅助通气模式。当呼吸机感知到患者的有效自主吸气努力时，在患者的吸气相会输出高气流来提供压力支持，使气道压很快达到预设的辅助压力水平并维持此压力，直到吸气峰流速降至吸气峰流速的一定百分比时，吸气停止，由吸气相转为呼气相。临床上主要设置吸气压力、吸气压力上升时间、吸气触发灵敏度，流速切换（也称呼气触发灵敏度）和PEEP。而呼吸频率、吸气流速及吸气时间则由患者决定，因此会产生较好的人机协调性。

主要适用于有一定自主呼吸能力且呼吸中枢驱动稳定的患者；与SIMV等方式合用，联合了指令通气能保证一定通气需求的同时还可对呼吸肌疲劳和萎缩起到一定的预防作用，可应用于撤机阶段。

6. 参数设置　在设置机械通气参数时，需注意设置参数与实际输出参数可能存在差异，同时应考虑不同参数之间的相互关系，根据患者病情、治疗需求与目标等进行合理的参数设置。

（1）潮气量和吸气压力：潮气量和吸气压力属于呼吸机限制参数，反映机械通气支持水平。潮气量是指每次通气时输送的气体多少。在容量控制通气时，潮气量是由医务人员设定并且保持不变的。在压力控制通气中，潮气量与吸气压力水平和呼吸系统的顺应性成正比。因此，临床实践中，医师常通过调整吸气压力来改变潮气量的大小。通常，潮气量的设定会基于患者的体重，但随着对气压伤认识的加深，现在医师更倾向于选择较小的潮气量（VT），广泛推荐的潮气量范围是6～8ml/kg。在调节时，首要原则是避免气道压过高，并考虑呼吸系统的顺应性和阻力，以确保在最低的吸气压力下获得足够的潮气量，从而防止气压伤并减少对循环功能的影响。

（2）呼吸频率：设置的呼吸频率和潮气量决定了机械通气过程中患者能获得的最低通气支持水平。因此，在设置过程中需要考虑以下几个方面：①患者的通气需求。②设置的潮气量。③呼吸频率对呼吸周期的影响。④自主呼吸强弱。在大多数时呼吸频率的初始设置在10～16次/分是合理的。

（3）吸气时间与吸呼比：根据原发疾病、自主呼吸水平、氧合情况、血流动力学及人-机同步性，吸气时间一般设置为0.8～1.2秒，吸呼比为1:（1.5～3）。

（4）吸气峰流速：对于有自主呼吸的患者，理想的吸气峰流速应与自主呼吸相匹配，吸气需求越高，则流速也应相应提高，以减少呼吸功耗。正常值为40～60L/min。

（5）压力上升时间：使用定压型模式过程中，通常需要设置压力上升时间。它反映呼吸机回路内压力由呼气末压力增加至目标吸气压力的速度。压力上升时间初始设置多在0.05～0.2秒之间。压力上升时间越短时，呼吸机达到目标吸气压的速度越快，吸气峰流量越高；反之则吸气峰流量越低。对于存在自主呼吸的患者，压力上升时间的设置可影响人机协调性和呼吸做功。

（6）触发灵敏度：对于绝大部分患者，压力触发建议一般设置为0.5～3.0cmH$_2$O，流量触发一般选择为2～5L/min。灵敏度绝对值越小则呼吸机越容易被触发。但过低的触发灵敏度容易受患者移动、管路积水、过强的心脏搏动等因素影响而引起"误触发"。而触发灵敏度设置不足将会增加患者呼吸做功，患者初始吸气和呼吸机送气之间的时间间隔过长，出现明显的人机不同步。

（7）吸入氧浓度（FiO$_2$）：在危重症患者救治过程中，如不明确患者的氧合状况，可在机械通气的初期使用100%吸入氧浓度，但应在短时间内根据患者血氧饱和度和/或动脉血气检测结果迅速降低吸入氧浓度至理想水平。氧疗过程中应个体化确定吸氧浓度，应采用满足氧合目标所需的最低吸入氧浓度，避免氧浓度过高或过低引起机体不良反应。对于大多数危重症患者，如果条件允许，外周动脉血氧饱和度应维持在90%～96%，除非存在需要较高FiO$_2$的指征，血氧饱和度＞96%可能并无必要。

（8）PEEP：设置PEEP的目的是促进萎陷肺泡的重新扩张，进而增加功能残气量，改善肺部的顺应性，并优化通气和换气功能。对于多数患者，初始的PEEP设置通常在3～5cmH$_2$O，随后会根据患者的氧饱和度水平进行精细调整，直至达到理想的氧饱和度水平。需要注意的是，过高的PEEP设置可能增加胸内压，从而可能导致气压伤和低血压等不良反应。因此，在设置PEEP时，必须谨慎权衡其潜在益处与风险。

（9）报警参数：机械通气是一把"双刃剑"，呼吸机使用不当不仅不能有效维持生命体征平稳，甚至可能对患者造成直接损伤。在设置呼吸机初始参数或者患者病情发生改变时，应选择合适的报警参数。报警参数的作用是当呼吸机监测的实际参数与预设参数有一定偏差的时候发出声光警示，提示医护人员及时评估并处理可能的异常情况。常见的呼吸机报警参数分为三类：压力报警、容量报警和时间报警。（表12-1）。

表 12-1 常见报警参数设置

报警参数	参数设置范围
窒息通气参数	窒息间隔时间：20秒，根据病情调整 潮气量、呼吸频率、流量按照现行参数设置 吸氧浓度：100%
高压报警	容量控制模式：高于实际气道峰压 10 ～ 15cmH₂O 压力控制模式：高于实际气道峰压 10 ～ cmH₂O
低压报警	容量控制模式：低于实际气道峰压 10 ～ 15cmH₂O 压力控制模式：低于实际气道峰压 2 ～ 3cmH₂O
高呼吸频率报警	30 ～ 40次 / 分
高潮气量	高于设置值 150 ～ 250ml
低潮气量报警	低于设置值 100 ～ 150ml
高分钟通气量	高于实际每分钟通气量 2 ～ 4L
低分钟通气量	低于实际每分钟通气量 2 ～ 4L
低 PEEP 报警	低于设置值 1 ～ 2cmH₂O
报警音量	最高

7. 有创机械通气患者的观察 对于有创机械通气治疗的患者，应当注意评估其效果，以便及时发现并预防可能出现的并发症，从而提高其安全性。机械通气患者病情观察的重点如下。

（1）呼吸功能：在机械通气治疗过程中，对呼吸功能的观察至关重要。除了监测呼吸的节律和深度外，还要特别留意是否存在呼吸困难或人机对抗的现象。当机械通气患者表现出缺氧症状时，通常会有脉搏和呼吸频率的加快，需要严密观察。气道压力、呼出潮气量和 SpO_2 是评估通气和氧合状态的重要指标，应持续观察以确保患者得到足够的氧气支持。同时，患者的皮肤黏膜、口唇和甲床的颜色也反映了氧合状态，需要仔细查看。特别是皮肤潮红、多汗和浅表静脉充盈可能是二氧化碳潴留的征兆，而口唇和甲床的青紫则提示低氧血症。对于病情严重的患者，在必要时给予高浓度氧时，必须注意避免长时间吸入，以防止氧中毒可能导致的肺损伤。建议氧浓度尽量不超过60%，并密切关注患者的反应。此外，营养支持对于增强或改善呼吸肌功能也是非常重要的，应给予充分的重视。

（2）循环功能：机械通气在治疗过程中会引发胸腔内压的上升，静脉回流减少，心脏前负荷降低和后负荷增加，出现心输出量降低，组织器官灌注不足，临床上表现为低血压、心律失常、末梢循环不良以及尿量减少等症状。因此，在机械通气过程中，需要密切监测这些指标，确保患者的血流动力学稳定。

（3）意识：当患者出现由缺氧和/或二氧化碳潴留导致的意识障碍时，必须对患者的意识状态进行持续、细致的监测。如果呼吸机提供的支持是适当的，那么患者的意识状态应该会有所改善。然而，如果观察到意识障碍的程度加剧，就需要重新评估呼吸机支持的有效性以及患者病情的潜在变化。这样就能更准确地判断患者的状况，并作出相应的治疗调整。

（4）血气分析：机械通气治疗期间，患者动脉血气的实时监测至关重要。建议在机械通气开始后约30分钟进行首次动脉血气分析，以评估通气效果并据此调整呼吸机的工作模式和参数。如果治疗取得积极效果，患者的血气分析结果应逐渐接近正常范围；反之，若治疗无显著效果，则血气分析结果可能显示无改善或持续恶化。因此，通过及时、准确的血气分析，我们能够更好地了解患者状况，确保机械通气治疗的有效性和安全性。

（5）体温：机械通气治疗中，气道分泌物的观察是评估肺部感染变化的重要指标。通过观察分泌物的量、颜色、性状和气味，我们能够获取关于肺部感染状态的线索。患者表现出呼吸机相关性肺炎或原有肺部感染恶化的征象，往往伴随体温的异常波动。因此，我们需要对这些变化保持高度警惕，及时监测并报告给医师，以便采取必要的治疗措施。

（6）其他：观察有无消化道出血、腹胀，评估肠鸣音变化情况；严密监测尿量，准确记录出入量；观察有无水肿、黄疸，监测肝转氨酶有无异常；评估心理状况，有无紧张、焦虑；评估意识状况，有无谵妄等。

（四）呼吸机常见报警

在呼吸机使用过程中，报警被视为一种保护患者的方法。呼吸机报警兼有声控报警和光控报警，美国呼吸护理学会（American Association for Respiratory Care，AARC）推荐将呼吸机报警按其紧迫和危险程度分为三个等级。

1. 第一等级　立即危及生命的报警，报警无法被关闭或取消，如呼气阀故障、电源断开等。

2. 第二等级　可能危及生命的报警，如空氧混合器故障、PEEP过低或过高、自动触发、管路漏气、管路堵塞、吸呼比不合适等。

3. 第三等级　不危及生命但医护人员需要注意或警惕的报警，如患者呼吸驱动或呼吸力学状态发生改变、存在内源性吸气末正压等。

大部分呼吸机将第一等级报警设置为连续的尖锐声报警，将第二、三等级的报警设置为断续的、声音柔和的报警，医务人员可以根据报警声音分辨报警等级。

呼吸机报警一般包括如下三方面的原因。①呼吸机相关：如参数设置不当、管路脱开、呼吸机故障等。②患者相关：如咳嗽或气胸等。③人工气道相关：如人工气道堵塞、扭曲、脱出等。一旦呼吸机报警，医务人员必须立即查看，分析问题所在并迅速解决问题，必要时断开呼吸机，用简易呼吸器辅助患者呼吸以便于查找原因，明确报警原因后立即处理，确保患者的生命安全。

（五）注意事项

1. 预防管路滑脱　导管固定不当或过度牵拉等问题可能导致多种严重情况，如呼吸机低潮气量报警、喉部发声异常以及窒息感。一旦出现这种情况，应立即采取紧急措施，确保气道畅通无阻。可以考虑使用简易呼吸器为患者提供通气和供氧支持，并在必要时重新置管，以恢复患者的正常呼吸功能。

2. 预防气道梗阻　常见的导致气道梗阻的原因：由导管扭曲、位置不当造成导管远端开口嵌顿于隆突或气道壁而导致气道梗阻；由气道湿化不足、痰液黏稠、吸痰不规范、气道黏膜损伤、出血、误吸等原因导致的痰痂堵塞，以及由气管切开导管远端开口嵌顿与气囊疝，导致人工气道梗阻。当患者出现呼吸困难，甚至达到严重窒息的程度时，必须迅速识别并处理其根本原因。这可能包括调整人工气道的位置，减少气囊内的气体量，或尝试插入吸痰管以清除气道内的阻塞物。如果上述措施无法有效缓解气道梗阻，应当立即采取行动，安全拔除现有的气管导管，并迅速建立新的人工气道，确保患者的生命安全。

3. 预防气道损伤　气道损伤多因不规范操作所致，选择与气道匹配的气管导管，术前详尽的评估以及规范的操作至关重要。

4. 观察呼吸机相关性肺损伤（ventilator-associated lung injury，VALI）　VALI的发生主要与肺组织的过度牵张、萎陷肺泡的反复张合和继发炎症介质的大量释放等机制有关，包括气压伤、容积伤、萎陷伤和生物伤。为了避免和减少VALI的发生，可以采取给予患者小潮气量、设置合适的PEEP、俯卧位通气、神经肌肉阻断药和体外生命支持系统（extracorporeal life support，ECLS）等措施。

5. 预防呼吸机相关性肺炎（ventilator-associated pneumonia，VAP）　详见第四章第三节相关内容。

 知识拓展

气管切开术

气管切开术是解除喉源性呼吸困难、呼吸功能失常或下呼吸道分泌物潴留所致呼吸困难的常见手术。以往常为局部麻醉。目前从医疗安全角度多选择在气管插管后全身麻醉下气管切开。适应证包括：预期或需较长时间机械通气或保留人工气道的患者，上呼吸道阻塞无法行气管插管的患者。禁忌证包括：颈椎不稳定、严重凝血功能障碍、手术部位感染、手术部位存在解剖困难等。气管套管根据不同的使用条件有不同的类型，包括常规气切套管、带窗孔式气切套管、无气囊气切套管、可冲洗式气切套管、可调长度式气切套管及金属气切套管。气管切开的方法目前主要有两种：传统外科气管切开和经皮扩张气管切开术。后者可在重症监护室床旁进行，在纤维支气管镜辅助下完成。

三、无创机械通气

无创机械通气，也称无创正压通气（non-invasive positive pressure ventilation，NPPV）是指患者通过鼻罩、口鼻面罩或全面罩等无创性方式将患者与呼吸机相连进行正压辅助通气。NPPV不需要建立人工气道，患者痛苦小，应用较为灵活。但另一方面，由于没有建立人工气道，NPPV不适用于因缺乏气道保护能力而需要人工气道的患者（如气道分泌物多且排出障碍、昏迷等）。

（一）适应证

无创机械通气可用于各种情况引起的呼吸衰竭，如COPD急性发作、中枢性睡眠呼吸暂停综合征、神经肌肉疾病、急性心源性肺水肿、阻塞性睡眠呼吸暂停低通气综合征（obstructive sleep apnea hypopnea syndrome，OSAHS）等。

（二）禁忌证

1. **绝对禁忌证**　①心搏、呼吸骤停。②自主呼吸微弱。③上呼吸道机械性梗阻。④误吸可能性高。⑤自主气道保护能力差。⑥面部创伤、烧伤或畸形。⑦严重脑部疾病。⑧生命体征不稳定（如低血压、严重心律失常等）。⑨严重不合作或紧张等。

2. **相对禁忌证**　①气道分泌物多或排痰障碍。②昏迷。③严重感染。④近期面部、颈部、口腔、咽部、食管和胃手术后等。

（三）操作方法

1. **做好无创机械通气的准备**

（1）医务人员准备：同有创机械通气。

（2）患者准备：不需建立人工气道，其余同有创机械通气。

（3）呼吸机准备：无创正压通气患者与呼吸机之间通过鼻罩、口鼻罩、全脸面罩、鼻塞等进行连接，其中以鼻罩和口鼻罩最常用。其余同有创机械通气。

（4）物品准备：备好气管插管所需的用物，其余同有创机械通气。

2. **模式选择与参数初始设置**　呼吸机的通气模式通常有三种：持续气道正压通气（continuous positive airway pressure，CPAP）模式，自主（spontaneous，S）或称压力支持（pressure support）模式，时间（timed，T）或称压力控制（pressure control）模式。后两个模式在有的呼吸机上也称双水平气道正压通气（bi-level positive airway pressure，BiPAP）。CPAP是一个高于大气压的基线压力，应用于有自主呼吸的患者，吸气时无附加压力。呼吸机仅需持续监测管路压力并通过改变流速维持该压力即可，漏气量只要在呼吸功能补偿范围内，设置的压力均能保持。在自主或时间模式（S/T）中，呼气末的基线压力称为呼气气道正压（expiratory positive airway pressure，EPAP），吸气时在气道所增加的压力称为吸气气道正压（inspiratory positive airway pressure，IPAP）。该吸气压力，在自主模式中是由患者触发来启动、流量切换终止，而时间模式则是由时间触发来启动、时间切换终止。

治疗参数的选择对于无创通气治疗至关重要，因为过低的压力和潮气量可能无法达到预期的治疗效果，而过高则可能引发漏气和患者不耐受。因此，根据患者的个体情况制定合适的治疗参数显得尤为重要。通常，我们采用适应性调节的策略，即先设定较低的初始值，如呼气相压力从 $2 \sim 4cmH_2O$ 开始，吸气相压力从 $4 \sim 8cmH_2O$ 开始，然后逐步增加，直至患者能够耐受并达到满意的通气效果，如潮气量达到 $8 \sim 0ml/kg$ 或患者能够耐受的更高水平。完成初始设置后，再为患者佩戴面罩，并确保患者保持至少30°的半卧位，以提高通气效果和舒适度。S模式下需要设置后备通气频率，建议初始设置在每分钟10次，如果患者隔6秒不触发一次送气，呼吸机就会启动后备频率主动送气并报警。这可以在一定程度上保障患者在出现睡眠呼吸暂停时的通气安全。对于难以触发呼吸机送气的患者如神经肌肉疾病、严重COPD患者等，宜直接选用T或S/T模式。

3. **无创机械通气患者的观察**　对患者实施紧密的临床观察以评估无创呼吸机的治疗成效，识别并解决治疗过程中遇到的问题及潜在的不良反应，这对于医师患者的耐受度与治疗效果至关重要，同时也有助于防止因为使用NPPV治疗无效导致延迟插管的情况发生。应监测的内容见表12-2。

表 12-2　NPPV 治疗时的监测内容

监测项目	具体监测内容
呼吸系统	呼吸困难的程度、呼吸频率、胸腹活动度、辅助呼吸肌活动、呼吸音、人际协调性等
循环系统	心率、血压等
通气参数	潮气量、压力、频率、吸气时间、漏气量等
血气分析和血氧饱和度	SpO_2、pH、$PaCO_2$、PaO_2 等
不良反应	胃胀气、误吸、医疗器械相关性皮肤损伤、口鼻干燥症、刺激性结膜炎、排痰困难、不耐受、幽闭恐惧症、气压伤等

4. 常见报警原因与处理　无创机械通气过程中，由于患者病情变化、呼吸回路问题、气源供应或参数设置不当等多种因素，可能会出现多种报警情况。面对这些报警，我们通常可以参考有创机械通气的经验，以理解其常见的报警提示信息、可能的原因以及相应的处理措施。通过这种方法，我们能更有效地应对无创机械通气中的报警问题，确保患者的安全和治疗效果。

（四）常见问题及处理

1. 面部皮肤损伤　鼻梁皮肤损伤较为常见，主要原因是皮肤长时间受压迫导致的。面罩质硬、佩戴时间过长易导致面部皮肤压伤，为缓解这种情况，可以通过合理地调整面罩位置、选择适合患者脸型的硅胶或气垫面罩以及调整固定带的张力（能避免漏气的最低张力）。

2. 与正压气体吸入相关的问题　包括鼻充血、上呼吸道干燥、痰液黏稠不易咳出、鼻窦与耳部疼痛、眼部刺激及胃肠胀气。前三个问题的产生主要源于吸入空气过于干燥，通过提升加热湿化器的效能或者鼓励患者间断多次饮水等可改善；必要时应用抗组胺药及血管收缩药。鼻窦与耳部疼痛可能与吸气压力过高有关。眼部刺激问题往往源自面罩漏气，使气体不慎吹入眼中。为了减轻这种情况，可以在前额处添加纱布垫或适当增加上部头带的压力，以有效减少漏气现象。严重的胃肠胀气问题通常与气道压力过高有关，特别是当压力超过 $25cmH_2O$ 时，可能超过食管贲门的承受压力，或者由患者张口呼吸、反复吞咽气体导致。对于这类患者，建议将床头抬高至少30°，并避免饮用碳酸饮料，同时确保吸气正压不超过 $25cmH_2O$，以减少胃肠胀气的发生。

3. 漏气情况　NPPV漏气是必然存在的，也是允许的，重新固定或更换面罩类型、使用合适的张力、缺齿患者最好佩戴义齿、将面罩的漏气孔关闭，以及急性呼吸衰竭时应用口鼻面罩而非鼻罩等措施均有助于减少漏气。为避免漏气量不断变化造成的假触发，患者应尽量减少头颈部活动。

4. 并发症　NPPV的并发症主要包括吸入性肺炎、低血压和气胸，这些问题可以通过谨慎考虑NPPV的适应人群、使用较低的吸气压力等方法来降低其发生率。对于存在误吸高风险或血流动力学不稳定的患者，应谨慎考虑使用NPPV，并尽量通过降低吸气压力和抬高床头来减少误吸的风险。对于既往有胃胀气或恶心症状的患者，应尽早考虑鼻胃管置入来预防相关并发症。对于合并肺大疱的患者，更应保持警惕，不应过度追求通气状况的改善而提高气道压力，而应着重于维持基本的通气功能。

第二节　体外膜肺氧合

一、概述

体外膜肺氧合（extracorporeal membrane oxygenation，ECMO），又称体外生命支持，是一种对循环或呼吸衰竭的患者，通过机械装置进行持续体外心肺功能支持的技术。基本结构包括血管内插管、连接管、动力泵、氧合器、供气系统和监测系统等。ECMO通常经股部或颈部血管置管，无须开胸，操作相对简单，维持时间可达数周。

（一）原理

ECMO技术是一种先进的体外生命支持疗法，它通过引流患者体内的静脉血至体外，经过膜式氧合器进行充分的氧合，随后借助血泵将富含氧的血液重新输送回患者体内。在临床医学中，ECMO主要用于为重症呼吸功能不全和心脏功能不全的患者提供强有力的支持。这项技术不仅能有效实现血液的气体交换和组织灌注，还能通过保护性肺通气策略减轻呼吸机对肺部可能造成的损伤。同时，ECMO通过减轻心脏的前后负荷以及配合正性肌力药和血管活性药，使心肺得到充分的休息，为心肺功能的恢复或可能的脏器移植争取宝贵的时间。

（二）分类

ECMO根据其工作模式，主要分为静脉－静脉体外膜肺氧合（veno-venous extracorporeal membrane oxygenation，VV-ECMO）和静脉－动脉体外膜肺氧合（veno-arterial extracorporeal membrane oxygenation，VA-ECMO）两种。

1. 静脉－静脉体外膜肺氧合　将静脉血引出经氧合器氧合并排出二氧化碳后，从静脉回到体内者为VV-ECMO。VV-ECMO为心脏功能良好的患者提供呼吸支持，并不提供心脏功能支持；置管方式包括股静脉－颈内静脉、股静脉－股静脉、高流量静脉静脉－静脉和颈内静脉双腔管置管。

2. 静脉－动脉体外膜肺氧合　将静脉血引出经氧合器氧合并排出二氧化碳后，从动脉回到体内者为VA-ECMO。VA-ECMO能同时提供心脏功能支持和呼吸支持；置管方式包括股静脉－股动脉、快速股静脉－股动脉、高流量静脉静脉－动脉和中心插管。

二、体外膜肺氧合实施

（一）适应证

1. 循环支持
（1）各种原因引起的心搏骤停。
（2）急性心肌梗死、急性心肌炎等引起的急性严重心力衰竭。
（3）心脏手术后暂时性心脏功能障碍。
（4）安装人工心脏、心脏移植术前过渡。

2. 呼吸支持

（1）急性呼吸窘迫综合征。

（2）急性肺栓塞和气道梗阻。

（3）感染、误吸、淹溺、外伤、吸入有毒气体等导致的急性严重呼吸衰竭。

3. 其他　器官移植前后心肺功能的替代支持、供体脏器支持等。

（二）禁忌证

1. 心肺功能无恢复可能性。

2. 严重脓毒血症。

3. 恶性肿瘤。

4. 心肺复苏超过30分钟存在神经系统功能障碍。

5. ECMO前高水平机械通气时间＞7～10天。

6. 禁忌抗凝者。

7. 重度免疫抑制。

（三）操作方法

1. 环境准备　干净整洁，宽敞明亮，适于无菌操作，限制人员，减少拥挤、穿插。

2. 物品准备　静脉或动脉置管包，ECMO机及耗材（主要包括离心泵头、氧合器和管道等），气源，激活全血凝固时间（activated clotting time of whole blood，ACT）测定仪，血气监测仪，预充液，肝素等。

3. 患者准备　使患者处于麻醉状态以保证其安静地接受治疗；患者平卧，充分暴露穿刺部位，备皮；避开ECMO置管穿刺部位建立静脉通路，便于手术过程中给药。

4. 操作步骤

（1）消毒：最大化的无菌范围，双侧颈内（包括下颌、耳后、乳头水平面以上）和双侧腹股沟（肚脐以下、膝盖以上，注意会阴区）。

（2）置管：选择ECMO支持模式、置管部位，执行动静脉切开或穿刺置管术，经X线透视确定后，缝合固定。

（3）ECMO系统准备：①以无菌技术连接安装氧合器、回流室、动脉微栓滤过器及管道等。②配制预充液，首先给予生理盐水、乳酸林格液、复方电解质注射液等晶体液预充管路，排净管路内气体，再将均匀涂抹导电胶的离心泵头放入离心泵中，逐渐调高离心泵转速再次排气，确认管道内无气体后，进行流量及各压力点校正，最后整理循环管路，将各个部分固定于适当位置，避免管道扭转打结。③连接空气及氧气管道，设定FiO_2和气体流量。④连接变温水箱，设置水温，开始水循环。

（4）ECMO运行：将ECMO系统和患者置管紧密连接，防止气泡进入。调节初始泵速、气体流量等，开放ECMO管道通路，开始运行ECMO。

（5）ECMO撤离：根据患者心肺功能恢复的情况，逐步减少ECMO对心肺的支持程度，直至ECMO撤离。将体外管道内的血液经自体血回输装置回输至体内，夹闭ECMO管路，停机。两人同时准备拔出静脉内导管：一般左手压迫穿刺点近端1～2cm处止血，右手快速拔出导管，拔管瞬间应要求少量血液随拔管过程溢出，此时左手所施压力不宜过大，以免血管内导管远端已形成的血栓在拔出时滞留在血管内，造成静脉血栓栓塞。静脉穿刺伤口压迫至少30分钟，动脉穿刺伤口压迫至少60分钟，外科切开留置管路需外科修补。下肢穿刺处建议常规血管弹力绷带包绕加压6分钟，前2小时内每半小时检查伤口渗血情况，后每小时检查渗血情况。为了使ACT恢复正常水平，可以给予鱼精蛋白中和患者体内肝素。患者保持平卧位，减少屈腿、翻身动作，如需翻身应采用平板滚动法。

（四）注意事项

1. 循环系统监护　包括持续心电、有创血压、中心静脉压、血氧饱和度、电解质、出入量、体温监测；使用血管活性药时应采用微量泵泵入，根据病情调节剂量，观察尿量及颜色。

2. 呼吸系统监护　每2～4小时进行一次动脉血气分析，根据血气分析结果及时调整呼吸机各项参数；为了使肺得到充分的休息，呼吸机设置在正常范围的最小参数；采用密闭式吸痰，保持呼吸道通畅；定期复查胸部X线检查，了解肺部情况。

3. ECMO系统监测

（1）灌注量监测：为防止灌注量过低而发生并发症，需严密监测灌注量。

（2）氧合器监测：观察氧合器进出两端血液颜色的变化，若观察到两端颜色为暗红色，应及时通知医师，并采两端血标本做血气分析。

（3）管道护理：定时对管道各接口进行检查，确保其固定完好，以防止管路出现弯折、扭曲、移位的情况，从而维持管道的正常功能。

（4）每小时记录离心泵头转速及血流速，观察泵前压力及泵后压力。

4. 并发症的预防　出血、栓塞、感染、肢体缺血性损伤、肾功能不全都是可能出现的并发症。因此应定时监测凝血功能，严密观察动静脉穿刺部位及全身出血情况；每小时观察并记录四肢动脉尤其是足背动脉的搏动情况，以及皮肤温度、颜色、有无水肿等情况，评估患者意识情况，防止脑血栓的发生。

三、监测与护理

（一）患者指标及并发症的监测

1. 重点指标监测

（1）心电图：及时发现并处理心律失常。

（2）平均动脉压：是反映机体主要脏器和组织血液供应的一个重要指标，应保持在50～70mmHg。

（3）中心静脉压：应维持在5～12cmH$_2$O。

（4）血氧饱和度。

（5）ACT：定时监测ACT，通常维持在140～180秒。

（6）出入量：尿量是反映心功能及肾功能的重要指标。

（7）体温：避免温水箱温度过高引起机体耗氧量增加，或温度太低影响机体的凝血机制并造成血流动力学紊乱。调节温水箱温度，并配合变温毯等措施将患者体温控制在35～37℃。

2. 并发症监测

（1）出血：是ECMO最常见的并发症，主要由肝素化导致出血风险增加，以及血小板和凝血因子逐渐消耗。早期护理干预措施是预防出血。出血的部位可以为颅内出血、胸腔内出血或腹腔内出血，也可能在插管部位、手术部位等。ECMO过程中ACT通常维持在140～180秒。开始ECMO后，除非必须，应维持原有的静脉通路，尽量避免在ECMO过程中建立新的静脉通路。尽可能在ECMO实施前完成好有创操作，减少在ECMO实施期间进行侵入性操作而造成的出血。

（2）血栓：ECMO过程中抗凝不足将在ECMO系统内形成血栓，可造成包括脑组织在内的血管栓塞；肢体缺血可能会引发截肢的风险。

（3）肾功能不全：是由缺血再灌注损伤、灌注不足、毒性代谢产物堆积等因素引起的。应严密监测肾功能和尿量。

（4）溶血：ECMO系统不可避免地使红细胞受到不同程度的机械性损害而引发溶血，需监测患者是否出现黄疸、高胆红素血症和血红蛋白尿等。

（5）感染：密切观察切口及敷料、体温变化等，严格无菌操作。

（6）下肢肢体远端并发症：周围动静脉置管肢体远端并发症大致包括动脉缺血以及静脉回流障碍两种情况。动脉缺血的临床表现多为下肢皮温低，足背动脉搏动减弱或者消失，缺血区域皮肤出现淡紫色花斑，甲床苍白，严重缺血时肢体肿胀，筋膜张力增高。静脉回流障碍多表现为与对侧肢体比较皮温稍低，可见暗紫色瘀斑、下肢肿胀、甲床发绀，随着肿胀加重皮肤可能出现水疱。

（二）ECMO运行中仪器监测

1. 离心泵头转速及血流速度监测　离心泵头转速决定ECMO产生的血流速度，护士应严密监测离心泵头转速和血流速度。在VA-ECMO辅助过程中建立初期的辅助流量一般较高，达到目标流量参考［成人40～80ml/（kg·min），儿童80～120ml/（kg·min），新生儿及婴幼儿100～150ml/（kg·min）］，为了尽快改善微循环，增加组织器官的供氧，使心肺得到休息。其表现为脉搏和静脉氧饱和度升高，末梢循环改善，有尿排出，血液乳酸水平逐渐下降，酸中毒减轻。对于VV-ECMO，建立后起始流量一般始于20ml/（kg·min），而后在15～20分钟后增加流量至最大的计算目标流量。

2. 压力监测　动力泵前压力反映引血状态，一般不应低于-30mmHg，负压绝对值越大，表示ECMO机器吸不到血，可能原因有血容量不足、静脉插管阻塞等；负压绝对值过高容易造成溶血。在ECMO治疗中，监测氧合器血流入口及出口的压力对于确保治疗安全至关重要。这些压力数据能够反映从泵后到患者体内回输管路的工作状态以及氧合器的效能。若两点的压力均出现增高，可能意味着氧合器后患者动脉插管端存在阻塞风险。另一方面，若两点间的压力差显著增大，则可能表明氧合器内部阻力增加，这往往是氧合器血栓形成的一个明显迹象。通过及时监测和解读这些压力变化，我们能够迅速识别潜在问题并采取相应的干预措施。

3. 气体管理　确保氧源稳定可靠对于ECMO治疗至关重要。在开始ECMO运转后，首先应将氧合器的氧浓度调至70%～80%，并设定气血流量比为（0.5～0.8）∶1。在需要时，可采用纯氧和高气流量以提高治疗效果。监测ECMO氧合器膜前后的氧饱和度非常关键，应确保膜后氧饱和度达到100%，同时保持静脉氧饱和度不低于60%。在患者病情稳定后，氧合器的氧浓度可调低至40%～50%，并维持较低的辅助呼吸指标。此外，定期检测血气分析对于维持良好的氧供和酸碱平衡至关重要。

4. 水温箱管理　及时添加变温水箱的水量，调节水箱温度在36.5～37.0℃。

（三）护理

1. 基础护理　患者在接受ECMO治疗前通常呈相对缺氧和低灌注状态，ECMO开始后，由于缺血再灌注损伤等原因，血管通透性增加引起水肿，以头面部多见，应加强基础护理，保护患者皮肤。长期肝素化可造成患者口腔、鼻腔等处出血，应仔细清洁，保护黏膜。动静脉置管使患者的体位、活动等受到限制，应加强基础护理，提升其舒适度。

2. 感染控制　血管插管是局部感染并诱发全身感染的主要途径。ECMO系统中大量非生物表面可通过补体激活、白细胞和炎性介质释放等因素，导致全身炎性反应和免疫功能紊乱。此外，肠源性感染、肺不张和肺炎也较为常见。应严格遵守各项无菌技术原则，定时更换插管部位敷料，尽量避免所有在接口处的操作。必要时取患者体液标本进行培养，配合抗生素等药物的使用并观察药物使用效果。

3. 镇静管理　运行ECMO初期，通常给予患者适度镇静来减少疼痛不适、降低机体耗氧量和避免管道脱落。应对患者的镇静程度进行持续监测。脱离ECMO之前，根据医嘱逐渐减少镇静药剂量并进行每日唤醒，以评估患者意识状态及自主呼吸情况。

4. 心理护理　同情患者，鼓励患者的乐观情绪，使患者放心和提供客观事实以增大患者求生欲望是护理工作人员对患者和家属的情感支持的重要手段。患者严重的病情、医护的频繁活动可引发患者焦虑、恐惧、抑郁等。护士要营造平和的环境，加强心理护理。通过讲解疾病知识、延长家属陪伴时间等方法，维持患者稳定的精神状态。

5. 营养支持　ECMO期间，患者处于高分解代谢状态，应进行积极营养支持。因ECMO患者早期心肺系统情况差，血管活性药、镇静药等多种药物的使用，可能影响肠道功能，因此可采取肠外营养。由于ECMO患者常常需要限制液体入量，最大限度减少非营养液体输入有利于最大限度地提供碳水化合物、脂肪和蛋白质。

6. 管道护理　为了确保ECMO治疗过程的安全有效，管道的妥善固定至关重要。应采取措施防止管道发生牵拉、移位、弯折、渗漏或脱落等意外情况。同时，保持ECMO系统的密闭性也极为重要，以防进气影响治疗效果。一旦发现血栓形成、渗漏等异常状况，应立即通知医师进行及时干预和处理。

7. 各种意外及仪器故障的紧急处理　静脉管路的负压监测反映引流是否通畅，要注意及时监测。还需监测氧合器前、后压力，当跨膜压差显著增高时，应怀疑氧合器内血栓形成的可能。离心泵长时间使用时底座会发热易出现血栓，当转数与流量不相符、出现血红蛋白尿等情况时，提示可能有血栓产生。氧合器出口发生渗漏提示氧合器可能出现故障，应报告医师准备立即更换氧合器。股动脉插管常不同程度地影响下肢血流，应定期检查下肢的血供情况。当ECMO期间出现特殊情况（如需更换氧合器和管道），需停止循环紧急处理。此时，首先应钳夹动、静脉通路，将呼吸机设置增加到全支持，排查或更换故障部位，快速评估是否需要重新开始ECMO支持。当泵后管路漏血，立即管钳夹闭破裂配件的管路两端，更换配件。当气源故障，迅速更换气源（接口），或更换新的氧气瓶。当驱动泵失灵，应先用紧急手动转动泵头维持循环，再查找原因。

第三节 连续性血液净化

一、概述

（一）相关概念

血液净化（blood purification）是指各种连续性或间断性清除体内过多水分、溶质方法的总称。主要的血液净化方法有肾脏替代治疗（renal replacement therapy，RRT）、血浆置换（plasma exchange，PE）、血液灌流（hemoperfusion，HP）等。其中间断性肾脏替代治疗（intermittent renal replacement therapy，IRRT）是指单次治疗时间＜24小时的RRT；而连续性肾脏替代治疗（continuous renal replacement therapy，CRRT），也称为连续性血液净化（continuous blood purification，CBP）是指治疗持续时间≥24小时的RRT。本节主要讨论连续性血液净化技术。

（二）原理

CBP是用净化装置通过体外循环方式，连续、缓慢地清除体内代谢产物、异常血浆成分以及蓄积在体内的药物或毒物，以纠正机体内环境紊乱的一组治疗技术。相对于间歇性血液透析（intermittent hemodialysis IHD）而言，CBP在维持血流动力学稳定、有效清除中大分子、改善炎症状态、精确控制容量负荷、调节免疫功能、纠正电解质紊乱、维持酸碱平衡及可以提供充分的营养支持方面具有优势，在临床危重症患者救治中发挥着重要作用。血液净化治疗主要在于清除血液中的有害物质，其清除溶质的主要方式有弥散（diffusion）、对流（convection）和吸附（adsorption）三种。毒素物质分类见表12-3。

1. 弥散 指溶质通过半透膜，由浓度高的一侧向浓度低的一侧转运，主要驱动力是浓度差。这种方式对小分子的清除效果比较好，如钾、肌酐、尿素氮等。

2. 对流 对流的动力来源于半透膜两侧的压力梯度，溶质分子在压力梯度下随着水分进行跨膜移动，跨膜压使溶液从压力高的一侧进入压力低的一侧，同时溶液中的溶质伴随溶液进入压力低的一侧。其中溶质清除的过程称为对流，溶液清除的过程称为超滤。对流对中分子的物质清除效果较好，如部分炎症因子，置换液流量越大，溶质清除越好。

3. 吸附 吸附是一种物理过程，是指溶质分子被吸附到滤器膜的表面。这一过程并不主要受溶质浓度的影响，而是更多地与溶质和滤器膜之间的化学亲和力以及滤器膜的吸附面积有关。通过吸附，中分子和大分子物质能够被有效地清除，显示出良好的清除效果。

表12-3 毒素物质分类

毒素物质	分子量（MW）	常见毒素物质	主要清除方式
小分子	＜500D	尿素、胍类、酚类、胺类等	弥散
中分子	500～5000D	甲状旁腺激素等	对流/吸附
大分子	＞5000D	生长激素、促皮质激素、核糖核酸酶、β_2微球蛋白等	对流/吸附

目前血液净化仍然是我国肾衰竭患者的首选替代疗法。常用的血液净化模式包括血液透析、血液滤过、血液透析滤过等，还有一些特殊的疗法，如血液吸附，血浆置换等（表12-4）。

表12-4　常见肾脏替代治疗模式及清除毒素原理

肾脏替代治疗模式	原理
血液透析	弥散
血液滤过	对流
血液吸附	吸附
血浆置换	对流

二、连续性血液净化的临床应用指征及常见模式

（一）临床应用指征

连续性血液净化技术临床应用指征主要分为肾脏替代治疗指征和器官支持指征。

1. 肾脏替代治疗指征　①急性肾衰竭合并高钾血症、酸中毒、肺水肿。②急性肾衰竭合并心力衰竭。③急性肾衰竭合并脑水肿。④急性肾衰竭伴高分解代谢。⑤肾移植术后等。用CBP治疗复杂性急性肾衰竭的目的是维持水、电解质、酸碱平衡和溶质的稳定，防止肾脏进一步损伤，促进肾功能的恢复，为其他支持疗法创造条件。

2. 器官支持指征　临床上主要用于：①全身炎症反应综合征（SIRS）。②多器官功能障碍综合征（MODS）。③急性呼吸窘迫综合征（ARDS）。④重症急性胰腺炎（severe acute pancreatitis，SAP）。⑤其他：在酸碱平衡紊乱、药物或毒物中毒、肝衰竭、脑水肿、乳酸性酸中毒、心脏疾病术后多器官功能衰竭、充血性心力衰竭、妇产科疾病（如重度子痫）、挤压综合征、自身免疫性疾病（如重症肌无力、系统性红斑狼疮、吉兰-巴雷综合征）中也有较为广泛的应用。

（二）常见模式

CBP是用于高流量连续肾脏替代治疗的急症透析抢救治疗，分为连续或间断治疗两种模式，常见的连续性血液净化技术治疗模式有多种，如连续性静脉-静脉血液滤过（continuous veno-venous hemofiltration，CVVH）、连续性静脉-静脉血液透析（continuous veno-venous hemodialysis，CVVHD）、连续性静脉-静脉血液透析滤过（continuous veno-venous hemodiafiltration，CVVHDF）、缓慢连续性超滤（slow continuous ultrafiltration，SCUF）、连续性高通量透析（continuous high-flux dialysis，CHFD）、高容量血液滤过（high volume hemofitration，HVHF）、连续性血浆滤过吸附（continuous plasma filtration adsorption，CPFA）（又称配对血浆滤过吸附）等。其中CVVH、CVVHD及CVVHDF是CBP最为常用的治疗方式，但三种模式各具特色，均可作为重症AKI的治疗方式。CVVHDF和CVVH具有清除中大分子毒素、炎症因子和代谢产物的优势。SCUF主要用于清除过多液体为主的治疗，但对溶质清除能力极弱，常用于充血性心力衰竭患者的脱水治疗。随着技术的进步，CBP还可以杂

合应用血浆置换（PE）、双重滤过血浆置换（double filtration plasmapheresis，DFPP）、血液灌流（HP）、连续性血浆滤过吸附、体外膜肺氧合（ECMO）等新型治疗技术。

三、监测与护理

（一）监测

1. CBP治疗安全性检测　CBP治疗安全性监测包括漏血监测、空气监测、压力监测、液体平衡监测。

（1）漏血监测：漏血监测系统通过漏血探测器的工作，持续监测废液管路中是否存在红细胞，从而判断过滤膜是否出现泄露。导致漏血报警的主要原因可能包括滤器膜破裂、废液壶表面光洁度不足、探测器受到污染、壶内废液未装满或超滤液混浊（如患者黄疸症状或服用利福平后）。遇到报警时，需要迅速查找并处理原因，可能的解决方法包括更换滤器，使用乙醇清洁壶表面及探测器，确保废液壶内液体充足或更换管路等。在安装管路，特别是与漏血探测器相关的部分时，应避免使用带有滑石粉的手术手套。

（2）空气监测：是由空气探测器传达和激发，持续监测回输管气泡的检测设备。空气报警的原因有：管路连接处不紧密；血流量不足，更换置换液时没有排净残留的空气；中心静脉导管双腔管的管腔内空气未排净等。在管路安装时，检查各连接处是否连接紧密，有无松动。检查血管通路是都有扭曲、弯折、受压等情况，密切观察患者血压。在安装漏血探测器和空气探测器的管路时，一定要把管路安装到位，避免引发误报警。

（3）压力监测：CBP机器压力监测可以实时监测和记录动脉压、滤器压力降、跨膜压、废液压、滤器入口压力、静脉压。通过这些压力的动态变化，反映体外循环的运行状况，是保证体外循环安全的重要方面。该系统的监测功能在CBP治疗中发挥着双重重要作用。首先，它能够预防因体外循环过程中压力异常升高而导致的管路连接处崩裂或脱落的风险。其次，一旦管路发生破裂或连接处崩开，导致体外循环压力骤降，系统会立即发出警报并促使血泵停止运行，从而避免患者进一步失血。这些功能确保了治疗过程的安全性和有效性。因此，CBP治疗中连续观察和记录这些压力值的变化有重要意义。

（4）液体平衡监测：CBP治疗中，废液秤和置换液秤的监测至关重要。当出现平衡报警时，可能的原因包括置换液/废液袋悬挂方式不正确、晃动不稳或破损导致漏液；夹子意外夹闭；袋子体积过大而触碰到机器周边；滤液袋插入的针头根部存在弯折或扭曲等问题。为确保治疗顺利，建议在CBP治疗期间确保置换液/废液袋的正确悬挂，并定期检查是否漏液、是否触碰到机器周边；同时，注意解除滤液袋管路的弯折和扭曲，并在更换滤液袋后及时打开夹子。

2. 患者监测

（1）生命体征监测：严密观察生命体征，使用心电监护仪持续监测患者的血压、心率、呼吸、血氧饱和度，密切观察患者意识变化。尽管CBP缓慢清除液体，血流动力学稳定，但仍有少量的危重症患者因发生低血压而终止CBP治疗。心律失常是CBP治疗过程中常见并发症之一。对于心律失常的高危患者，建议血液净化治疗前积极纠正，血液净化过程中超滤速度适当。患者一旦发生心律失常，应积极去除诱因，采用药物干预，适当调整置换液处方，必要时停止血液净化治疗。

（2）电解质和血气监测：许多患者都表现出少尿或无尿的症状，并伴随着水、电解质紊乱及酸碱平衡失调，对于肾功能、电解质以及酸碱平衡的监测显得尤为关键。因此，应持续、细致地监测患者的血生化指标和血气分析结果。对于病情相对稳定的患者，在开始治疗的最初两小时内至少进行一次检测，若未发现显著异常，可适当减少后续的检测频率。

（3）抗凝监测：CBP抗凝治疗的核心目标在于如下两方面。①通过降低血滤器膜和血路对凝血系统的激活，确保血滤器和血路能够长时间保持其有效性。②要限制抗凝效果仅在体外循环的血滤器和血路内发生，以降低全身性出血的风险。在实际治疗中，常用的抗凝药包括普通肝素、低分子肝素、枸橼酸和阿加曲班等，而对于出血风险较高的患者，还可考虑采用无抗凝策略来确保治疗的安全性。临床上要依据患者凝血功能、肝功能等实际情况综合评估后选择合适的抗凝方式。在体外循环治疗中，抗凝药的应用虽关键但也增加了出血的风险。为了及早发现并处理出血并发症，需要密切观察患者的引流液、大便颜色、伤口渗血情况，以及术后肢体的血液循环和皮肤温度、颜色等体征。同时，对凝血指标如激活全血凝固时间（ACT）或活化部分凝血活酶时间（APTT）等进行严密监测也至关重要。一旦发现出血迹象，应立即调整抗凝药的用量或采用其他抗凝策略，以预防严重出血并发症的发生。

（4）中心静脉置管并发症的监测：中心静脉穿刺置管操作常见并发症有出血或血肿、动脉损伤、动静脉瘘、假性动脉瘤、神经损伤、穿刺失败。穿刺并发症的发生受操作者技能经验、是否盲穿、穿刺部位等影响。颈内静脉或锁骨下静脉置管可能发生气胸、血胸、空气栓塞、胸导管损伤、心律失常、心脏压塞等危及生命的并发症。股静脉置管操作不当可能导致腹膜后血肿。中心静脉导管迟发并发症包括导管功能障碍、中心静脉导管相关性血栓和导管相关性感染。出血、血栓及感染是常见的置管并发症。出血是中心静脉置管早期并发症，常与置管导致的机械性损伤相关。一旦出现置管局部的出血及血肿应及时按压穿刺部位，按压静脉时间通常为15分钟，动脉为20分钟。血栓是长期深静脉置管并发症。血栓不仅导致导管功能障碍或失去功能，而且血栓脱落甚至可以导致肺栓塞危及生命。因此，应积极采取预防血栓的措施。一旦确诊血栓形成，则需根据导管种类，血栓部位、特点，选择纤溶酶原激活药封管、原位换管或拔管后重新置管等不同处理方式。局部感染是严重的并发症，体外循环可成为细菌感染源，管道连接处、取样处和管道外露部分成为细菌侵入的部位。因此，操作时需高度谨慎，严格执行无菌技术，避免打开管道留取血标本，避免出血和血肿，防止导管相关性血流感染。一旦发生感染，则均应在采集标本培养后，根据病原学尽早抗感染治疗，必要时拔管或换管。

（二）护理措施

1. 导管的护理　导管失去功能的原因包括导管内血栓形成、血管内血栓形成及狭窄、导管周围纤维蛋白鞘形成及导管扭曲移位。导管失去功能与置管时间明显相关，如置管时间超过2周，导管内血栓、血管血栓、纤维蛋白鞘及导管感染的概率明显升高。导管失去功能主要表现为血流量不足和通路压力升高。导管内血栓形成时，动脉端血栓形成表现为动脉负压增大，静脉端血栓形成表现为静脉压增大，导管无论推注或回抽压力均明显增加。此时可尝试使用尿激酶等溶栓药物溶栓，给药方式包括尿激酶滴注、泵入和封管，对于行CBP治疗的危重症患者，建议采用封管方式。一般采用250 000U溶入5ml生理盐水中（50 000U/ml），从A、V端按照管腔容积分别注入并保留30分钟，如未恢复通畅可再重复2次。在CRRT治疗结束时，用生理盐水彻底冲管后，向导管A、V端分别注入相应管腔容积的肝素盐水即可有效预防血栓形成。肝素盐水浓度一般为5000U/ml，但在危重症高出血倾向的患者，可以使用4.0%～66.7%浓度的枸橼酸封管。置管静脉血栓形成与置管时间、高凝状态、导管位置、导管类型密切相关。纤维蛋白鞘包绕导管尖端周围，导致引血困难，但回血时无阻力。一般认为纤维蛋白鞘的形成是在置管时，导管的静脉入口处对静脉造成损伤，同时导管作为异物激活凝血系统，造成纤维蛋白鞘形成，并随着时间沿着管壁生长变厚延长，可以一直延伸至导管开口端并继续延长，从而对导管功能产生影响。对纤维蛋白鞘诊断的辅助检查包括超声、造影等方法。对于行CBP治疗的危重症患者，明确为纤维蛋白鞘形成后可以尿激酶封管或采取原位、异位更换导管的方法，以达到维持进行CBP的治疗策略。导管感染是导管相关性并发症中常见的并发症之一，其包括导管皮肤入口处感染、导管腔内感染、导管相关性败血症和隧道感染，以及导管相关性转移性感染，常常导致导管拔除。在CBP治疗期间，一旦发生有导管相关性感染可能，应拔出导管，更换位置后重新置管维持CBP治疗，并抽取血培养后全身应用抗生素治疗。

2. 容量管理　CBP治疗的核心目标在于清除体内代谢废物、多余水分和有害的炎症因子。然而，这一过程中，血液与体外循环的液体交换量巨大，因此容量管理成为治疗中的关键挑战。容量不足可能导致低血压和组织低灌注，损害全身器官功能，尤其影响肾功能恢复；而液体超负荷则可能诱发心力衰竭、肺水肿，加剧胃肠道水肿，并影响组织氧的利用。因此，对于CBP治疗患者，精确的液体平衡管理至关重要。为实现这一目标，我们需要设定明确的液体平衡目标，精确评估患者单位时间内的液体出入量，准确计算治疗时间内的液体平衡，并据此制订CBP处方。同时，还需根据患者的容量状态变化，及时调整管理策略，以确保液体管理的精准性。

3. 防止管路滑脱的护理　透析管道置入后，护士应认真评估患者的意识状态及配合程度，确定患者是否存在管路滑脱的高危险。对意识清楚的患者，应充分宣教，使其了解预防管路滑脱的重要性，取得配合；妥善固定后，各班严格交接管路的位置及通畅情况。根据患者病情及置管部位等，制订个性化的翻身及体位管理实施方案，避免导管牵拉、受压及脱出。患者躁动时，适当进行肢体约束和镇静。出现异常情况及时通知医师，并协助处理。

4. 仪器报警的处理　仪器报警会影响CBP治疗的正常运行，往往导致非计划性下机，影响患者的治疗。发生仪器报警时，护士要分析报警原因，并根据仪器提示解除报警。例如，当患者在接受CBP治疗时翻身至置管侧，必须谨慎以防翻身角度过大，因为这可能压迫到管路，导致输入压力极端下降并触发报警。一旦此类报警发生，护士应立即手动干预以解除报警，并调整管路和患者体位直至报警停止。若报警无法消除且血泵停止工作，治疗必须立即中断，手动回血，并迅速请求维修人员到场进行故障排查和处理。

5. 体温的管理　CBP用于非肾脏疾病治疗主要是为了清除炎性介质，有助于患者降低体温。适当降低温度有利于保持心血管功能的稳定，但大量液体交换及体外循环丢失热量可致患者体温不升。对于体温不升的患者需采取措施提高患者体温，比如将室温提高并保持在22～24℃，有自动加温装置的机器需及时调整，将置换液放入恒温箱加温后使用，为患者加盖棉被等一系列措施促进患者的体温恢复。

6. 其他　在CBP过程中，机体需要的一些重要营养成分会以弥散、对流或吸附的方式被清除或消耗。因此，应根据患者病情个体化补充相应的营养物质。在血液透析过程中，血液与人工膜及塑料导管长时间接触，容易诱发血膜反应。此外，塑料材料的碎裂以及残留的消毒液也可能激活多种细胞因子和补体，进而触发变态反应。为了减少这些潜在并发症，采用高生物相容性的生物膜是极为有效的措施，它能显著减少这些不良反应的发生。

 知识拓展

分子吸附再循环系统

分子吸附再循环系统（molecular adsorbent recirculating system MARS）是将白蛋白分子作为物质吸附剂引入透析液，与血液内毒性物质结合后，经活性炭、阴离子交换树脂及透析装置的作用以再生和循环再利用，是一种新型的血液净化方法。与传统的血液净化技术相比，MARS能够有效清除白蛋白结合毒性物质和水溶性毒性物质，纠正水、电解质紊乱和酸碱平衡失调，能避免血浆置换的缺陷如血浆短缺、血液传播性疾病、置换液失衡综合征等。由于血液与活性炭、阴离子交换树脂没有直接接触，也就相应减少或避免血小板、白细胞、凝血因子等物质的吸附和破坏。

第四节　镇痛与镇静

危重症患者因原发疾病、手术、创伤、烧伤及侵入性操作等因素引发疼痛，继而导致机体应激，出现焦虑、躁动、睡眠障碍，有可能引发意外事件，并增加机体耗氧、脏器功能异常、免疫抑制和分解代谢增加。镇痛与镇静治疗特指应用药物和非药物手段以消除患者疼痛，减轻患者焦虑和躁动的治疗。它已成为重症患者的常规治疗，在实现器官功能保护的前提下，应以目标为导向，在充分镇痛的基础上实施镇静，动态准确评估，及时调整，在疾病的不同阶段制定个性化的镇痛与镇静策略。

一、概述

（一）目的及意义

1. 缓解患者的疼痛与不适感，降低不良刺激与交感神经的过度反应，为患者创造更为舒适的治疗环境。

2. 辅助并提升患者的睡眠质量，诱导其遗忘ICU治疗期间的痛苦记忆，减少心理上的负担。

3. 抑制患者的焦虑、躁动与谵妄状态，防止无意识行为对治疗造成干扰，确保患者的生命安全。

4. 通过镇痛和镇静措施，降低器官的应激负荷，保护其储备功能，稳定机体内环境，减少代谢需求与氧耗，为受损器官的恢复创造更有利的条件。

（二）分类

1. 非药物干预 首先尽量设法去除环境因素，可以通过改善患者环境、降低噪声、集中进行护理及医疗干预、减少夜间声光刺激等策略，促进睡眠，保护患者睡眠周期，也可以进行物理辅助治疗，如经皮电刺激神经疗法、注意力分散法、想象法、深呼吸和逐步放松法等。

2. 镇痛药干预

（1）常见镇痛药：具体如下。①非甾体抗炎药：作用于外周疼痛感受器，主要通过抑制受伤局部前列腺素的产生而发挥镇痛作用，长期使用无成瘾性。常用药物包括阿司匹林、布洛芬等。②阿片类镇痛药：通过与阿片受体相结合以改变患者对疼痛的感知，长期使用会产生耐受性和成瘾性。常用药物有吗啡、芬太尼、舒芬太尼、哌替啶等（表12-5）。③非阿片类镇痛药：代表药物曲马多，是一种中枢镇痛药。④局麻类镇痛药：通常与阿片类镇痛药联用，用于术后硬膜外镇痛，通过抑制神经细胞去极化而发挥作用，主要药物包括利多卡因、布比卡因等。

（2）给药途径：镇痛药有多种给药途径。①常规给药途径：包括口服、肌内注射、静脉注射和经皮给药等。若使用口服途径，应考虑危重症患者的胃肠道功能是否减弱而影响药物吸收。②皮下持续注射：将镇痛药以微量注射泵为动力持续推注到患者皮下（通常为腹部）的方法。③硬膜外注射：为患者置入硬膜外导管，将阿片类或局麻药以间断单剂推注、持续输注或由患者自控推注等方法注入硬膜外。④患者自控镇痛（patient controlled analgesia，PCA）：指当疼痛出现时，由患者自行按压镇痛泵机器按钮而向体内注射一定量的镇痛药以达到镇痛效果的方法，适用于清醒合作并有能力控制镇痛泵按钮的患者。临床上可分为静脉PCA、皮下PCA、硬膜外PCA等。

表12-5 重症患者常用阿片类镇痛药特点

药物名称	起效时间/min	半衰期	负荷剂量	维持剂量	注意事项
吗啡	5～10	3～4小时	2～4mg	2～30mg/h	剂量蓄积可造成肝肾功能损伤；可引起组胺释放
布托啡诺	1～2	4.7～5.8小时	5～10mg	10～2µg/min	有肝肾功能损伤的患者应减少初始剂量，随后的剂量依据患者反应调整；该药会增加肺血管阻力，增加心脏负担
芬太尼	1～2	2～4小时	0.35～0.50µg/kg	0.7～10.0µg/（kg·h）	剂量蓄积可造成肝功能损伤；与吗啡相比更少出现低血压
瑞芬太尼	1～3	3～10分钟	0.5～1.0µg/kg，iv（>1分钟）	0.02～0.15µg/（kg·min）	对肝肾功能无损害；若实际体重＞130%理想体重，使用理想体重计算
舒芬太尼	1～3	13小时	0.2～0.5µg/kg	0.2～0.3µg/（kg·h）	剂量个体差异性较大，需个体化给药；该药分布半衰期短，代谢半衰期长，长期使用可能增加机械通气时间

3. 镇静药干预

（1）常用的镇静药：具体如下。①苯二氮䓬类：中枢神经系统γ氨基丁酸受体激动药，具有抗焦虑、遗忘、镇静、催眠和抗惊厥作用。常用药物包括咪唑安定、地西泮等。②丙泊酚：是ICU常用的镇静药之一，其特点是起效快，作用时间短，撤药后能快速清醒，且镇静深度呈剂量依赖性，丙泊酚也可产生遗忘作用和抗惊厥作用。③选择性α₂受体激动药：右美托咪定是选择性α₂受体激动药，通过抑制蓝斑核去甲肾上腺素释放和竞争性结合α₂受体，起到减轻交感兴奋风暴、冷静、抗焦虑和轻度的镇痛与镇静作用，没有抗惊厥作用。使用右美托咪定镇静的患者更容易唤醒，呼吸抑制较少（表12-6）。

（2）给药途径：以持续微量泵静脉输注为主，此外还有经肠道（口服、肠道造瘘或直肠给药）、肌内注射等。

表12-6　常用镇静药特点

药物名称	首剂后起效时间	半衰期	首次剂量	维持剂量	注意事项
咪唑安定	2～5分钟	3～11小时	0.01～0.05mg/kg	0.02～0.10mg/（kg·h）	可出现呼吸抑制；低血压；可能导致谵妄。对循环影响小；乙醇、药物戒断反应的一线选择
地西泮	2～5分钟	20～120小时	5～10mg	0.03～0.10mg/kg	可出现呼吸抑制；低血压。半衰期过长，不容易实现"浅镇静"策略，不推荐作为镇静一线选择
丙泊酚	1～2分钟	快速清除36～64分钟；缓慢清除184～382分钟	5μg/（kg·min）	1～4mg/（kg·h）	可出现低血压；呼吸抑制；高甘油三酯；穿刺点疼痛；丙泊酚输注综合征。儿童镇静时要特别注意丙泊酚输注综合征，高油三脂血症患者慎用，可以降低颅压谵妄发生概率低
右美托咪定	5～10分钟	1.8～3.1小时	1μg/kg，超过10分钟缓慢输注	0.2～0.7μg/（kg·min）	可出现心动过缓；低血压。可以预防、治疗谵妄，对循环影响小

二、镇痛与镇静的实施

（一）设定管理目标

根据患者的器官功能状态设定合理的镇痛与镇静目标，并根据患者病情变化和器官储备功能程度而调节变化。若达不到设定的指标，需要立即开始镇痛与镇静治疗，对已经实施镇痛与镇静治疗的患者要调整药物剂量或种类。一般而言，镇痛效果评估的方法及预期目标：对于能自主表达的患者应用数字分级评分法（NRS）评分，其目标值为＜4分；对于不能表达、运动功能良好、行为可以观察的患者应用行为疼痛评估量表（BPS）评分或重症监护疼痛观察工具（CPOT）评分，其目标值分别为BPS＜5分和CPOT＜3分；为了减少机械通气时间和ICU入住时间，对于器官功能相对稳定，恢复期的患者，应给予浅镇静；但对处于应激急性期，器官功能不稳定的患者，宜给予较深镇静以保护器官功能。

（二）正确评估

目前临床使用最广泛的镇静评分标准是Richmond躁动-镇静评分（RASS）和镇静-躁动评分（SAS）。在镇痛与镇静治疗的初期，每30分钟即需进行评估，待患者状态稳定后，可每2～4小时评估一次。对于能够沟通的患者，夜间可根据实际状况适当减少评估频次。在执行如穿刺、拔管、换药等可能加剧疼痛的操作前，应预先进行镇痛与镇静治疗，并在整个治疗过程中持续根据患者的实时状况进行评估，灵活调整用药剂量。疼痛与不适感是患者烦躁情绪的主要诱因，因此，在重症患者的治疗中，镇痛应作为首要考虑，并作为镇静治疗的基础。通过联合镇痛与镇静的治疗方案，能够有效减少患者疼痛的发生，降低镇痛评分，并减少机械通气使用率，缩短气管插管时间及住院天数。实施恰当的疼痛程度和治疗反应评估，并详细记录，对于确保镇痛与镇静治疗的有效性和减少药物不良反应至关重要。

（三）每日镇静中断

每日镇静中断（daily sedation interruption，DSI）是在连续性使用镇静药的过程中，每日进行短时间的停用镇静药，待患者恢复基本的遵嘱反应和神经肌肉动作后再重新给予镇静治疗。具体标准为满足以下4项中的3项：遵嘱睁眼、眼神追踪、遵嘱握拳、遵嘱动趾。DSI主要用于深镇静的患者，目的是限制镇静药的过量使用，减少体内的药物蓄积，进而缩短机械通气时间，改善临床结局。对于无须深镇静的患者，更需要强调的是随时调整镇静深度。

（四）药物的撤离

当患者病情恢复、大剂量或较长时间使用镇痛药、镇静药而可能产生生理性依赖时，需撤除药物。应严格根据医嘱，有计划递减镇痛药、镇静药剂量。撤药过程中密切观察患者的反应。警惕患者出现戒断症状，保护患者安全。

三、监测与护理

（一）严密监测和预防并发症

1. ICU获得性肌无力　苯二氮䓬类药物和神经肌肉阻断药是导致ICU获得性肌无力的重要因素，短期使用阿片类镇痛药和肌松药、早期肌肉康复训练及营养支持等均有助于肌无力的预防及恢复。

2. 低血压　苯二氮䓬类药物、丙泊酚和右美托咪定在使用时均可能引发血流动力学的不稳定，特别是在低血容量或交感神经过度活跃的患者中，可能导致低血压的风险增加。因此，在镇痛与镇静治疗期间，持续监测患者的循环功能至关重要。治疗时，应根据患者的血流动力学变化及时调整药物的剂量和输注速度，并视情况给予液体复苏治疗。在必要时，应用血管活性药，以确保患者的血流动力学保持稳定，从而优化治疗效果并减少潜在风险。

3. 呼吸功能抑制　丙泊酚和苯二氮䓬类药物对部分患者存在抑制作用，会削弱其咳嗽和排痰的能力，这进而可能阻碍呼吸功能的恢复和气道分泌物的有效清除，从而增加肺部感染的风险。在患者条件允许的前提下，应尽快、适当地减少镇静深度，调整为浅镇静状态，以促进呼吸功能的恢复，降低肺部感染的风险。

4. **消化功能影响**　阿片类镇痛药因其作用机制可能导致肠道蠕动减缓，进而引发便秘和腹胀等不良反应。为了缓解这些症状，我们可以采取多种策略，包括结合使用促胃肠动力药物来增强肠道蠕动，同时考虑联合应用非阿片类镇痛药或新型阿片类制剂，以减轻对肠道的抑制作用，从而改善患者的肠道功能。

5. **其他**　对于接受镇痛与镇静治疗的重症患者，需特别关注其肢体锻炼、体位变换以及早期活动的实施。由于镇痛药、镇静药可能导致患者自主活动减少，并且减弱疼痛感知，患者可能会长时间保持某一固定体位，这容易引发压力性损伤、深静脉血栓等严重并发症。因此，加强肢体锻炼、定期变换体位和早期活动对于预防这些并发症至关重要。

（二）谵妄及防治

谵妄是一种由多种因素诱发的短暂性意识模糊状态，伴随有认知功能的显著损害。其显著的临床特征是在短时间内出现意识水平的波动和认知功能的明显改变，其中意识的清晰度降低或觉醒程度下降是诊断谵妄的关键。ICU患者常因焦虑、手术麻醉的影响、代谢失衡、缺氧、循环不稳定或神经系统病变等出现谵妄症状，而长时间处于陌生且嘈杂的ICU环境中会进一步加剧这些症状。谵妄的类型多样，包括兴奋型、缄默型和混合型，其中缄默型由于症状较为隐蔽，往往预后较差。谵妄的诊断主要依赖于详细的临床检查和患者的病史。目前，推荐使用CAM-ICU（ICU谵妄诊断的意识状态评估法）和ICDSC（重症监护谵妄筛查量表）作为诊断工具。最近提出的ESCPAE集束化方案已从谵妄管理策略发展为重症后管理策略。更新版的ESCPAE集束化方案是针对重症患者抢救期后优化治疗、综合管理的策略，包括患者早期活动、早期康复、营养支持、优化镇静镇痛治疗、睡眠管理、精神评估及认知功能训练、感情支持等多方面内容，使谵妄患者的管理策略更加全面。

（三）注意事项

1. **个体化治疗**　ICU患者的病情复杂多变，因此需要个体化的治疗方案。医师应该根据患者的年龄、性别、病情严重程度、并发症、肝肾功能等因素综合考虑，选择合适的镇痛药、镇静药，并根据患者的反应及时调整剂量。

2. **密切监测**　使用镇痛药、镇静药的患者需要密切监测生命体征，包括心率、血压、呼吸频率和血氧饱和度等。特别是在使用可能引起呼吸抑制的药物时，应密切观察患者的呼吸状况，及时发现和处理呼吸抑制的风险。

3. **避免过度镇静**　过度镇静可能导致呼吸抑制、低血压和昏迷等不良反应。因此，在使用镇静药时应该严格控制剂量，尽量选择作用速度快、持续时间短的药物，并根据患者的镇静深度及时调整剂量。

4. **避免戒断综合征**　长期使用镇痛药、镇静药的患者可能会出现戒断综合征。因此，在减少或停止药物使用时应该逐渐减少剂量，并密切观察患者的反应，必要时采取适当的对症支持治疗。

5. **防止依赖和耐受**　某些镇痛药、镇静药易产生依赖性和耐受性。因此，在长期使用这些药物的患者中应该定期评估药物的效果和副作用，并考虑逐渐减少剂量或转换药物以防止依赖和耐受的发生。

6. **注意药物相互作用**　在ICU中患者通常同时接受多种药物治疗，因此需要注意药物之间的相互作用。特别是镇痛药、镇静药可能与呼吸抑制药、肌松药、抗抑郁药等药物产生相互作用，增加不良反应的风险。

7. **重视患者舒适性**　镇痛药、镇静药不仅用于控制疼痛和焦虑，还可以提高患者的舒适度和治疗效果。因此，在使用这些药物时应该注意患者的舒适性和生活质量，适当调整剂量和药物选择以满足患者的个性化需求。

第五节　营养支持

营养支持治疗能够维持胃肠道黏膜的完整性，减少感染性并发症，缩短患者住院时间，改善患者的预后，是危重症患者的重要治疗措施之一。其原则是需要根据患者的病情变化确定营养支持的时机。此外，还需考虑不同原发疾病、不同阶段的代谢改变与器官功能的特点。同时，在营养支持期间要通过使用胰岛素严格控制血糖水平≤8.3mmol/L，可明显改善危重症患者的预后，使多器官功能障碍综合征（MODS）的发生率及病死率明显降低。营养支持包括肠外营养（parenteral nutrition，PN）和肠内营养（enteral nutrition，EN）两种途径。首选肠内营养，不能耐受肠内营养或禁忌肠内营养的患者选用肠外营养。不同疾病状态、时期及不同个体其能量需求不同。应激早期应限制能量和蛋白质的供给量，能量可控制在83.68～104.6kJ/（kg·d），蛋白质控制在1.2～1.5g/（kg·d）。对于病程较长、合并感染和创伤的患者，待应激与代谢状态稳定后适当增加能量供应，目标喂养可达125.52～146.44kJ/（kg·d）。

一、肠内营养支持

（一）危重症患者肠内营养支持的评估

1. **评估是否适宜肠内营养支持**　对于胃肠道功能尚存或部分保留的重症患者，肠内营养应作为首选的营养支持方式，仅在肠内营养无法满足患者需求或无法实施时，才考虑采用肠外营养。然而，对于肠梗阻、肠道缺血或腹腔间室综合征的患者，肠内营养并非适宜选择，因为它可能增加肠管或腹腔内的压力，进而加剧病情，如可能导致肠坏死、肠穿孔，甚至增加反流与吸入性肺炎的风险。对于严重腹胀、腹泻且经一般治疗后症状未缓解的患者，建议暂停肠内营养，以避免可能的进一步并发症。

2. **评估供给时机**　需要营养支持治疗的患者首选肠内营养支持；不能进食的患者在24～48小时内开始早期肠内营养支持；存在营养风险和/或营养不良，且胃肠道有功能且能安全使用的患者，应首选EN。以下情况重症患者需延迟启动EN支持治疗：①休克未得到有效控制，血流动力学及组织灌注未达到目标时。②存在危及生命的低氧血症、高碳酸血症或酸中毒时。③活动性上消化道出血。④肠道缺血。⑤肠瘘引流量大，且无法建立达到瘘口远端的营养途径时。⑥肠梗阻。⑦腹腔间隔室综合征。⑧高水平胃残余量（GRV）＞500ml/6h。

3. **评估适宜的营养制剂**　根据患者对氮源的需求情况选择氨基酸型制剂、短肽型制剂、

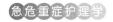
整蛋白型制剂或特殊疾病配方制剂。根据疾病和代谢特点制订合理的EN计划，以调整营养代谢，维持脏器功能，改善临床结局，但应避免过度喂养。

4. 评估供给途径　根据患者情况，可采用鼻胃管、鼻空肠管、经皮内镜下胃造瘘（percutaneous endoscopic gastrostomy，PEG）、经皮内镜下空肠造瘘（percutaneous endoscopic jejunostomy，PEJ）、术中胃空肠造瘘等途径进行肠内营养。鼻胃管适用于接受EN时间＜4周的患者；接受腹部手术且术后较长时间EN的患者，建议术中放置空肠营养管；经皮内镜下胃造瘘是最常使用的长期留置技术之一，适用于这种原因导致的贲门以上进食障碍的患者；经皮内镜下空肠造瘘广泛适用于咽、食管、胃及十二指肠病变不能进食的患者，对有明显胃食管反流、误吸风险、腹部大手术后、胃切除术后及胃排空不良者尤为适用。对于接受腹部外科手术并需要进行EN的患者，建议术中胃空肠造瘘或留置鼻胃管。对接受食管吻合术的患者，空肠置管可显著减少对吻合口的影响，且有利于进行早期EN。PEG/PEJ符合生理要求，患者无明显不适感，给予营养物质的速度和种类选择灵活，可长期在家庭予以EN。PEG比鼻胃管喂养简单，患者宜耐受，EN使用的连续性更好，且可减少食管反流和吸入性肺炎的发生。

5. 评估供给方式　EN的输注方式包括连续输注和间歇输注等。EN输注速度过快或过慢，一方面可引起患者血糖水平的明显波动，不利于营养物质的吸收和利用，甚至发生高渗性非酮症性昏迷或低血糖反应及其他严重的代谢性并发症；另一方面，可能造成或加重患者的胃肠道症状。治疗初期的输注方式以连续输注为佳，选择低能量密度、低剂量及低速度的方式，可避免大量输注造成的消化道刺激，可减少胃潴留、腹泻的发生，并可以为吸收能力受限的患者提供较大程度的营养支持。然而，较于间歇输注，连续输注可能改变胃内pH水平，导致细菌繁殖。对于有误吸风险的患者，不应24小时持续输注。间歇输注比连续输注更接近正常膳食，使患者在两次给药间有更大的自主时间，还能维持适当的胃内pH水平，刺激胃肠道激素的分泌，有助于促进消化，且有利于糖尿病患者的血糖控制。但间歇输注可能会引起腹胀和腹泻，而且向空肠输送营养液可能会引起倾倒综合征，因此间歇输注时，若出现不耐受情况，建议改为连续输注。每隔4～6小时用至少30ml的生理盐水对EN管路进行冲洗，以避免管路堵塞。

（二）危重症患者肠内营养支持的护理

1. 常规护理措施　①妥善固定喂养管，避免翻身、活动时管脱落。②经鼻置管者勤更换固定位置，避免出现鼻腔黏膜压力性损伤。③做好胃造瘘或空肠造瘘患者造瘘口护理，避免感染等并发症发生。④喂养结束时规范冲管，保持管道通畅，避免堵塞。⑤根据患者病情和耐受情况合理调整每日喂养次数和速度，保证每日计划喂养量满足需要。⑥室温下保存的营养液若患者耐受，可以不加热直接使用，在冷藏柜中保存的营养液应加热到38～40℃后再使用，对于老年腹泻患者，肠内营养输注温度应维持于38～42℃为宜。⑦记录肠内营养制剂开启的日期与时间，自配营养液现配现用，配制好的营养液最多冷藏保留24小时。⑧气管插管患者在使用肠内营养时应将床头抬高30°～45°，每4～6小时进行口腔护理，做好导管气囊管理和声门下分泌物吸引。

2. 营养支持评定与监测　①评估患者营养状态改善情况。②评估患者每日出入量，监测每日能量和蛋白质平衡状况。③观察患者有无恶心、呕吐、腹胀、腹泻、高水平胃肠余量等不耐受情况，必要时降低营养液供给速度或调整供给途径和方式。④观察患者进食后有无咳嗽、气急、呼吸困难，咳出或吸引出的痰液中有无食物成分，评估患者有无误吸发生。高误吸风险的患者使用幽门后营养供给途径进行喂养，同时应降低营养输注速度，条件允许时可以使用促胃肠动力药。⑤评估患者的胃残余量，若24小时胃残余量＜500ml且没有其他不耐受表现，不需停用肠内营养。⑥按医嘱正确监测血糖，观察患者有无高血糖或低血糖表现。

3. 并发症观察与护理

（1）腹泻：腹泻是肠内营养支持过程中最为常见的并发症，它通常表现为每日排便次数超过三次，且大便含水量高达80%以上，形状不成形。当ICU患者在使用肠内营养出现腹泻时，推荐使用Hart腹泻计分法来准确评估其腹泻程度。腹泻的主要原因可能包括：低蛋白血症和营养不良导致的小肠吸收能力下降；乳糖酶缺乏的患者在使用含有乳糖的肠内营养配方时；肠腔内脂肪酶缺乏引发的脂肪吸收障碍；高渗性膳食的应用；营养液温度过低或输注速度过快；以及同时使用的某些治疗性药物。对于ICU患者而言，出现腹泻时并不建议立即停用肠内营养，而应当在继续肠内营养的同时，积极评估腹泻的具体原因，从而采取恰当的治疗措施。

（2）误吸：误吸是指在吞咽过程中，无论是否进食，都有不等量的液体、固体食物、分泌物或血液等意外进入声门以下的呼吸道。其高风险因素多样，包括但不限于高龄（特别是年龄超过70岁的患者）、鼻胃管进行肠内营养时、接受机械通气期间、存在吞咽功能异常、意识丧失或下降、声门或贲门闭合功能受损、合并神经系统或精神类疾病、使用镇静药或肌松药，以及进行院内外转运等情况。误吸可进一步导致吸入性肺炎的发生，接受EN治疗的患者应进行误吸风险评估，对于高危患者可采取以下干预措施：①由胃内喂养改为幽门后喂养。②由间歇性改为持续喂养。③定期口腔护理。④使用促胃肠动力药。一旦发生误吸应立即停止肠内营养，促进患者气道内的液体与食物微粒排出，必要时应通过纤维支气管镜吸出。

（3）高水平胃残余量（GRV）：当患者连续两次监测GRV＞250ml或GRV监测值超过前2小时喂养量的50%时，即可视为高水平GRV。每4小时使用注射器抽吸法或胃超声检测法对误吸高风险的重症患者进行GRV监测。对于高水平GRV的重症肠内营养支持患者，可以使用促胃肠动力药，必要时更换喂养途径，可选择幽门后喂养。

（4）腹胀：患者自述腹部胀气，体格检查发现腹部明显膨隆，叩诊时发出鼓音，或观察到腹围相较于鼻饲前有所增加。腹部触诊时感觉较为坚硬，移动度减小，且紧张度有所上升。若患者同时出现呕吐或腹胀的症状，推荐采用甲氧氯普胺进行治疗，并将床头抬高至30°～45°，以缓解症状。此外，益生菌也被证实能够显著改善ICU患者接受肠内营养后的胃肠功能和营养状况，有效降低腹泻、腹胀、呕吐及便秘等不良事件的发生率。

二、肠外营养支持

（一）危重症患者肠外营养支持的评估

1. 评估是否适宜进行肠外营养支持 肠外营养支持适合无法通过口服和/或肠内途径满足其营养需求的患者。对于需要营养支持治疗的患者，若EN提供的能量和蛋白质低于机体目标需要量的60%，通过补充性肠外营养（supplemental parenteral nutrition，SPN）增加能量及蛋白质摄入量，以减低或避免喂养不足，改善临床结局。对于肠衰竭、短肠综合征、肠缺血、高流量瘘及腹腔间隔室综合征等患者，建议使用PN。PN可以改善晚期肿瘤患者的营养不良状态。在考虑肠外营养时，需要排除以下情况：血流动力学不稳定或水、电解质紊乱及酸碱平衡严重失调的患者不宜接受肠外营养；此外，患有严重肝功能损害、急性肾障碍并伴随严重氮质血症的患者，以及高血糖状态未得到控制的患者，同样不适宜进行肠外营养支持。

2. 评估供给时机　对于营养风险较高的患者（NRS-2002评分≥5分，NUTRIC评分≥6分），若48～72小时EN无法满足机体需要的能量及蛋白质的60%时，建议给予补充性肠外营养，对于胃肠功能严重障碍且不能使用EN的重度营养不良患者，建议尽早启动PN。对于低营养风险的患者（3分≤NRS-2002评分＜5分或NUTRIC评分＜6分），EN支持治疗7天后仍未能达到60%目标喂养量时，应给予SPN。

3. 评估适宜的营养制剂　肠外营养包含的主要成分有碳水化合物、脂肪乳剂、氨基酸、电解质、维生素和微量元素等。其中，碳水化合物作为能量的主要来源，通常占据机体能量供应的50%～60%，最常用的形式是葡萄糖。然而，过量的碳水化合物摄入可能会导致高碳酸血症、血糖升高以及肝脏脂肪堆积。脂肪乳提供机体能量的15%～30%，摄入过多引起高脂血症和肝功能异常。氨基酸是蛋白质合成的底物来源，危重症患者推荐能氮比为（418.4～627.6）kJ：1gN。

4. 评估供给途径　可选择经中心静脉营养（central parenteral nutrition，CPN）和经外周静脉营养（peripheral parenteral nutrition，PPN）两种途径。CPN首选锁骨下静脉置管。PPN一般用于患者病情较轻、营养物质输入量较少、浓度不高，肠外营养不超过2周的患者。

5. 评估供给方式　对于危重症患者建议采用"全合一"输注方式，"全合一"PN混合液包括处方生成后再静脉用药调配中心完成的"院内配制"和工业化生产的肠外营养多腔袋（multi-chamber bag，MCB）两种形式，适合不同的患者。肠外营养MCB也称即用型预混式MCB，其处方原则源于PN临床应用实践，MCB有多种规格，均具有处方较为合理、严格的质量标准和即开即用等特点，减少处方配制和配制错误，降低微生物污染和血流感染的发生，满足多数患者的PN需求；规范使用MCB可节省人力成本，缩短住院时间，降低医疗费用，有较好的卫生经济学效益。对于须严格限制液体和电解质摄入，存在严重的代谢紊乱，有特殊营养素和液体量需求的患者，建议给予院内配制的个体化PN处方。

（二）危重症患者肠外营养支持的护理

1. 常规护理措施　①妥善固定输注导管，翻身、活动前先保护导管，避免扯脱。做好患者导管相关健康教育，避免自行扯脱导管。对于烦躁、不配合患者予以适当镇静和约束。②正确冲、封管，保持导管通畅。③做好导管穿刺部位护理，避免感染等并发症发生。④严格按照国家管理规范和要求配制营养液。⑤营养液配制和输注时严格无菌操作。⑥每日更换输注管道，营养液在24小时内输完。⑦使用专用静脉通路输注营养液，避免与给药等通道混用。⑧合理调节输注速度。

2. 营养支持评定与监测　①评估患者营养状态改善情况。②评估患者每日出入量，监测每日能量和蛋白质平衡状况。③严密观察输注导管穿刺部位情况，评估有无红、肿、热、痛和分泌物。④严密监测体温，评估体温升高是否与静脉营养导管留置有关。⑤观察患者有无高血糖或低血糖表现，将患者血糖控制在7.8~10.0mmol/L。⑥监测患者血脂、肝功能等变化，及时发现高脂血症、肝功能异常等。⑦观察患者消化吸收功能，及时发现有无肠萎缩和屏障功能障碍。

3. 并发症观察与护理

（1）静脉炎：密切观察输注部位有无疼痛、压痛、红斑、肿胀、脓肿或可触及静脉条索，若发生静脉炎后立即拔出外周静脉导管，抬高患肢，制动并避免受压，必要时避免在患肢静脉输液，动态观察。

（2）导管堵塞：注意药物配伍禁忌，分析堵塞原因，不可强行推注生理盐水，应立即拔出外周中心静脉导管、中心静脉导管或静脉输液港，遵医嘱处理并记录。

（3）感染：密切观察静脉导管相关性感染征象与症状，定期更换导管敷料时，注意导管固定是否牢固，有无滑脱、扭曲或裂损，注意置管处有无红肿、渗出等炎症表现，出现可以导管相关性感染时，立即停止输液，拔出外周静脉导管，暂时保留外周中心静脉导管、中心静脉导管、静脉输液港，在抗菌治疗前遵医嘱进行血培养。

（4）静脉血栓：在执行肠外营养治疗的过程中，我们应确保其导管输液的连续性，并有血栓高风险的患者进行评估。

（5）血糖异常：评估高血糖/低血糖危险因素，包括性别、年龄、体重指数、有无糖尿病、碳水化合物输注量、肠外营养输注时间、胰岛素用量。建议患者血糖控制目标7.8~10.0mmol/L，每4~6小时床旁监测1次血糖并记录。对于无糖尿病病史患者，血糖<7.8mmol/L时，达到预期热量摄入后24~28小时内未接收胰岛素治疗可停止床旁血糖监测，血糖>7.8mmol/L时，需要持续胰岛素纠正的患者应开始胰岛素治疗。

（6）脂肪乳过敏：对于脂肪乳剂可能引发的过敏症状，需要观察患者的输注过程中的身体状况，如是否出现瘙痒感、轻度发热、寒战、食欲缺乏和恶心、呕吐、皮肤潮热、疼痛等问题。如果只是轻度的变态反应现象，可以去除脂肪乳后重新开始输注，以便验证没有其他的反应发生。而如果是严重的变态反应情况，应立即停止肠外营养输注，并且对变态反应物质进行检测，从而找出其原因。如果患者的肠外营养治疗需要脂肪乳的长期输注，可以选择更换另一款脂肪乳产品来替代。变态反应重者应停止输入并行变态反应检测，需要使用含脂肪乳的肠外营养制剂长期治疗时，可选择不同脂肪乳产品。定期检测血清三酰甘油水平，当血清三酰甘油水平>2g/L时慎用脂肪乳。

（7）再喂养综合征：给予营养治疗前应常规检测患者电解质及代谢物水平，给予营养支持的同时注意监测代谢指标，给予肠外营养支持的第1周应至少1次/天监测电解质（钾、镁、磷酸盐），发生再喂养综合征时，推荐2~3次/天监测代谢指标，以及时补充电解质。

（8）肠外营养相关性肝损伤（parenteral nutrition-associated liver disease，PNALD）：其主要病理生理改变包括淤胆和肝脏脂肪浸润，患者表现为胆汁淤积、肝酶谱升高和黄疸，严重者可导致不可逆的肝损伤，甚至引起肝衰竭和死亡。在允许的情况下，尽可能保持经口进食或经胃肠道支持喂养，补充利胆药以减少胆汁淤积均可减少肝功能损害的发生。

本章小结

思考题

　　1．简述机械通气时可能出现的并发症有哪些?

　　2．简述ECMO的基本分类。

　　3．连续性血液净化技术的原理和特点有哪些?

更多练习

（程国辉）

第十三章 多器官功能障碍

教学课件

学习目标

1. 素质目标

（1）对各种疾病导致的多器官功能障碍具有快速决策和紧急处理应急事件的综合素质能力。

2. 知识目标

（1）掌握：急性呼吸窘迫综合征、脓毒症、多器官功能障碍综合征的概念。

（2）熟悉：急性呼吸窘迫综合征、多器官功能障碍综合征的病情评估。

（3）了解：急性呼吸窘迫综合征病理生理变化。

3. 能力目标

（1）能及时识别急性呼吸窘迫综合征、脓毒症、多器官功能障碍综合征的患者。

（2）能对急性呼吸窘迫综合征、脓毒症、多器官功能障碍综合征进行急救与护理。

案例

【案例导入】

患者，男，48岁。主因"车祸，腹痛4小时"就诊，CT检查提示肠穿孔、肠破裂，行"肠穿孔修补术＋肠破裂修补术＋结肠造口术＋肠粘连松解术"。术后突发意识障碍，血氧饱和度低，T 39.5℃，HR 125次/分，R 33次/分，BP 79/51mmHg。实验室检查：Hb 70g/L，HCT 20.1%。pH 7.20，PaO_2 44mmHg，$PaCO_2$ 42mmHg；HCO^-13mmol/L，肌酸激酶同工酶14.28ng/ml，高敏肌钙蛋白406.10pg/ml，肌红蛋白＞1000ng/ml，肌酸激酶1000U/L，乳酸脱氢酶960U/L，羟丁酸脱氢酶401U/L，尿素氮37.78mmol/L，肌酐330μmol/L，总胆红素199.3μmol/L，直接胆红素122.4μmol/L，谷丙转移酶43U/L，间接胆红素76.9μmol/L，总蛋白42.0g/L，白蛋白29.2g/L，D-二聚体6.47mg/L FEU，凝血酶原时间17.6秒，活化部分凝血活酶时间60.3秒，纤维蛋白原含量5.49g/L，纤维蛋白及纤维蛋白原降解产物12.3mg/L。

【请思考】

　　1. 术后发生了什么情况？

　　2. 目前如何进行急救和护理？

【案例分析】

　　多器官功能障碍是急危重症护理领域中常见的紧急情况，通常在遭受严重创伤、感染和休克等损伤因素的影响下发生。发病机制包括损伤因素的直接打击以及由此引发的全身炎症反应失控，其中炎症介质的释放在这一过程中起到了关键作用。深入了解这些机制，特别是对急性呼吸窘迫综合征和脓毒症的关注，对于预防多器官功能障碍综合征至关重要。

　　多器官功能障碍（Multiple Organ Dysfunction）是一个广义的术语，用于描述一个或多个器官的功能失调或衰竭。这种情况通常出现在重症患者中，由于不同原因导致多个器官系统受到影响。多器官功能障碍可能是各种急性病症的并发症，包括但不限于感染、创伤、烧伤、或其他严重疾病。

　　多器官功能障碍综合征（Multiple Organ Dysfunction Syndrome，MODS）则是多器官功能障碍的一个具体表现，是一种临床综合征。MODS指多脏器的渐进性功能衰竭，通常是由严重的全身性感染、炎症反应或创伤引起的。在MODS中，通常会有多个器官系统逐渐衰竭，并且这种状态是动态变化的，随着病情的发展和治疗的进行，可能会出现多个器官功能受损的现象。

　　多器官功能障碍是一个广泛的概念，涵盖了多个器官系统功能失调的状态。

第一节　急性呼吸窘迫综合征

　　急性呼吸窘迫综合征（acute respiratory distress syndrome，ARDS）指由各种肺内和肺外损伤因素直接或间接打击所引起的急性弥漫性肺损伤，以及进而导致的急性呼吸衰竭。ARDS的病理基础是肺泡毛细血管损伤。典型病理生理改变为肺泡膜通透性增加、肺泡表面活性物质破坏、肺泡萎陷、肺顺应性降低、通气血流比例失衡和肺内分流增加。特征性临床表现为呼吸窘迫、难治性低氧血症和双肺弥漫性渗出改变。

一、病因与发病机制

（一）病因

　　1. 直接肺损伤因素　严重的肺部感染、肺部遭受挫伤、吸入胃内容物、暴露于有毒气体、氧气中毒以及溺水等情况。

　　2. 间接肺损伤因素　严重的肺外感染、非胸部区域的严重创伤、急性重症胰腺炎、大范围烧伤、大量输血、体外循环、休克、神经源性损害以及弥散性血管内凝血等。

（二）发病机制

炎性反应启动ARDS的发病机制始于机体对严重损伤或感染的炎症反应。在炎症启动的初期，免疫细胞如巨噬细胞和中性粒细胞被激活，会产生大量的炎症介质，例如细胞因子中肿瘤坏死因子-α（TNF-α）和白细胞介素-1β（IL-1β）等。这些介质的产生导致了炎症级联反应。通透性增加与肺泡水肿炎症介质的作用导致肺泡壁的通透性显著增加，使得血管内的蛋白质和液体渗出到肺泡和肺间质，形成水肿。通透性的增加是ARDS病理生理学变化的关键步骤，造成了肺泡的充血和水肿，直接影响气体交换。持续过度的炎症反应可能引起肺泡壁的破坏，导致肺泡塌陷，形成透明膜，进一步妨碍气体交换。同时，炎症介质的作用可能引发全身炎症反应综合征（SIRS），影响全身多器官的功能。

二、病理与病理生理

（一）病理改变

1. 肺泡和微血管损伤　ARDS的病理学改变的起点是肺泡和微血管的受损。这种受损主要源于炎症反应，由感染、创伤或其他引发。炎症介质的释放导致肺泡壁和微血管壁通透性的急剧增加，从而引发一系列病理学改变。典型的肺泡和微血管损伤会导致肺泡壁的破坏，增加血管通透性，使得炎性渗出物质穿过血管壁，进入肺泡和肺间质。

2. 水肿和透明膜形成　随着炎症反应的持续，水肿成为主要的病理学特征之一。肺泡和肺间质内渗出的液体导致水肿，影响到肺泡的张力和稳定性。此外，由于细胞因子的作用，肺泡上皮细胞和内皮细胞的损伤导致透明膜的形成，使得肺泡结构进一步受损。水肿和透明膜形成可在影像学上清晰可见，X线检查和CT扫描显示双肺弥漫性斑片状浸润阴影，反映了肺组织内的水肿和透明膜形成。

3. 细胞浸润和纤维化　细胞浸润是ARDS病理学变化的一个关键阶段。炎性细胞包括中性粒细胞、巨噬细胞和淋巴细胞等，它们试图清除感染或受损的组织。然而，过度的细胞浸润可能导致炎症的持续，最终引起纤维化反应，病变范围扩大。病理切片显示肺组织中有大量的浸润性细胞，特别是中性粒细胞，这反映了炎症反应的活跃性。随着病程的发展，组织纤维化的迹象逐渐增多。

（二）病理生理改变

1. 通透性增加　通透性的增加是ARDS病理生理学变化的核心之一。受损的肺泡壁和微血管壁导致血管通透性急剧增加，血浆中的液体、蛋白质和炎症介质渗入肺泡和肺间质，形成水肿。通透性增加是引起ARDS低氧血症的主要原因之一。通透性的增加使得炎性渗出物质穿越血管壁，形成水肿。这使得肺泡和肺间质内的液体增多，影响气体交换。

2. 肺表面活性物质丧失　肺泡表面活性物质的丧失是ARDS病理生理学改变的关键因素之一。肺泡表面活性物质在维持肺泡张力和稳定性方面发挥着关键作用。在ARDS中，受损的上皮细胞减少了表面活性物质的产生，导致肺泡表面张力增加。肺泡表面活性物质的丧失可通过肺泡灌洗液的分析来证实，发现其中表面活性物质的浓度显著降低。

3. 气体交换受损　由于肺泡的水肿、透明膜形成和肺泡表面活性物质丧失，ARDS导致气体交换的严重受损。气体交换表面积的减少、透明膜的存在以及肺泡内的液体均影响氧气和二氧化碳的扩散，导致低氧血症和高碳酸血症。

4. 肺动脉收缩和右心负荷增加　通透性增加引起的水肿不仅仅影响气体交换，还对肺血管产生负面影响。水肿使得肺血管阻力增加，导致肺动脉收缩，增加右心负荷。这可能引起肺源性心脏病变化，影响到全身血流动力学。肺动脉超声检查或心导管术显示肺动脉收缩，同时右心室的负荷增加，可能引起右心功能受损。

三、急性呼吸窘迫综合征的病情评估

急性呼吸窘迫综合征（ARDS）的临床表现多种多样，涉及多个系统和器官，其早期诊断对于及时干预和治疗至关重要。本节将详细介绍ARDS的临床表现，包括症状、体征，以及诊断评估的相关内容。

（一）临床表现

1. 全身症状　①发热：ARDS患者多数情况下出现发热，特别是当感染是引起ARDS的原因时。发热是全身炎症反应的表现，但也可能受到患者的免疫状态和感染类型的影响。②乏力和全身不适：由于低氧血症和全身炎症反应，患者可能感到乏力、虚弱，出现全身不适的症状。这反映了ARDS不仅是肺部疾病，同时也涉及全身多个系统的异常。

2. 呼吸系统表现　①呼吸急促（呼吸频率增加）：ARDS患者通常表现出明显的呼吸急促，即呼吸频率明显增加。这是由于肺部功能受损，气体交换障碍导致机体试图通过增加呼吸频率来提高氧气提取。②进行性呼吸困难：随着ARDS的发展，呼吸困难逐渐加重。最初可能是在运动或活动时感到呼吸急促，但随着病情进展，患者甚至在休息状态下也会感到呼吸困难，直至出现呼吸衰竭。

3. 神经系统表现　意识改变，由于低氧血症的影响，ARDS患者可能出现意识状态的改变。从轻度混乱到昏迷，神经系统症状可能呈现多样化，取决于低氧的严重程度和持续时间。

4. 心血管系统表现　心率增快，由于低氧血症和全身炎症反应，患者的心率可能显著增加。这是机体对低氧的代偿性反应，同时也是炎症反应的结果。血压下降严重的ARDS患者可能表现为血压下降。这可能是由于低氧血症引起的心输出量降低，以及全身性炎症反应导致的血管扩张。

5. 其他表现　①皮肤状况：ARDS患者的皮肤可能出现湿冷的情况，反映循环不足。在感染性ARDS中，可能观察到发红和发热的皮肤症状，进一步说明全身炎症的存在。②氧合指数下降：患者的动脉氧合指数（PaO_2/FiO_2）通常显著下降，是ARDS的重要诊断指标。低氧血症是ARDS的主要生理学特征之一。

（二）辅助检查

1. 影像学检查　胸部X线检查和CT扫描是诊断ARDS的常规影像学检查手段。这些检查通常显示双肺弥漫性斑片状浸润性影像学改变，包括渗出性病变、肺泡壁增厚等。

2. 实验室检查　动脉血气分析是评估氧合和二氧化碳排出的重要工具。ARDS患者通常表现为低氧血症和高碳酸血症。炎性指标全血计数、C反应蛋白和降钙素原等炎症指标的

升高是全身炎症反应的体现，也有助于判断感染是否为引起ARDS的原因。由于全身性炎症反应，电解质紊乱和肾功能损害是常见的实验室异常。这些指标有助于评估ARDS患者的全身情况。

3. 肺功能检查 肺功能检查可观察到肺顺应性的降低，是ARDS的病理学特征之一。肺顺应性的下降表明肺泡和肺组织的僵硬度增加，对机械通气的依赖性增加。

 知识拓展

肺部超声

影像学检查是诊断呼吸系统疾病的重要方法，常用的肺部影像学检查包括X线检查和CT，由于其存在放射性而受到一定的临床使用限制，所以需要寻找新的、无放射性的、可以替代的方法，肺部超声影像检查应运而生。除无创外，它的优点在于可在床旁动态连续观察。2008年利希滕斯坦（Lichtenstein）首次提出了BLUE方案，其后肺部超声在重症医学领域发展迅猛，甚至发展到急救医学。肺水肿包括渗出性水肿如和压力性水肿如充血性心力衰竭，早期在对此类患者进行心脏超声检查时经常会发现肺部的激光束现象，后来随着认识的逐渐增加，这种激光束被命名为B线。B线的病理生理学意义为血管外胸水含量增加，所以B线在诊断ARDS和心源性肺水肿中意义显著。血管外肺水肿的标准监测方法为PICCO经肺热稀释法，一项研究用肺部超声与其进行对比，发现肺部超声28分区法能够获得同样精确的诊断，这提示肺部超声作为一种非侵袭性的方法来代替侵袭性方法监测血管外胸水成为可能。对于ARDS，肺部超声可以很敏感地发现肺水肿，根据柏林（Berlin）标准需要排除心源性及容量负荷因素，同时施行心脏超声及下腔静脉超声则可以有效地鉴别诊断。

（三）病情判断

1. 诊断依据 具有重症肺部感染、脓毒症休克、大量输血、重症急性胰腺炎等可导致ARDS的原发病；疾病进展中出现进行性呼吸增快、呼吸窘迫、低氧血症和发绀，常规氧疗难以纠正低氧血症；动脉血气分析提示肺换气功能进行性下降；胸部影像学检查显示肺纹理增多和边缘模糊的斑片或片状阴影，排除其他肺部疾病和左心衰竭。

2. 诊断标准 目前临床常用2011年Berlin标准对ARDS进行分度（表13-1）。

表13-1 Berlin标准分度

项目	轻度	中度	重度
时间	1周内急性起病		
低氧血症	PaO_2/FiO_2 201～300mmHg；PEEP/CPAP≥5cmH_2O	PaO_2/FiO_2≤200mmHg；PEEP≥5cmH_2O	PaO_2/FiO_2≤100mmHg；PEEP≥5cmH_2O
器官水肿	呼吸衰竭不能完全用心力衰竭或液体过负荷来解释，排除心力衰竭需要客观的手段（如超声心动图）		
X线检查	双肺斑片状浸润影，不能用胸腔积液、结节等来解释		

　　了解ARDS的临床表现对于及时进行诊断和评估病情严重程度至关重要。深入了解ARDS的临床表现，有助于医护人员更有效地制定治疗策略，提高患者的生存率和康复率。

四、急救与护理

　　1. 原发病治疗　积极治疗原发病，需要及时消除或控制导致ARDS的致病因素或原发性疾病。感染是ARDS的常见起因，且在发展为ARDS后容易伴随感染，因此需要保持高度警觉，采取积极的感染预防和控制措施。

　　2. 呼吸支持治疗

　　（1）呼吸支持：采用机械通气方法进行呼吸支持。①早期机械通气：对于明显的呼吸窘迫和低氧血症，及早进行机械通气是关键的急救措施。②低潮气量通气策略：采用低潮气量通气（6ml/kg预测体重），以减少肺泡过度膨胀，避免呼吸机相关性肺损伤（VILI）。③高PEEP水平：应用足够的PEEP，以维持肺泡通气，改善氧合。

　　（2）氧疗：具体如下。①高流量氧疗：使用高流量氧疗系统，如经鼻高流量氧疗（HFNC），以提供足够的氧气和呼气末正压，改善氧合。②氧合指标监测：持续监测动脉氧合指数（PaO_2/FiO_2），调整氧疗水平，以保持合适的氧合水平。

　　（3）体位翻身：具体如下。①俯卧位：对于合适的患者，实施俯卧位翻身，有助于改善通气血流比例，提高氧合水平。②定时翻身：避免长时间保持同一体位，定时进行体位翻身，减少肺塌陷风险。

　　3. 药物治疗

　　（1）抗生素治疗：具体如下。①早期抗生素：在感染是ARDS原因的情况下，尽早使用抗生素以覆盖可能的致病微生物。②抗生素调整：根据病原体培养和敏感性测试结果调整抗生素治疗方案。

　　（2）糖皮质激素：对于合适的患者，考虑使用糖皮质激素，以减轻炎症反应。

　　（3）生物制剂：在一些研究中，生物制剂如抗肿瘤坏死因子（TNF）药物也显示出一定的效果。

　　4. 液体管理　保持液体负平衡，避免过度液体负荷，以减轻肺水肿的发生。使用定量液体管理策略，根据患者的生理状态和尿液量调整液体输入。

　　5. 全身支持

　　（1）营养支持：具体如下。①早期营养支持：尽早开始营养支持，以维持患者的营养状态，提高免疫功能。②能量和蛋白质摄入：根据患者的能量消耗和营养需要，制订个体化的能量和蛋白质摄入计划。

　　（2）循环支持：具体如下。①升压药：在需要的情况下，使用升压药维持足够的组织灌注，避免低血压引起的器官功能损害。②血流动力学监测：定期进行血流动力学监测，指导液体管理和升压治疗。

　　6. 精细护理

　　（1）皮肤护理：具体如下。①压疮预防：高风险患者进行定时翻身，使用合适的床垫，预防压疮的发生。②湿润护理：使用温和的皮肤清洁剂，预防皮肤干燥和损伤。

　　（2）精神支持：具体如下。①患者交流：与患者建立有效的沟通，提供情绪支持，缓解患者的焦虑和恐惧。②家属支持：与患者家属沟通，提供必要的信息和支持，应对患者的病情。

7. 长期护理与随访

（1）康复计划：具体如下。①康复评估：在ARDS患者稳定后，进行康复评估，制订个体化的康复计划。②康复团队：包括呼吸治疗师、康复医师、心理医师等多学科专业人员，协同进行康复工作。

（2）随访和监测：具体如下。①定期随访：对于康复中的患者进行定期随访，监测生理指标、影像学检查等，评估康复效果。②心理支持：提供长期的心理支持，帮助患者和家属应对康复过程中的挑战。

第二节 脓 毒 症

脓毒症（sepsis）为机体对感染的反应失调而导致的危及生命的器官功能障碍。它是一种全身性感染，是急危重症医学面临的重要临床问题，病死率可高达30%～50%。近年来尽管脓毒症的基础研究取得进展，但临床治疗并未取得突出进展，死亡率仍居高不下。

一、病因与发病机制

（一）病因

细菌、病毒、真菌、衣原体、支原体及其他特殊病原体均可导致脓毒症，病原微生物种类及致病性随其来源、地域、时间的变化而不同。细菌感染是最常见的病因，医院获得性感染以革兰阴性杆菌多见，且耐药菌株远多于社区获得性感染。社区获得性感染以革兰阳性细菌常见。真菌性感染以念珠菌最常见，多见于免疫功能低下或长时间应用超广谱抗菌药物、免疫抑制剂者。病毒也是脓毒症感染的重要病原，如甲型H1N1流感病毒引起感染，可见于所有人群。

宿主防御功能减退是引起脓毒症的另一个重要原因，主要包括创伤、手术、烧伤、某些介入性操作等造成人体局部防御屏障受损；先天性免疫系统发育障碍或受放射疗法、免疫抑制剂、细胞毒性药物、人类免疫缺陷病毒感染等因素影响，造成的后天性免疫功能缺陷；滥用抗菌药物导致菌群失调，削弱人体各部位正常菌群的生物屏障等。

（二）发病机制

1. 炎症反应 脓毒症的核心特征是全身性炎症反应。当感染源入侵人体时，免疫系统会启动以消除感染。这会导致大量炎症介质（如细胞因子和化学趋化因子）的释放。

2. 血管通透性增加 炎症介质可增加血管的通透性，导致液体从血管内渗漏到组织中。这会引起组织水肿，并减少循环血容量，可能导致低血压和组织灌注不足。

3. 血流动力学改变 脓毒症可导致血管扩张，降低血压。低血压和血管渗漏使心脏和循环系统难以维持足够的血液流动到器官，从而导致器官功能下降。

4. 凝血机制障碍 脓毒症可能导致凝血和抗凝血机制失衡，引发弥散性血管内凝血（DIC）。这可能导致微血管阻塞，进一步损害器官灌注。

5. **代谢紊乱**　脓毒症患者常见代谢紊乱，如高血糖或低血糖、乳酸酸中毒等。这些变化反映了组织缺氧和能量代谢障碍。

6. **器官功能障碍**　脓毒症可通过上述各种生理变化，导致多个器官功能障碍，包括但不限于肾、肝、肺、心、大脑等。这些器官功能障碍可能表现为急性肾损伤、肝功能异常、急性呼吸窘迫综合征（ARDS）、心脏功能不全等。

7. **免疫系统抑制**　虽然脓毒症开始时通常伴随有过度的炎症反应，但随后可能出现免疫功能抑制。这种免疫抑制状态使患者更容易受到二次感染。

8. **内皮细胞功能障碍**　内皮细胞在脓毒症中起着关键作用。炎症反应和凝血异常可导致内皮细胞损伤，影响血管功能和血液流动。

9. **氧合障碍**　肺部受损和微循环障碍可导致氧合障碍，体细胞无法获得充足的氧气。

脓毒症是一种复杂且动态变化的病理生理过程，需要综合治疗和监测。早期识别和干预对改善。

二、临床表现与诊断

（一）临床表现

在原发感染性疾病临床特征的基础上出现机体炎性反应和器官功能障碍。

1. **全身表现**　表现为发热或体温异常、寒战、心率增快、呼吸困难等。
2. **感染**　出现白细胞计数和分类改变，血清C反应蛋白和降钙素原水平增高。
3. **血流动力学改变**　严重时可伴血流动力学改变，如低血压、休克等。
4. **组织灌注变化**　组织灌注减少，如意识改变、皮肤湿冷、尿量减少、血乳酸升高等。
5. **器官功能障碍**　多脏器或系统功能损伤，如呼吸困难、急性少尿、血肌酐或血尿素升高、血小板减少、高胆红素血症等。

（二）诊断评估

 知识拓展　　　　　　　　　　　　　　　　　　　　● ● ●

脓毒症的诊断标准的变迁

对于脓毒症的评估标准，科学界经历了3个阶段。1991年美国胸科医师学会和危重病医学会联席会议，定义脓毒症为感染等引起的全身炎症反应综合征（systemic inflammatory response syndrome, SIRS），即Sepsis 1.0。2001年危重病医学会、欧洲危重病医学会、美国胸科医师学会、美国胸科学会、美国外科感染学会联席会议对脓毒症的诊断标准进行修订，会议提出了包括20余条临床症状和体征评估指标构成的诊断标准，即Sepsis 2.0。而该标准过于复杂，且缺乏科学研究证据支持，并未得到临床认可。2016年2月，危重病医学会与欧洲危重病医学会在第4届危重病医学会上联合发布Sepsis 3.0定义及诊断标准。

根据Sepsis 3.0，脓毒症指有细菌学证据或有高度可疑的感染灶，同时序贯/感染相关器官衰竭评分（organ failure assessment，SOFA）（表13-2）评分增加值>2。若患者尚无SOFA翔实数据，可行快速感染相关器官衰竭评分（quick SOFA，qSOFA）（表13-3），满足两项及以上者可初步诊断为脓毒症并进一步行SOFA确认。经充分液体复苏，仍需要升压药维持平均动脉压≥65mmHg，并且血乳酸>2mmol/L的脓毒症患者可诊断为脓毒症休克。

表13-2　感染相关器官衰竭评分（SOFA）

系统	检测项目	评分				
		0分	1分	2分	3分	4分
呼吸功能	PaO₂/FiO₂/mmHg	>400	300～400	200～300	100～200	<100
	呼吸支持（是/否）	无	无	无	是	是
凝血功能	血小板/（×10⁹·L⁻¹）	>150	101～150	51～100	21～50	<21
肝功能	胆红素/（μmol·L⁻¹）	<20	20～32	33～101	102～204	>204
循环系统	平均动脉压/mmHg	≥70	<70	无	无	无
	多巴胺剂量/（μg·kg⁻¹·min⁻¹）	无	无	≤5或	>5或	>15或
	肾上腺素剂量/（μg·kg⁻¹·min⁻¹）	无	无	无	≤0.1或	>0.1或
	去甲肾腺剂量/（μg·kg⁻¹·min⁻¹）	无	无	无	≤0.1	>0.1
	多巴酚丁胺（是/否）	无	无	是	无	无
神经系统	GCS评分	15	13～14	10～12	无	无
肾脏功能	肌酐/（μmol·L⁻¹）	<110	110～170	171～299	300～440	>440
	24小时尿量/（ml·24h⁻¹）	无	无	无	201～500	<200

注：1. 每日评估时应采取每日最差值。

　　2. 分数越高，预后越差。

表13-3　qSOFA

评估内容	判断标准
呼吸频率	≥22次/分
意识状态	意识改变GCS≤13分
收缩压	≤100mmHg

无论是以往基于SIRS的诊断标准，还是最新采用的脓毒症判断标准，所使用的指标均缺乏特异性。这些指标在许多非脓毒症的急性和慢性疾病中均可能出现。因此，在无法确定是否存在感染的情况下，需要进行详细的鉴别诊断。只有当异常指标无法通过其他疾病进行解释时，才可以考虑脓毒症的诊断。

三、急救与护理

（一）急救原则

1. 给予氧气　确保患者充分供氧，以维持足够的氧气供应。根据病情使用鼻导管、面罩或呼吸机来实现。

2. **液体复苏**　脓毒症患者常伴随着低血压和循环系统衰竭的风险。因此，给予静脉液体来维持足够的血容量非常重要。晶体液体（如生理盐水）通常被用来快速复苏患者。

3. **抗生素治疗**　尽早开始广谱抗生素治疗，以抑制感染的扩散。具体的抗生素选择应该基于病原体的病原学和药敏试验结果。

4. **控制感染源**　如果可能，定位和清除感染源，如脓肿、感染的导管或插管等。手术干预可能需要用于清除脓毒症患者的感染源。

5. **血管升压药**　在必要的情况下，医师可能会使用血管升压药来维持足够的血压，确保器官得到足够的灌注。

6. **监测和支持器官功能**　脓毒症患者通常需要密切监测，包括血压、心率、呼吸频率、尿量等生命体征。对器官功能的支持可能也是必要的，如机械通气、血液透析等。

7. **处理并发症**　脓毒症可能引发多种并发症，如急性呼吸窘迫综合征（ARDS）、多器官功能障碍综合征（MODS）等。这些并发症需要及时治疗和支持。

（二）护理措施

1. **即刻护理措施**

（1）液体复苏：一旦确诊患者为脓毒症，应立即开始液体复苏治疗。《2008年严重脓毒症与脓毒性休克治疗国际指南》提出液体复苏的早期目标导向治疗（early goal-directed therapy，EGDT），6小时内要达到复苏目标：①中心静脉压（CVP）8～12mmHg。②平均动脉压（MAP）＞65mmHg。③尿量＞0.5ml/（kg·h）。④中心静脉血氧饱和度（ScvO$_2$）≥70%或混合静脉血氧饱和度（SvO$_2$）≥65%。

《拯救脓毒症运动（Surviving Sepsis Campaign，SSC）：脓毒症与感染性休克治疗国际指南2021版》对液体复苏策略进行了再次修订，提出：①初始复苏是指南的核心，脓毒症和感染性休克应被视为医疗紧急情况，应立即启动治疗和复苏。②对脓毒症所致的低灌注进行液体复苏，需要复苏的前3小时内至少按30ml/kg静脉输注晶体液。③使用包括每搏量（stroke volume，SV）、每搏量变异（stroke volume variation，SVV）、脉压变异（pulse pressure variation，PPV）或心脏超声等动态监测手段来评估和指导液体复苏，而不仅仅是靠体格检查或静态参数。④建议在血乳酸水平升高的情况下，以降低血乳酸水平为目标导向实施液体复苏（指南强调在复苏期间要考虑血乳酸水平能否解释临床状态以及导致血乳酸升高的其他情况）。⑤指南增加了可使用毛细血管充盈时间作为其他灌注指标的补充以指导复苏的建议。指南推荐初始的MAP目标设定在65mmHg（1mmHg＝0.133kPa），而非更高。⑥最后指南建议应在6小时内将患者收治于ICU。

（2）病情监测与对症支持：①尽快建立至少两条静脉通路，有条件者协助建立中心静脉通路和有创动脉测压通路，以方便进行中心静脉压、动脉压、混合静脉血氧饱和度或中心静脉血氧饱和度监测。②在液体复苏过程中，应严密监测患者意识、心率、血压、中心静脉压、尿量等指标，观察患者皮肤、末梢循环状况，及时评估器官灌注改善情况。③预防呼吸衰竭，保持呼吸道通畅，合理氧疗，需要时配合医师建立人工气道进行机械通气。④遵医嘱留置尿管，监测每小时尿量。⑤对高热患者进行物理降温，对体温不升者加强保暖。

2. **常规护理**　①严密监测患者生命体征。②保持各种管道通畅、固定妥善，防止堵塞、移位或脱落等发生。③严密观察和记录患者各种出入量，及时、准确、完整计算液体平衡，为医疗决策提供准确依据。④遵医嘱及时、合理给药，保证治疗措施有效进行。⑤根据患者病情提供合适的营养支持。⑥根据病情选择合适的体位，若无休克等禁忌一般选择床头抬高30°～45°呈半卧位。病情许可时尽早开展早期活动，降低长期卧床和制动可能带来的ICU获得性虚弱、坠积性肺炎等并发症的发生。⑦做好压力性损伤、失禁性皮炎等危重症患者容易出现的皮肤问题管理。⑧对烦躁、昏迷患者应采取保护性措施，如约束、使用床档等。⑨增强与患者的交流互动，帮助他们缓解焦虑、恐惧等负面情绪，并帮助其建立战胜疾病的信心。

3. 器官功能监测与护理

（1）中枢神经系统功能：观察意识水平、瞳孔大小及对光反射、神经反射、肌张力，监测颅内压、脑电图、脑血流图、脑氧代谢情况，及时发现精神错乱、躁动、定向障碍、意识障碍等表现，及时发现颅内病变征象。镇静患者严密评估镇静水平，及早发现神经功能障碍或药物的毒、副作用。

（2）呼吸功能：①监测患者呼吸频率、呼吸节律、潮气量、每分通气量、气道压力、气道阻力、胸肺顺应性、通气血流比例、脉搏氧饱和度（SpO_2）和动脉血气，及早发现通气和氧合异常。监测氧输送量（DO_2）和氧耗量（VO_2）平衡状态，评估细胞缺氧状态。②正确提供氧疗、呼吸机通气支持护理和气道护理，防止气道堵塞、气压伤、非计划性拔管、肺部感染等发生。③ARDS时做好肺保护性通气的各项措施，在允许性高碳酸血症通气时，应密切注意脑血管扩张和血压升高等改变。④除有禁忌证外，应维持半卧位（床头抬高30°～45°），防止机械通气过程中出现呼吸机相关性肺炎。⑤实施镇痛和轻度镇静、每日唤醒镇静等方案，提高机械通气患者的舒适度，缓解焦虑，减少氧耗和降低人机对抗，利于各项治疗和护理操作的进行。⑥对成人脓毒症导致的ARDS患者实施俯卧位通气治疗时，要保证足够的俯卧位时间，同时要保持气道通畅，避免非计划性拔管和压力性损伤等不良事件发生。

（3）循环功能：监测患者心电图、血压和外周循环状况，评估有无心律失常、低血压、毛细血管充盈时间延长等心功能障碍和组织灌注不良的表现。观察患者对液体复苏和血管活性药物的反应。

（4）肾功能：监测尿量、尿液性状、尿比重、尿渗透压、尿常规、血清肌酐和尿素氮，及时发现少尿肾灌注不足或肾功能不全的表现。做好肾脏替代治疗监测与护理。加强留置尿管护理，预防尿路感染。

（5）胃肠道功能：应严密观察患者有无恶心、呕吐、腹胀，监测肠鸣音变化情况，观察大便及胃管引流物性状，并进行胃液pH监测。

（6）肝功能：监测血清酶学、血清胆红素、血氨、凝血功能和血清蛋白水平，观察患者精神状态、意识水平和黄疸状况。

（7）凝血功能：通过血小板计数、凝血时间等辅助检查严密监测患者凝血功能情况。观察患者伤口、穿刺点有无渗血，皮肤黏膜有无瘀点、瘀斑形成。抗凝治疗患者应严密监测凝血功能指标，防止出血等并发症。

4. 血管活性药物使用的护理　熟悉常用血管活性药物的种类、使用指征、用法、不良反应和注意事项。去甲肾上腺素、多巴胺等血管活性药物首选从中心静脉通路输注，只有在无法紧急建立中心静脉通路而又必须使用时可短暂通过外周大静脉输注，输注过程中必须严密观察有无外渗和静脉炎征象。血管活性药物使用过程中应严密监测心电图、血压、末梢循环等变化，评估使用药物后患者血流动力学状况和氧代谢状况。

5. **感染防治与护理**　各项治疗和护理操作应严格遵循无菌技术和医务人员手卫生规范。做好口腔护理、雾化护理和胸部物理治疗等，预防呼吸道感染和呼吸机相关性肺炎。留置中心静脉导管和动脉导管的患者应防止发生导管相关性血流感染。留置尿管患者严格进行会阴和尿管护理，防止发生导管相关性尿路感染。对可疑感染部位必要时正确采集标本进行病原学检查，以明确有无感染和选择敏感抗生素。使用抗生素治疗期间严密监测药物的疗效和副作用，以便医师及时调整治疗方案。

6. **疼痛、躁动和谵妄管理**　减轻操作性疼痛，做好患者的疼痛评估，及时进行目标导向镇痛治疗，观察镇痛效果和药物副作用；观察患者躁动状况，做好镇静躁动评估，遵医嘱进行目标导向镇静治疗，同时观察药物疗效和副作用；评估患者有无谵妄，积极落实各种预防谵妄措施，避免谵妄发生。

7. **早期活动**　进行早期活动安全筛查，实施早期被动和/或主动运动，可改善心肺等重要器官功能，降低ICU获得性虚弱和谵妄发生率，缩短谵妄状态的持续时间、机械通气的时间以及ICU的住院时间。

8. **并发症观察**　做好各器官、系统功能的观察和支持，及时发现与报告器官功能障碍的表现，并配合医师进行处理，防止疾病恶化，改善预后。

第三节　多器官功能障碍综合征

多器官功能障碍综合征是创伤、感染等危重症发生后最严重的并发症，其发病率高，但真正能救治成功的为数甚微，已成为ICU患者最主要的死亡原因，并直接影响着重症患者的预后。

一、概述

在严重感染、创伤、烧伤及休克等危重病过程中，可以同时或相继出现两个或两个以上进行性、可逆性的器官或系统的功能障碍，从而影响全身内环境的稳定。这种序贯性、渐进性、可逆性的临床综合征，称为多器官功能障碍综合征（multiple organ dysfunction syndrome，MODS）。最初，也将MODS称为多器官功能衰竭（multiple organ failure，MOF）。目前认为，MODS是一种临床发展的动态性、渐进性的过程，MOF可以视为MODS发展的终末阶段。其中，两个或多个器官系统功能障碍可以发生在原发急症发病后24小时，也可以是原发疾病经过一段临床近似稳定时间，然后出现更多器官系统的功能障碍。但是，一些慢性疾病终末期出现的器官功能障碍或衰竭及在病因学上互不相关的疾病同时发生的器官系统功能障碍，虽也涉及多个器官系统，但是不属于MODS。

二、病因与发病机制

（一）病因

很多原因都可导致MODS的发生，MODS的病因复杂，特别是老年患者及危重症患者器官系统功能处于临界状态，某些轻微的损伤或应激都可以导致MODS。诱发MODS的主要高危因素包括高龄、慢性疾病、营养不良、昏迷、大量输血（液）、创伤及危重病评分增高等（表13-4）。

表 13-4　MODS 的主要高危因素

高危因素	具体内容
复苏不充分或延迟复苏	持续存在感染病灶，尤其双重感染
	持续存在炎症病灶
	基础脏器功能失常（如肾衰竭）
	年龄 ≥ 55 岁
	酗酒
	大量反复输血
	创伤严重度评分 ≥ 25
营养不良	肠道缺血性损伤
	外科手术意外事故
	糖尿病
	糖皮质激素应用量大、时间长
	恶性肿瘤
	使用抑制胃酸药
	高血糖、高血钠、高渗血症、高乳酸血症

（二）发病机制

MODS 的发病机制复杂，以往认为 MODS 是严重感染、烧伤、严重创伤等疾病损害机体的直接后果。目前认为 MODS 不仅与原发病直接损伤相关，更与机体应对原发病的免疫炎症反应失控相关。MODS 相关的发病机制学说：①炎症反应失控。②组织缺血再灌注损伤。③肠道屏障功能破坏。④细菌毒素。⑤二次打击或双相预激。⑥基因调控等。各种学说从不同侧面阐明了 MODS 的发病机制相互之间有一定的联系和重叠。MODS 的发病机制见图 13-1。

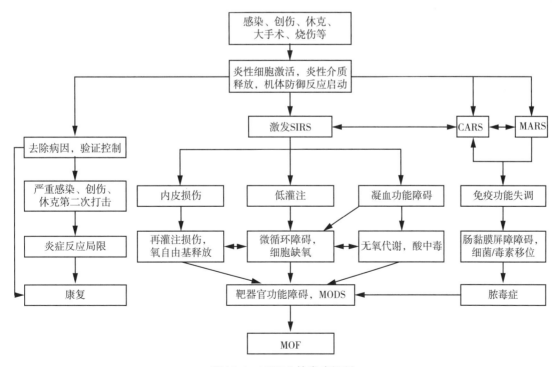

图 13-1　MODS 的发病机制

1. **炎性反应失控**　身体对某些刺激（如感染、伤害）的反应超出了正常范围，导致过度的炎症。这种过度反应可能引发广泛的细胞损伤和器官功能障碍。炎症反应本身是身体对伤害的自然防御机制，旨在清除侵害因素并促进组织修复。然而，当炎症反应过度或失控时，会释放大量炎症介质，如细胞因子和化学趋化因子，这些炎症介质可以引起血管通透性增加、白细胞激活，甚至导致局部和全身的组织损伤。失控的炎症反应是多器官功能障碍综合征（MODS）、急性呼吸窘迫综合征（ARDS）和败血症等严重病症的核心机制之一。

2. **细菌和毒素移位**　是指细菌及其产生的毒素从肠道等原本局限的部位通过不同机制进入血液或其他正常应无菌的部位。这一过程通常与肠道屏障功能受损相关，可能导致全身性炎症反应和多器官功能障碍。肠道屏障功能的损害可以由多种因素引起，包括严重感染、缺血、创伤和某些药物的使用。一旦细菌或毒素进入血液，就可以触发全身性炎症反应，增加感染和器官功能障碍的风险。这是败血症和多器官功能障碍综合征等重症医学病症的关键环节之一。

3. **组织缺血-再灌注损伤**　是一种发生在血流恢复到之前缺血组织区域时的病理状态。在缺血期间，组织的氧气和营养物质供应减少，导致细胞功能和代谢受损。当血液再次灌注至这些区域时，虽然恢复了氧气和营养物质供应，但也引发了一系列损伤性生物学反应，包括过量产生自由基、炎症反应增强、细胞死亡以及血管通透性增加。这些反应不仅损害了原本缺血的组织，还可能对远端器官产生影响，加剧多器官功能障碍的风险。

4. **二次打击或双相预激**　机体遭受的最早创伤、休克等致伤因素可被视为第一次打击，使炎性细胞被激活处于一种"激发状态"（pre-primed）。若再次出现致伤因素（如严重感染、脓毒症、导管菌血症），则构成第二次打击。即使打击的强度不及第一次，也能造成处于激发状态的炎性细胞发生更为剧烈的反应，超量释放细胞和体液介质。

5. **基因调控**　个体对于应激、损伤或疾病反应的差异性上。基因表达的变化可以影响机体对于外界打击的反应能力和恢复过程，包括炎症反应、细胞修复和再生等。不同个体之间的基因差异可能导致对相同打击有着不同的生理和病理反应，这种差异性增加了医疗干预的复杂性。

三、临床诊断与病情评估

（一）健康史

评估患者有无感染、创伤、大手术等引起 MODS 的病因，是否存在高龄、慢性疾病等易感 MODS 的危险因素。

（二）临床诊断

1. 临床表现

（1）原发病的临床表现：MODS 的早期主要以原发病为临床表现，如严重创伤、休克和感染。如果原发病较严重，往往掩盖 MODS 的早期症状和体征。因此，当存在 MODS 的诱因时要高度警惕 MODS 的可能性（表 13-5）。

表 13-5 MODS临床分期表现

项目	分期			
	1期	2期	3期	4期
一般情况	正常或轻度烦躁	急性病态，烦躁	一般情况差	濒死感
循环系统	需补充血容量	容量依赖性高动力学	休克，CO下降，水肿	依赖血管活性药物维持血压，水肿，SvO_2升高
呼吸系统	轻度呼吸性碱中毒	呼吸急促，呼吸性碱中毒，低氧血症	ARDS，严重低氧血症	呼吸性酸中毒，气压伤，高碳酸血症
肾	少尿，利尿药有效	肌酐清除率降低，轻度氮质血症	氮质血症，有血液透析指征	少尿，透析时循环不稳定
胃肠道	胃肠道胀气	不能耐受食物	应激性溃疡	腹泻，缺血性肠炎
肝	正常或轻度胆汁淤积	高胆红素血症，PT延长	临床黄疸	转氨酶升高，重度黄疸
代谢	高血糖，胰岛素需求增加	高分解代谢	代酸，血糖升高	骨骼肌萎缩，乳酸酸中毒
中枢神经系统	意识模糊	嗜睡	昏迷	昏迷
血液系统	正常或轻度异常	血小板减少，白细胞增多或减少	凝血功能异常	不能纠正的凝血功能障碍

注：CO为心输出量；SvO_2为混合静脉血氧饱和度；PT为凝血酶原时间。

（2）SIRS的临床表现：表现为过度的炎症反应（表13-6）。

表 13-6 SIRS评分表

项目	评分				
	0分	1分	2分	3分	4分
HR/（次·分$^{-1}$）	60～100	55～59或110～119	50～54或120～140	41～49或141～160	<40或>160
MAP/mmHg	70～100	60～69或101～110	50～59或111～130	40～49或131～159	<40或>160
RR/（次·分$^{-1}$）	12～20	9～12或20～25	5～8或26～35	<5或36～45	0或>46
S_PO_2/%	>92	85～91	75～84	60～74	<60
T/℃	36.0～37.5	35～35.9或37.5～38.5	34.～34.5或38.6～39.5	33.1～33.9或38.6～39.5	<33或>40
WBC/（×10^9·L^{-1}）	4.0～10.0	3.0～3.9或14.1～14.9	2.0～2.9或15～20.0	1.0～2.0或21～30	<1或>30
GLU/（mmol·L^{-1}）	3.5～5.6	5.7～8.6	8.7～13.5	13.6～23.0	>23.1
意识水平	清醒	嗜睡或烦躁	浅昏迷	昏迷	脑死亡

注：根据SIRS评分标准，当分值>2时，即可诊断为SIRS。

（3）受累器官系统的相应临床表现：如肺受累，表现为发绀及出现ARDS的症状和体征；胃肠道受累，则表现为中毒性肠麻痹、肠道细菌移位和内毒素血症及应激性溃疡；肝肾功能受损，则表现为黄疸、肝性昏迷，少尿、血尿或无尿等。

2. 诊断依据

（1）存在导致MODS的因素，如严重创伤、烧伤、感染、休克等。

（2）有SIRS的临床症状及体征。

（3）存在两个或两个以上的器官系统功能障碍。

（4）除外其他疾病引起的多器官系统损害。

（5）高分解代谢且外源性营养不能阻止其自身消耗。

（6）病理学改变缺乏特异性，主要是广泛的炎症反应。

（7）一旦治愈，可不遗留器官系统损伤的痕迹。

3. 诊断标准

（1）MODS的诊断是以单个器官系统功能障碍为诊断依据（表13-7），在病程中更重视器官系统功能障碍的动态性、序贯性及可逆性。

表13-7　MODS和MOF的诊断标准

项目	MODS	MOF
肺	低氧血症、需机械通气维持72小时以上	进行性加重的ARDS，需要PEEP＞10cmH$_2$O，FiO$_2$＞0.50
肝	血清胆红素≥34.2～51.3μmol/L，或转氨酶增高1倍以上	临床出现黄疸，血清总胆红素≥136.8～171.0μmol/L
肾	尿量500ml/d，或血清Cr＞176.8～265.2μmol/L	需肾透析治疗
肠道	腹胀，不能耐受进食5天以上；应激性溃疡24小时出血400ml以上	上消化道出血，需输血＞1000ml/24h，或者内镜检查或手术证实存在应激性溃疡
心	无心肌梗死而致的低血压或心脏指数＜2.0L/（min·m^2），或出现毛细血管渗漏综合征	低动力循环，对强心治疗效果不佳难以作出反应
中枢神经系统	意识障碍，谵妄	昏迷
血液系统	PT和APTT延长25%以上，纤维蛋白降解产物阳性，PLT＜50×10^9/L	DIC

（2）若患者满足下述3个条件，应考虑患者存在MODS：①具有严重创伤、感染、休克等诱因。②存在SIRS或脓毒症临床表现。③发生2个或2个以上序贯性器官功能障碍。目前尚无公认的MODS诊断标准，常用的诊断标准/系统有1997年修正的弗赖依（Fry）诊断标准和反映MODS病理生理过程的马歇尔（Marshall）多器官功能障碍综合征评分系统。

修正的Fry诊断标准1980年Fry提出了第一个多器官功能衰竭的诊断标准，也是目前被公认的应用最普遍的MOF诊断标准。但由于该标准没有包括神经、血、循环系统等常见器官功能障碍，且以器官功能衰竭为诊断标准，不能反映MODS动态演变的病理生理过程，不利于早期诊断、治疗，因此1997年重新修正Fry诊断标准（表13-8），修正后的Fry诊断标准包括了常见受累的器官或系统，较为简洁，但仍未包括MODS的病理生理过程。

表 13-8　修正的 Fry 诊断标准

项目	诊断标准
循环系统	收缩压＜90mmHg，持续1小时以上，或循环需要药物支持维持稳定
呼吸系统	急性起病，PaO$_2$/FiO$_2$＜200mmHg（已用或未用 PEEP），胸部 X 线片见双肺浸润，肺毛细血管楔压（PCWP）≤18mmHg，或无左房压升高的证据
肾	血肌酐浓度＞177μmoL，伴有少尿或多尿，或需要血液透析
肝	血清总胆红素浓度＞34.2μmoL，血清转氨酶在正常值上限的2倍以上，或有肝性脑病
胃肠道	上消化道出血，24小时出血量＞400ml，或不能耐受食物，或消化道坏死或穿孔
血液系统	血小板计数＜50×10^9/L 或减少25%，或出现弥散性血管内凝血（DIC）
代谢	不能为机体提供所需能量，糖耐量降低，需用胰岛素；或出现骨骼肌萎缩、无力
中枢神经系统	Glasgow 昏迷评分＜7分

（3）病情评估相关评分系统

1）Marshall 评分（Marshall score）：Marshall 评分涉及呼吸、肾、肝、心血管、血液和神经系统6个器官或系统，每个器官或系统选择一个最有代表性的指标。每个器官系统的分值为0～4分，总分为0～24分。0分代表功能基本正常，ICU病死率＜5%；而4分代表显著的器官系统功能失代偿，ICU病死率高达50%以上（表13-9）。

表 13-9　Marshall 评分

项目	指标	评分				
		0分	1分	2分	3分	4分
肺	PaO$_2$/FiO$_2$/mmHg	＞300	226～300	151～225	76～150	≤75
肾	Cr/（μmol·L^{-1}）	≤100	101～200	201～350	351～500	＞500
肝	Bil/（μmol·L^{-1}）	≤20	21～60	61～120	121～240	＞240
血	PLT/（×10^9·L^{-1}）	＞120	81～120	51～80	21～50	≤20
心	PAR	≤10.0	10.1～15.0	15.1～20.0	20.1～30.0	＞30
脑	GCS	15	13～14	10～12	7～9	≤6

注：1.计算 PaO$_2$/FiO$_2$ 时不考虑是否使用机械通气，也不考虑是否应用呼气末正压。

2.计算血 Cr 时，不考虑是否接受透析治疗。

3.采用 PAR 调整的血压与心率［经调整的血压与心率（PAR）＝心率×右房压（或CVP）/平均动脉压］，以消除因应用变力药物产生的影响。

4.格拉斯哥昏迷量表（Glasgow Coma Scale，GCS），对于接受镇静药或肌松药的患者，如果没有意识障碍的证据，可以假定其神经功能正常。

2）国内的评分标准1995年经庐山九五全国危重病急救医学学术会讨论通过的MODS病情分期评分标准，成为国内比较权威的评分标准。该标准包括9个器官系统。每个器官系统分1～3分进行评分（表13-10）同时，对于老年患者，可以根据老年患者MODS评分（multiple organ dysfunction syndrome in theelderly，MODSE），对老年多器官功能障碍综合征进行标准诊断。

表 13-10　1995 年 MODS 病情分期诊断及严重程度

项目	评分		
	1分	2分	3分
外周循环	无血容量不足：MAP＞60mmHg；尿量≥40m/h，低血压持续4小时以上	无血容量不足：MAP 50～60mmHg；尿量 20～40ml/h；肢端冷或暖；无意识障碍	无血容量不足：MAP＜50mmHg；尿量＜20ml/h；肢端冷或暖；多有意识恍惚
心脏	心动过速：体温升高1℃；心率升高15～20次/分；心肌酶正常	心动过速；心肌酶（肌酸激酶、天冬氨酸转氨酶、乳酸脱氢酶）异常	室性心动过速心室颤动；Ⅱ～Ⅲ度房室传导阻滞；心搏骤停
肺	呼吸频率20～25次/分；吸空气 PaO_2/FiO_2＞300mmHg，P（A-a）DO_2（FiO_2 1.0）25～50mmHg；胸部X线片正常（具备5项中的3项即可确诊）	呼吸频率＞28次/分；吸空气 50mmHg＜PaO_2＜60mmHg，PaO_2≤60mmHg，$PaCO_2$＜35mmHg，PaO_2/FiO_2：200～300，P（A-a）DO_2（$FiO_2$1.0）：100～200mmHg；胸部X线片示肺泡无实变或实变少于1/2肺野（具备6项中的3项即可诊断）	呼吸窘迫，呼吸频率＞28次/分；吸空气 PaO_2＜50mmHg $PaCO$，＞45mmHg，PaO_2/FiO_2＜200mmHg，P（A-a）DO_2（FiO_2 1.0）＞200mmHg）；胸部X线片示肺泡无实变或实变大于1/2肺野（具备6项中的3项即可确诊）
肾	无血容量不足；尿量＞40ml/h；尿Na、血Cr正常	无血容量不足；尿量：20～40ml/h；利尿药冲击后尿量可增多；尿Na＋20～30mmol/L（20～30mEq/L）；血Cr＜176.8μmol/L	无血容量不足；无或少尿（＜20m/h）；利尿药冲击后尿量不增多；尿Na＋＞40mmol/L（＞40mEq/L）；血Cr＞176.8μmol/L（＞2.0mg/dl）（非少尿肾衰竭者）；尿量＞600ml/24h，但血Cr＞176.8μmol/L（＞72.0mg/L）。尿比重＜1.012
肝	ALT＞正常值2倍以上；血清总胆红素：17.1～34.2mmol/L	ALT＞正常值2倍以上；血清总胆红素＞34.2μmol/L	肝性脑病
胃肠道系统	腹部胀气；肠鸣音减弱	高度腹部胀气；肠鸣音近于消失	麻痹性肠梗阻；应激性溃疡出血
凝血机制	PLT＜100×10⁹/L；纤维蛋白原正常；PT及TT正常	PLT＜100×10⁹/L；纤维蛋白原≥2.0～4.0g/L；PT及TT比正常值延长≤3秒；优球蛋白溶解试验＞2小时；全身性出血不明显	PLT＜50×10⁹/L；纤维蛋白＜2.0g/L；PT及TT比正常值延长＞3秒；优球蛋白溶解试验＜2小时；全身性出血明显
脑	兴奋及嗜睡；语言呼唤能睁眼；能交谈；有定向障碍；能听从指令	疼痛刺激能睁眼；不能交谈，语无伦次；疼痛刺激有屈曲或伸展反应	对语言无反应；对疼痛刺激无反应
代谢系统	血糖3.9～5.6mmol/L；血Na⁺135～145mmol/L；pH7.35～7.45	血糖＜3.5mmol/L或＞6.5mmol/L；血Na⁺＜130mmol/L或＞150mmol/L；pH＜7.20或＞7.50	血糖＜2.5mmol/L或＞7.5mmol/L；血Na⁺＜125mmol/L或＞155mmol/L；pH＜7.10或＞7.55

四、急救与护理

（一）急救原则

对于MODS，当前仍缺乏有效的遏制手段，由此导致的病死率极高。要提升重症患者的存活率，预防MODS的发生至关重要，关键在于早期诊断和治疗。一旦患者出现MODS，必须立即实施多种器官功能保护的支持性治疗，并在排除病因的基础上开展全面治疗，以最大限度保护各器官系统，打破它们之间的恶性循环。

1. 加强器官系统功能的监测与护理 通过有效的监测和护理，可以早期发现并处理器官功能紊乱，为MODS的治疗提供指导。

2. 合理支持，改善全身情况，维持内环境稳定 各种因素如酸中毒、碱中毒、营养不良、心理压力和疼痛都会影响器官功能。通过合理的支持疗法，如镇痛、呼吸支持和能量代谢支持等，可以纠正器官功能障碍，防止进一步损伤，并促进器官系统功能的恢复。

3. 积极治疗原发病 从源头上阻断MODS的病理过程，如及时复苏创伤休克患者，早期治疗大面积烧伤和骨折，加强对原发病损伤器官的保护；及时并彻底清创无血流灌注和已坏死的组织，充分引流。

4. 有效控制感染 及时明确感染灶，清除坏死组织，根据药物敏感试验使用抗生素，并注意院内感染的预防，特别是对免疫功能低下的患者应使用适当保护性隔离。

5. 防止休克及缺血-再灌注损伤 在紧急救护和住院治疗期间，应及时有效地处理失血、失液、休克等情况，注意治疗时效，因为组织灌注不足和缺氧时间越长，所造成的组织损伤越严重。

6. 保持良好的呼吸和循环 呼吸支持和循环支持是维持器官功能的重要手段，应注意避免呼吸机相关性肺损伤，并及时进行复苏，提高有效循环血容量。

7. 特异性治疗 内毒素、TNF及IL-1被认为是重要的炎症因子，可以采用特异性抗体或拮抗药，以阻断或减弱炎症反应。虽然在动物实验中取得了良好效果，但在患者中的应用还需进一步研究。同时，连续性肾脏替代治疗、连续性血液滤过透析与血浆置换以及分子吸附再循环系统可以移除循环中的炎症介质和细胞因子，也逐步应用于MODS的防治。

8. 基因治疗 基因治疗目前还处在探讨阶段，期望通过于预炎症刺激信号转导及其基因的表达来改变全身炎症反应和MODS的病程。在应用抗氧化剂及肾上腺皮质激素治疗MODS时，部分原因是其对NF-KB（nuclear factor-KB）信号通路的影响。同时，也可以通过基因修饰改变基因表达。在MODS治疗策略中，基因治疗无疑是具有很大吸引力的。

9. 中医中药治疗 在在中医典籍中没有MODS这一病名，近年来中医多称MODS为"脏衰证"。有关中医药防治MODS的研究逐渐增多，并取得一定的成果。尽管其治疗机制并不能很好地以现代医学理论来解释，但是其疗效本身表明了其学术价值。当务之急是对上述药物治疗进行前瞻性、多中心、大样本的临床研究，筛选出切实有效的中医药。相信随着中药药理和毒理研究的深入，将会为MODS的临床治疗提供更为广泛的前景。总之，目前国内外尚缺乏特异性的治疗方法，仍然是以预防为主，及早发现及早治疗保护各主要器官的功能，提倡综合治疗。

（二）护理措施

1. 即刻护理措施 按各器官功能改变时的紧急抢救流程，抢救药物的剂量、用法、注意事项和各种抢救设备的操作方法，熟练配合医师进行抢救（表13-11）。

表13-11　配合抢救表

项目	急救护理
呼吸系统	及时清除气道分泌物，保持气道通畅，协助建立人工气道；正确、有效实施氧疗；做好机械通气的观察与护理；做好气道温化、湿化补充治疗；采取合适的体位，观察呼吸运动和氧合状况
循环系统	监测ECG、无/有创动脉压、CVP、PCWP、心输出量、脉搏血氧饱和度；观察外周循环灌注情况；及时建立合适的中心/外周静脉通路，精准进行液体治疗；及时、精准使用血管活性药物等，观察药物效果和并发症；急性左心衰竭患者立即予半卧位，吸氧，遵医嘱给予强心、利尿等药物治疗
中枢神经系统	严密观察意识、瞳孔、颅内压、感觉、运动和肌张力等变化情况；遵医嘱及时使用甘露醇等药物，观察药物效果；根据病情采取合适的体位
胃肠功能	根据医嘱留置胃管，保持胃管妥善固定、通畅；观察胃肠减压引流液量、颜色、性状及时发现应激性溃疡出血等异常；遵医嘱正确实施肠内营养支持，及时评估不耐受情况；观察患者有无恶心、呕吐、腹胀、腹泻、腹痛等异常情况，评估胃肠功能
肝功能	监测意识变化，及时发现肝性脑病；观察黄疸情况，及时报告医师；协助医师进行肝脏酶学、血清白蛋白、凝血功能监测；观察皮肤、黏膜有无出血；保持大便通畅，必要时进行灌肠
肾功能	留置尿管，准确监测每小时尿量，及时汇报医师；准确记录出入量；根据病情需要精确控制液体入量；监测血肌酐、尿素氮、尿比重，评估肾功能变化情况
凝血功能	严密观察出血和凝血症状；遵医嘱及时给予抗凝治疗或补充凝血因子、输血等治疗；协助医师监测出凝血功能相关各项实验室指标，及时调整抗凝治疗方案；凝血功能差者减少有创性护理操作，避免出血

2.　常规护理　①严密监测生命体征，及时发现生命体征异常改变，及时报告医师并积极配合医师进行处理。②做好各种管道护理，保持管道通畅并妥善固定，防止堵塞和非计划性拔管等。③观察、记录出入量，协助液体平衡目标实现。④遵医嘱准确给药，保证治疗措施有效。⑤准确、安全实施肠内或肠外营养支持，改善患者营养状态，避免营养不良。⑥根据病情实施合理的体位治疗，协助改善心、肺等重要器官功能。⑦做好皮肤护理，预防压力性损伤发生。⑧做好患者的心理护理，缓解其焦虑、恐惧等不良情绪，增强患者战胜疾病的信心。⑨保持病室内合适的温度和湿度，促进患者舒适。⑩加强口腔护理、翻身等基础护理，提高患者生活质量。

3.　病情观察　MODS患者早期器官功能变化常无典型表现，因此，及早识别MODS具有重要临床意义。护士应熟悉MODS的诱因、发生过程，掌握其器官功能变化特点，做好生命体征和辅助检查监测，协助医师及时发现病情变化，预防器官衰竭。

4.　器官功能监测与护理　密切监测患者各器官功能，如呼吸功能、循环功能、神经功能、肾功能、肝功能、胃肠功能和凝血系统功能等，根据医嘱给予支持和护理，评估效果并及时调整治疗方案，以维持或促进器官功能恢复，降低器官损伤程度，降低死亡率。

5.　感染预防与护理　MODS患者免疫力低下，机体防御能力差，很容易发生院内感染，因此，应加强口腔、气道、尿路、静脉导管的护理和皮肤护理等；严格执行无菌技术、手卫生、探视等院内感染管理制度；及早准确采集标本进行细菌培养和药敏试验，监测辅助检查指标变化，及早使用抗生素控制感染。

6.　疼痛、躁动和谵妄管理　减轻操作性疼痛，做好患者的疼痛评估，及时进行目标导向镇痛治疗，观察镇痛效果和药物副作用；观察患者躁动状况，做好镇静躁动评估，遵医嘱进行目标导向镇静治疗，同时观察药物疗效和副作用；评估患者有无谵妄发生，积极落实各种预防谵妄措施，避免谵妄发生。

7.　早期活动　进行早期活动安全筛查，实施早期被动和/或主动运动，可改善心肺等重要器官功能，降低ICU获得性虚弱和谵妄发生率，缩短谵妄状态持续时间、机械通气时间和ICU住院时间。

8. **心理和精神支持**　MODS患者经历严重的身体和心理创伤，如疼痛、失眠，对残疾或死亡的恐惧、经济负担的压力等，需要医护人员提供心理和精神支持，并让患者家属参与到治疗过程中帮助患者及其家属应对危重疾病，预防创伤后应激综合征的发生。

 知识拓展

关于健康

党的十八大以来，我国始终秉持共商、共建、共享的全球治理观，与国际社会共同构建守望相助、患难与共的人类卫生健康共同体。我们积极推动建设"健康丝绸之路"，帮助周边国家开展疟疾、登革热联防联控和妇幼卫生等务实合作项目，持续向有需要的国家派出中国医疗队员。我国中医药已传播至196个国家和地区，40余个外国政府、地区主管机构和国际组织同我国签订专门的中医药合作协议；"十三五"期间，中药类产品出口贸易总额达281.9亿美元，中医药为全球疾病诊疗和健康保健提供了新选择，有力增进了全人类共同的卫生健康福祉。

党的二十大报告提出，把保障人民健康放在优先发展的战略位置，充分体现了我们党坚持"人民至上、生命至上"的执政理念和为民情怀。未来，我国将继续坚守并倡导健康公平、生命至上的理念，与世界各国携手并肩、团结协作，坚定不移地推进卫生健康领域国际交流合作，共同促进全球卫生健康事业的可持续发展，为构建人类卫生健康共同体贡献更多中国智慧和中国力量。

人类健康是全球人类的共同目标，人民健康是民族昌盛和国家强盛的重要标志，医院是守护人民健康的阵地，承担着疾病预防、诊断、治疗、康复和健康教育等任务，在健康促进领域发挥着不可或缺的作用。医务人员是健康守护的传承者，医学生是健康守护的继承人，要做好这个传承者和继承人，在守医德、守医心的基础上我们要首先扎实自己的专业知识，才能为人类的健康做出微薄的贡献。

本章小结

思考题
1. 哪些因素可能导致急性呼吸窘迫综合症（ARDS）的发生？
2. 简叙述MODS的治疗原则？

更多练习

（郝学斌）

参考文献

［1］艾尔森，韩克依，坎贝尔. 国际创伤生命支持教程［M］. 陈志，主译. 北京：科学出版社，2021.

［2］陈迪，华明珠，刘学超，等. 基于Calgary-Cambridge沟通模式的标准化病人教学在专科实习护生护患沟通培训中的应用［J］. 中国实用护理杂志，2023，39（12）：894-901.

［3］陈亮，逄博. 肺部超声在呼吸系统疾病中的应用进展［J］. 临床肺科杂志，2024. 29（1），146-148.

［4］陈晟，张颖，赵谕，等. 以120指挥调度系统为核心的智慧急救平台建设与发展［J］. 中华急诊医学杂志，2023，32（11）：1431-1433.

［5］陈玉琴，何兰燕. 急危重症护理学［M］. 北京：人民卫生出版社，2021.

［6］崔甜恬，童宇平. 七步紧急护理评估框架的护理应用研究进展［J］. 护理学报，2023，30（24）：20-23. DOI：10.16460/j.issn1008-9969.2023.24.020.

［7］桂莉，金静芬. 急危重症护理学［M］. 5版. 北京：人民卫生出版社，2022.

［8］国家卫生健康委员会. 关于印发进一步完善院前医疗急救服务指导意见的通知［EB/OL］. ［2020-09-24］. http://www.nhc.gov.cn/yzygj/s3594q/202009/4b20d1ac72914b-3997f76110ccc0103d.shtml

［9］黄志强. 腹部外科手术学［M］. 湖南：湖南科学技术出版社，2020.

［10］急性一氧化碳中毒诊治专家共识组. 急性一氧化碳中毒诊治专家共识［J］. 中华物理医学与康复杂志，2022，44（6）：481-486.

［11］金静芬，刘颖青. 中华护理学会专科护士培训教材－急诊专科护理［M］. 北京：人民卫生出版社，2022.

［12］李春盛，谢苗荣. 急诊科诊疗常规［M］. 北京：中国医药科技出版社，2021.

［13］李庆印. 急危重症护理学［M］. 2版. 北京：科学出版社，2023.

［14］梁宗安，夏金根. 呼吸治疗教程［M］. 北京：人民卫生出版社，2023.

［15］刘镇，刘惠灵，霍敏俐. 中西医结合急危重症医学［M］. 云南：云南科学技术出版社，2020.

［16］罗松娜，王海苹. 人工智能在急诊护理领域的应用进展［J］. 护理研究，2022，36（5）：884-887.

［17］吕静，卢根娣. 急救护理学［M］. 新世纪第四版. 北京：中国中医药出版社，2021.

［18］米元元，黄海燕，尚游，等. 中国危重症患者肠内营养治疗常见并发症预防管理专家共识（2021版）［J］. 中华危重病急救医学，2021，33（8）：903-918. DOI：10.3760/cma.j.cn121430-20210310-00357.

［19］南文会. 纤维喉镜在咽喉科疾病检查过程中的应用进展. 中国医疗器械信息［J］，

2023, 29（14）: 47-49.

［20］邵小平, 杨丽娟, 叶向红, 等. 实用急危重症护理技术规范［M］. 2版. 上海: 上海科学技术出版社, 2020.

［21］孙志强. 急危重症护理［M］. 湖北: 华中科技大学出版社, 2020.

［22］谈定玉, 吕菁君, 罗杰英, 等. 急诊成人经鼻高流量氧疗临床应用专家共识［J］. 中国急救医学, 2021, 41（9）: 739-749.

［23］王芳. 急救护理学［M］. 3版. 北京: 人民卫生出版社, 2021.

［24］肖薇薇, 陈芳, 黄婕, 等. 医院内急诊重症快速反应小组建设专家共识［J］. 实用休克杂志（中英文）, 2023, 7（2）: 109-114.

［25］尤黎明, 吴瑛. 内科护理学［M］. 7版. 北京: 人民卫生出版社, 2022.

［26］岳培建, 彭英, 朱红灿.《CO中毒迟发性脑病诊断与治疗中国专家共识》（2021年）解读［J］. 临床内科杂志, 2022, 39（4）: 280-282.

［27］詹庆元. ECMO实操手册［M］. 北京: 人民卫生出版社, 2022.

［28］张国梁, 李嘉雯. 急危重症诊疗要点［M］. 北京: 中国纺织出版社, 2020.

［29］张焱, 刘方, 易梦思. 卒中绿色通道流程优化的研究进展［J］. 河南医学高等专科学校学报, 2021, 33（5）: 622-625.

［30］赵校含, 马亚楠, 刘瑞云, 等. AIDET沟通模式在临床护理中的应用研究进展［J］. 护理研究, 2023, 37（6）: 1026-1030.

［31］中国人民解放军急救医学专业委员会, 中国医师协会急诊医师分会, 北京急诊医学学会, 等. 创伤失血性休克中国急诊专家共识（2023）［J/OL］. 临床急诊杂志, 1-15［2024-08-07］. https://doi.org/10.13201/j.issn.1009-5918.2023.12.01.

［32］中国医师协会急诊医师分会. 急性百草枯中毒诊治专家共识（2022）［J］. 中华急诊医学杂志, 2022, 31（11）: 10.

［33］中国中西医结合学会急救医学专业委员会, 国家卫健委危重病急救医学重点实验室, 李海林, 等. 中国成人心搏骤停后综合征中西医结合诊治专家共识（2023）［J］. 中华危重病急救医学, 2023, 35（10）: 1009-1025.

［34］中华人民共和国国家卫生健康委员会. 中国脑卒中防治指导规范（2021年版）: 国卫办医函［2021］468号［A/OL］.（2021-08-27）［2024-07-22］. http://www.nhc.gov.cn/yzygj/s3593/202108/50c4071a86df4bfd9666e9ac2aaac605.shtml.

［35］中华人民共和国中央人民政府. 关于进一步完善院前医疗急救服务的指导意见.［EB/OL］.［2020-9-17］. https://www.gov.cn/gongbao/content/2021/content_5581081.htm

［36］中华医学会肠外肠内营养学分会. 中国成人患者肠外肠内营养临床应用指南（2023版）［J］. 中华医学杂志, 2023, 103（13）: 946-974. DOI: 10.3760/cma.j.cn112137-20221116-02407.

［37］周代峰. 物质与能量代谢［M］. 广东: 中山大学出版社, 2021.

［38］朱红灿, 岳培建. CO中毒迟发性脑病诊断与治疗中国专家共识［J］. 中国神经免疫学和神经病学杂志, 2021, 28（3）: 173-179.

中英文名词对照

安全与保障	safety and security
百草枯	paraquat
鼻咽通气管	nasopharyngeal airway，NPA
鼻咽通气管置入术	nasopharyngeal airway insertion
不明原因发热	fever of unknown origin，FUO
残气量	residual volume，RV
出血性脑卒中	hemorrhagic stroke
处置/转运	treatment/transport
创伤	trauma
创伤评分	trauma severity scoring
创伤严重程度评分	trauma scaling
催吐	emesis
大出血	massive hemorrhage
胆碱酯酶	cholinesterase
导管相关性尿路感染	catheter-associated urinary tract infection，CAUTI
导管相关性血流感染	catheter-related bloodstream infection，CRBSI
导泻	catharsis
低温	hypothermia
低血容量性休克	hypovolemic shock
低血糖症	hypoglycemia
电击伤	electrical
毒蕈碱	muscarine
多器官功能衰竭	multiple organ failure，MOF
多器官功能障碍综合征	multiple organ dysfunction syndrome，MODS
多重耐药菌	multidrug-resistant organisms，MDRO
发热伴血小板减少综合征病毒	severe fever with thrombocytopenia syndrome virus
法律与道德	law and ethics
反应/实施期	response/implementation period
放射复合伤	radiation combined injury
肺动脉楔压	pulmonaryartery wedge pressure，PAWP
肺动脉压	pulmonary artery pressure，PAP
肺活量	vital capacity，VC
肺总容量	total lung capacity，TIC
分布性休克	distributive shock

分类　　　　　　　　　　　　　　　　sort
复合伤　　　　　　　　　　　　　　　combined injury
腹腔内压力　　　　　　　　　　　　　intra-abdominal pressuer，IAP
干预　　　　　　　　　　　　　　　　intervention
高级创伤生命支持　　　　　　　　　　advanced trauma life support，ATLS
高级心血管生命支持　　　　　　　　　advanced cardiovascular life support，ACLS
高渗高血糖综合征　　　　　　　　　　hyperosmolar hyperglycemic syndrome，HHS
高血糖症　　　　　　　　　　　　　　hyperglycemia
高原病　　　　　　　　　　　　　　　high altitude disease
格拉斯哥昏迷量表　　　　　　　　　　Glasgow coma scale，GCS
梗阻性休克　　　　　　　　　　　　　obstructive shock
沟通　　　　　　　　　　　　　　　　communication
骨内输液术　　　　　　　　　　　　　intraosseous infusion，IOI
灌肠　　　　　　　　　　　　　　　　enema
国际大规模灾害教育护理联盟　　　　　international nursing coalition for mass casualty education，INCMCE

国际护士理事会　　　　　　　　　　　international council of nurses，ICN
行为疼痛评估量表　　　　　　　　　　behavioral pain scal，BPS
核爆炸复合伤　　　　　　　　　　　　combined injury from nuclear explosions
喉罩　　　　　　　　　　　　　　　　laryngeal mask airway，LMA
喉罩置入术　　　　　　　　　　　　　laryngeal mask airway insertion
呼吸　　　　　　　　　　　　　　　　breathing
呼吸幅度　　　　　　　　　　　　　　respiratory amplitude，RA
呼吸机相关性肺炎　　　　　　　　　　ventilator-associated pneumonia，VAP
呼吸内科重症监护室　　　　　　　　　respiratory intensive care unit，RICU
呼吸频率　　　　　　　　　　　　　　respiratory rate，RR
化学复合伤　　　　　　　　　　　　　chemical combined injury
环甲膜穿刺术　　　　　　　　　　　　thyrocricocentesis
恢复　　　　　　　　　　　　　　　　recovery
恢复/重建/评价期　　　　　　　　　　recovery/reconstruction/evaluation period
基础生命支持　　　　　　　　　　　　basic life support，BLS
急救白金十分钟　　　　　　　　　　　emergency platinum ten minutes，EPTM
急救医疗服务体系　　　　　　　　　　emergency medical services system，EMSS
急危重症护理学　　　　　　　　　　　emergency and critical care nursing
急性百草枯中毒　　　　　　　　　　　acute paraquat poisoning
急性肺栓塞　　　　　　　　　　　　　acute pulmonary embolism，APE
急性腹痛　　　　　　　　　　　　　　acute abdominal pain
急性冠脉综合征　　　　　　　　　　　acute coronary syndrome，ACS
急性呼吸窘迫综合征　　　　　　　　　acute respiratory distress syndrome，ARDS

急性酒精中毒	acute alcohol poisoning
急性肾损伤	acute kidney injury，AKI
急性生理和慢性健康状况评估	acute physiology and chronic health evaluation，APACHE
急性生理学评分	acute physiology score，APS
急性胃肠损伤	acute gastrointestinal injury，AGI
急性一氧化碳中毒	acute carbon monoxide poisoning
急性有机磷杀虫药中毒	acute organophosphorous pesticides poisoning
急性中毒	acute poisoning
急诊护士	emergency nurse，EN
急诊重症监护室	emergeney itensive care unit，EICU
检伤分类	triage
简明损伤分级法	abbreviated injury scale，AIS
简易智力状况检查评分	mini-mental state examination
戒断综合征	withdrawal syndrome
颈静脉血氧饱和度监测	jugular bulb venous oxygen saturation，$SjvO_2$
口咽通气管	oropharyngeal aiwag，OPA
口咽通气管置入术	oropharyngeal airway insertion
快速检伤分类法	simple triage and rapid treatment，START
冷损伤	cold injury
连续性肾脏替代治疗	continuous renal replacement therapy
颅内压	intracranial pressure，ICP
脉搏	circulation
脉搏指示连续心输出量	pulse-indicated continuous cardiac output，PICCO
慢性健康状况评分	chronic health score，CHS
慢性肾损伤	chronic kidney disease，CKD
慢性中毒	chronic poisoning
慢性阻塞性肺疾病	chronic obstructive pulmonary disease，COPD
毛细血管充盈	capillary filling
美国心脏病学会	American college of Cardiology，ACC
美国心脏学会	American Heart Association，AHA
面部表情疼痛评分法	face pain scale，FPS
脑电双频指数	bispectral index，BIS
脑电图	electroencephalogram，EEG
内生肌酐清除率	endogenous creatinine clearance rate
尿量	urine volume
脓毒症	sepsis
欧洲肠外肠内营养学会	European Society of Parenteral and Enteral Nutrition，ESPEN
蜱传脑炎病毒	tick-borne encephalitis virus
评估	assessment

气道	airway
气管内插管术	endotracheal intubation，ETI
气管内给药	intratracheal administration
球囊面罩	bag vahe musk
全身炎症反应综合征	systemic inflammatory response syndrome，SIRS
缺血性脑卒中	ischemic stroke，IS
烧冲复合伤	burn-blast combined injury
烧伤	burn
蛇咬伤	snakebite
神经外科重症监护病房	neurosurgical intensive care unit，NICU
肾小球滤过率	glomerular filtration rate，GFR
生存链	chain of survival
食管－气管联合导管	esophageal-tracheal combitube，ETC
世界卫生组织	world health organization，WHO
世界灾难医学学会	World Association on Emergency and Disaster Medicine，WAEDM
事件管理系统	incident management systems
视觉模拟评分法	visual analogue scale，VAS
室性心动过速	ventricular tachycardia，VT
收缩压	systolic blood pressure，SBP
数字分级评分法	numeric rating scale，NRS
损伤	injury
损伤控制	damage control，DC
碳氧血红蛋白	carboxyhemoglobin
糖尿病酮症酸中毒	diabetic ketoacidosis，DKA
疼痛	pain
托颌法	jaw thrust
脱毒	detoxification
外科重症监护室	surgical intensive care unit，SICU
挽救生命	life-saving intervention
危重症护士	critical care nurse，CCN
危重症营养风险评分	nutrition risk in critically，NUTRIC
胃残余量	gastric residual volume，GRV
喂养不耐受综合征	feeding intolerance syndrome，FI
洗胃	gastric lavage
心搏骤停	sudden cardiac arrest，SCA
心电图	electrocardiogram，ECG
心房颤动	atrial fibrillation，AF
心肺复苏	cardiopulmonary resuscitation，CPR

心肺脑复苏	cardiopulmonary cerebral resuscitation，CPCR
心律失常	cardiac arrhythmia
心律转复除颤器	implantable cardioverter defibrillator，ICD
心内科监护病房	cardiac care unit，CCU
心室颤动	ventricular fibrillation，VF
心输出量	cardiac output，CO
心源性休克	cardiogenic shock
心脏性猝死	sudden cardiac death，SCD
修正创伤评分	revised trauma score，RTS
序贯/感染相关器官衰竭评估	sequential/sepsis related organ failure assessment，SOFA
血肌酐	serum creatinine，SCr
血浆置换	plasmapheresis
血尿素氮	blood urea nitrogen，BUN
血液罐流	hemoperfusion
循环	circulation
烟碱	nicotine
淹溺	drowning
盐酸戊乙奎醚	penehyclidine hydrochloride
仰头抬颏法	bead tilt-chin lift
药物滥用	drug abuse
药物依赖性	drug dependence
意识	response
营养风险筛查 -2002	nutritional risk screening，NRS-2002
用力肺活量	forced vital capacity，FVC
有创动脉压监测	invasive arterial blood pressure monitoring
有机磷杀虫药	organophosphorous pesticides
院前急救	prehospital emergency care
院前指数	prehospital index，PHI
灾害护理学	disaster nursing
张力性气胸	respiration
阵发性室上性心动过速	paroxysmal supraventricular tachycardia，PSVT
镇静 - 躁动评分	sedation-agitation scale，SAS
支气管哮喘	bronchial asthma
中间综合征	intermediate syndrome
中暑	heat illness
中心静脉压	central venous pressure，CVP
重症监护室	intensive care unit，ICU
重症监护疼痛观察工具	critical care pain observation tool，CPOT
重症监护谵妄筛查量表	intensive care delirium screening checklist，ICDSC

主动脉夹层	aortic dissection，AD
准备/预备期	preparedness/readiness period
准备和规划	preparation and planning
自主循环恢复	return of spontaneous circulation，ROSC
ICU谵妄诊断的意识状态评估法	confusion assessment method for the ICU，CAM-ICU
Richmond躁动−镇静评分	Richmond agitation-sedation scale，RASS